热河满族医药文化调查研究（SD171073）
河北省老中医药专家学术经验继承项目（2017049）
资助项目

热河满族常用本草彩色图鉴

苏占辉◎编著

中医古籍出版社
Publishing House of Ancient Chinese Medical Books

图书在版编目（CIP）数据

热河满族常用本草彩色图鉴 / 苏占辉编著 .—北京：
中医古籍出版社，2020.6
ISBN 978-7-5152-2133-5

Ⅰ . ①热… Ⅱ . ①苏… Ⅲ . ①满族—民族医学—本草
—图集 Ⅳ . ① R292.1-64

中国版本图书馆 CIP 数据核字（2020）第 068785 号

热河满族常用本草彩色图鉴
苏占辉　编著

责任编辑　王晓曼
特约编辑　张　威
封面设计　艺点锦秀
出版发行　中医古籍出版社
社　　址　北京市东城区东直门内南小街 16 号（100700）
电　　话　010-64089446（总编室）010-64002949（发行部）
网　　址　www.zhongyiguji.com.cn
印　　刷　北京市泰锐印刷有限责任公司
开　　本　710mm×1000mm　1/16
印　　张　18.5
字　　数　310 千字
版　　次　2020 年 6 月第 1 版　2020 年 6 月第 1 次印刷
书　　号　ISBN 978-7-5152-2133-5
定　　价　128.00 元

前　言

满族是一个历史悠久的少数民族，与其他民族一样，在长期与疾病斗争的基础上诞生了具有民族特点的满族医药。但是清代以后，由于在医药卫生方面受到汉族医药学的深刻影响，导致满族自己的医药没有得到很好的发展，加上受到萨满教的影响，满族医药所流传的内容少之又少，目前可见的是经验而非理论，零散而不系统。然而，满族医药文化也是传统民族医药不可或缺的一部分，为了有效地研究传承满族医药理论，抢救挖掘满族医药遗产，继承发扬满族医药文化，本书作者在长期从事满族地区医药普查的过程中萌生了编写满族植物药图谱的想法，将常见的植物药进行归纳整理，为今后满族医药的研究提供第一手详实的资料。

《热河满族常用本草彩色图鉴》的编著人员大部分为第四次全国中药资源普查（承德地区）的普查队员，他们深入承德地区的围场，及宽城、丰宁、隆化等满族县乡，对这些满族地区的资源分布、临床应用等情况进行了全面普查，并拍摄了大量野生植物个体及解剖结构的高清图片，为满族药的进一步鉴别、开发提供了详实准确的第一手资料。该书以满族人民聚集地的常用药作为突破口，逆向思维，从可见的药用植物入手，以图谱的形式对满族医药进行归纳和整理，不失为一种可行的研究思路。

《热河满族常用本草彩色图鉴》收录常用满族药100种，拍摄植株整体，以及花、叶、根、茎等局部特写照片600余张，其中不乏数量众多的显微照片，将显微技术用于中药植株或饮片的拍摄，用以研究满族药物，这在国内尚属首次。

同时，笔者在日常的教学科研工作中发现，中药学专业的学生在中药材野外采集或认药过程中缺乏有效的指导工具，对于一药多源、形态相似的植物缺乏有效的辨识。笔者利用显微成像技术将植物的局部细节特征完美地展现出来，对于药用植物的野外辨识将起到很大的辅助作用。

本书为“热河满族药”套书中的一册，该套书包括《热河满族医药》《热河满族常用药实用技术》《热河满族常用药栽培技术》《热河满族常用本草彩色图鉴》。笔者借助中药资源普查的项目契机，将满族地区常用的植物药材整理成书，对于进一步研究和开发满族聚集区的药用资源将起到很好的推动作用。本套书的内容对满族地区常用药进行全面覆盖，将进一步为满族地区的药材种植、农民增产增收、脱贫攻坚等工作贡献更大的力量。本套书的出版填补了满族地区药材资源方面的空白，对于促进满族地区药材产地初加工标准化、规模化、集约化，提高药材资源综合利用水平，发展药材绿色循环经济有着至关重要的作用和意义。

本书的编写得到了承德医学院各位领导和老师的大力支持，同时也得到了国家中医药管理局第三期中药资源管理人才研修班老师和同学们的大力支持，在此表示衷心的感谢。

由于编者水平有限，加之时间较为仓促，不当之处，敬请广大读者提出宝贵意见，以便再版时修订提高。

苏占辉

2020年1月

目　录

第一章　根及根茎类药材

毛茛科

1. 威灵仙 Clematidis Radix et Rhizoma

【药用来源】

本品为毛茛科植物威灵仙 *Clematis chinensis* Osbeck.、棉团铁线莲 *C. hexapetala* Pall. 或东北铁线莲 *C. manshurica* Rupr. 的干燥根和根茎。

【植物形态】

威灵仙：藤本，干时变黑。叶对生，一回羽状复叶有 5 小叶，有时 3 或 7，狭卵形至三角状卵形，全缘。常为圆锥状聚伞花序顶生或腋生；萼片 4 ～ 5，花瓣状开展，白色，倒披针形，顶端常凸尖，外面边缘密生绒毛或中间有短柔毛，雄蕊多数；心皮多数，离生，被毛。瘦果，扁，3 ～ 7 个，卵形至宽椭圆形，花柱宿存，延长成柔毛。花期 8 ～ 9 月，果期 9 ～ 11 月。

东北铁线莲：多年生草质藤本，干后不变黑。根长，深入土中。叶对生，三出羽状复叶，小叶片 5 或 7，有时 3，卵形或卵状披针形。圆锥状聚伞花序腋生或顶生，萼片 4 ～ 5，白色。花期 6 ～ 8 月，果期 7 ～ 9 月。

棉团铁线莲：直立草本，高 30 ～ 100cm。叶片近革质绿色，干后常变黑色，单叶至复叶，一至二回羽状深裂，裂片线状披针形，网脉突出。花序顶生，为总状或圆锥状聚伞花序，有时花单生，花萼片 6，白色，长椭圆形或狭倒卵形，外面密生绵毛，花蕾时像棉花球，内面无毛；雄蕊无毛。瘦果倒卵形，扁平，密生柔毛，宿存花柱有灰白色长柔毛。花期 6 ～ 8 月，果期 7 ～ 10 月。

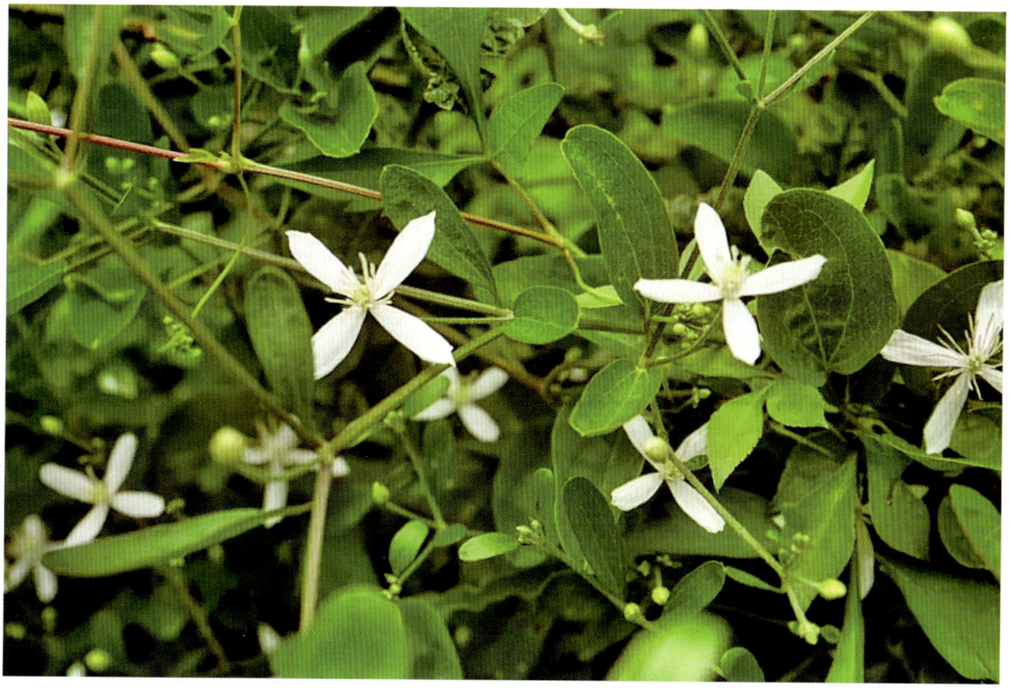

威灵仙植株

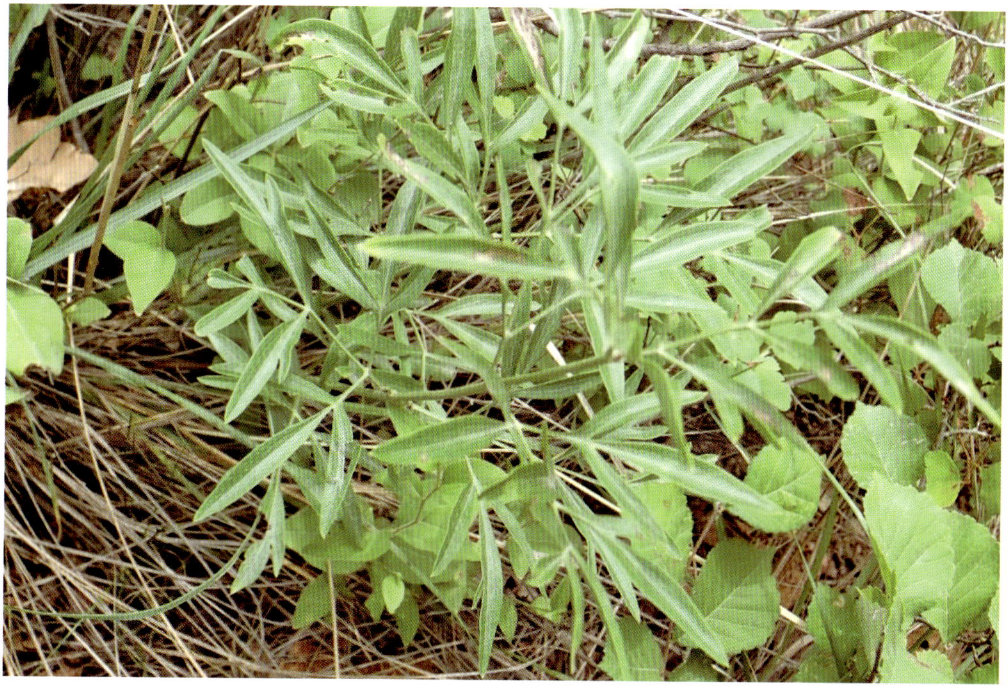

棉团铁线莲植株

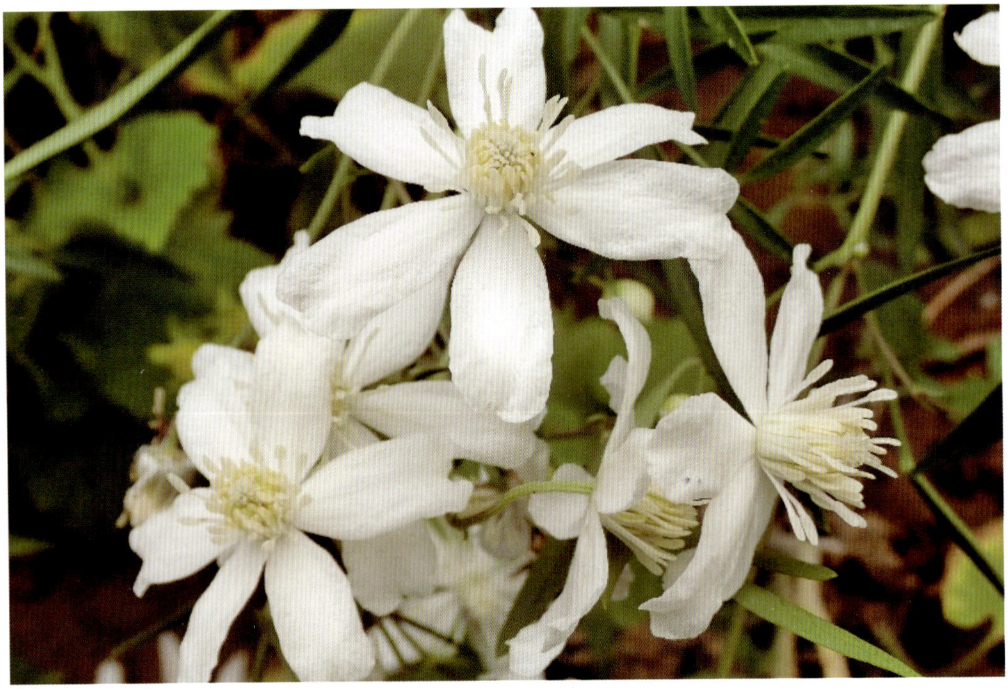

棉团铁线莲花序

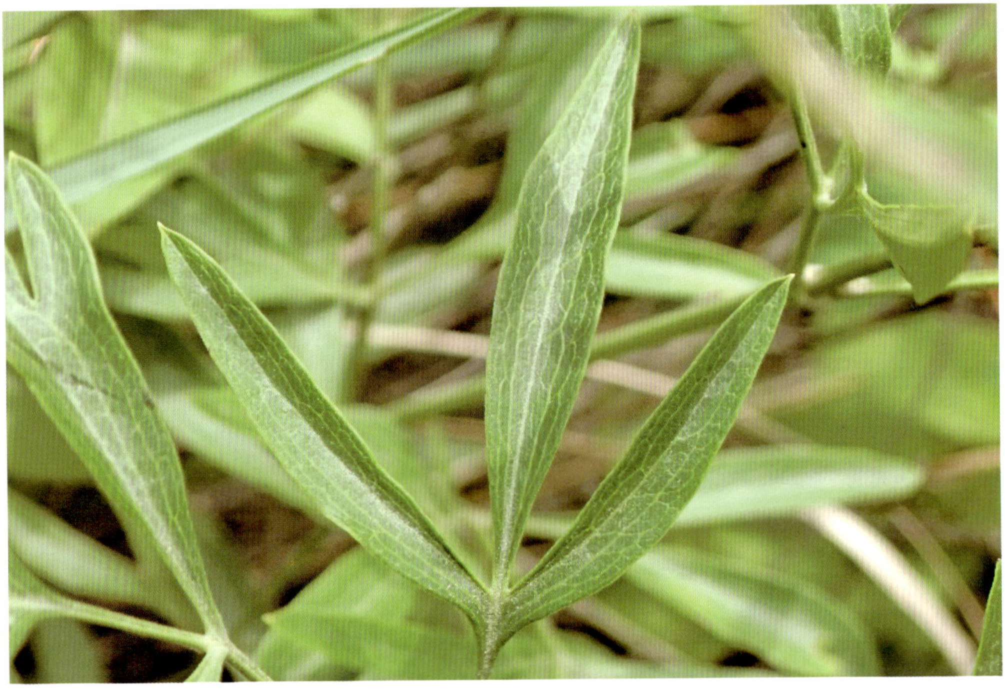

棉团铁线莲叶片及叶序

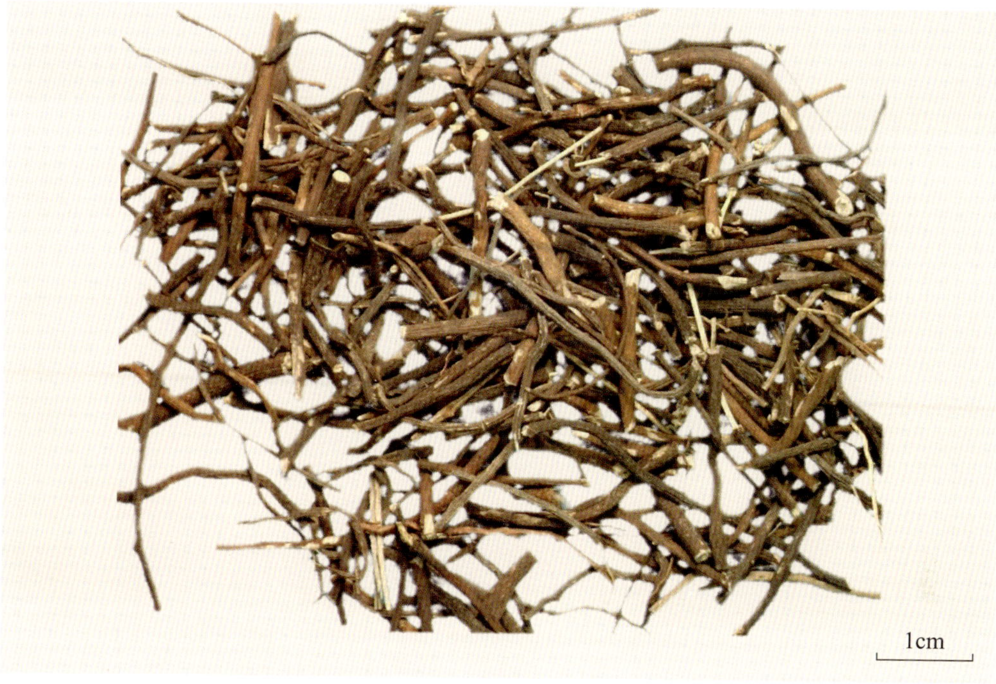

威灵仙饮片

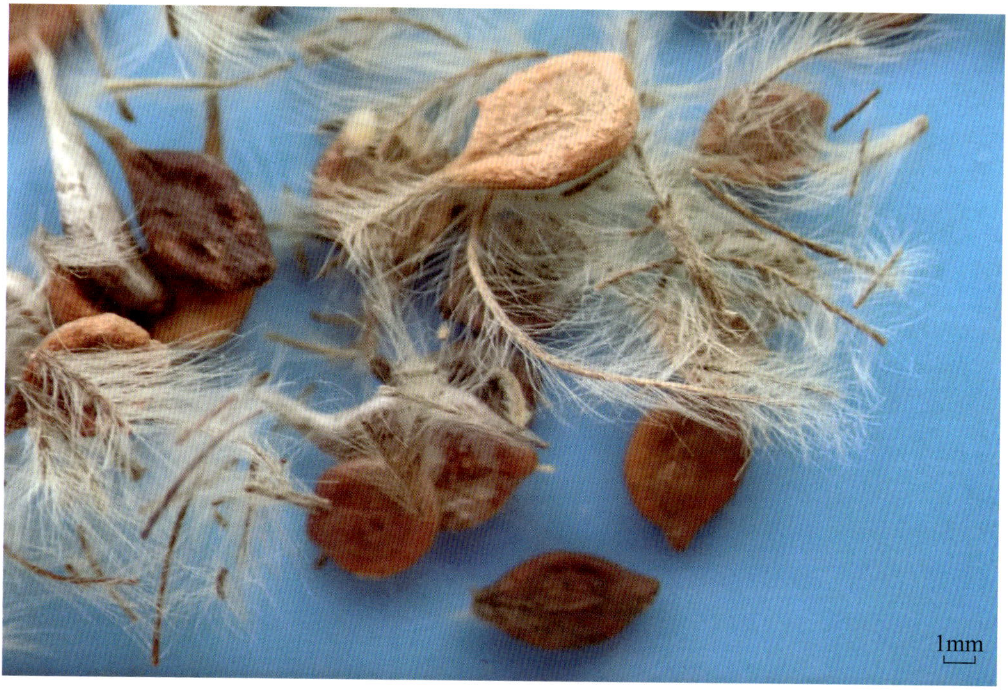

棉团铁线莲种子

2. 草乌 Aconiti Kusnezoffii Radix

【药用来源】

本品为毛茛科植物北乌头 *Aconitum kusnenoffii* Reichb. 的干燥块根。

【植物形态】

多年生草本，块根倒圆锥形，茎直立，叶互生，三全裂，中央全裂片菱形，渐尖，近羽状分裂，小裂片三角形，侧全裂片斜扇形，不等二深裂。顶生总状花序，花序轴和花梗无毛；萼片 5，紫蓝色，上萼片盔形，下萼片长圆形；花瓣无毛，向后弯曲或近拳卷；心皮 4 ～ 5 枚，无毛。蓇葖果通常 5 枚。7 ～ 9 月开花，果期 8 ～ 10 月。

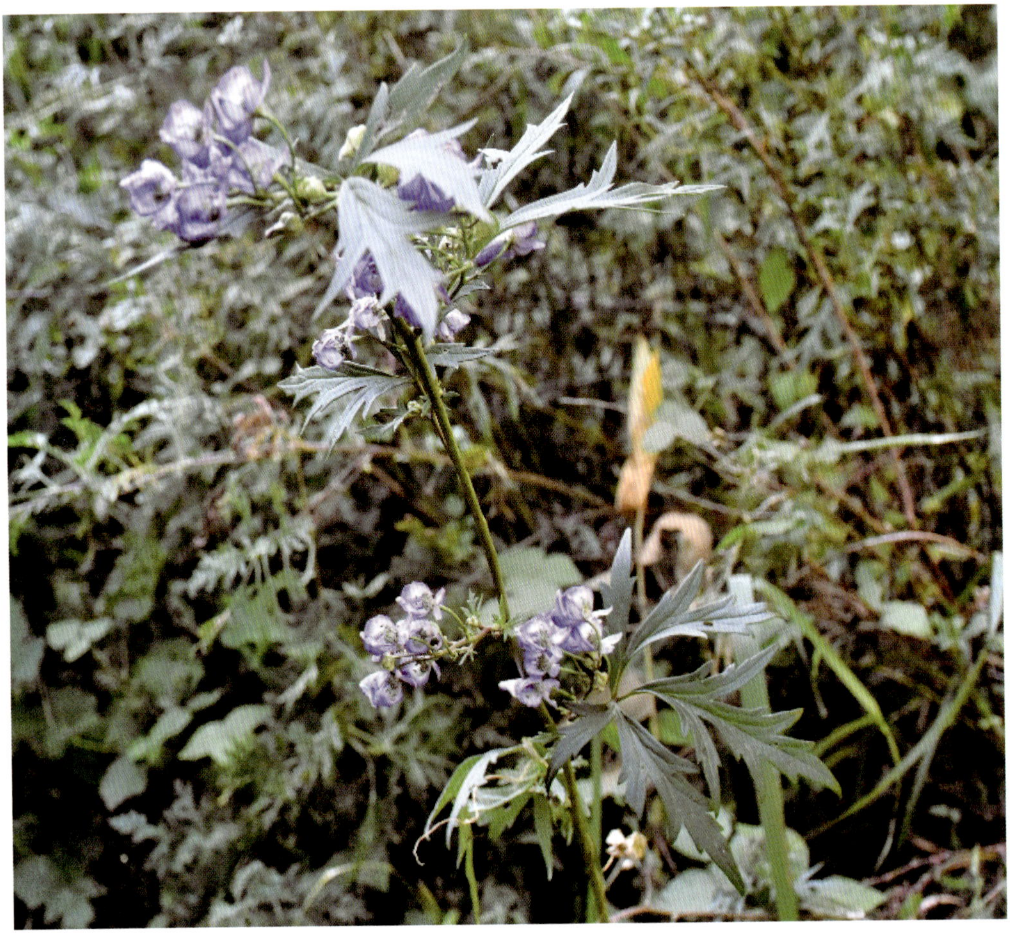

草乌植株

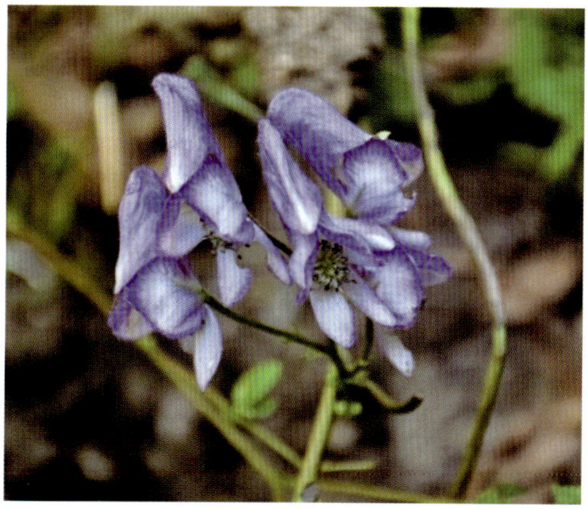

草乌花序

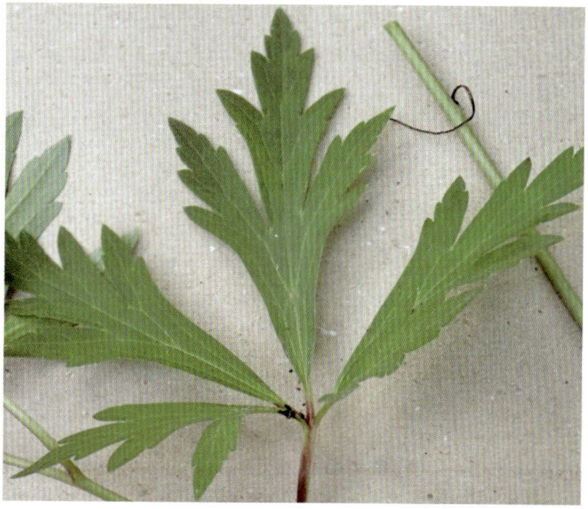

草乌叶片

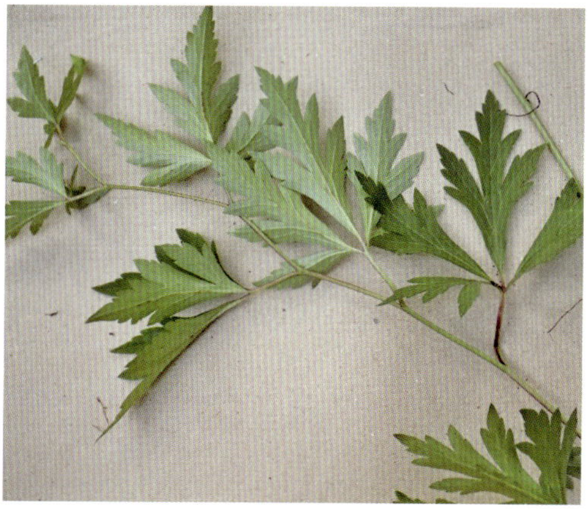

草乌叶序

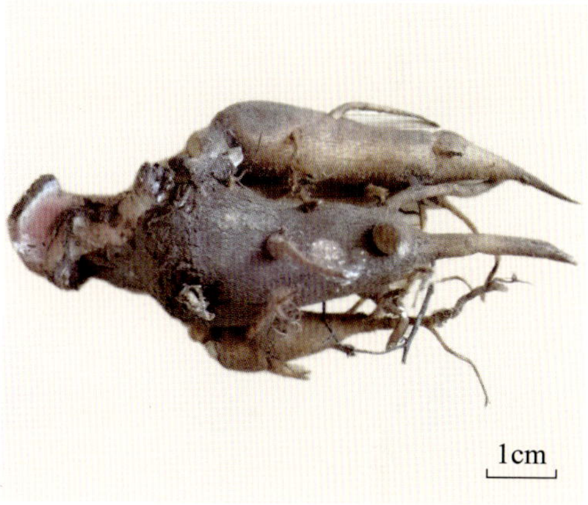

草乌块根

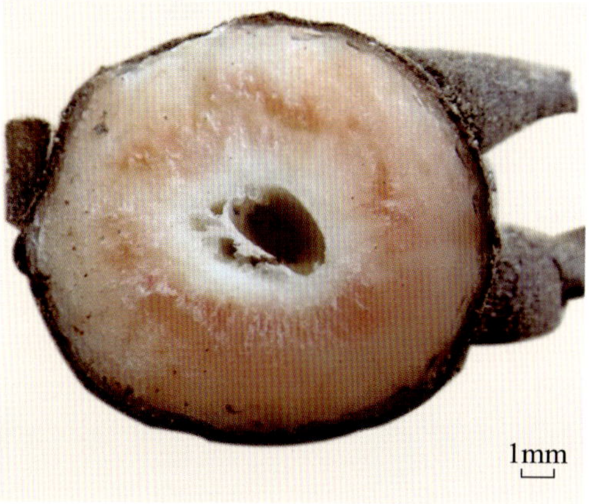

草乌鲜块根横切面

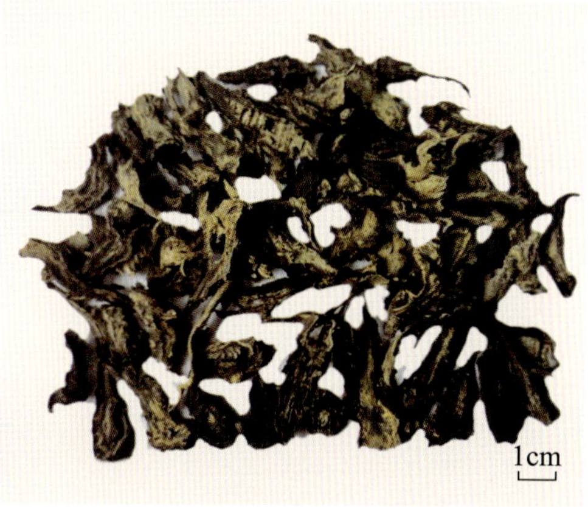

草乌饮片

3. 白头翁 Pulsatillae Radix

【药用来源】

本品为毛茛科植物白头翁 *Pulsatilla chinensis*（Bge.）Regel. 的干燥根。

【植物形态】

多年生草本，全株被白色绒毛；叶基生，具长柄，叶 3 全裂，中央裂片具短柄，3 深裂，侧生裂片较小，不等 3 裂，叶柄及叶背面密生灰白色毛茸；花葶 1 ～ 2，有柔毛；苞片 3，苞片掌状深裂，基部合生抱茎，花单一；花被 6，2 轮，紫色，外面密被白色柔毛；雄蕊长约为萼片的一半。雄蕊多数，雌蕊多数，花柱丝状，果时延长，密被白色的长毛。瘦果多数，宿存花柱羽毛状。3 ～ 5 月开花，果期 5 ～ 6 月。

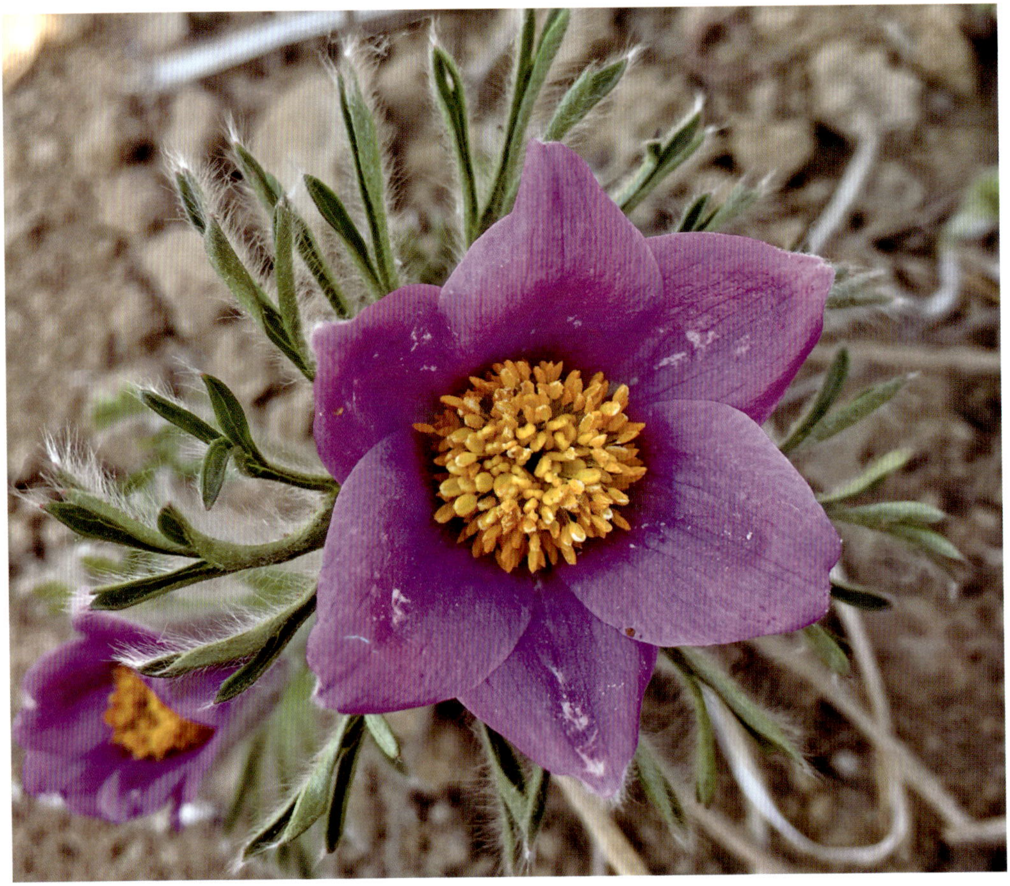

白头翁植株

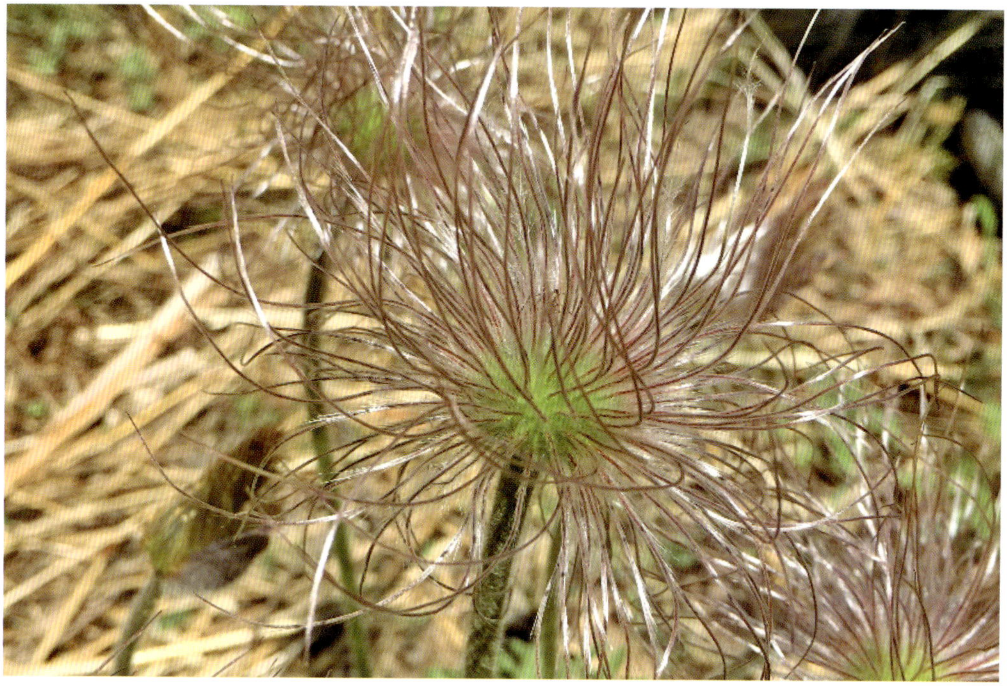

白头翁果序

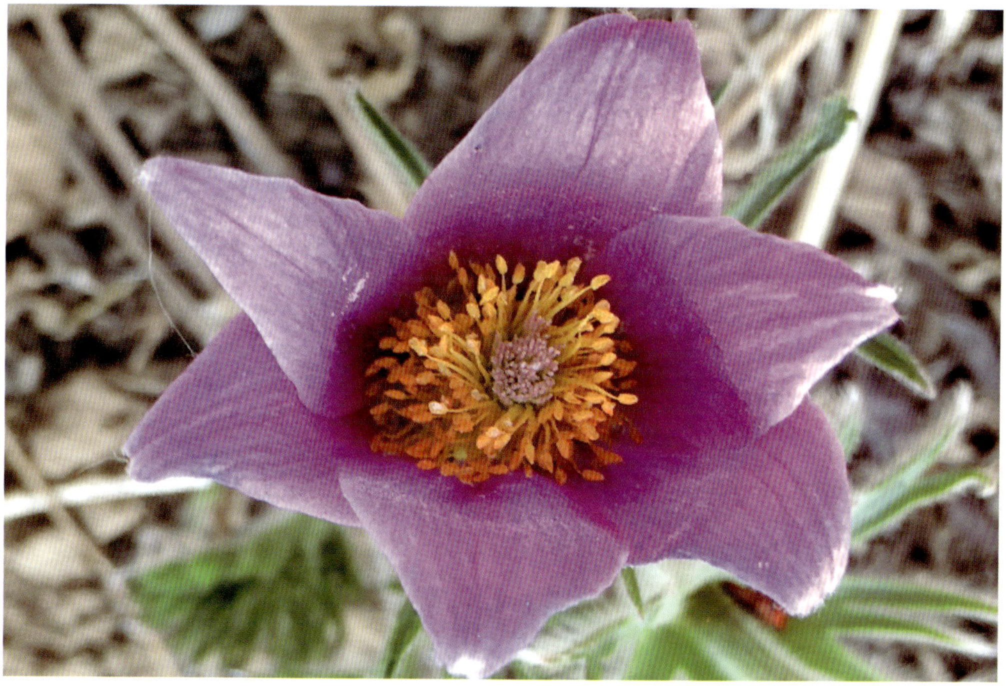

白头翁花冠

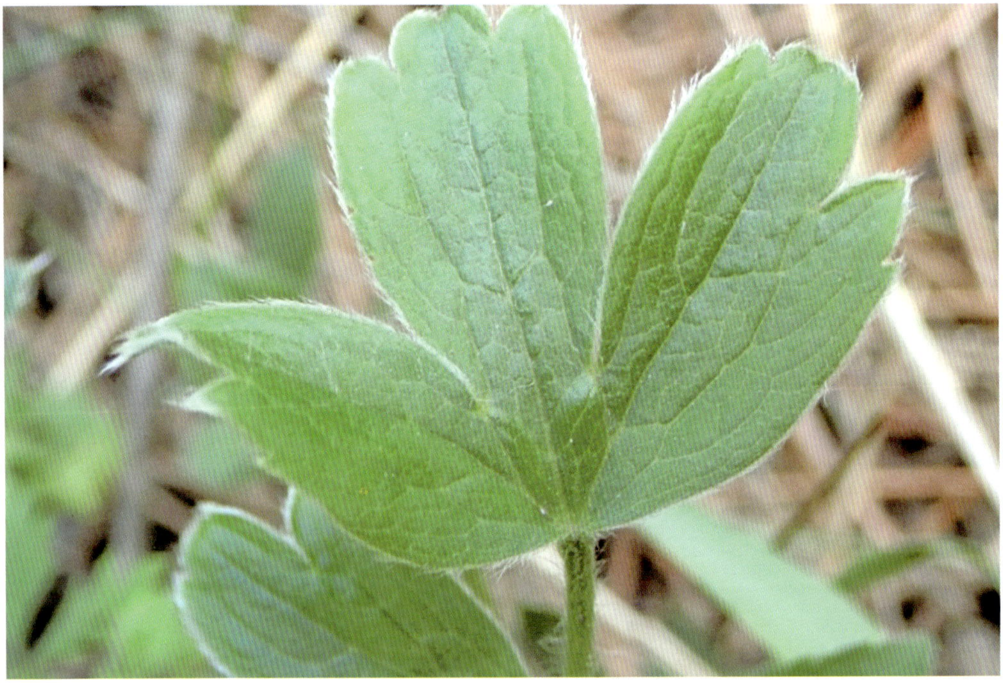

白头翁叶片

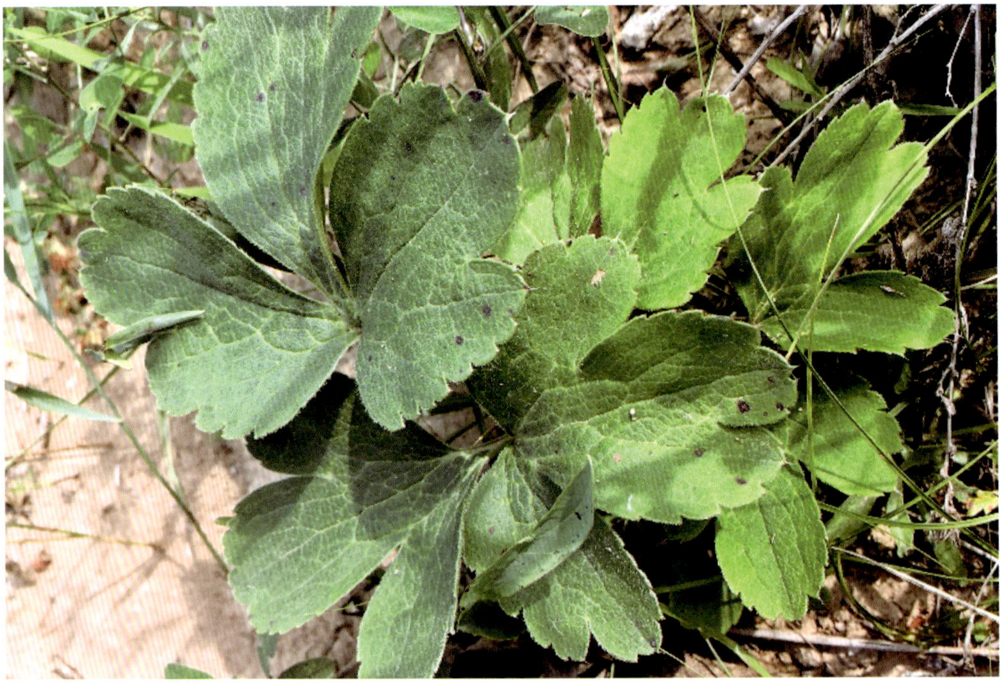

白头翁叶序

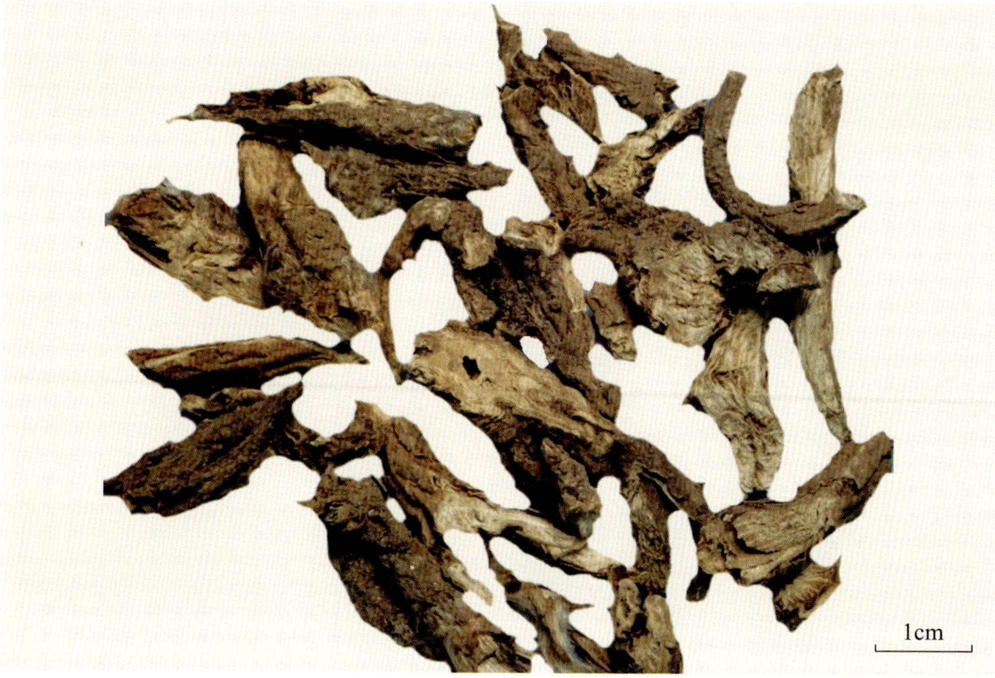

白头翁饮片

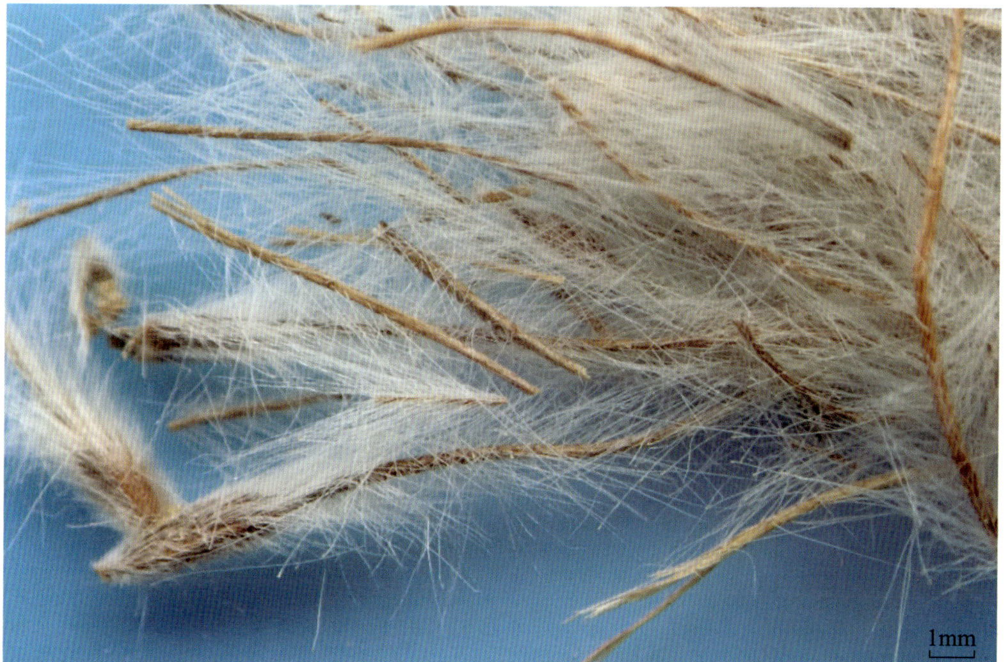

白头翁种子

4. 白芍 Paeoniae Radix Alba

【药用来源】

本品为毛茛科植物芍药 *Paeonia lactiflora* Pall. 的干燥根。

【植物形态】

多年生草本，根肥大，叶互生，下部叶为二回三出复叶，小叶片长卵圆形至披针形，叶缘具骨质小齿；上部叶为三出复叶。花大、萼片 4；花瓣 9 ～ 13，白色、粉红色或红色；雄蕊多数；心皮 3 ～ 5，分离。蓇葖果卵形。花期 5 ～ 7 月，果期 6 ～ 8 月。

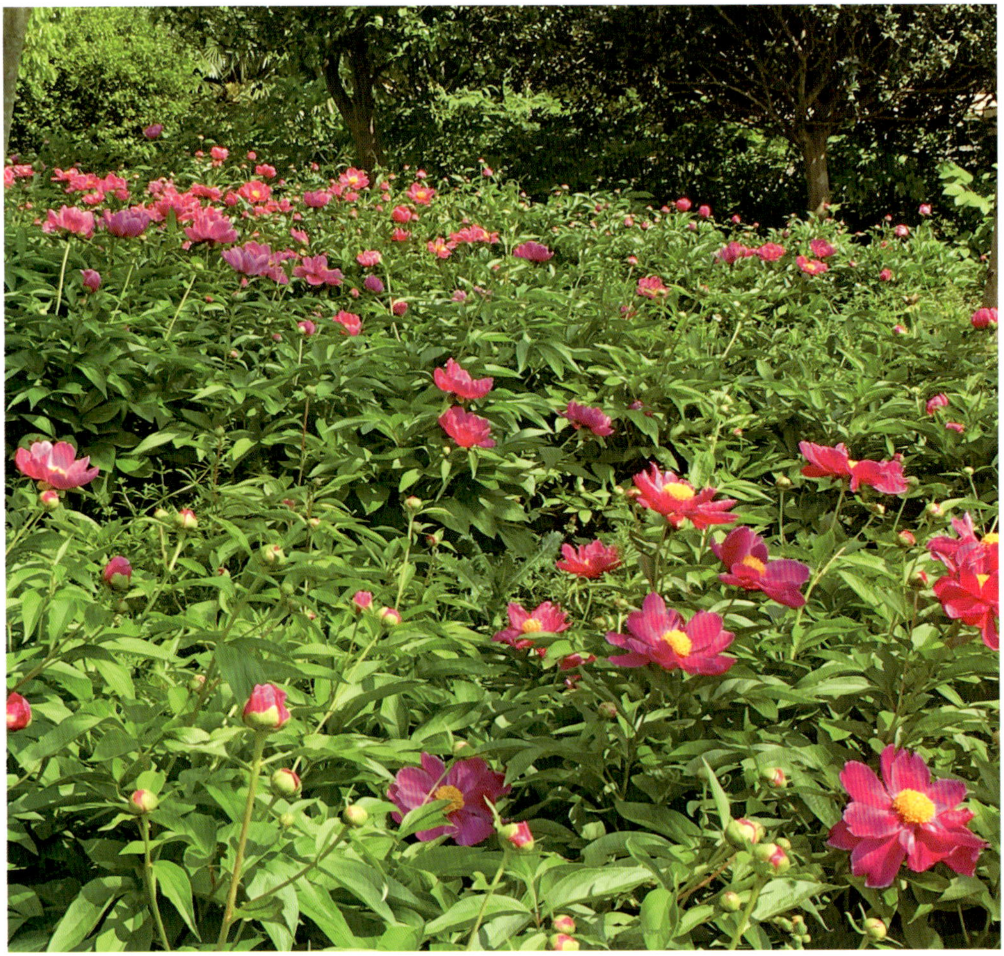

芍药（栽培品）生境及植株

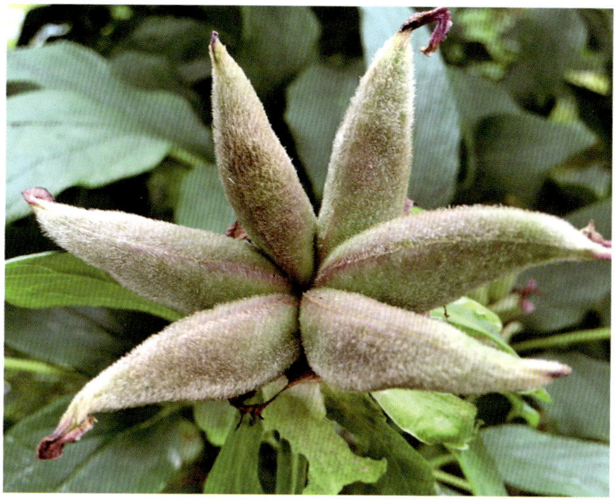

芍药（栽培品）果

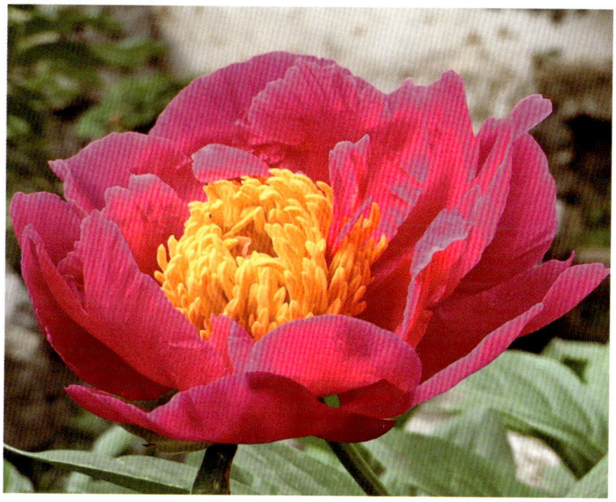

芍药（栽培品）花冠

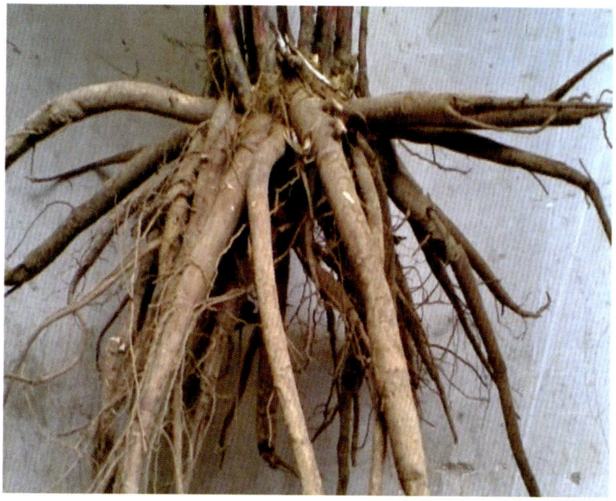

芍药（栽培品）鲜根

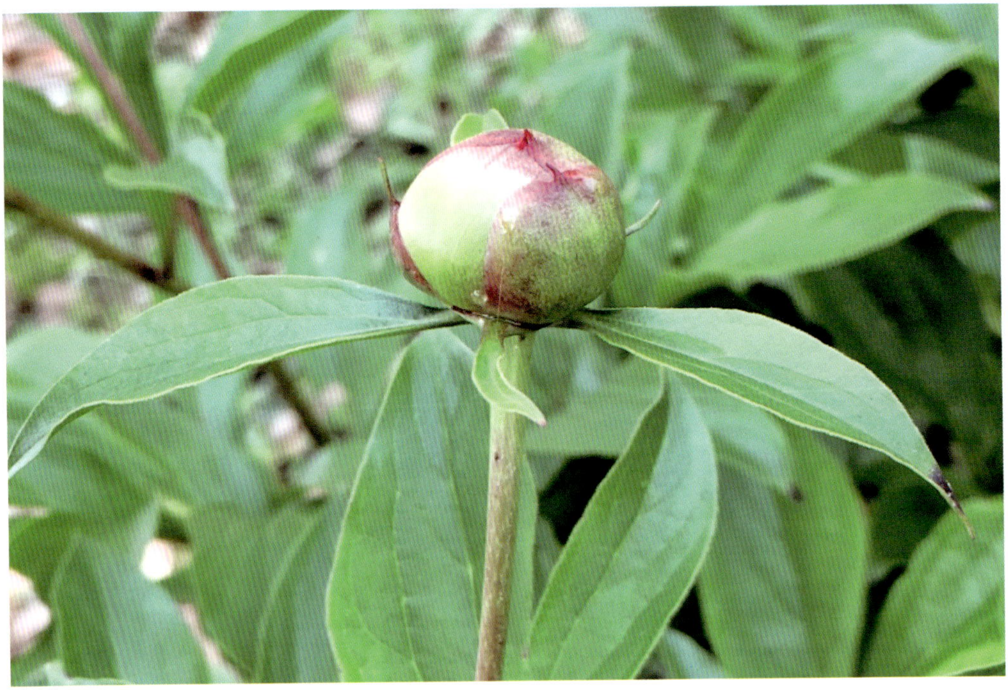

芍药（栽培品）叶片

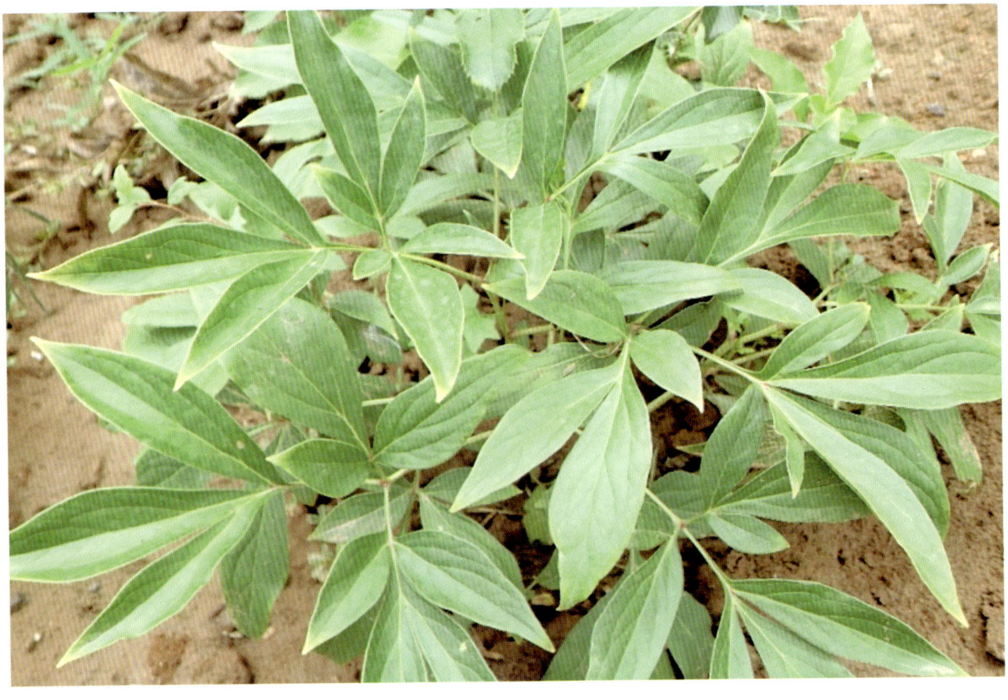

芍药（栽培品）叶序

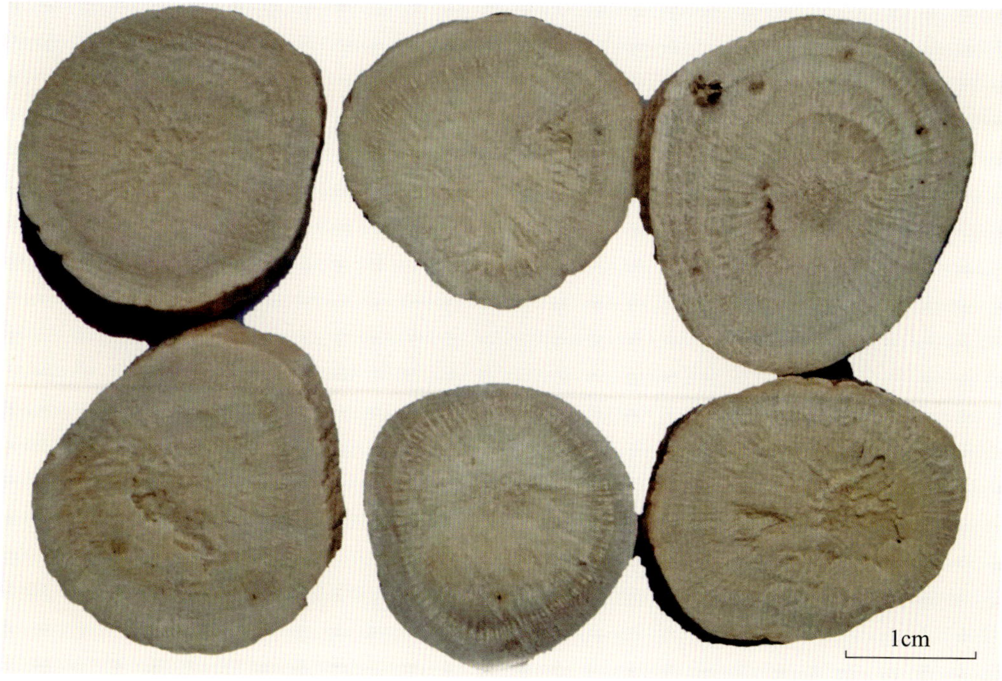

白芍饮片

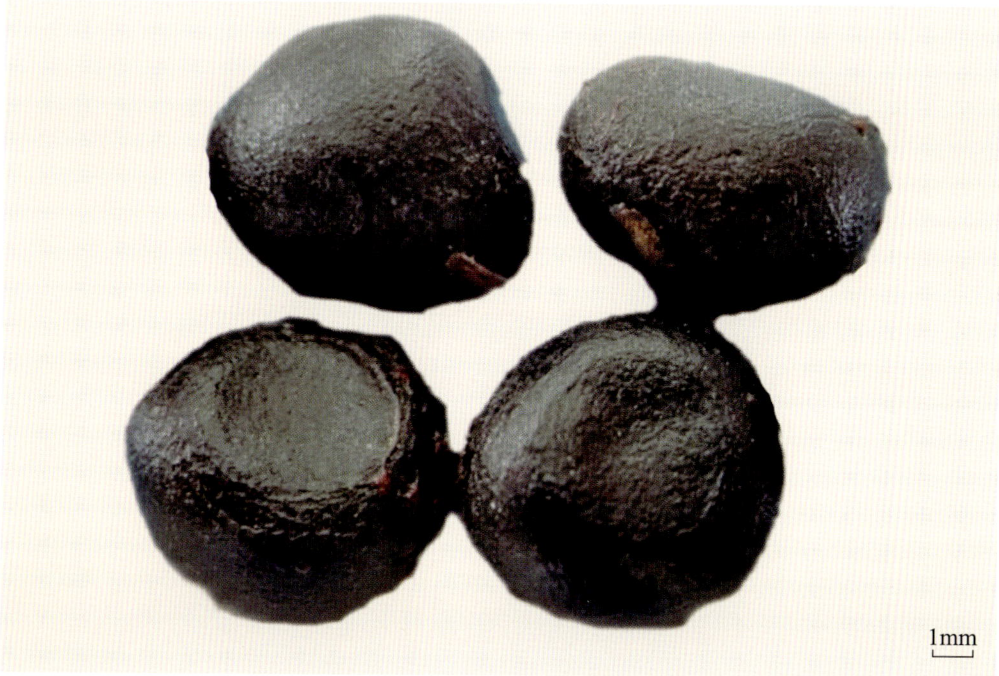

芍药（栽培品）种子

5. 赤芍 Paeoniae Radix Rubra

【药用来源】

本品为毛茛科植物芍药 *Paeonia lactiflora* Pall. 或川赤芍 *Paeonia veitchii* Lynch. 的干燥根。

【植物形态】

芍药形态见白芍。

川赤芍为多年生草本，根圆柱形。茎下部叶为二回三出复叶，小叶通常二回深裂，花 2 ～ 4 朵生于茎顶端和其下的叶腋，苞片 2 ～ 3，萼片 4；花瓣 6 ～ 9，紫红色或粉红色；雄蕊多数；心皮 2 ～ 5，蓇葖果密被黄色绒毛。花期 6 ～ 7 月，果期 7 ～ 9 月。

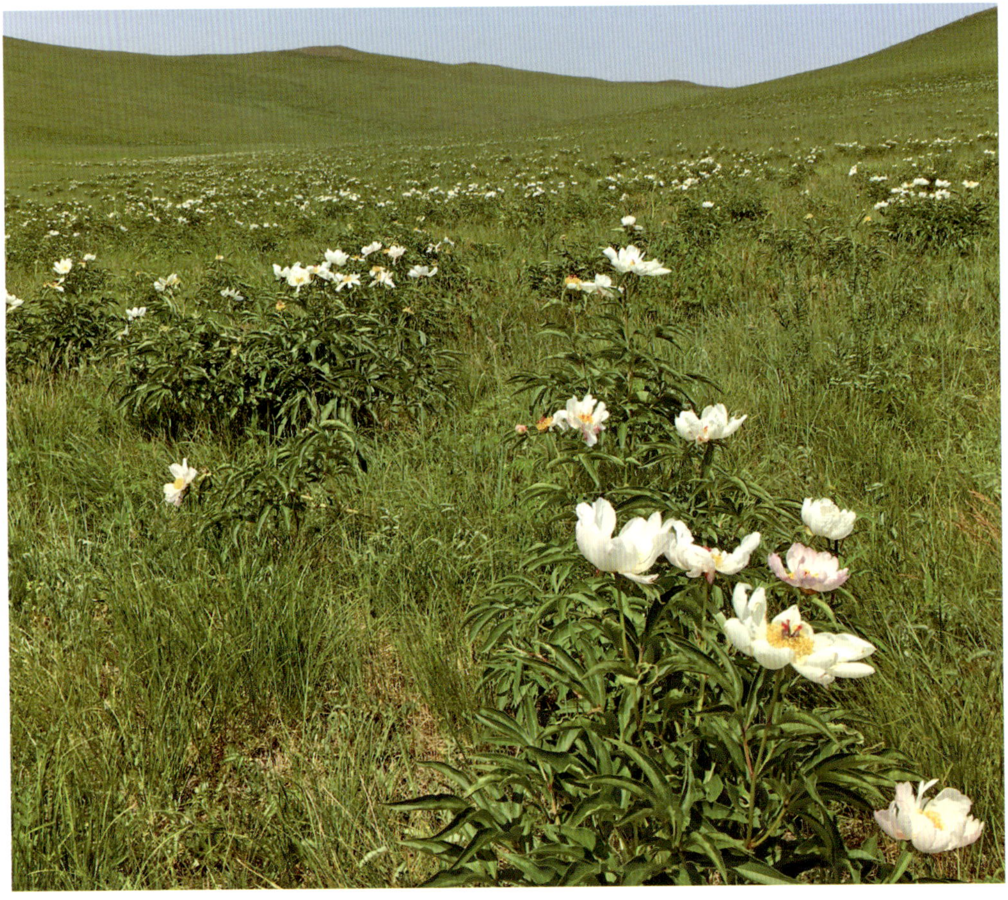

芍药（内蒙古野生）生境及植株

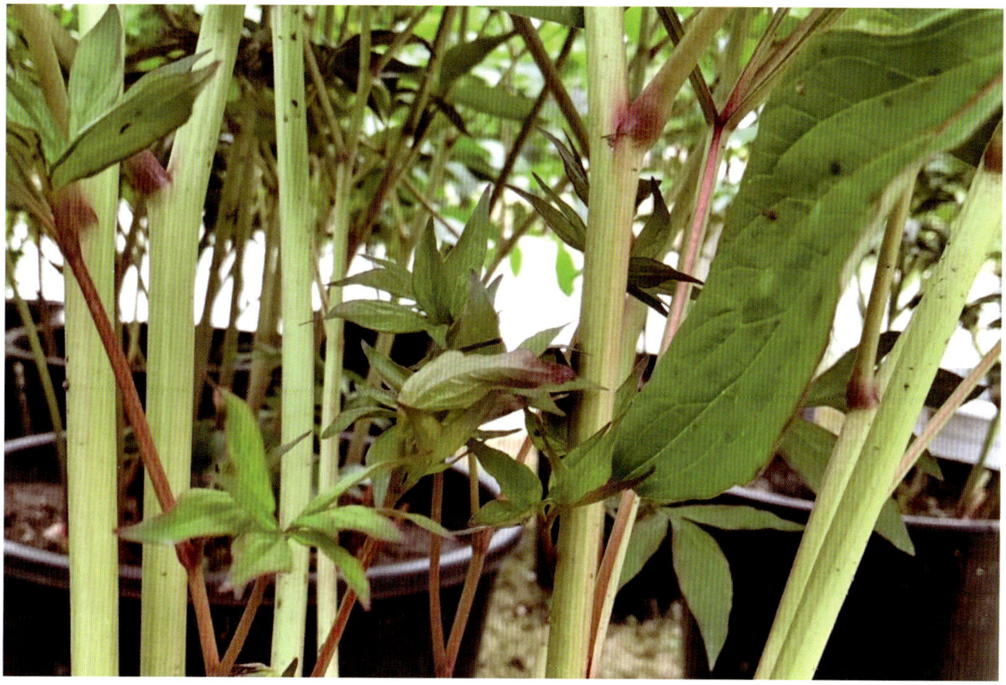

芍药茎

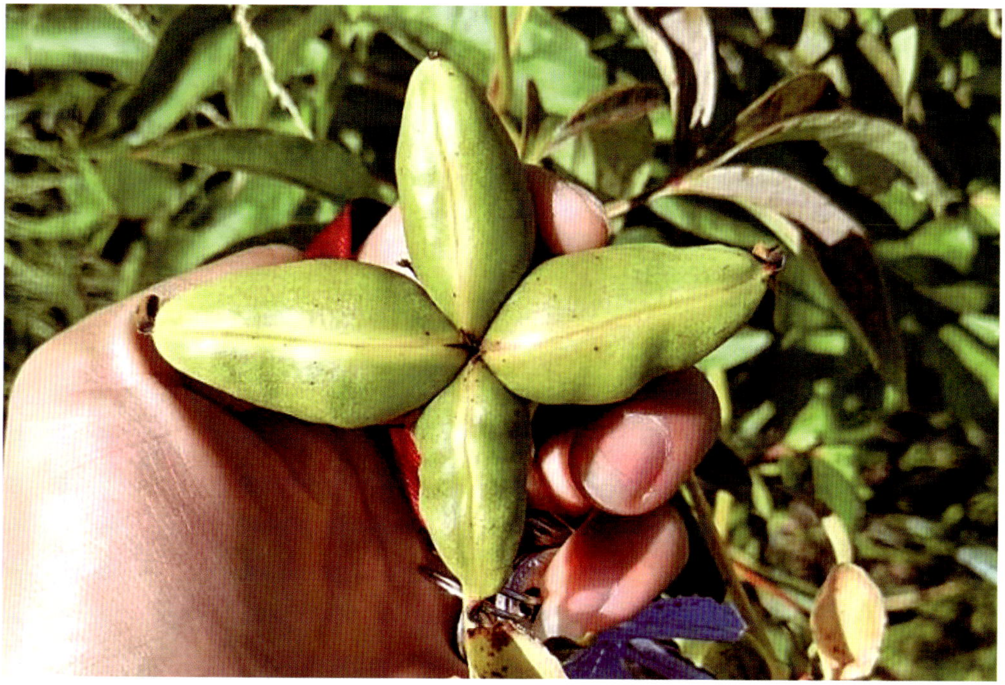

芍药（内蒙古野生）果实

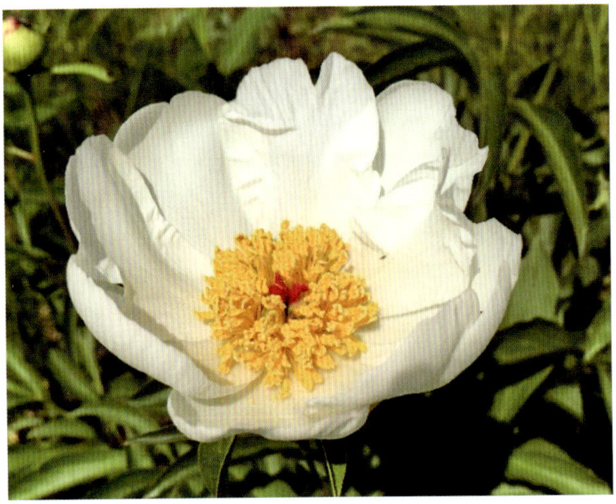

芍药（内蒙古野生）花冠

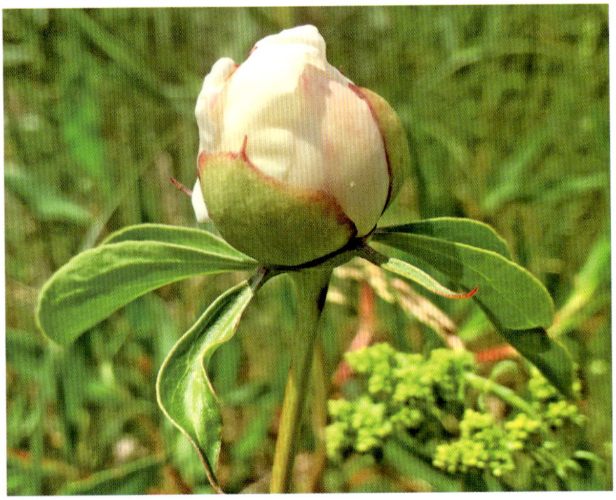

芍药（内蒙古野生）花蕾及叶片

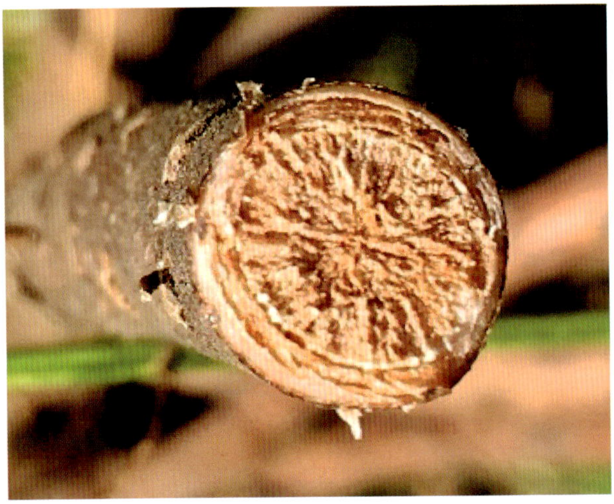

芍药（内蒙古野生）鲜根断面

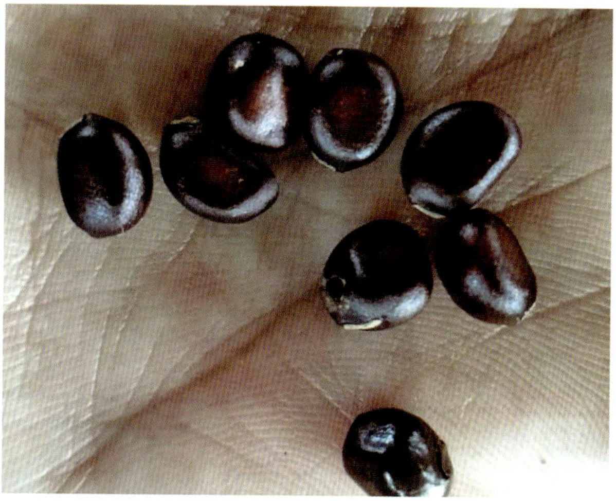

芍药（内蒙古野生）种子

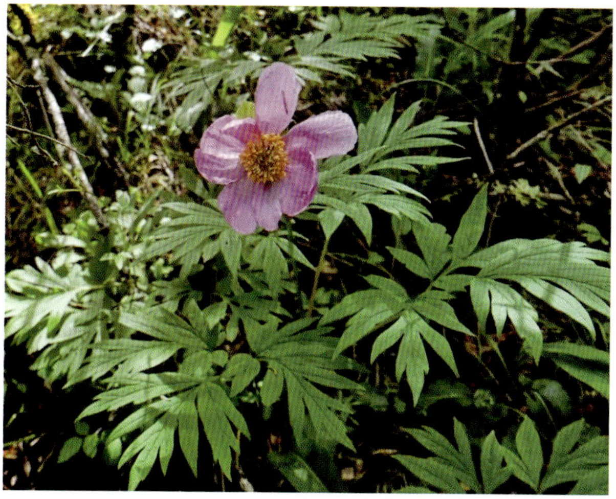

川赤芍植株

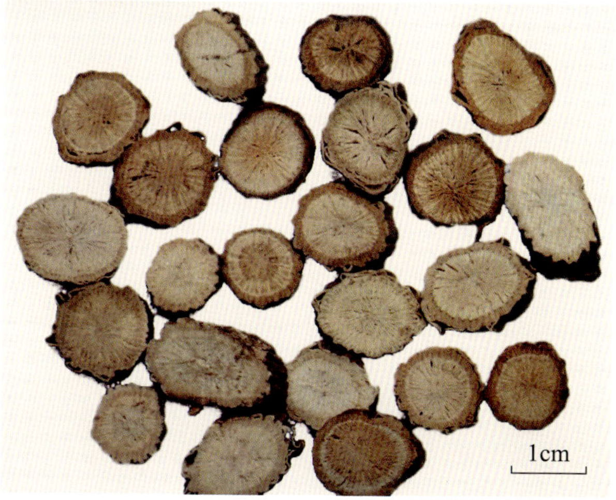

赤芍饮片

6. 升麻 Cimicifugae Rhizoma

【药用来源】

本品为毛茛科植物大三叶升麻 *Cimicifuga heracleifolia* Kom.、兴安升麻 *Cimicifuga dahurica*（Turcz.）Maxim. 或升麻 *Cimicifuga foetida* L. 的干燥根茎。

【植物形态】

大三叶升麻：为多年生草本，根茎粗大，表面黑色，有多数内陷的圆洞状老茎残基。茎圆柱形，中空。下部茎生叶三角形，二回三出复叶；小叶卵形至广卵形，上部 3 浅裂，边缘具粗齿。花序复总状，总花梗及小花梗均被灰色柔毛，退化雄蕊长卵形，先端不裂；能育雄蕊多数，花丝长短不一；心皮 3 ～ 5，光滑无毛。蓇葖果无毛。花期 8 ～ 9 月，果期 9 ～ 10 月。

兴安升麻与上种相似。但花单性，退化雄蕊先端 2 裂，不具花药，心皮及蓇葖果无毛。

升麻与大三叶升麻类似。叶为数回羽状复叶，退化雄蕊先端 2 裂，不具花药，心皮及蓇葖果有毛。

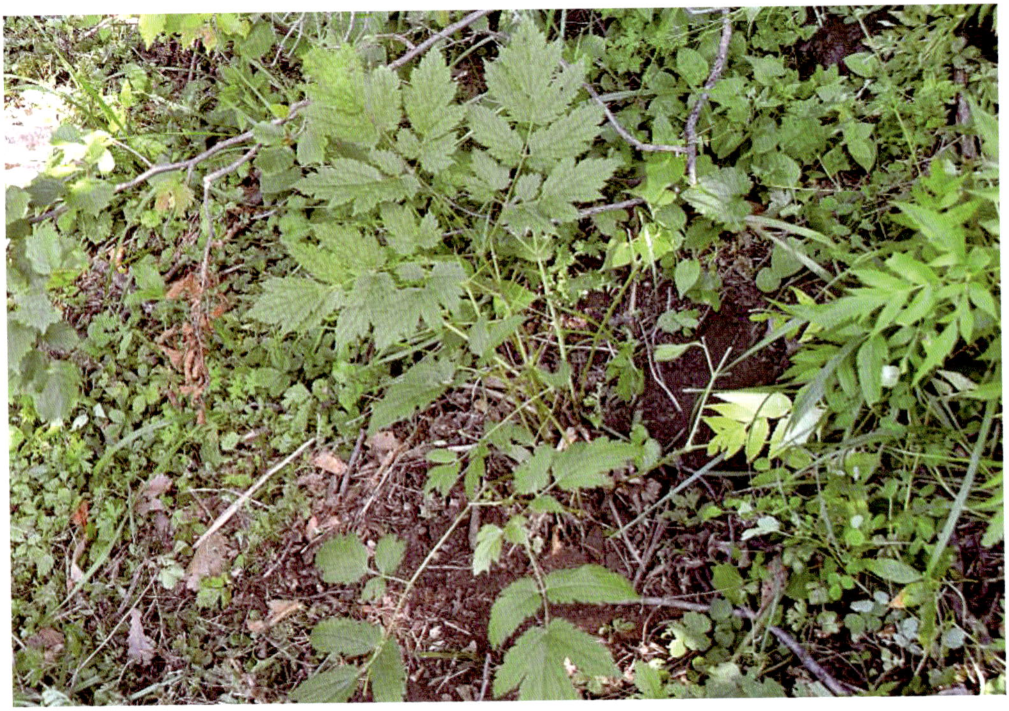

大三叶升麻植株

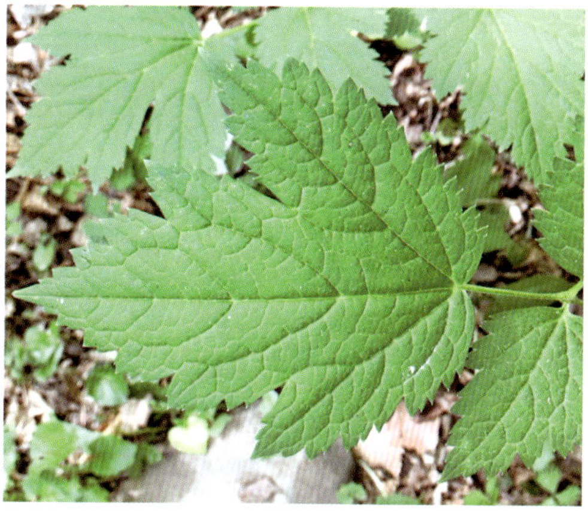

大三叶升麻叶片

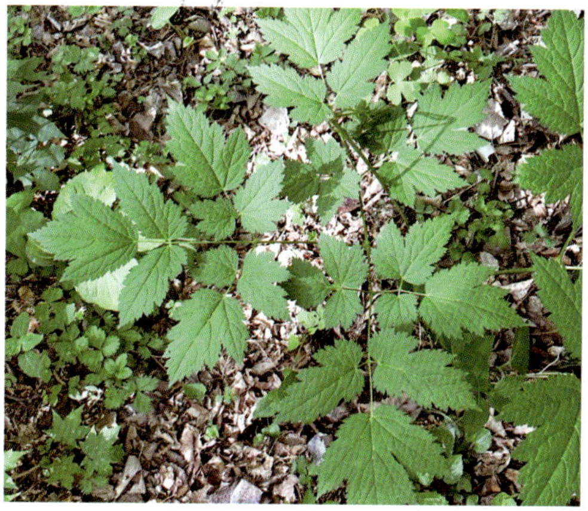

大三叶升麻叶序

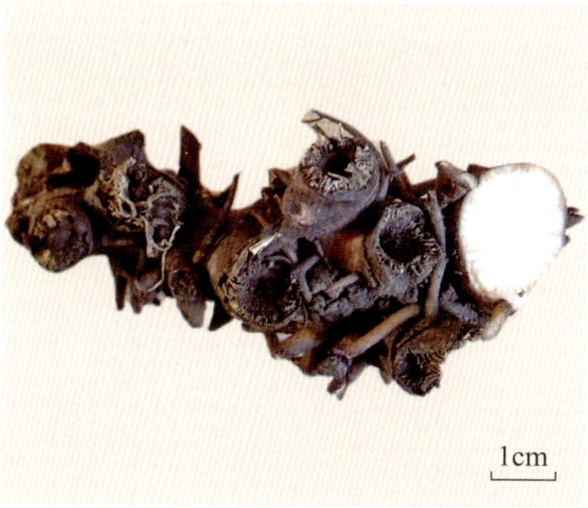

大三叶升麻根

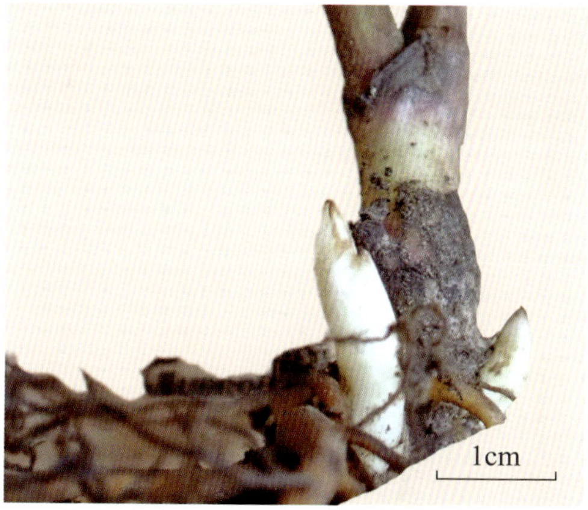

大三叶升麻根头

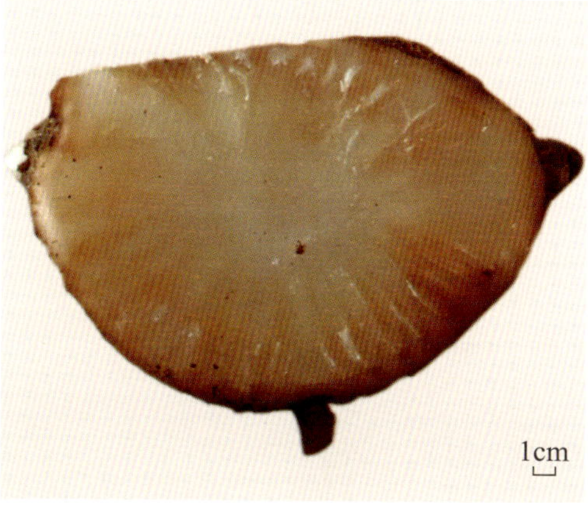

大三叶升麻鲜根切面

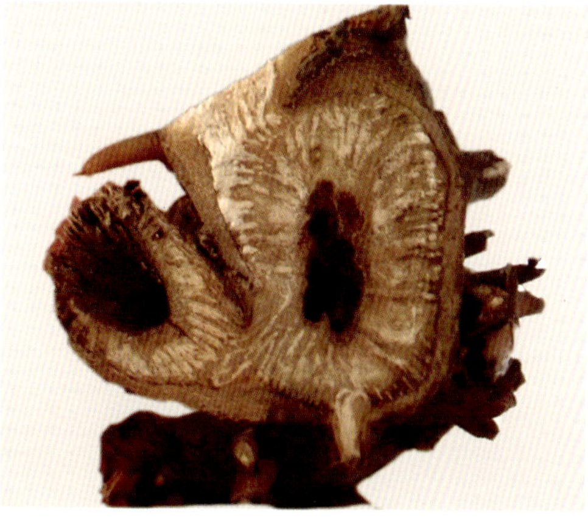

大三叶升麻药材切面

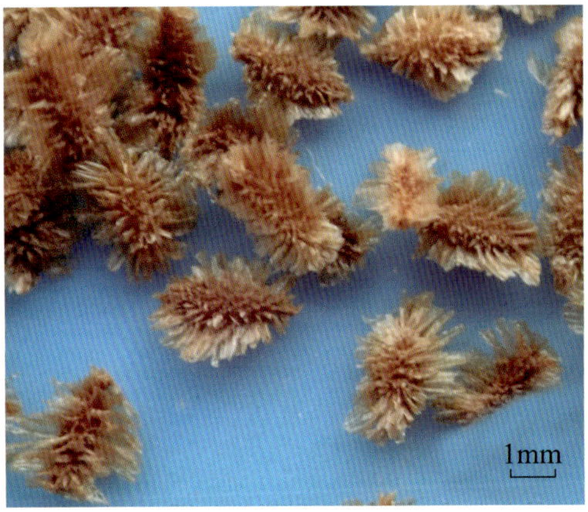

大三叶升麻种子

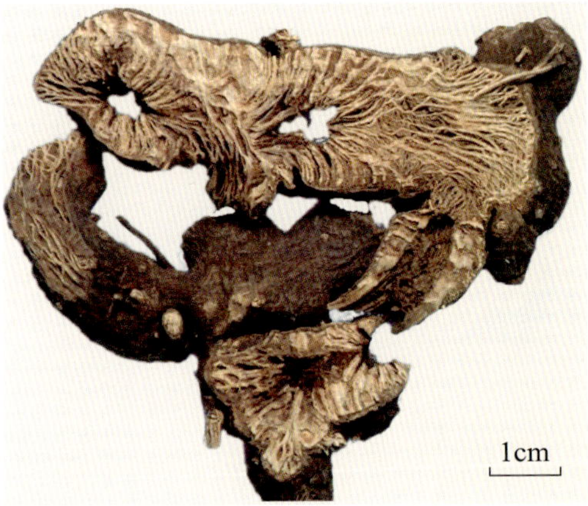

升麻饮片

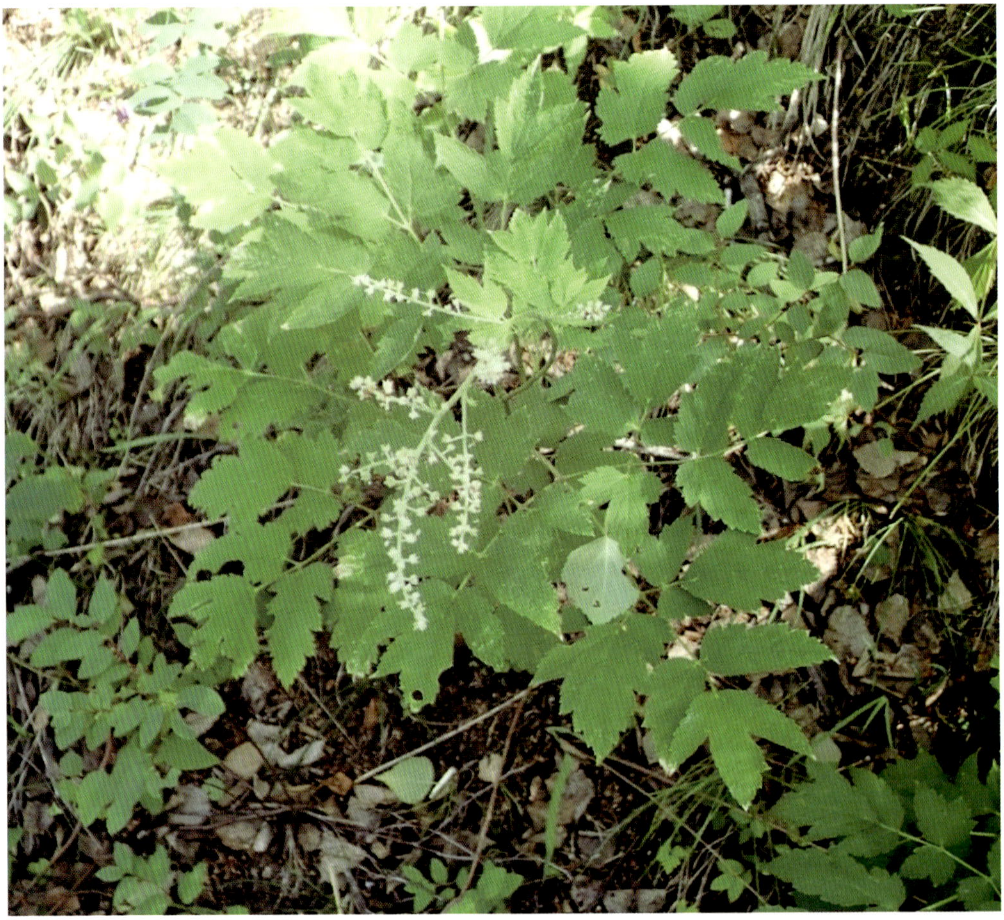

兴安升麻植株

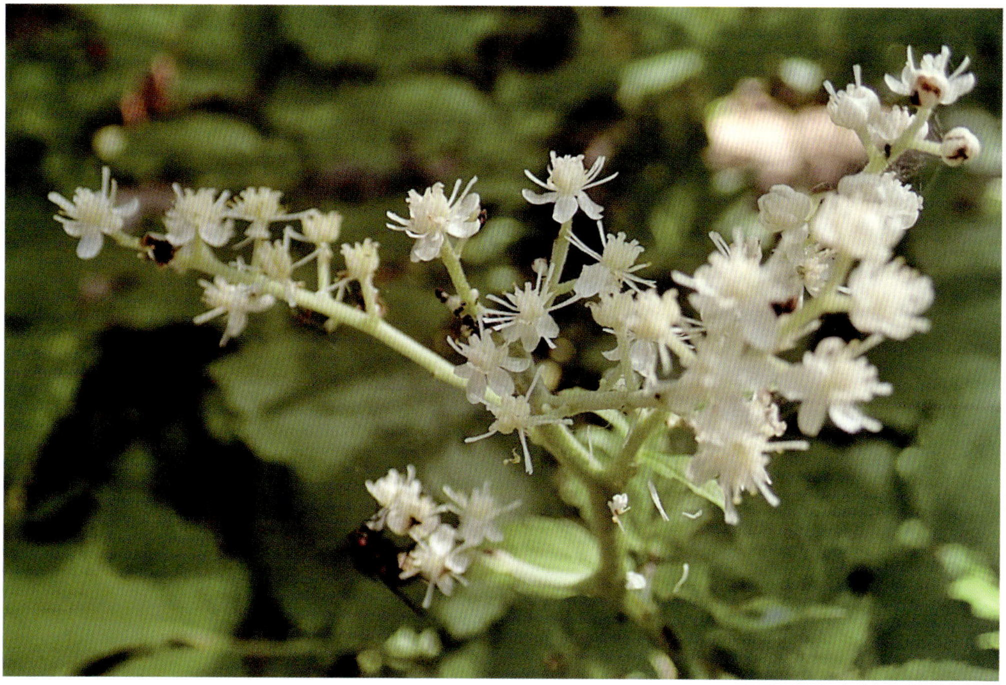

兴安升麻花序

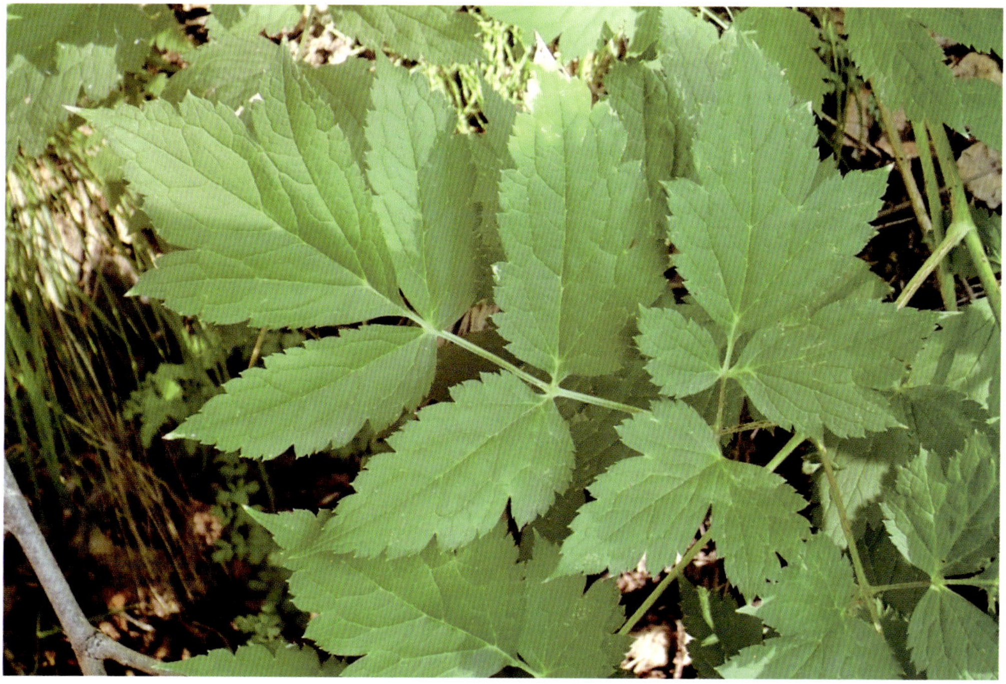

兴安升麻叶片

7. 牡丹皮 Moutan Cortex

【药用来源】

本品为毛茛科植物牡丹 *Paeonia suffruticosa* Andr. 的干燥根皮。

【植物形态】

落叶小灌木，高 1 ~ 2m。主根粗而长，外皮灰褐色或棕色，有香气。茎分枝，短而粗壮。叶互生，通常为二回三出复叶，小叶卵形或广卵形，顶生小叶，通常 3 裂，侧生小叶较小，斜卵形，亦有呈掌状 3 裂或不等 2 浅裂，上面绿色无毛，下面多被白粉。花单生于枝顶，萼片 5，绿色，宿存；花瓣 5 或重瓣，白色、红紫色或黄红色，倒卵形，先端常二浅裂。蓇葖长圆形，绿色，表面密被黄褐色短毛。花期 4 ~ 5 月，果期 6 ~ 7 月。

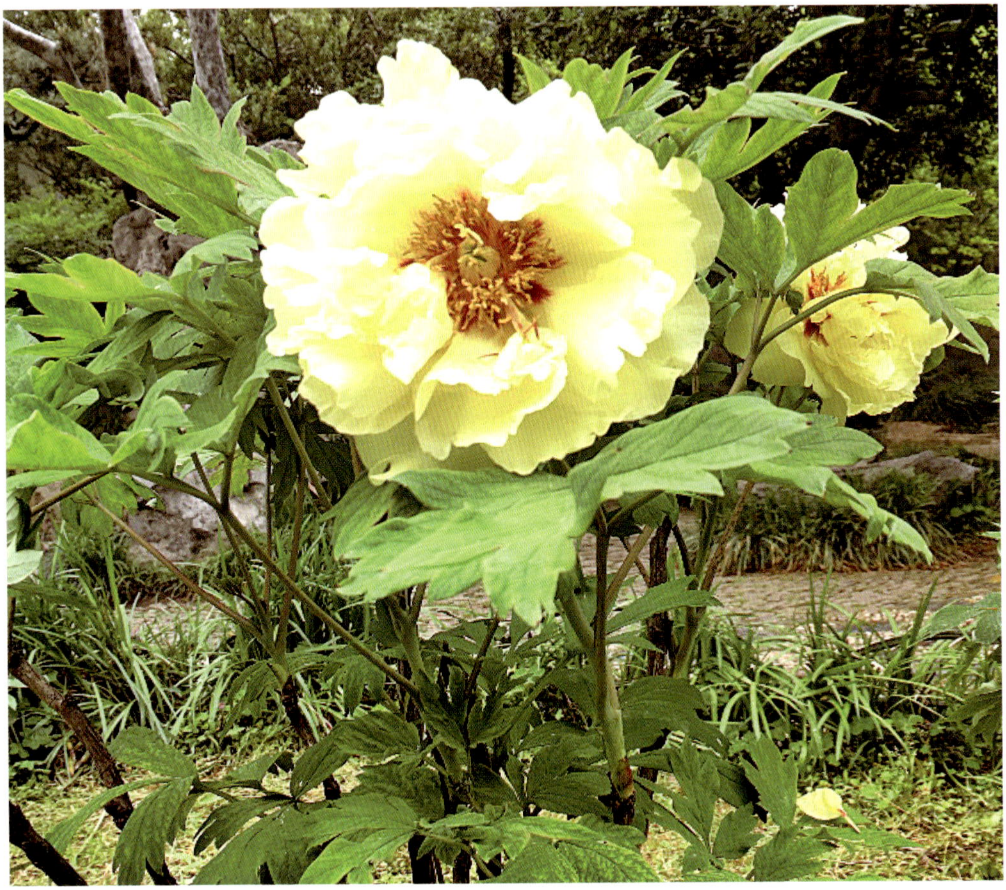

牡丹植株

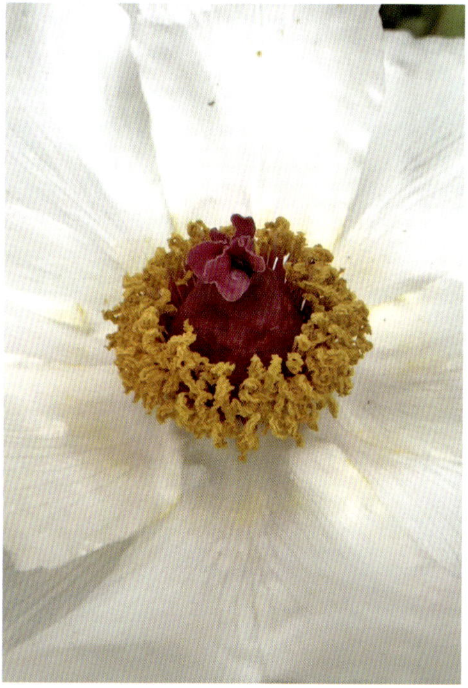

牡丹雌蕊雄蕊

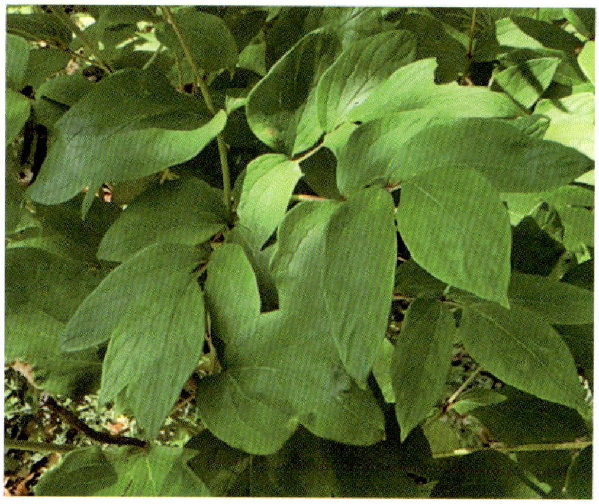

牡丹叶片

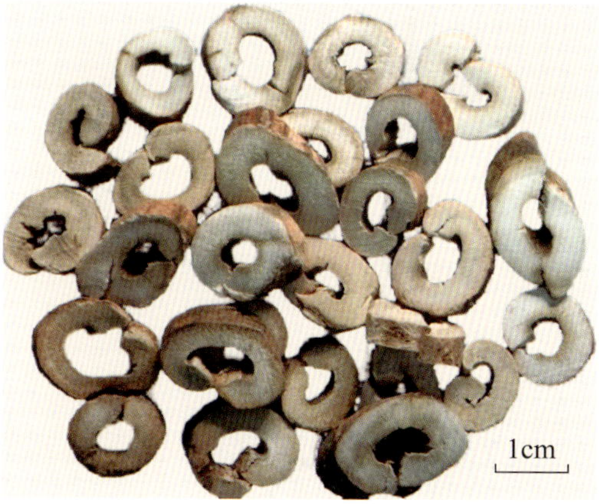

牡丹皮饮片

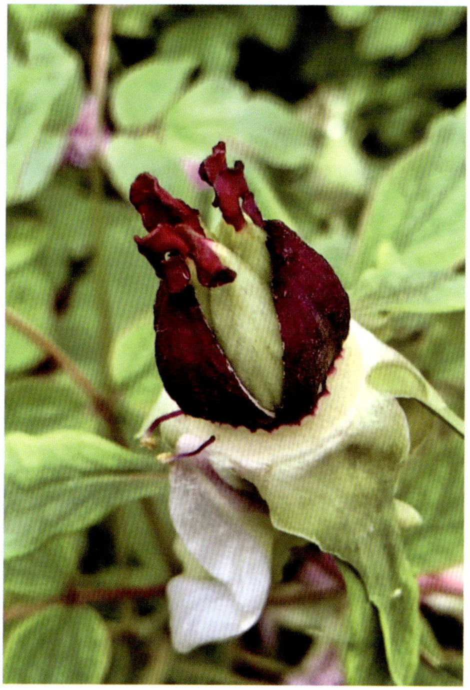

牡丹果实

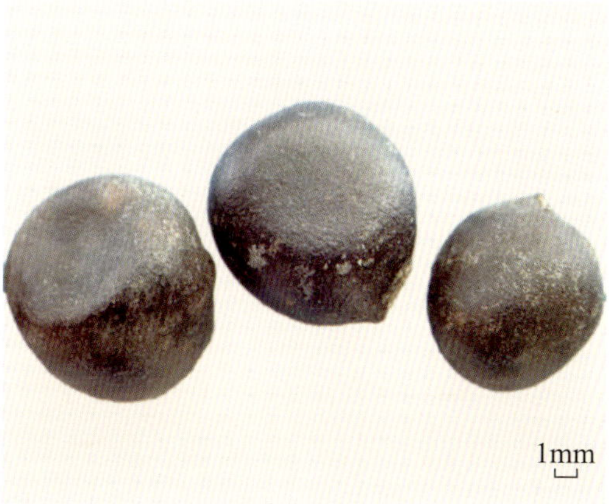

牡丹种子

豆科

8. 苦参 Sophorae Flavescentis Radix

【药用来源】

本品为豆科植物苦参 *Sophora flavescens* Ait. 的干燥根。

【植物形态】

灌木。奇数羽状复叶；托叶线形；小叶片 11 ～ 25，长椭圆形或长椭圆状披针形，上面无毛，下面疏被柔毛。总状花序顶生；花萼钟状，先端 5 裂；花冠蝶形，淡黄色；雄蕊 10，离生，仅基部联合。荚果线形，种子间稍缢缩，略呈念珠状，熟后裂成四瓣。花期 5 ～ 7 月，果期 8 ～ 9 月。

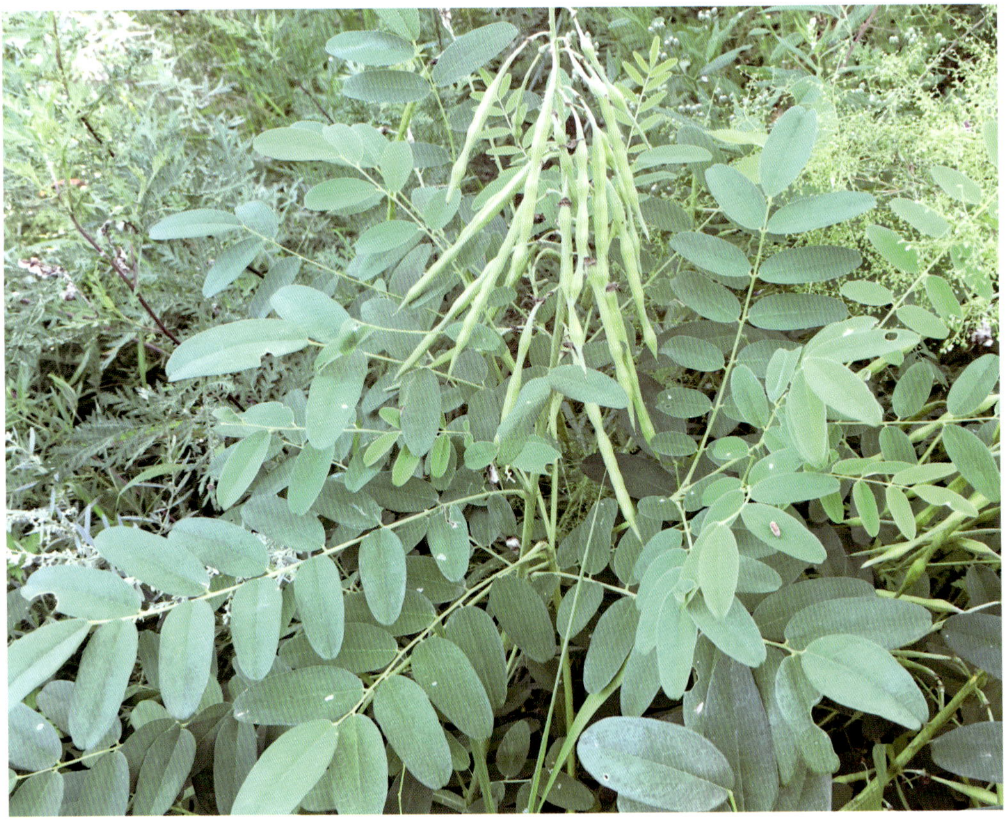

苦参植株

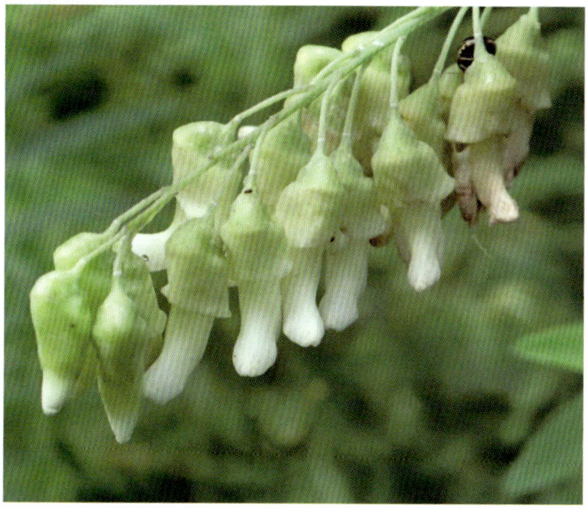

苦参花序

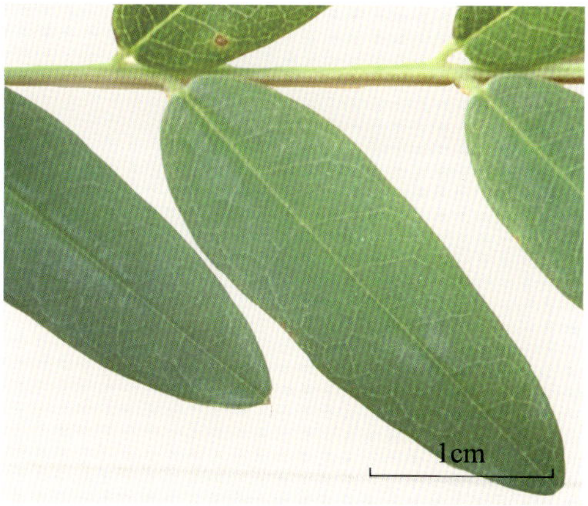

苦参叶片

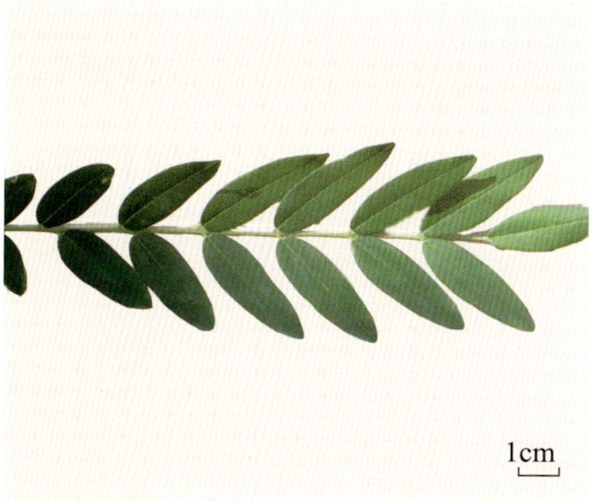

苦参叶序

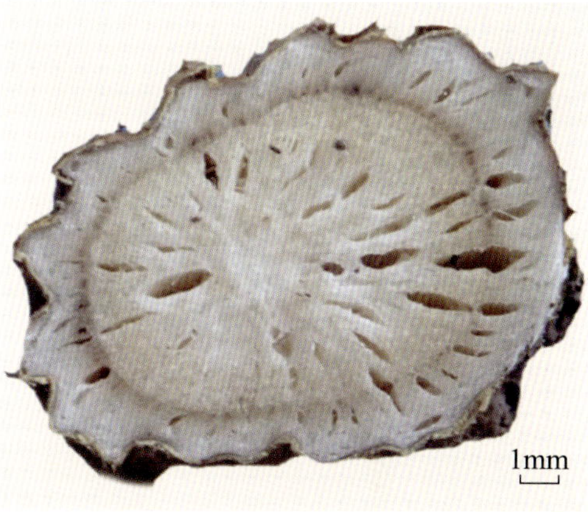

苦参药材断面

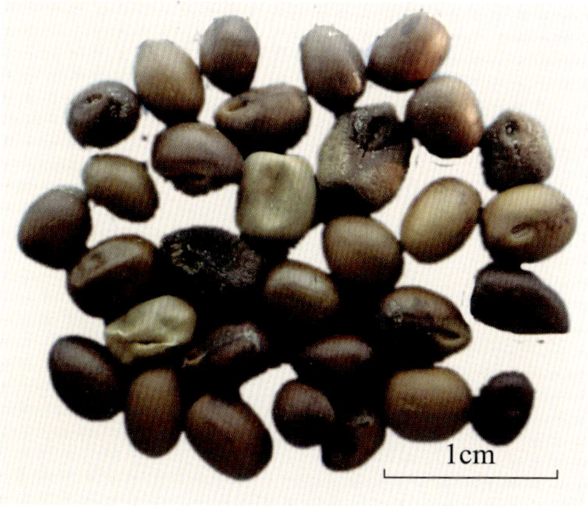

苦参种子

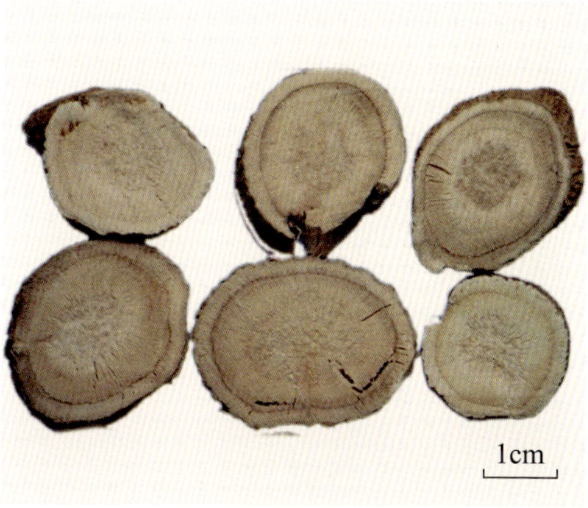

苦参饮片

9. 甘草 Glycyrrhizae Radix et Rhizoma

【药用来源】

本品为豆科植物甘草 *Glycyrhiza uralensis* Fisch.、胀果甘草 *G. inflata* Bat. 或光果甘草 *G.* glabra L. 的干燥根和根茎。

【植物形态】

甘草：多年生草本，高 30 ～ 80cm（最高可达 1m）。根茎多横走，主根甚长，外皮红棕色。茎直立，有白色短毛和刺毛状腺体。奇数羽状复叶；小叶 7 ～ 17，卵形或宽卵形，两面有短毛及腺体。总状花序腋生，花密集；花萼钟状，萼齿 5，外被短毛或刺毛状腺体；花冠淡紫堇色；雄蕊 10，9 枚基部联合；子房无柄。荚果扁平，呈镰刀状或环状弯曲，外面密生刺毛状腺体。花期 6 ～ 7 月，果期 7 ～ 9 月。

胀果甘草：常密被淡黄褐色鳞片状腺体，无腺毛；小叶 3 ～ 7，卵形至矩圆形，边缘波状；总状花序常与叶等长；荚果短小而直，膨胀，无腺毛；种子数目较少；花期 7 ～ 8 月。

光果甘草：果实扁而直，多为长圆形，无毛；种子数目较少；花期 6 ～ 8 月。

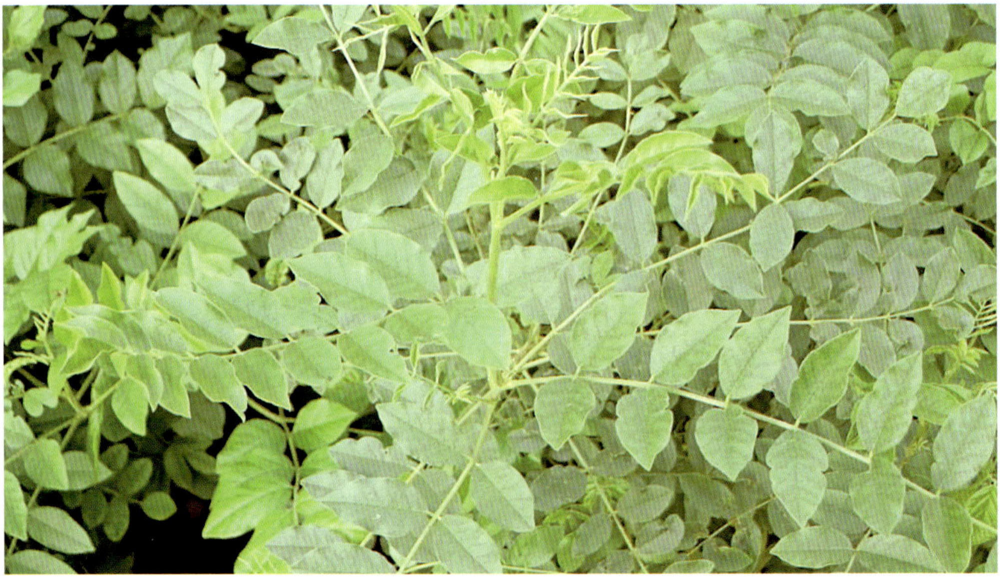

甘草植株

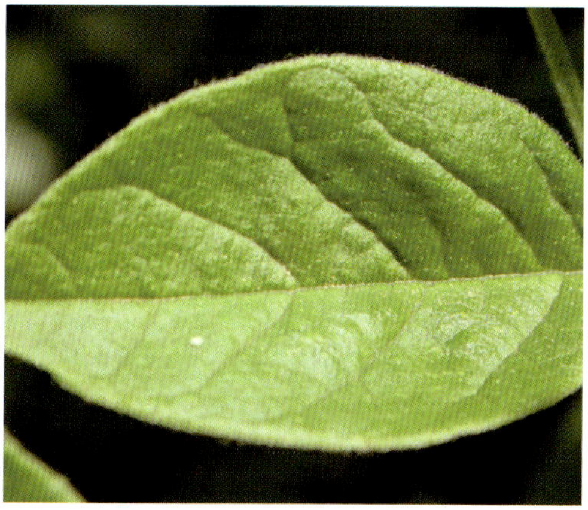

甘草叶片

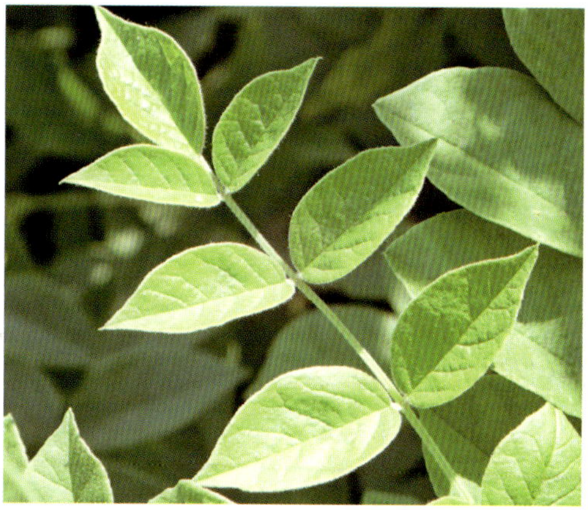

甘草叶序

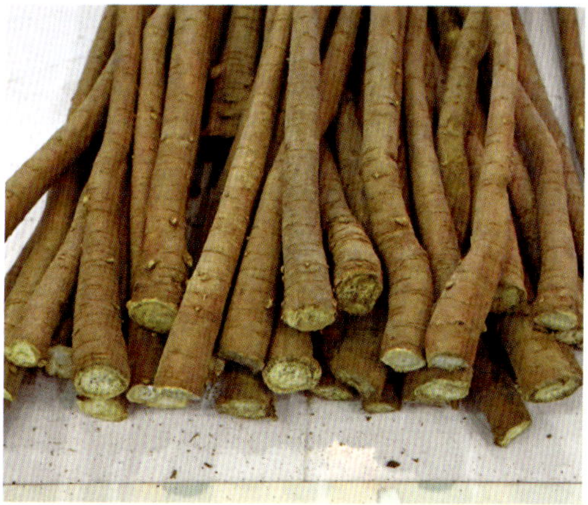

人工栽培甘草鲜根

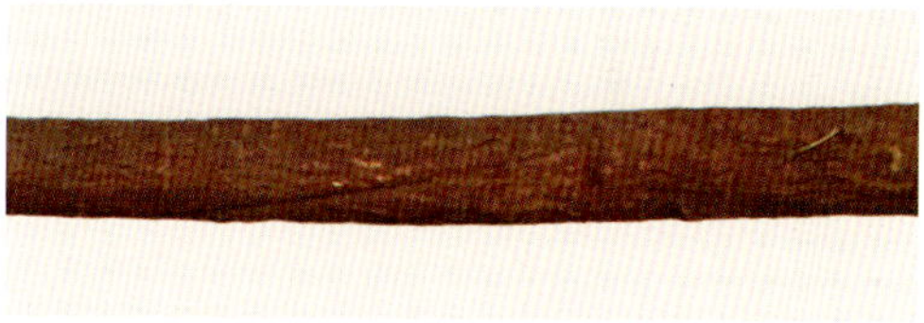

甘草药材（人工栽培）

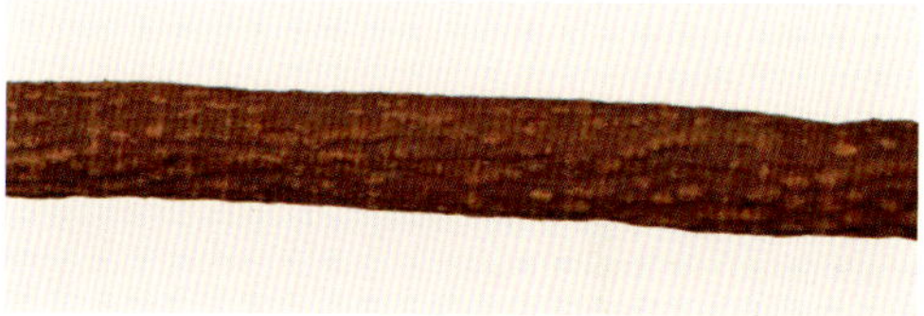

甘草药材（野生）

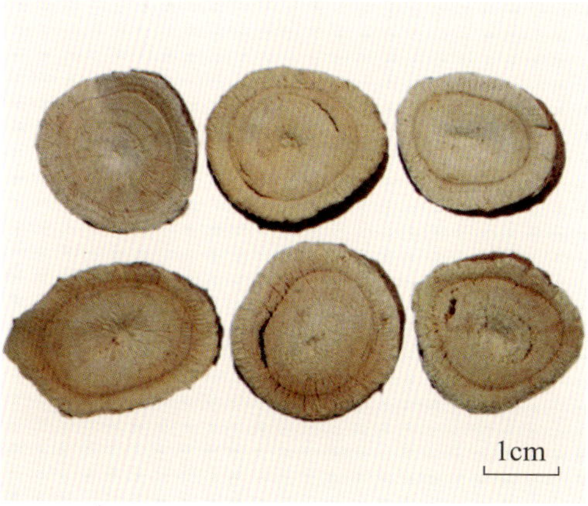

甘草饮片

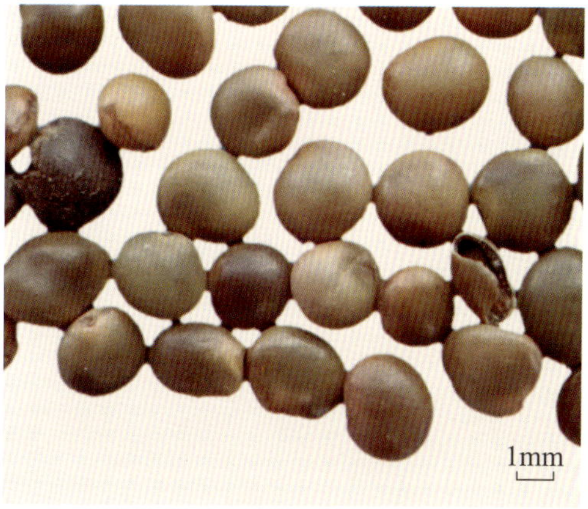

甘草种子

10. 葛根 Puerariae Lobatae Radix

【药用来源】

本品为豆科植物野葛 *Pueraria lobata*（Willd.）Ohwi 的干燥根。习称野葛。

【植物形态】

藤本，根肥大，全株被黄色长硬毛。三出复叶具长柄；顶生小叶菱状卵形，先端渐尖基部圆形，有时3浅裂，下面有粉霜，两面背糙毛；侧生小叶宽卵形，有时3浅裂，基部斜形；托叶盾形，小托叶针状。总状花序腋生，中部以上有颇密集的花；萼钟形，萼齿5，约与萼筒等长，内外均有黄色柔毛；花冠蓝紫色或紫色，子房线形。荚果条状，被黄色长硬毛。花期4～8月，果期8～10月。

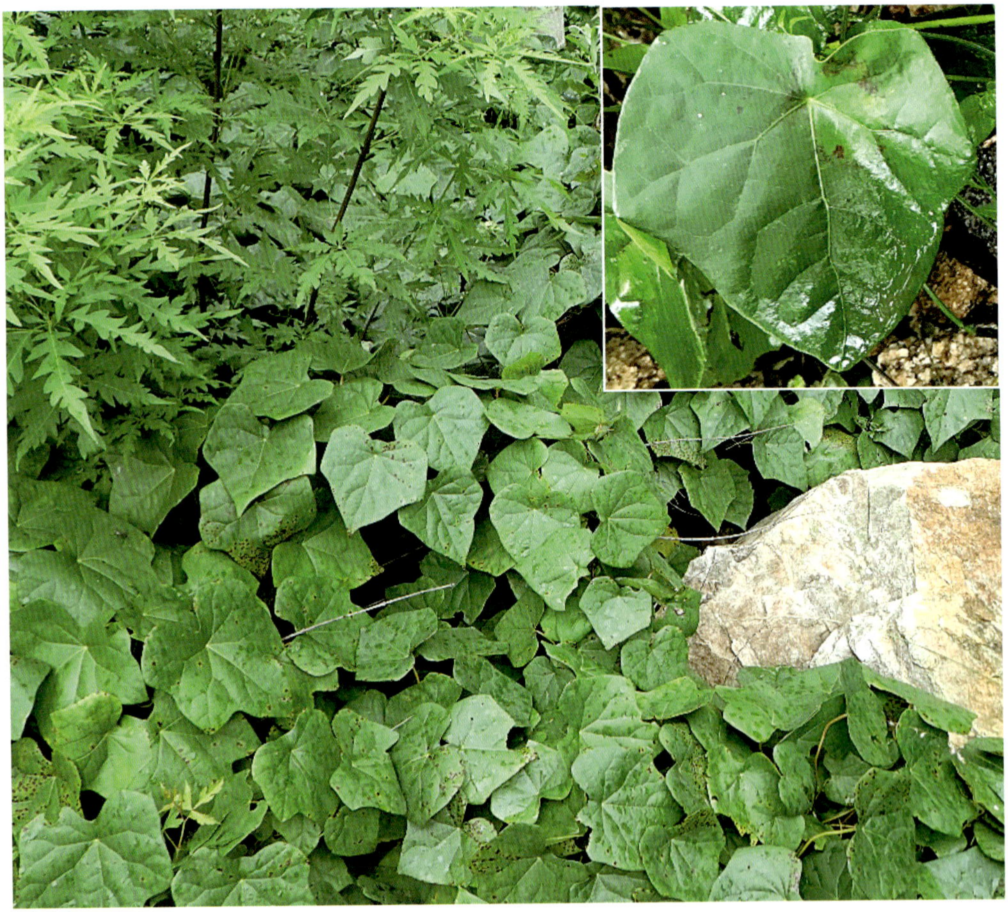

野葛植株

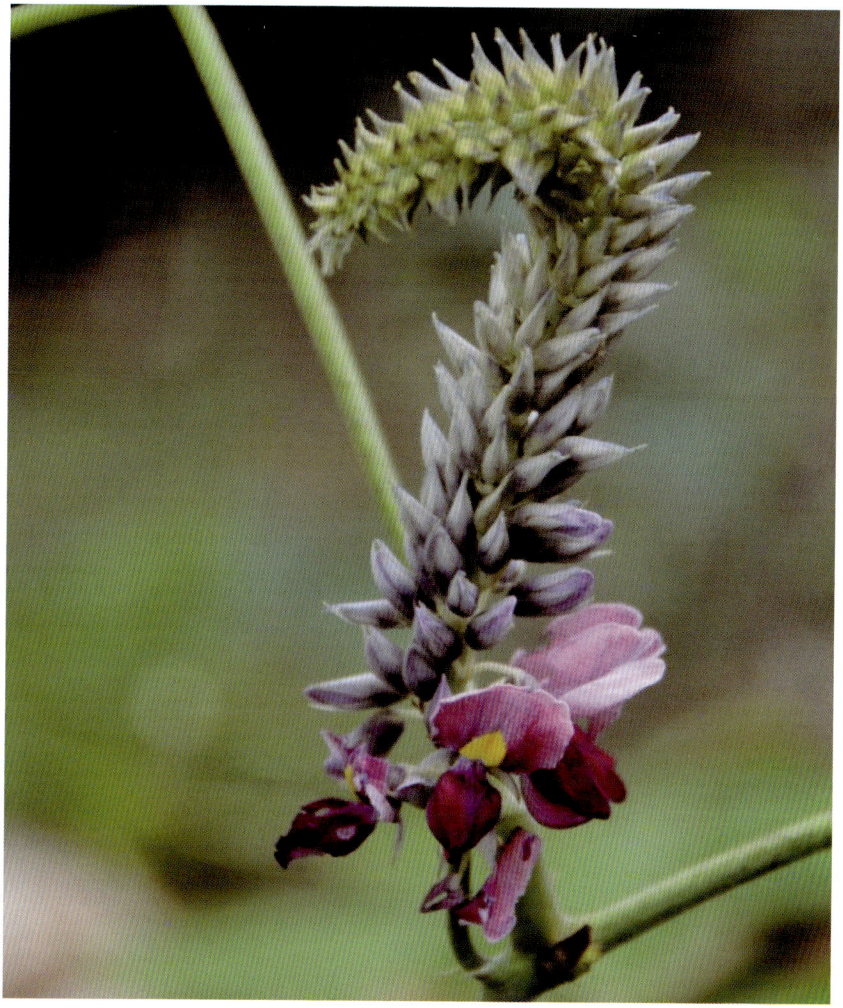

野葛花

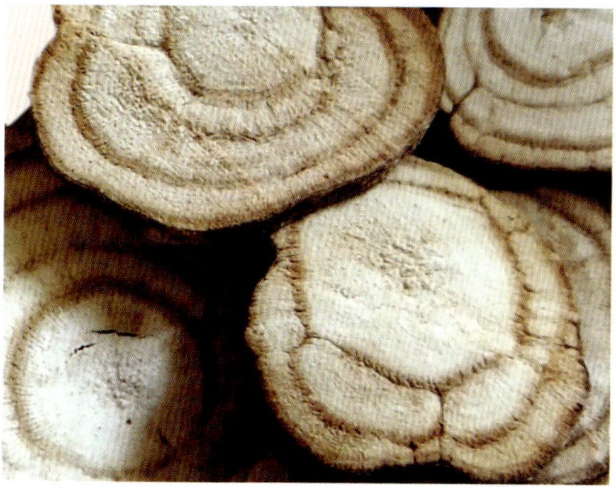

野葛根断面

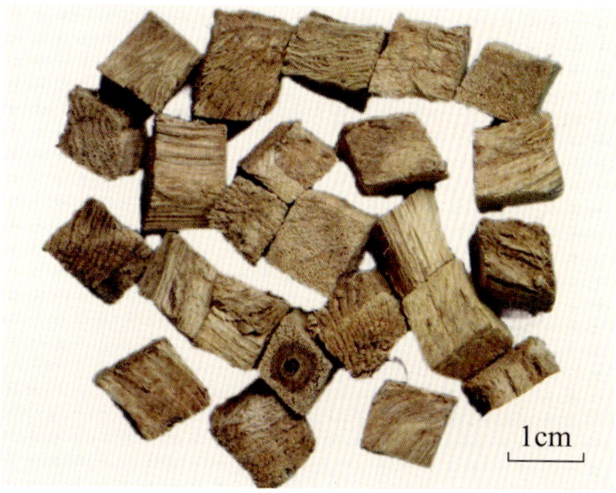

葛根饮片

11. 黄芪 Astragali Radix

【药用来源】

本品为豆科植物蒙古黄芪 *Astragalus membranaceus*（Fisch.）Bge. var. *mongholicus*（Bge.）Hsiao 或膜荚黄芪 *A. membranaceus*（Fisch.）Bge. 的干燥根。

【植物形态】

蒙古黄芪：多年生草本。茎直立，高 40 ～ 80cm。奇数羽状复叶；小叶 12 ～ 18 对，叶片宽椭圆形或长圆形，上面无毛，下面被柔毛；托叶披针形。总状花序腋生；花冠黄色至淡黄色。荚果膜质，膨胀，半卵圆形，有长柄，无毛。花期 6 ～ 7 月，果期 7 ～ 9 月。

膜荚黄芪与上种相似。但小叶 6 ～ 13 对，叶片上面近无毛下面伏生白色柔毛；花冠黄色至淡黄色，或有时稍带淡紫红色，子房有毛；荚果被黑色短伏毛。

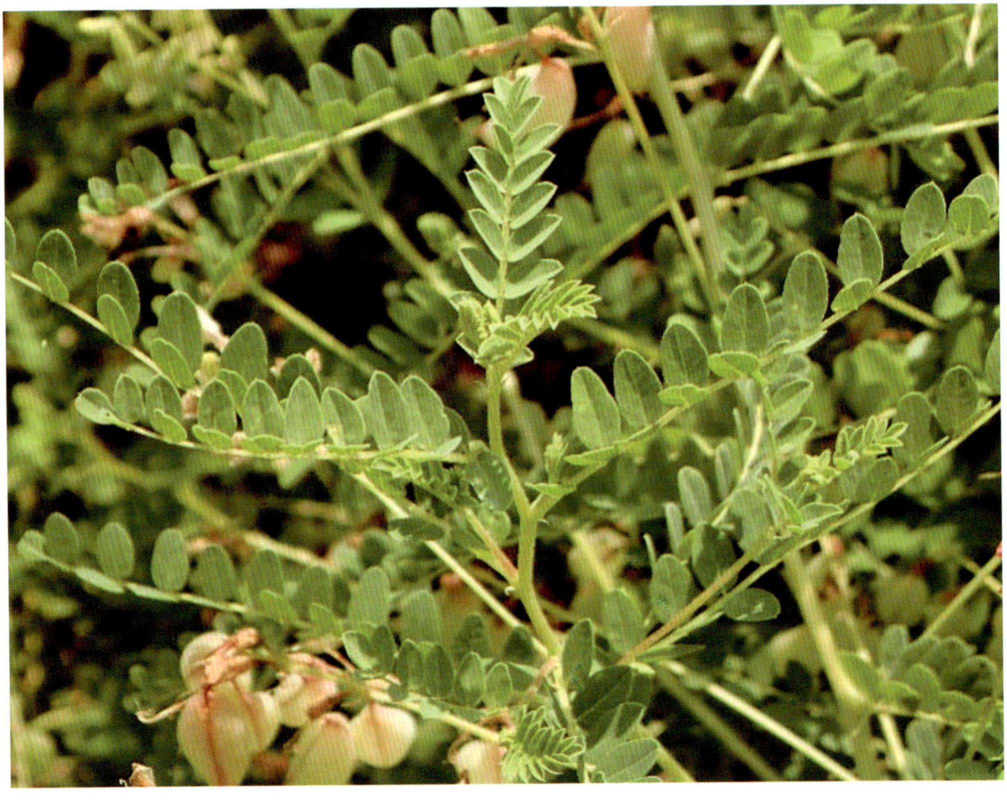

蒙古黄芪植株

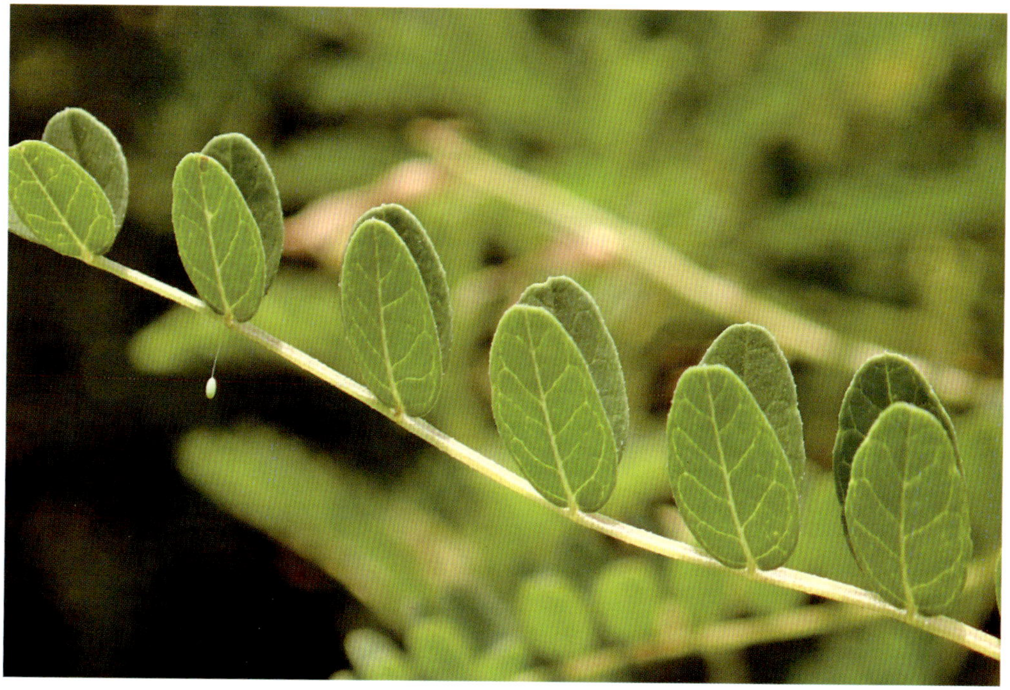

蒙古黄芪叶片及叶序

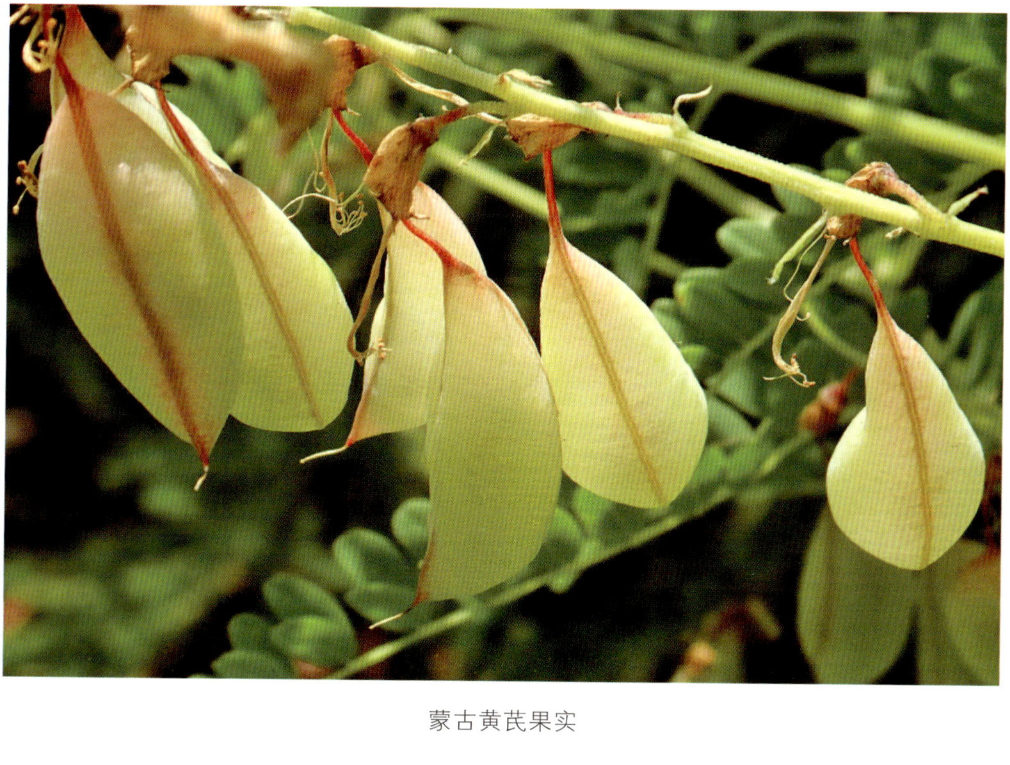

蒙古黄芪果实

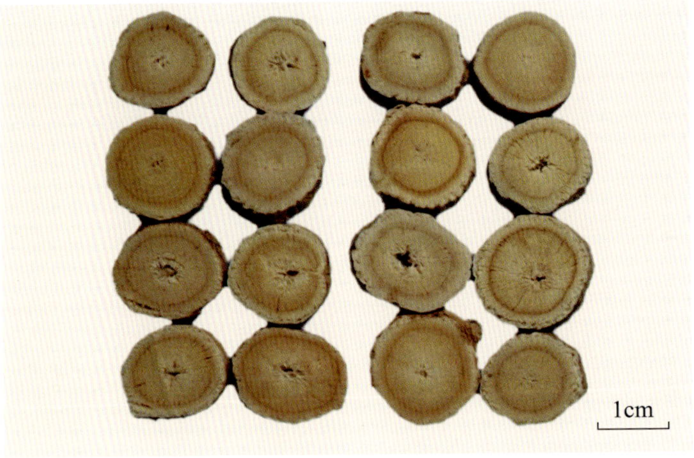

黄芪饮片

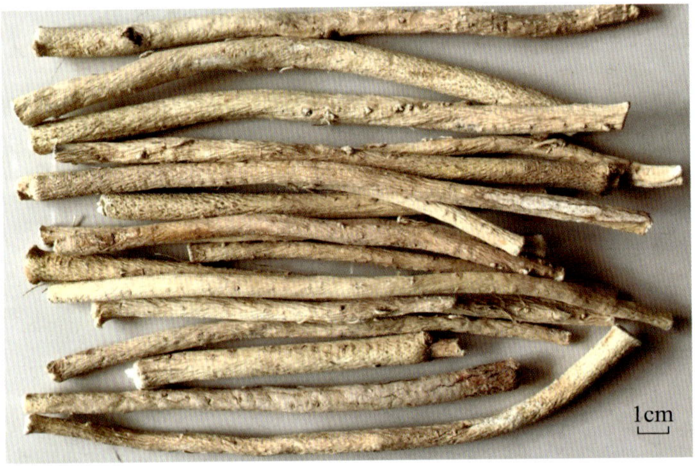

蒙古黄芪药材

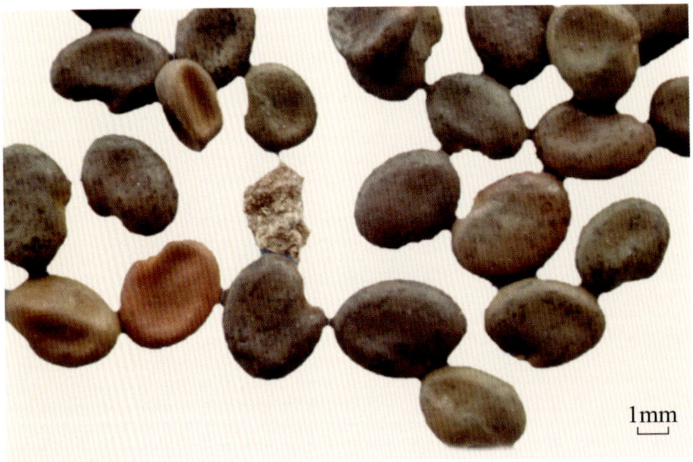

蒙古黄芪种子

伞形科

12. 白芷 Angelicae Dahuricae Radix

【药用来源】

本品为伞形科植物白芷 *Angelica dahurica*（Fisch.ex Hoffm.）Benth.et Hook. f. 或杭白芷 *A. dahurica*（Fisch. ex Hoffm.）Benth. et Hook. f. var.*formosana*（Boiss.）Shan et Yuan 的干燥根。

【植物形态】

白芷：多年生草本。高 1 ～ 2m。根圆锥形；茎粗壮中空，常带紫色，近花序处有短毛。基生叶有长柄，基部叶鞘紫色，叶片二至三回三出式羽状分裂，最终裂片长圆形、卵圆形或披针形，边缘有不规则的白色骨质粗锯齿，基部沿叶轴下延成翅状；茎上部叶有显著膨大的囊状鞘。复伞形花序，总苞片通常缺，或 1 ～ 2，长卵形，膨大成鞘状；小总苞片 5 ～ 10 或更多；花白色。双悬果椭圆形，无毛或极少毛，分果侧棱成翅状，棱槽中有油管 1，合生面有 2。花期 7 ～ 9 月，果期 9 ～ 10 月。

杭白芷与白芷的主要区别在于其植株较矮，根上方近方形，皮孔突起大而明显，茎及叶鞘多为黄绿色。

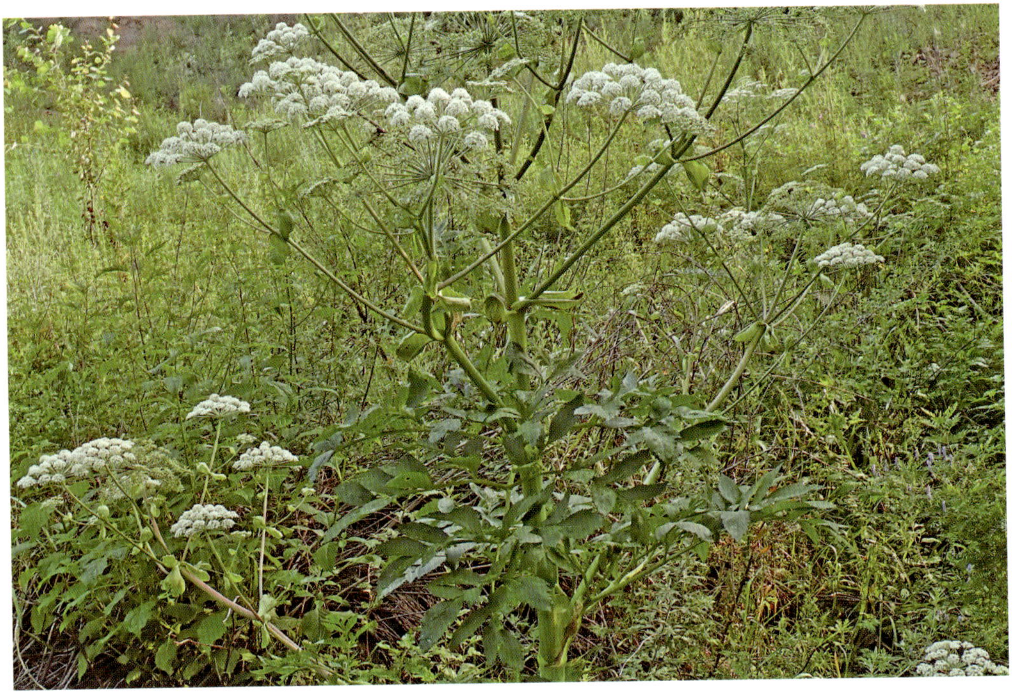

白芷植株

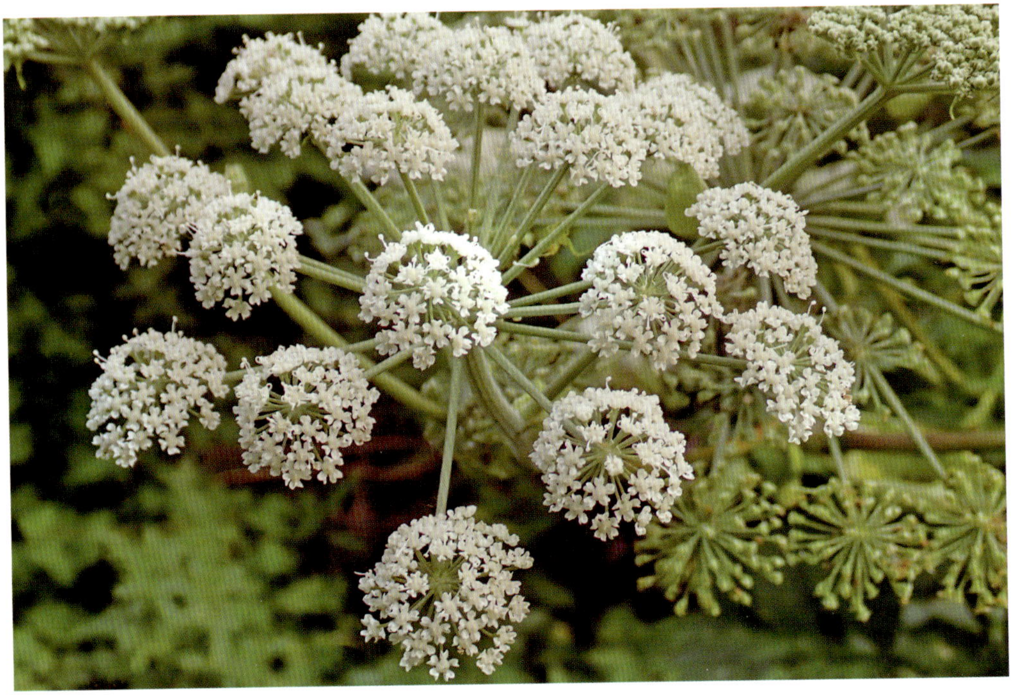

白芷花序

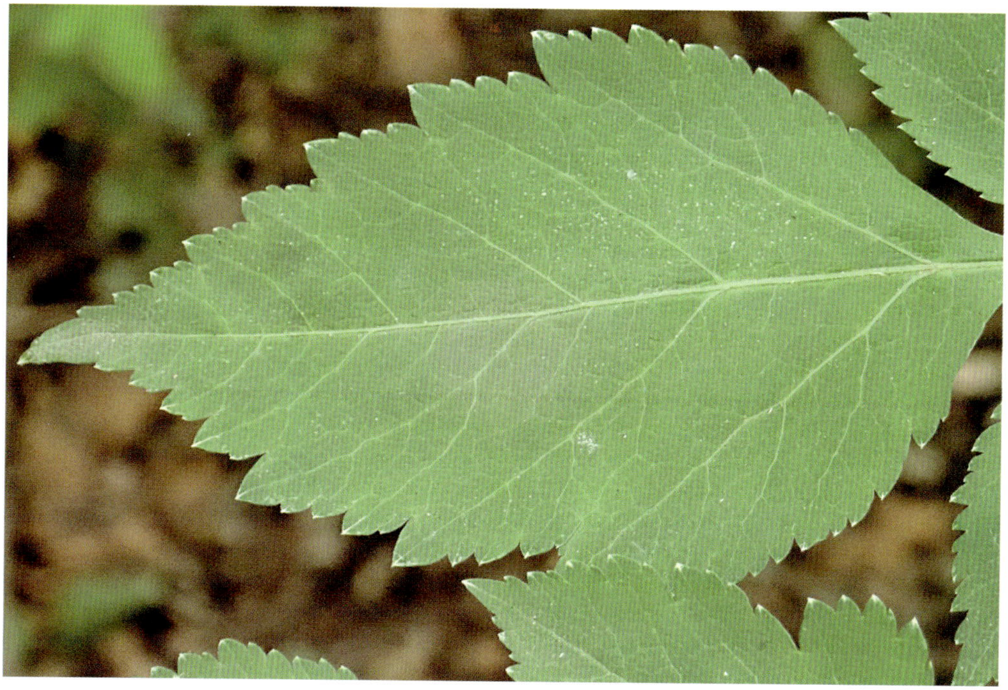

白芷叶片

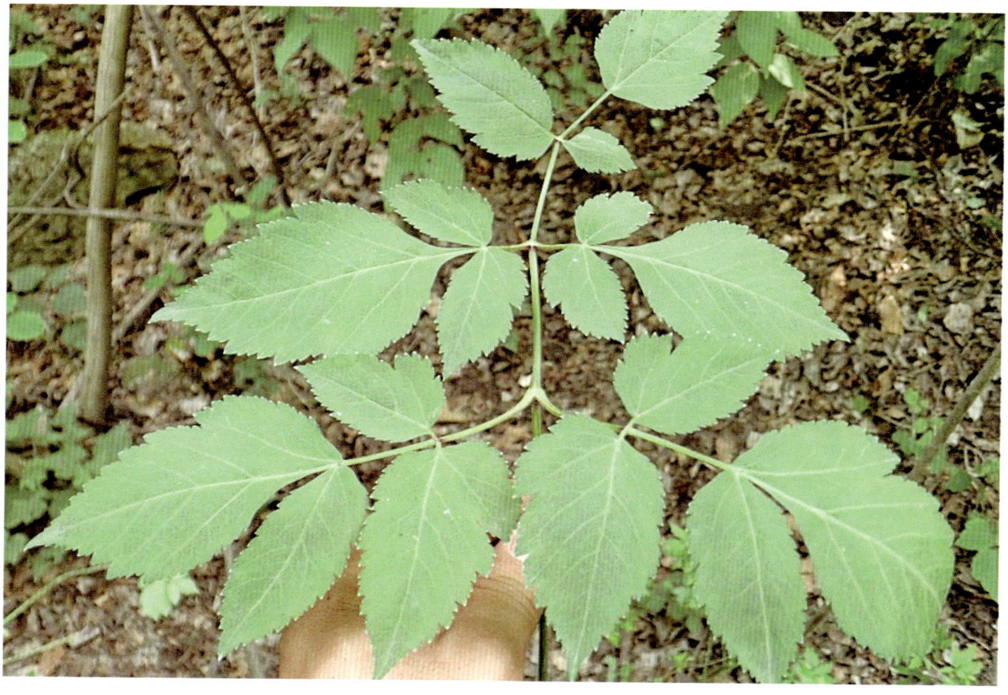

白芷叶序

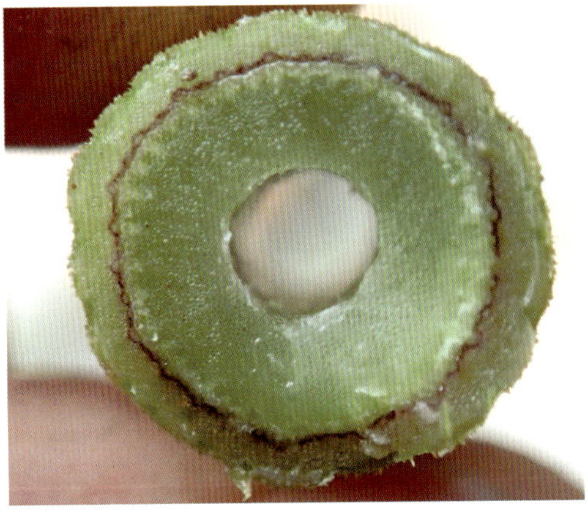

白芷茎横切面

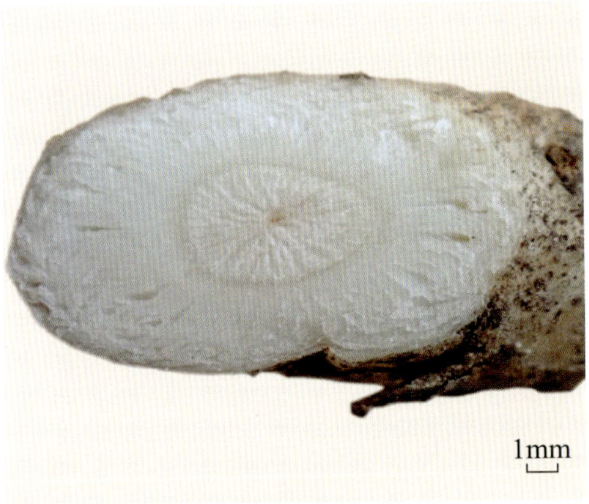

白芷鲜根横切面

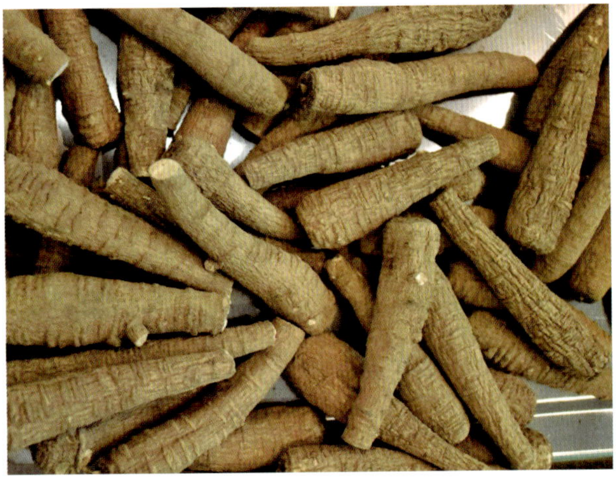

白芷根（药材）

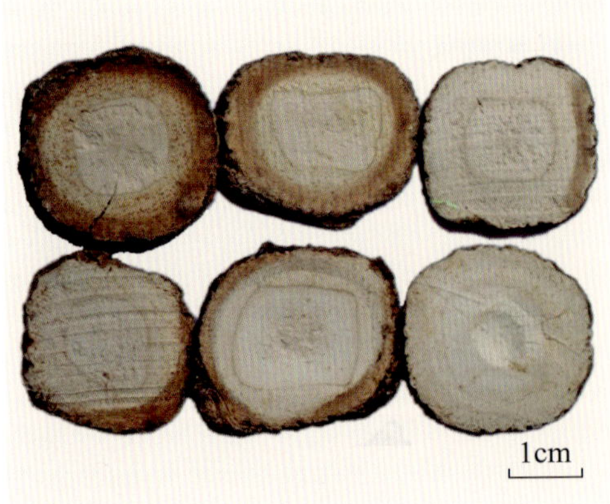

白芷饮片

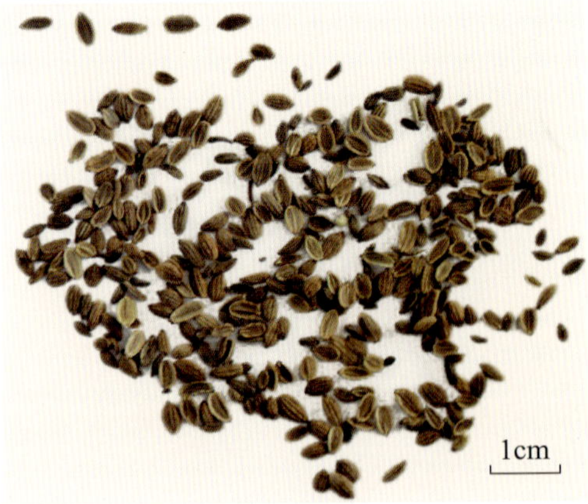

白芷种子

13. 独活 Angelicae Pubescentis Radix

【药用来源】

本品为伞形科植物重齿毛当归 *Angelica pubescens* Maxim. f. *biserrata* Shan et Yuan 的干燥根。

【植物形态】

多年生草本，高 60 ～ 100cm；根粗大，多分枝；茎直立，带紫色。基生叶和茎下部叶的叶柄细长，基部成鞘状；叶为二至三回三出羽状复叶，小叶片 3 裂，最终裂片长圆形，两面均被短柔毛，边缘有不整齐重锯齿；茎上部叶退化成膨大叶鞘。复伞形花序被黄色短柔毛；伞辐 10 ～ 25，极少达 45，小伞形花序有花 15 ～ 30 朵；小总苞片 5 ～ 8；花瓣 5，白色。双悬果背部扁平，长圆形，侧棱有薄翅。分果棱槽间有 1 ～ 4 个油管，合生面 4 ～ 5 个油管。花期 7 ～ 9 月，果期 9 ～ 10 月。

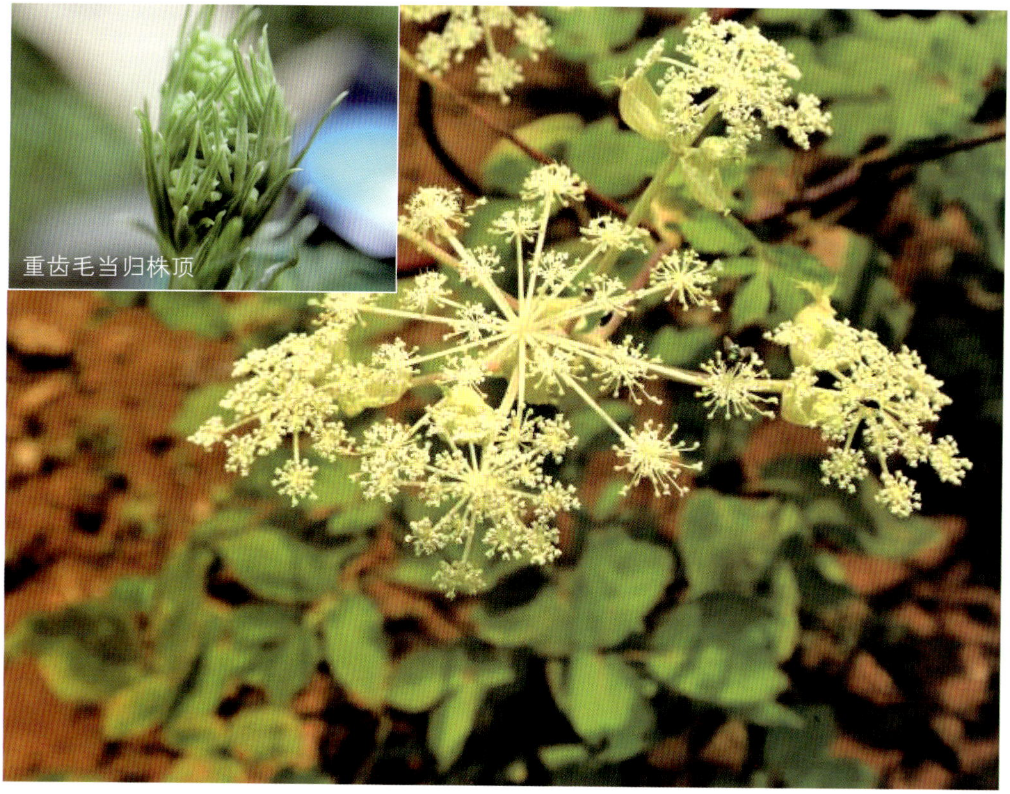

重齿毛当归株顶

重齿毛当归植株

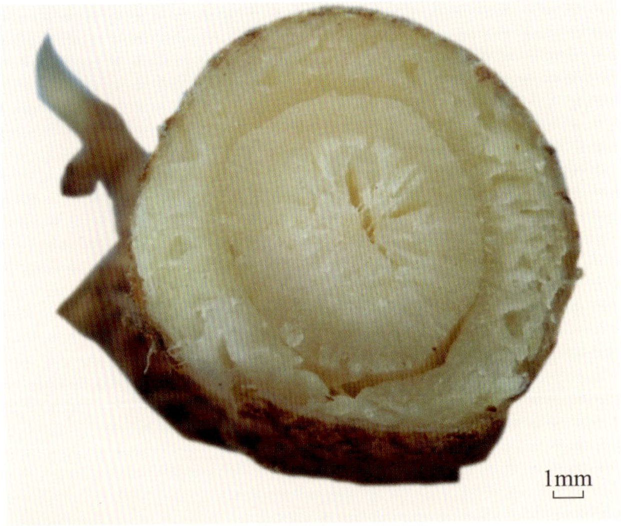

重齿毛当归根横切

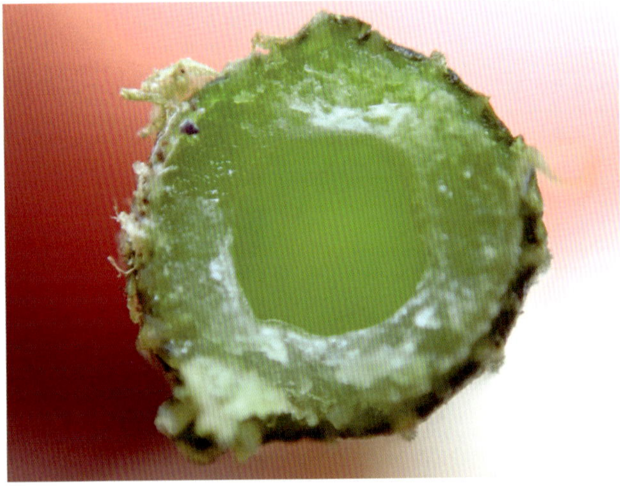

重齿毛当归茎断面

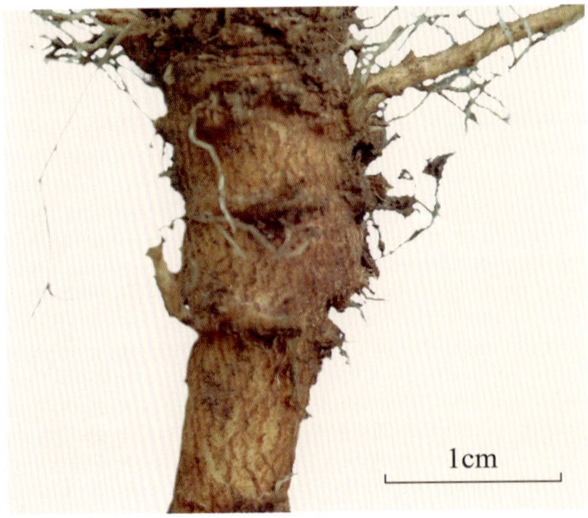

重齿毛当归根头

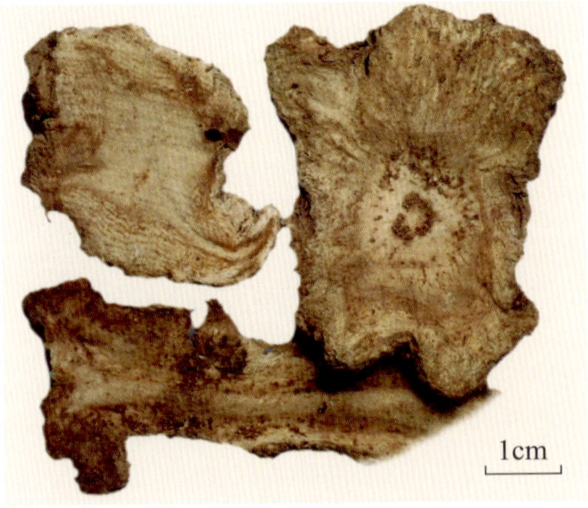

独活饮片

14. 当归 Angelicae Sinensis Radix

【药用来源】

本品为伞形科植物当归 *Angelica sinensis*（Oliv.）Diels 的干燥根。

【植物形态】

多年生草本。茎带紫色，有纵直槽纹。叶为二至三回奇数羽状复叶，叶柄基部膨大成鞘，叶片卵形；小叶片呈卵形或卵状披针形，近顶端一对无柄，一至二回分裂，裂片边缘有缺刻。复伞形花序顶生，总苞无或有 2 片，伞幅 10 ～ 14；每一小伞形花序有花 12 ～ 36 朵，小总苞片 2 ～ 4；花白色。双悬果椭圆形，分果有 5 棱，侧棱有薄翅，每棱槽有 1 个油管，结合面 2 个油管。花期 6 ～ 7 月，果期 6 ～ 8 月。

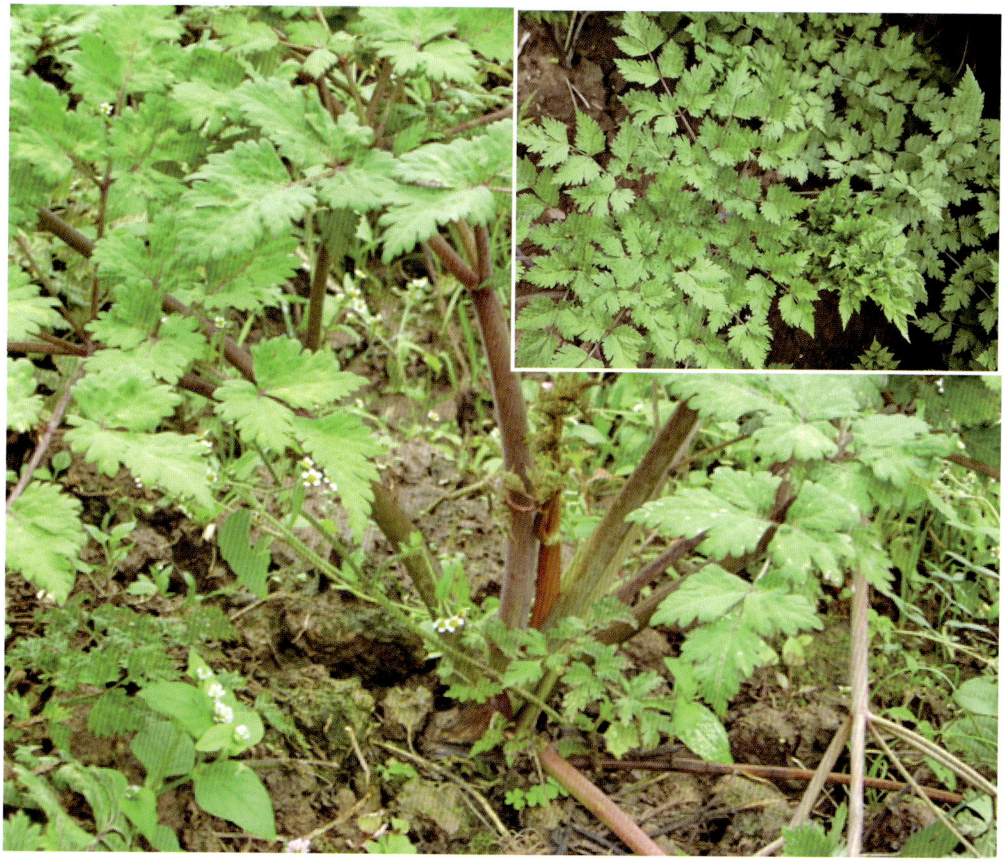

当归植株

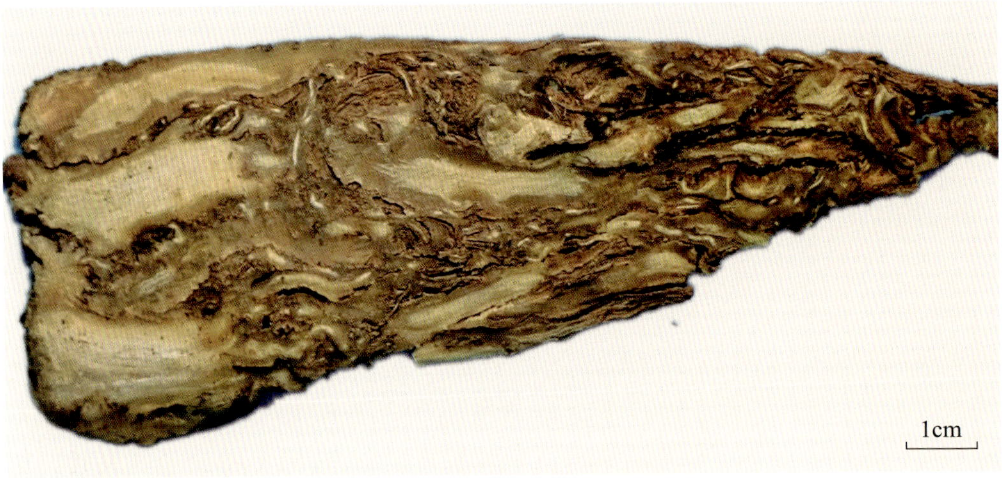

当归饮片（佛手归）

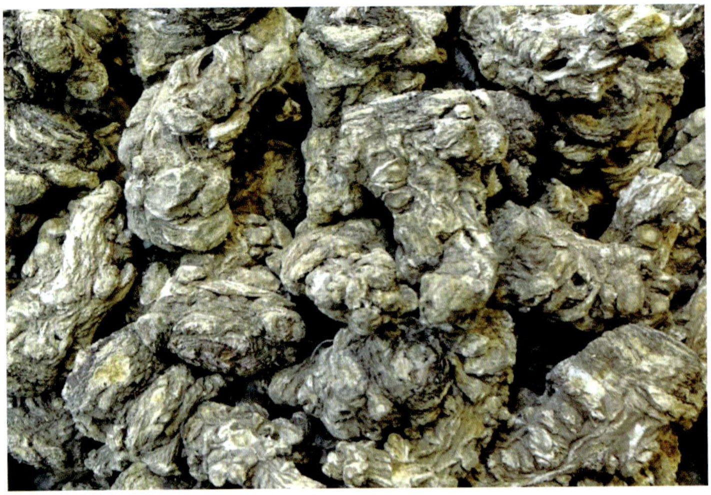

当归药材（葫首归）

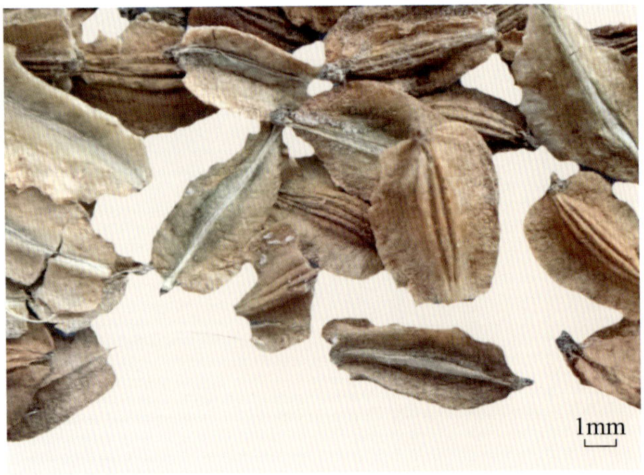

当归种子

15. 防风 Saposhnikoviae Radix

【药用来源】

本品为伞形科植物防风 *Saposhnikovia divaricata*（Turcz.）Schischk. 的干燥根。药材习称“关防风”。

【植物形态】

多年生草本，高达 80cm，茎基密生褐色纤维状的叶柄残基。茎单生，二歧分枝。基生叶有长柄，二至三回羽裂，裂片楔形，有 3 ～ 4 缺刻，具扩展叶鞘。复伞形花序，总苞缺如，或少有 1 片；花小，白色。双悬果椭圆状卵形，分果有 5 棱，棱槽间有油管 1，结合面有油管 2，幼果有海绵质瘤状突起。花期 8 ～ 9 月，果期 9 ～ 10 月。

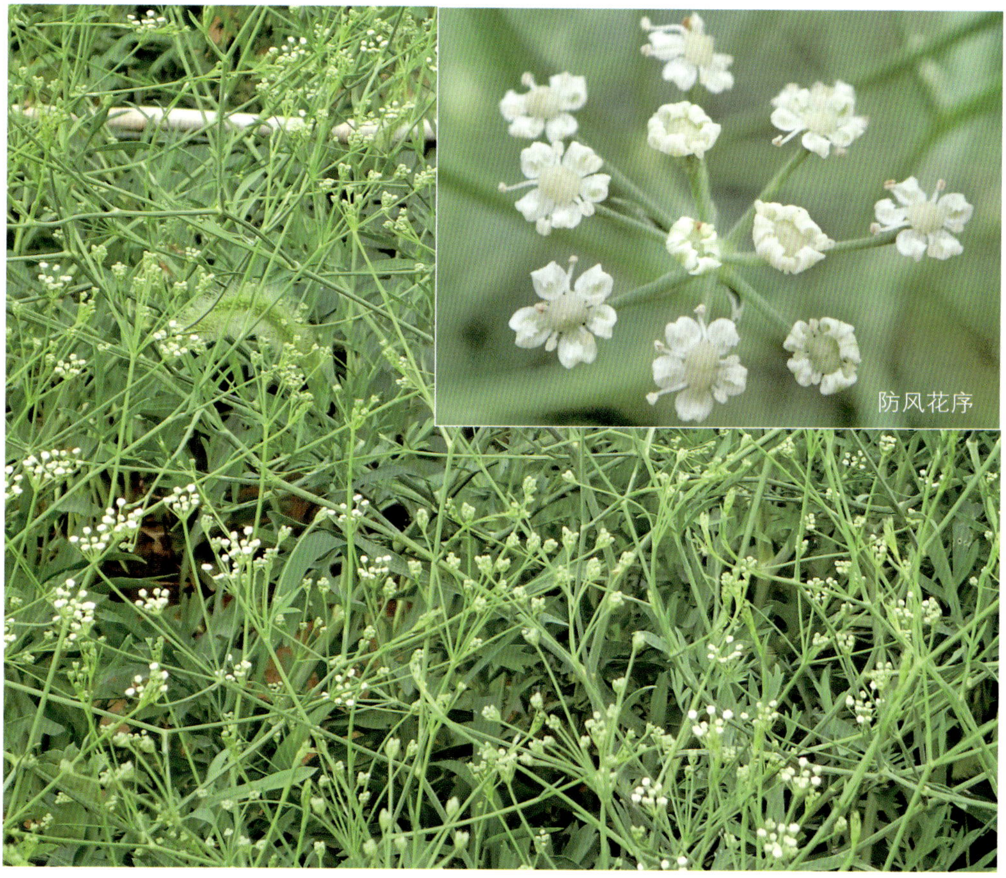

防风花序

防风植株

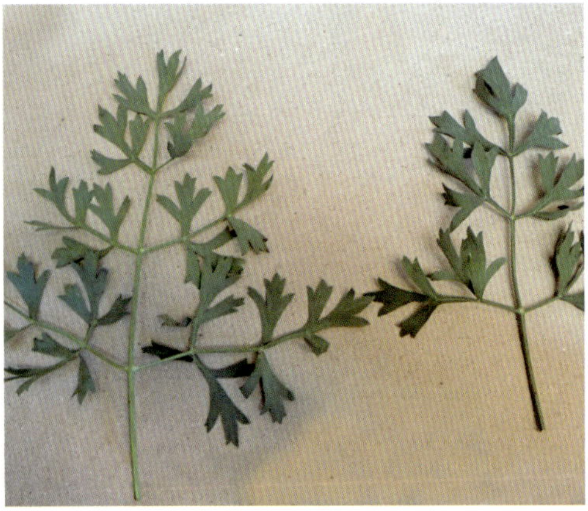

防风叶序

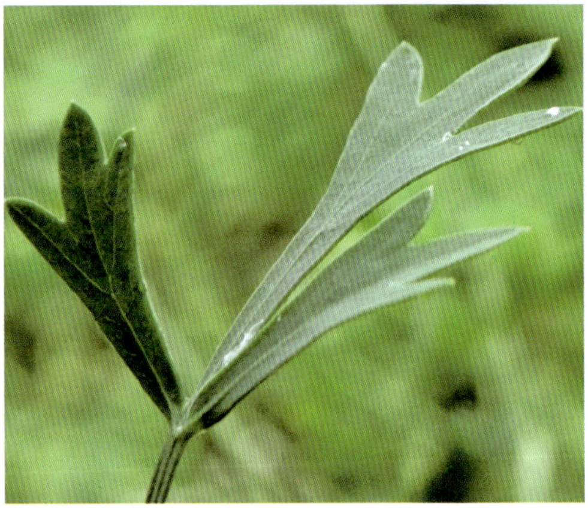

防风叶片

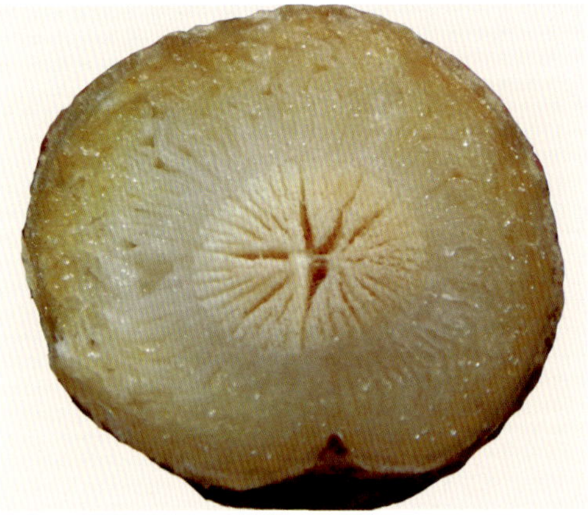

防风鲜根切面

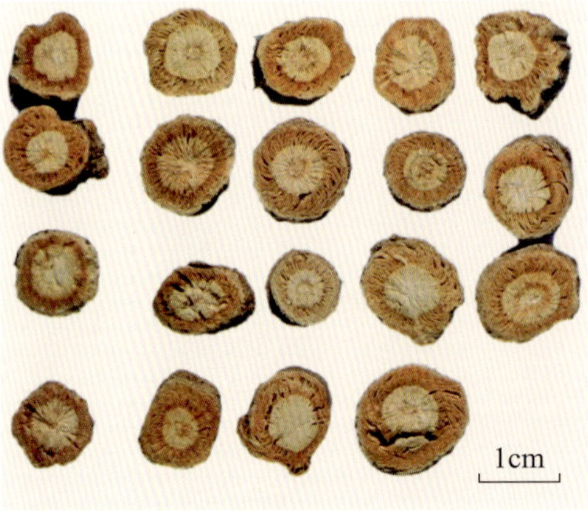

防风饮片

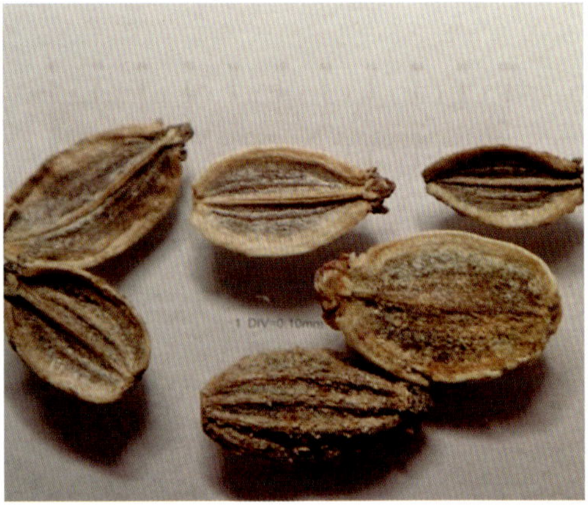

防风种子

16. 柴胡 Bupleuri Radix

【药用来源】

本品为伞形科植物柴胡 *Bupleurum chinense* DC. 或狭叶柴胡 *B. scorzonerifolium* Willd 的干燥根。

【植物形态】

柴胡：多年生草本，根常有分枝。茎丛生或单生，实心，上部多分枝，略呈“之”字形弯曲。基生叶倒披针形或狭椭圆形，早枯；中部叶倒披针形或宽条状披针形，有平行脉 7 ～ 9 条，下面具粉霜。复伞形花序，伞梗 4 ～ 10，不等长；小总苞片 5，披针形；小伞梗 5 ～ 10，花鲜黄色。双悬果宽椭圆形，棱狭翅状。花期 8 ～ 9 月，果期 9 ～ 10 月。

狭叶柴胡与上种主要区别：主根较发达，常不分枝；基生叶有长柄；叶片线形至线状披针形，有平行脉 5 ～ 7 条；伞梗较多，小伞梗 10 ～ 20。

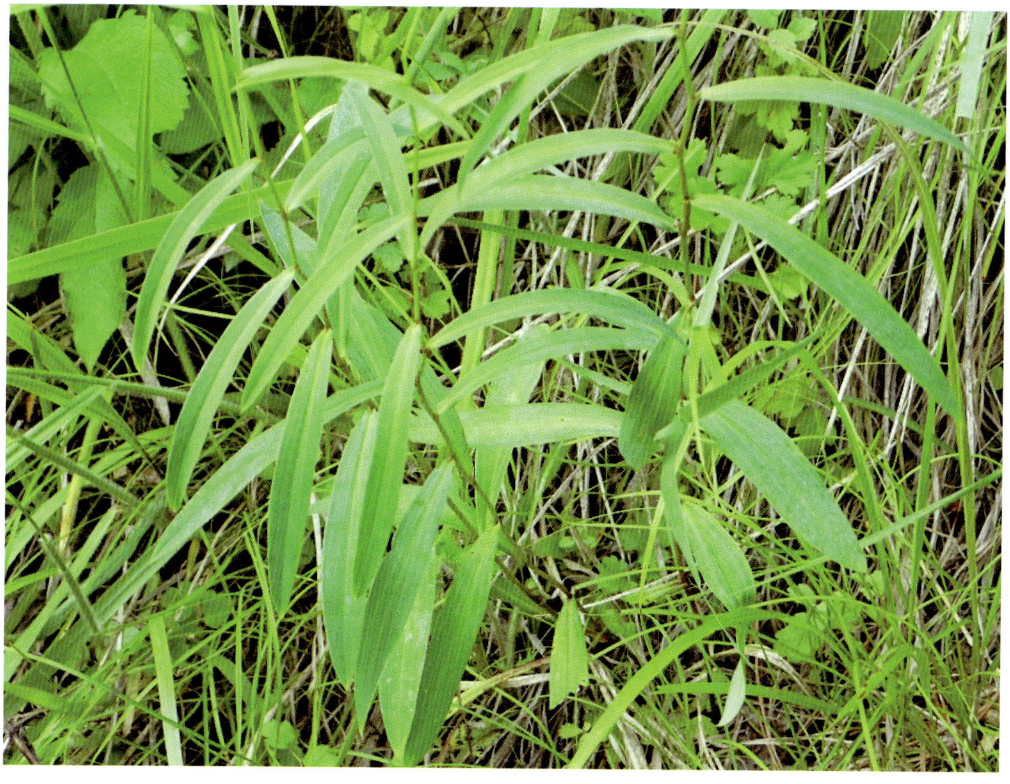

柴胡植株

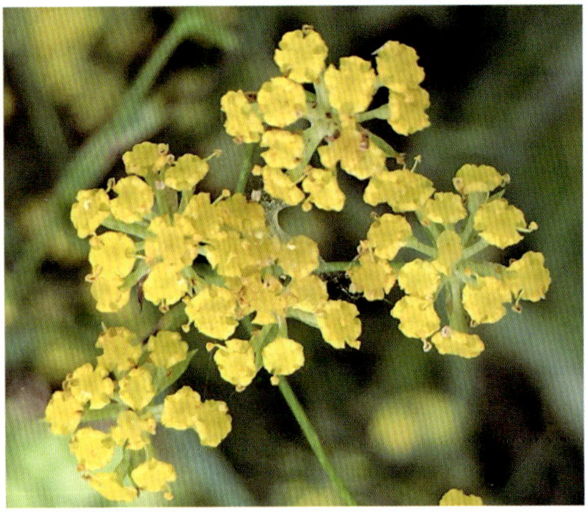
柴胡花序

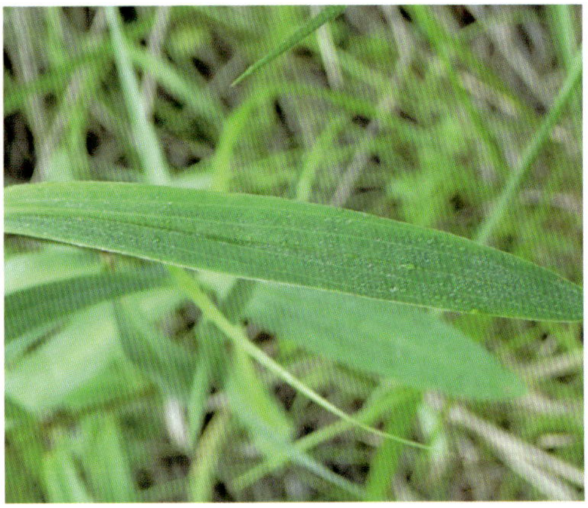
柴胡叶片

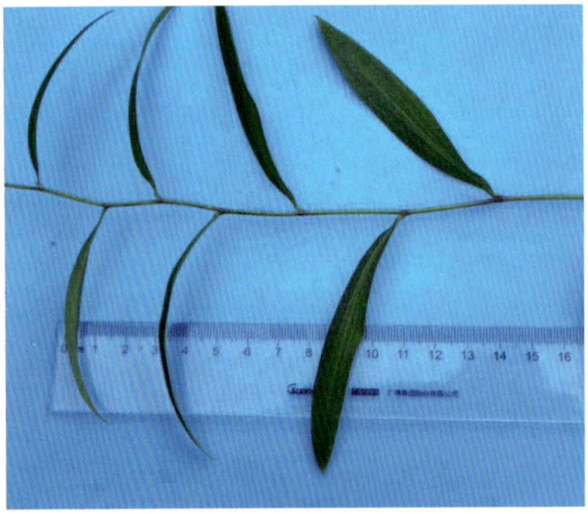
柴胡叶序

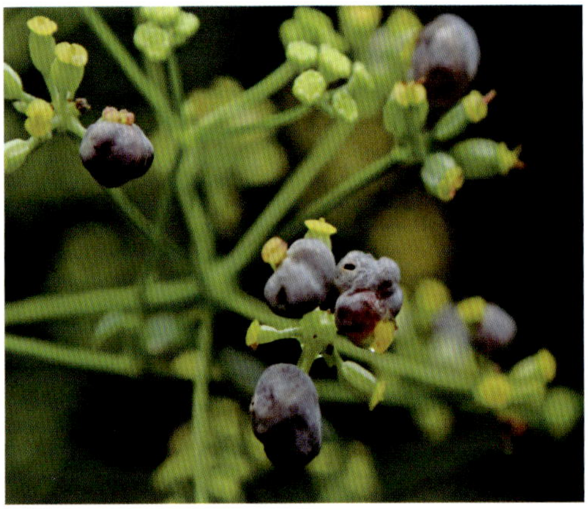
柴胡果实

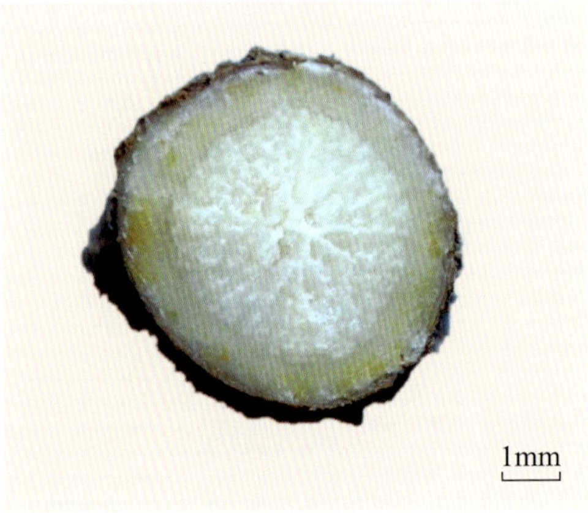

柴胡鲜根断面

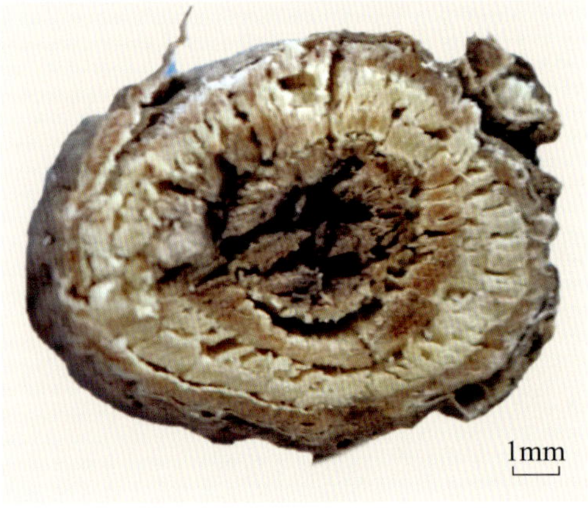

柴胡药材断面

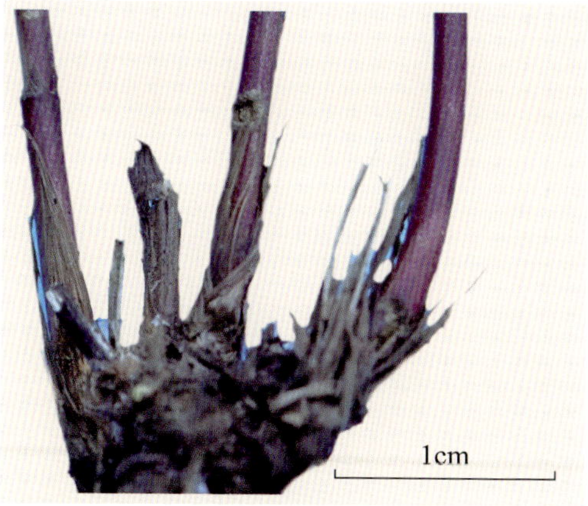

柴胡根头

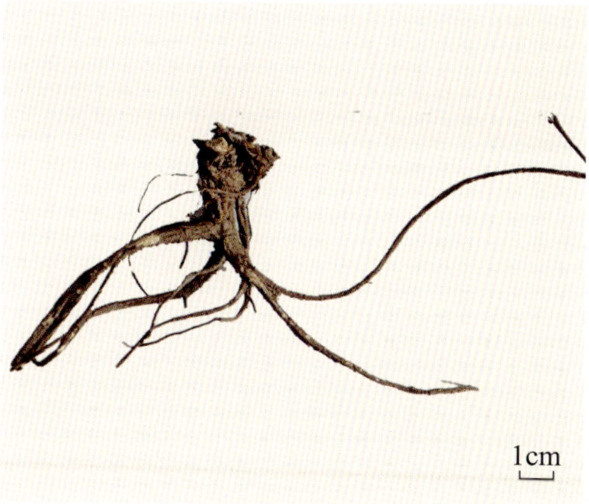

柴胡药材

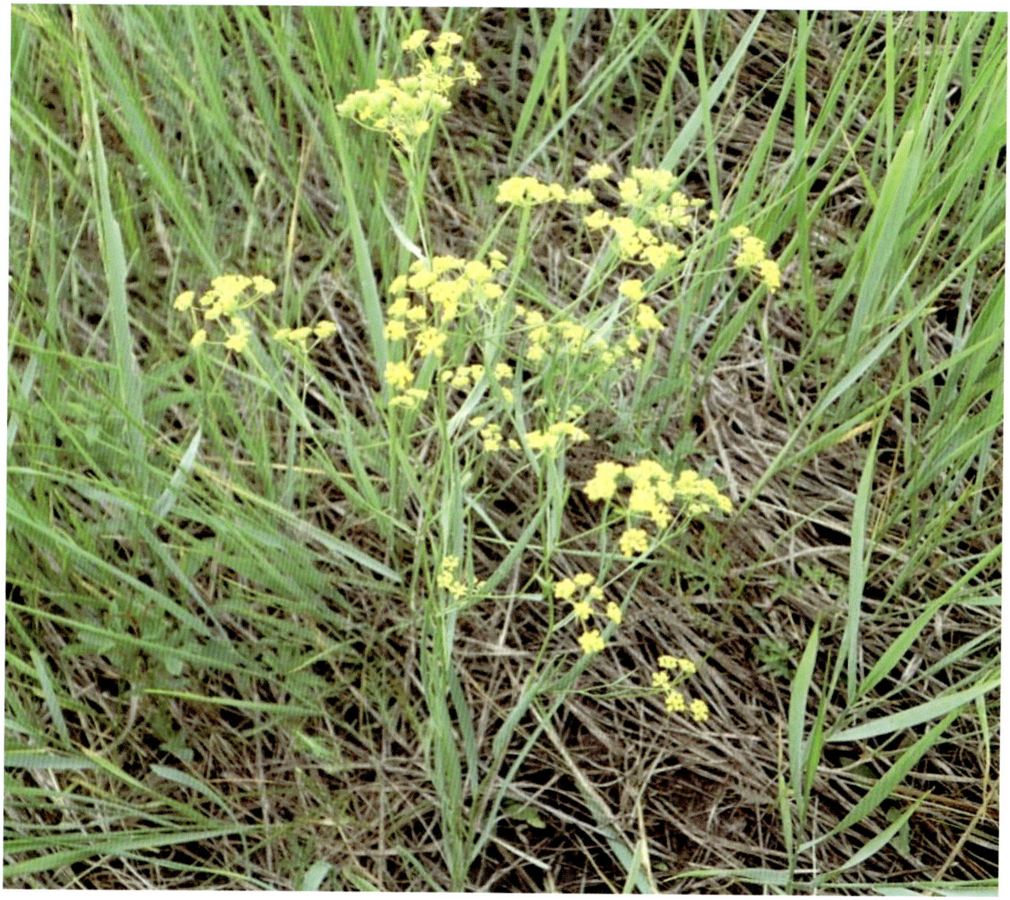

狭叶柴胡植株

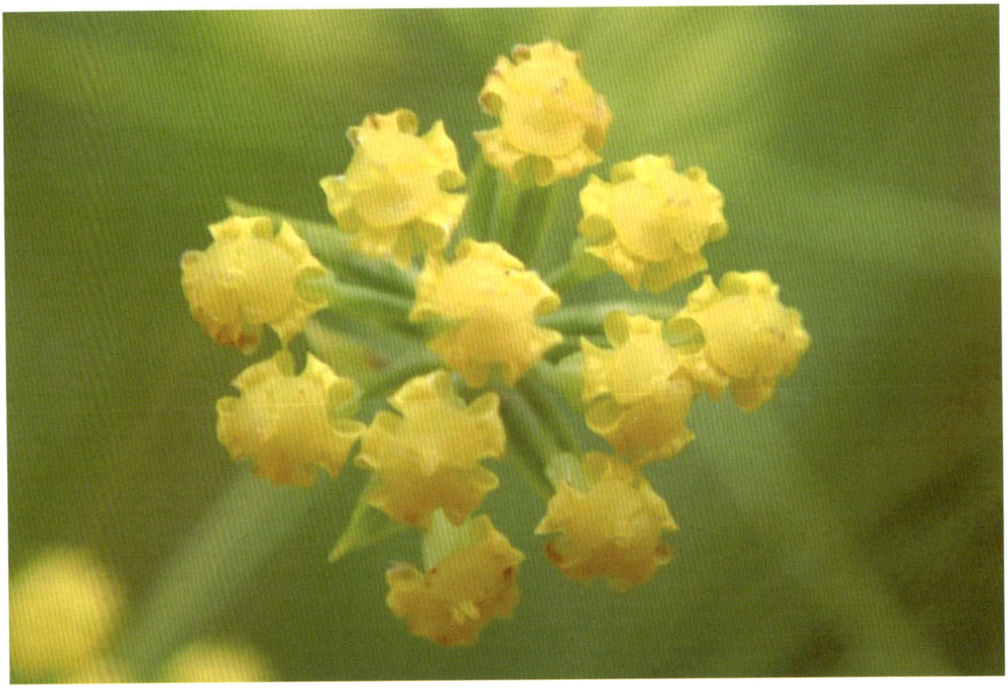

狭叶柴胡花序

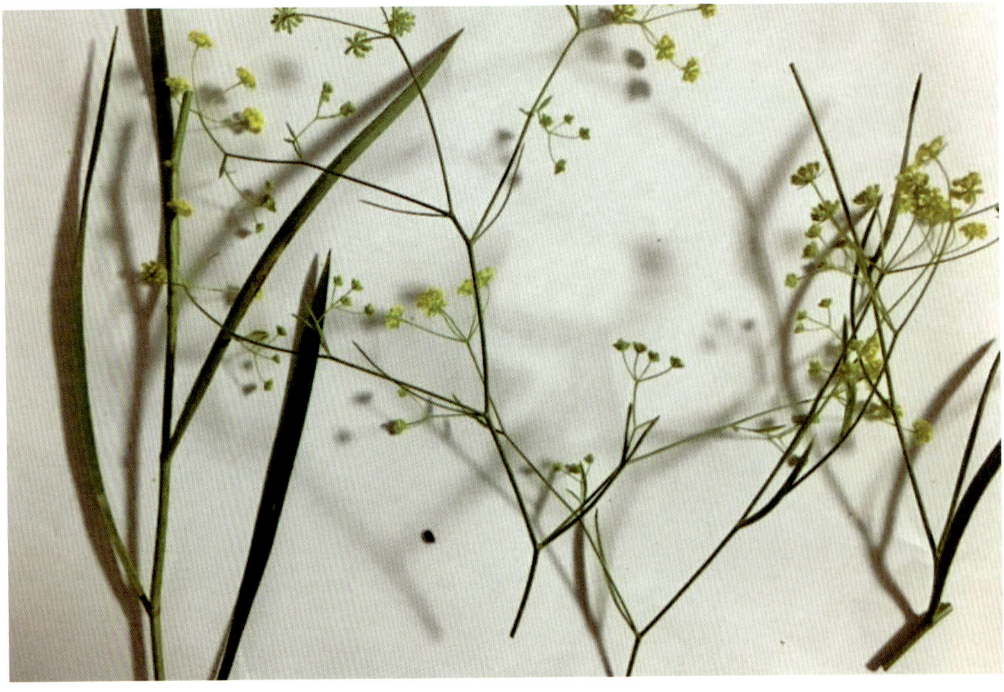

狭叶柴胡叶片

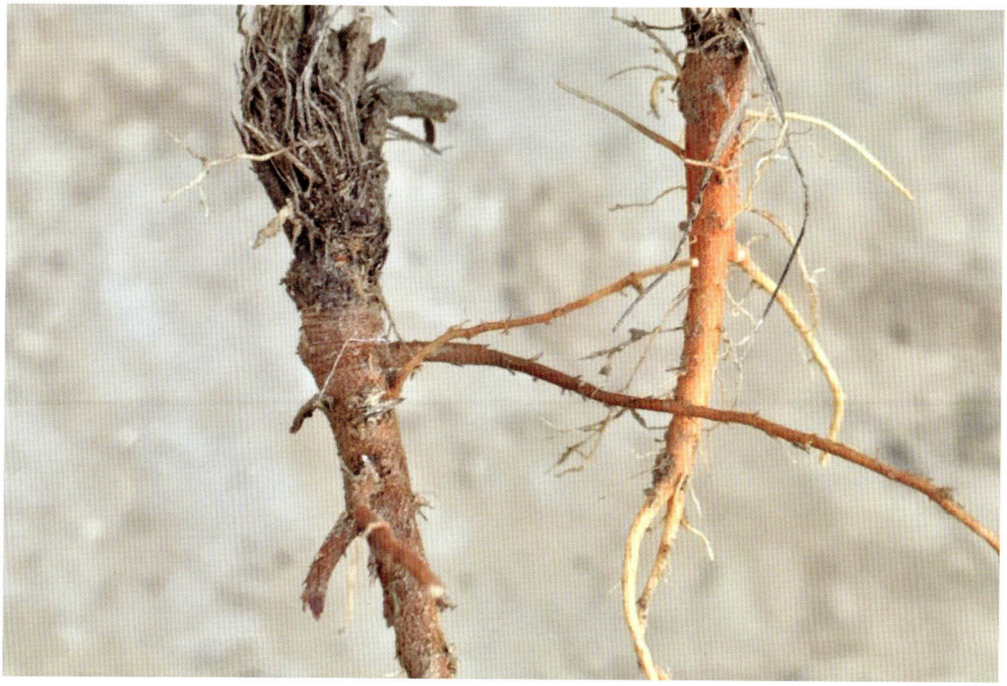

狭叶柴胡根

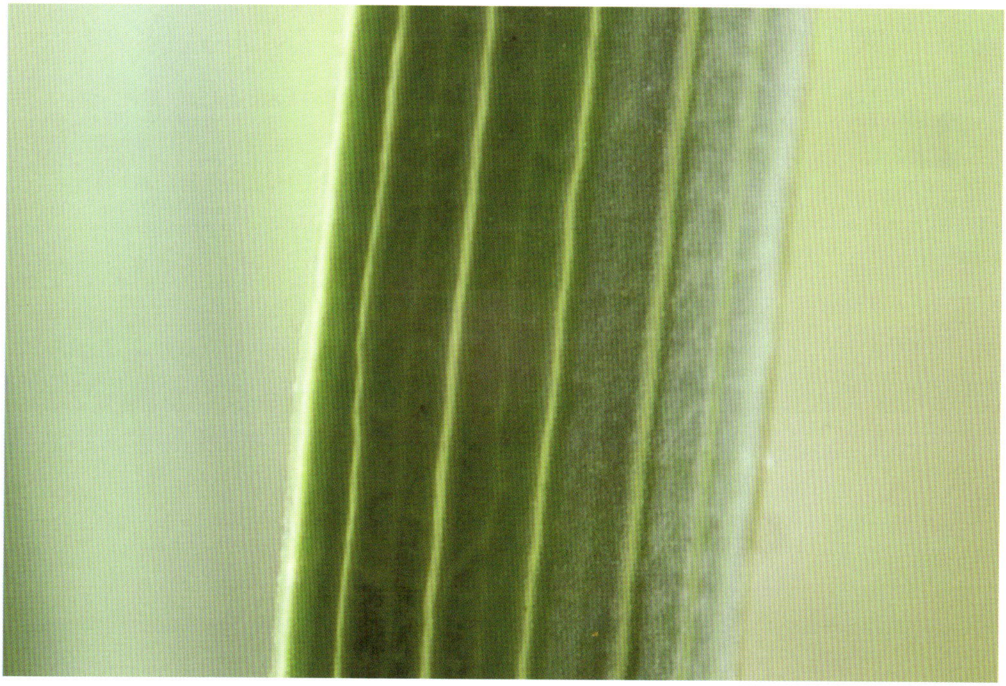

狭叶柴胡叶脉

17. 北沙参 Glehniae Radix

【药用来源】

本品为伞形科植物珊瑚菜 *Glehnia littoralis* Fr. Schmidt ex Miq. 的干燥根。

【植物形态】

多年生草本，高 10 ～ 35cm。主根细长圆柱形。茎大部埋在沙土中，一部分露出地面。叶基出，互生；叶柄长，基部鞘状；叶片卵圆形，三出式分裂至二至三回羽状分裂，最后裂片圆卵形，先端圆或渐尖，基部截形，边缘刺刻，质厚。复伞形花序顶生，密生灰褐色绒毛；伞梗 10 ～ 20；无总苞，小总苞由数个线状披针形的小苞片组成；花白色，每 1 小伞形花序有花 15 ～ 20 朵；花萼 5 齿裂，狭三角状披针形，疏生粗毛；花瓣 5。双悬果近球形，具绒毛，果棱有翅。花期 6 ～ 7 月，果期 8 月。

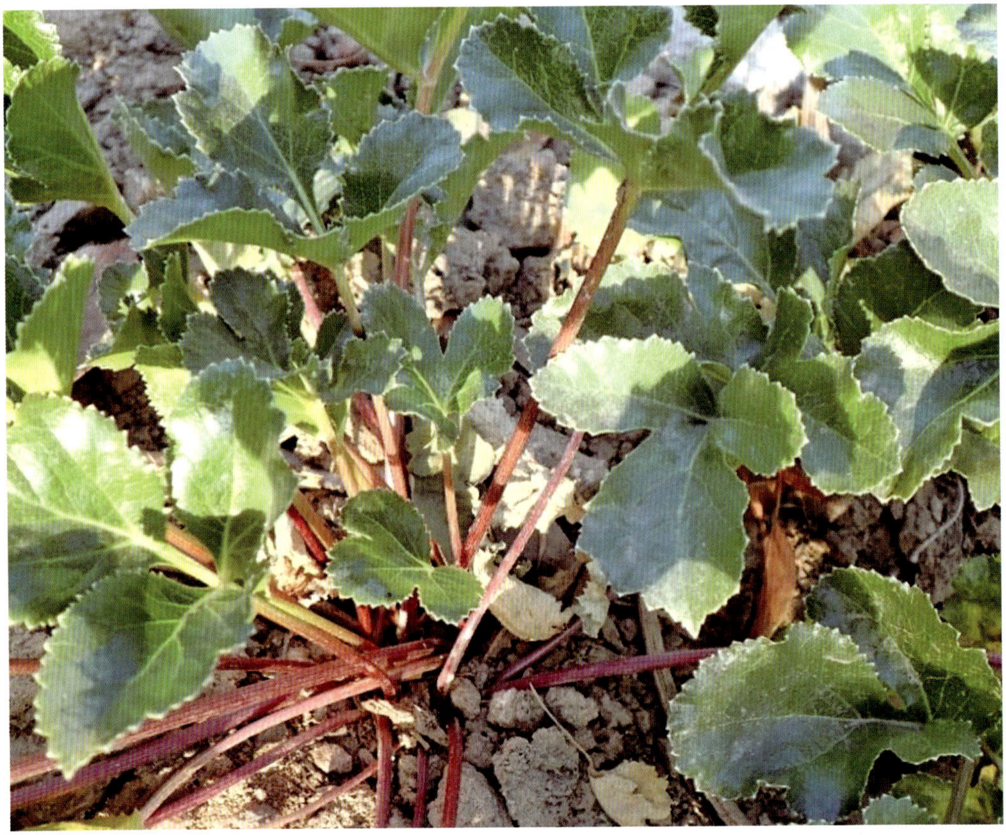

北沙参植株

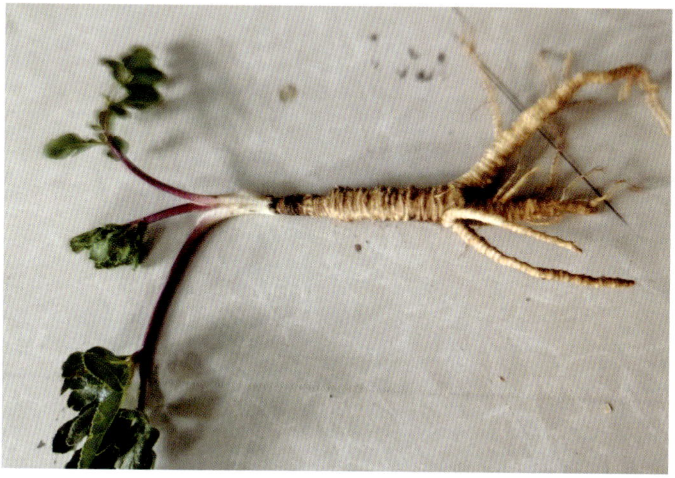

北沙参根

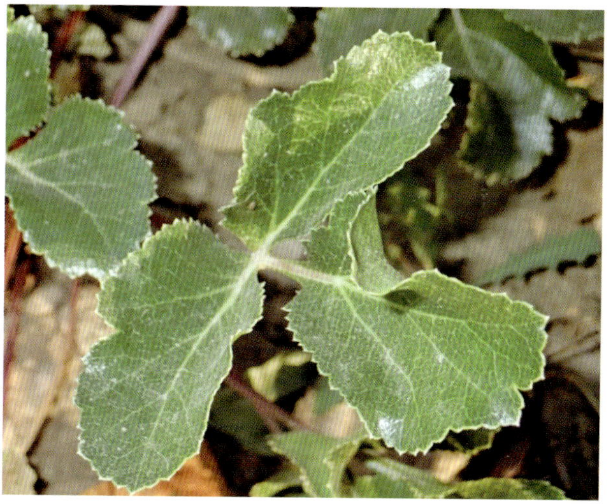

北沙参叶片

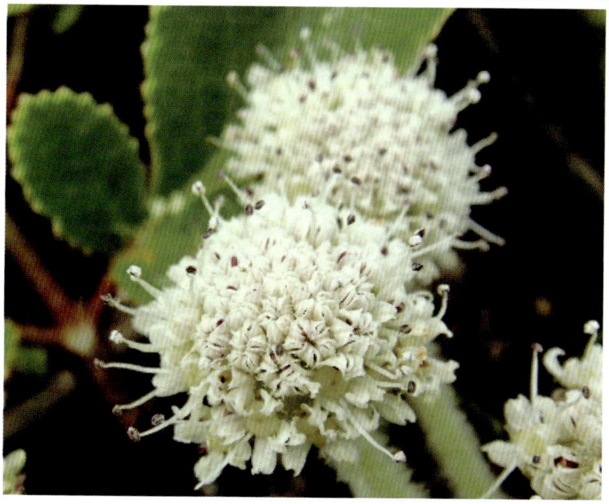

北沙参花序

龙胆科

18. 龙胆 Gentianae Radix et Rhizoma

【药用来源】

本品为龙胆科植物条叶龙胆 *Centiana manshurica* Kitag.、龙胆 *G.scabra* Bge.、三花龙胆 *G.*triflora Pall. 或坚龙胆 *G.rigescens* Franch. 的干燥根和根茎。

【植物形态】

龙胆：多年生草本，全株绿色稍带紫色，高 30 ～ 60cm。根茎短，簇生多数黄白色具横纹的细长根。茎直立，单一粗糙。叶对生，基部叶甚小，中部及上部的叶卵形或卵状披针形，叶缘及叶背主脉粗糙，基部抱茎，主脉 3 ～ 5 条。花常 2 ～ 5 朵簇生于茎顶及上部叶腋，苞片披针形，萼钟形，先端 5 裂；花冠深蓝色至蓝色，钟形，5 裂，裂片之间有褶状三角形副冠片；雄蕊 5，雌蕊 1。蒴果矩圆形，种子多数，边缘有翅，表面具细网纹。花期 9 ～ 10 月，果期 10 月。

三花龙胆与龙胆的不同点是：全株绿色，不带紫色；叶线状披针形或披针形，叶缘及脉光滑；花冠裂片先端钝，褶极小。

条叶龙胆与三花龙胆近似，不同点是：叶片条形或线状披针形，叶缘反卷；花 1 ～ 2 朵生于茎顶，花冠裂片三角形，先端急尖，褶斜三角形。

坚龙胆与上述三种不同点是：根近棕黄色、无横纹；茎常带紫棕色；叶片倒卵形至倒卵状披针形，全缘光滑；花紫红色，种子不具翅。

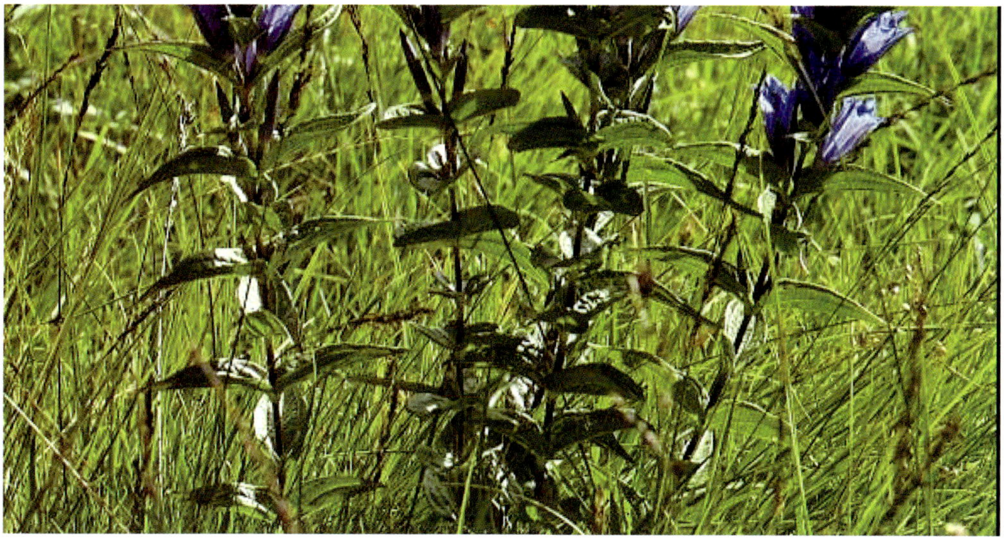

龙胆植株

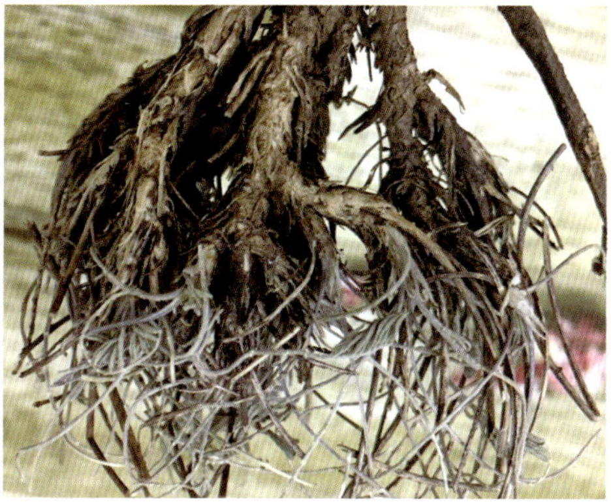

龙胆根

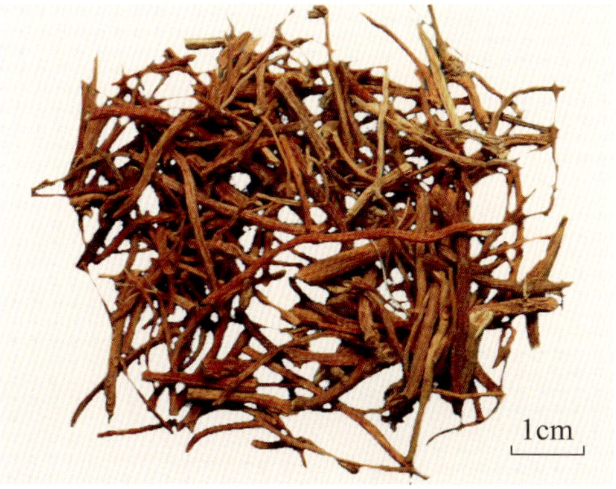

龙胆饮片

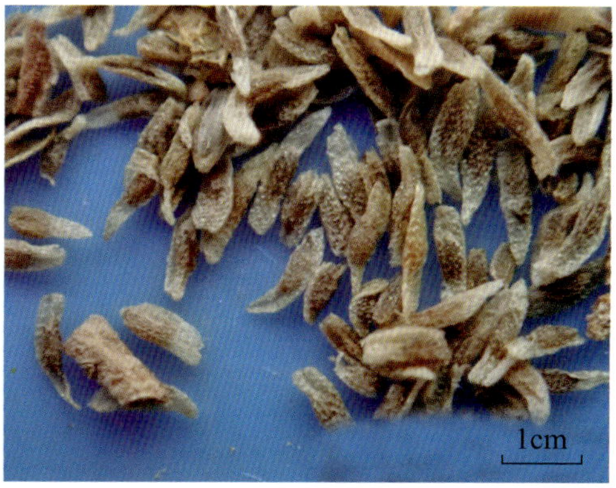

龙胆种子

19. 秦艽 Gentianae Macrophyllae Radix

【药用来源】

本品为龙胆科植物秦艽 *Gentiana macrophylla* Pall.、麻花秦艽 *G. straminea* Maxim.、粗茎秦艽 *G. crassicaulis* Duthie ex Burk. 或小秦艽 *G. dahurica* Fisch. 的干燥根。前三种按性状不同分别习称“秦艽”和“麻花艽”，后一种习称“小秦艽”。

【植物形态】

秦艽：多年生草本，高 20 ～ 60cm，主根粗长，近圆锥形，扭曲不直。茎直立或斜升，基部为纤维状残基所包围。基生叶多数丛生，茎生叶较小，对生，基部联合；叶片披针形或矩圆状披针形，全缘，有 5 条主脉。轮伞花序，簇生茎端或茎上部腋生；花萼膜质，一侧裂开呈佛焰苞状，具浅萼齿；花冠筒状，深蓝色，先端 5 裂，褶短小三角形，雄蕊 5；子房无柄，柱头 2 裂，裂片矩圆形。蒴果矩圆形，种子多数，椭圆形，无翅。花果期 7 ～ 10 月。

麻花秦艽：叶下面主脉隆起。花较少，为聚伞花序，花冠淡黄色，有时白色或淡绿色。根略呈圆锥形，主根下部多数分枝互相缠绕交错，形如麻花。

粗茎秦艽：花冠蓝色或蓝紫色；子房及蒴果都有柄。根略呈圆柱形，较粗大，很少分枝与扭绕。

小秦艽：植株矮小，高 10 ～ 15cm。叶片窄长披针形，主脉 3 条。花萼筒部通常不开裂；雄蕊 5，花丝几成翼状。子房具短柄或不明显。

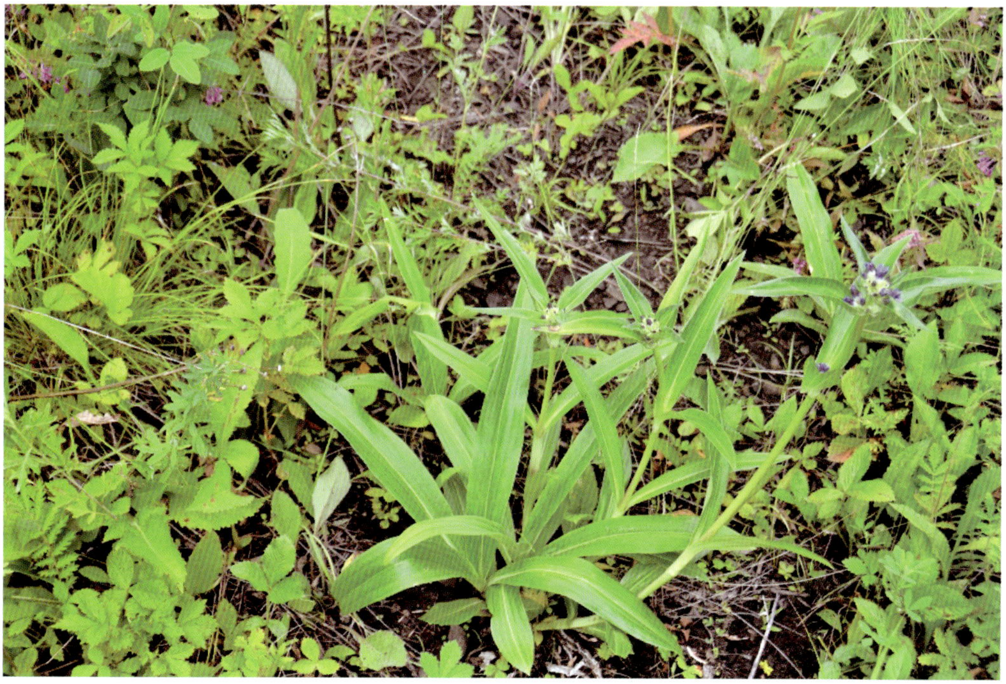

秦艽植株

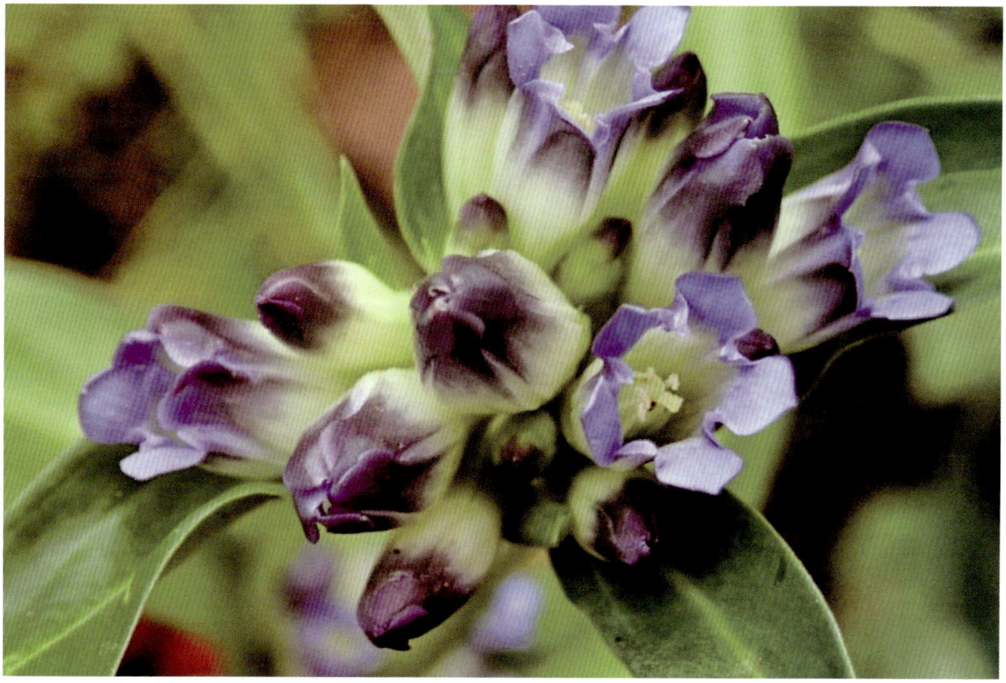

秦艽花序

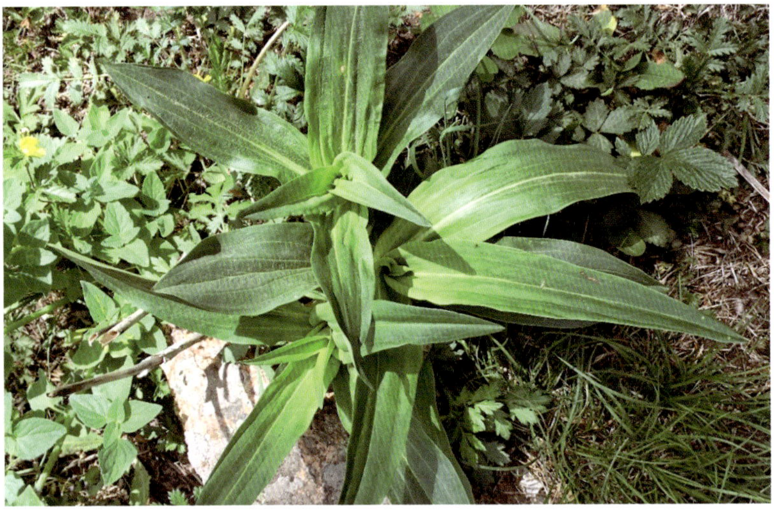

秦艽叶片

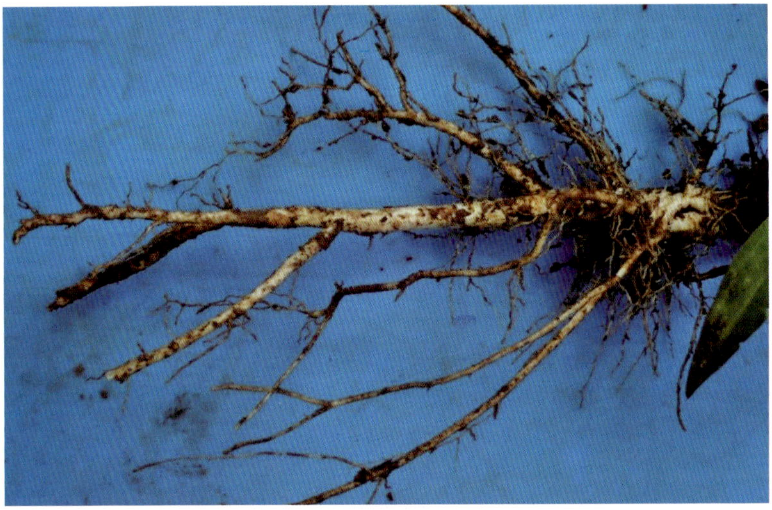

秦艽根

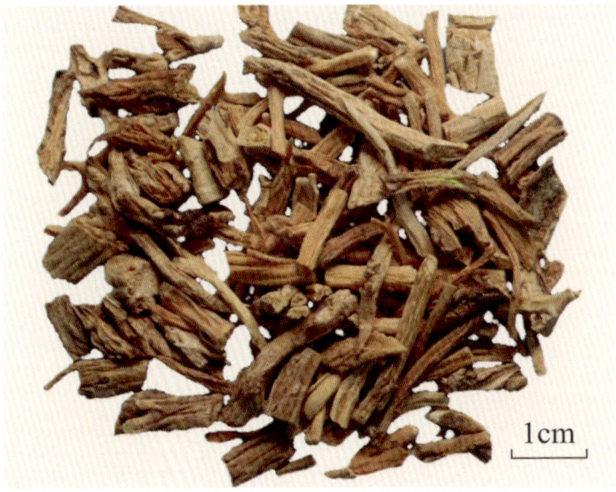

秦艽饮片

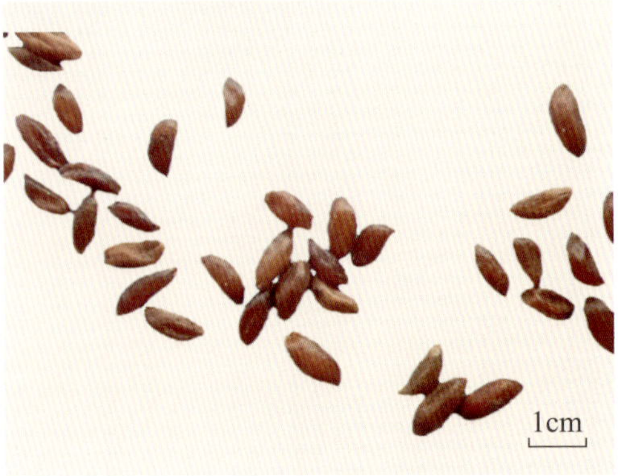

秦艽种子

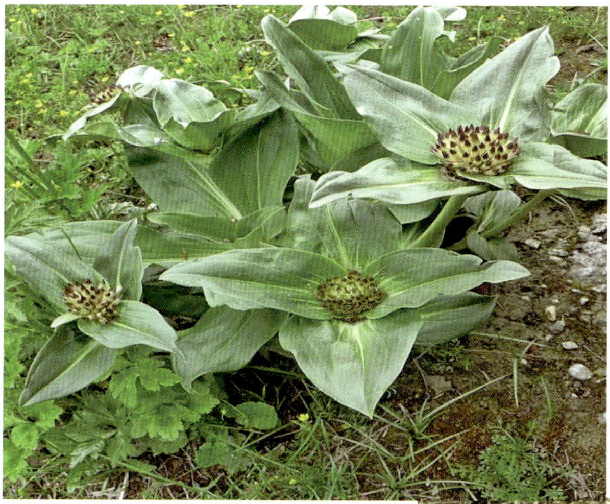

粗茎秦艽植株

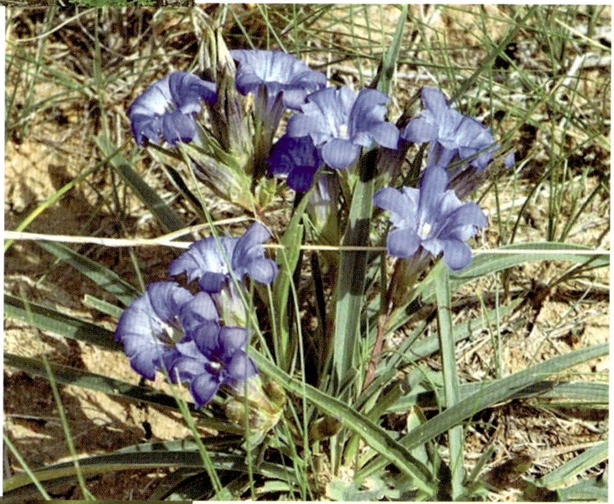

小秦艽植株

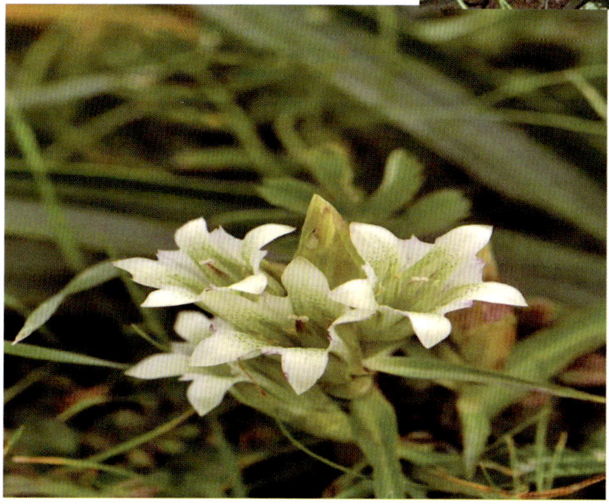

麻花秦艽植株

唇形科

20. 丹参 Salviae Miltiorrhizae Radix et Rhizoma

【药用来源】

本品为唇形科植物丹参 *Salvia miltiorrhiza* Bge. 的干燥根和根茎。

【植物形态】

多年生草本，高 30 ～ 80cm，全株密被柔毛。根呈圆柱形，有分枝，砖红色。茎方形，多分枝。奇数羽状复叶，小叶 3 ～ 7 对，顶端小叶较大，小叶呈卵形，边缘具锯齿。轮伞花序集成多轮顶生或腋生的总状花序；花紫色，苞片披针形；花萼钟形，二唇形，上唇全缘，下唇裂为二齿；花冠紫蓝色，冠檐二唇形，上唇先端微缺，下唇 3 裂，花冠筒内有毛环；能育雄蕊 2，生于下唇中下部。小坚果 4，黑色。花期 5 ～ 8 月，果期 8 ～ 9 月。

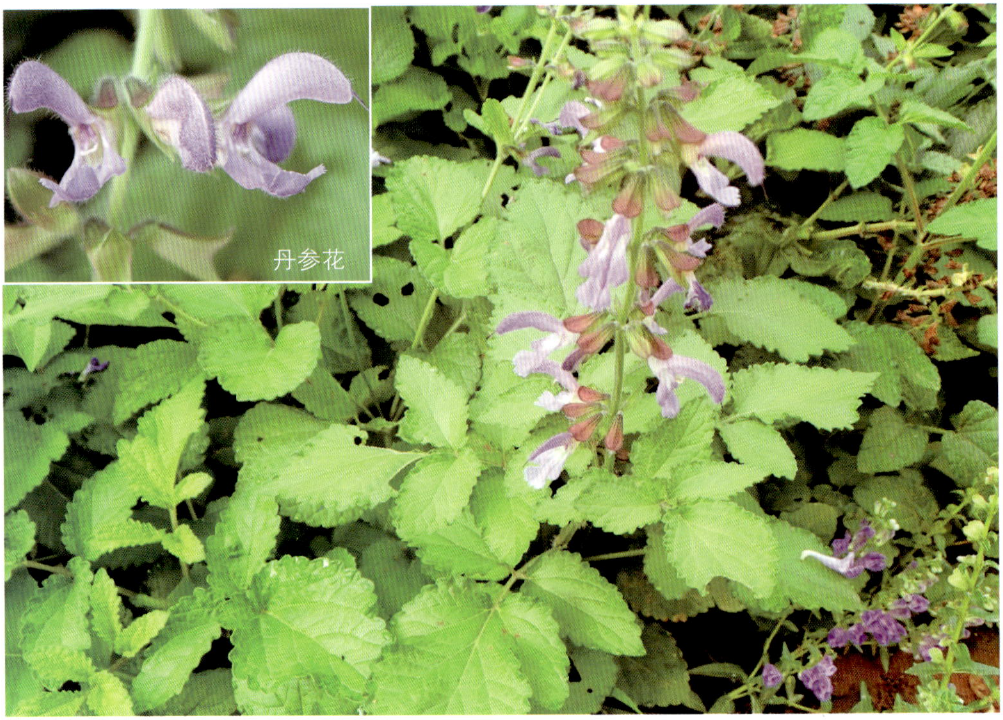

丹参花

丹参植株

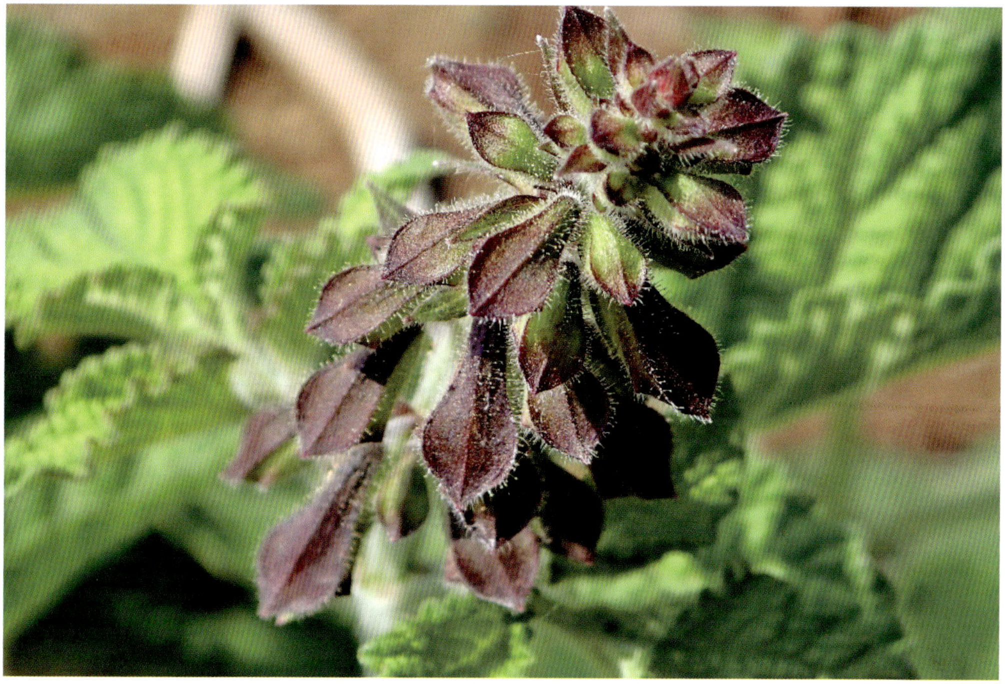

丹参花序

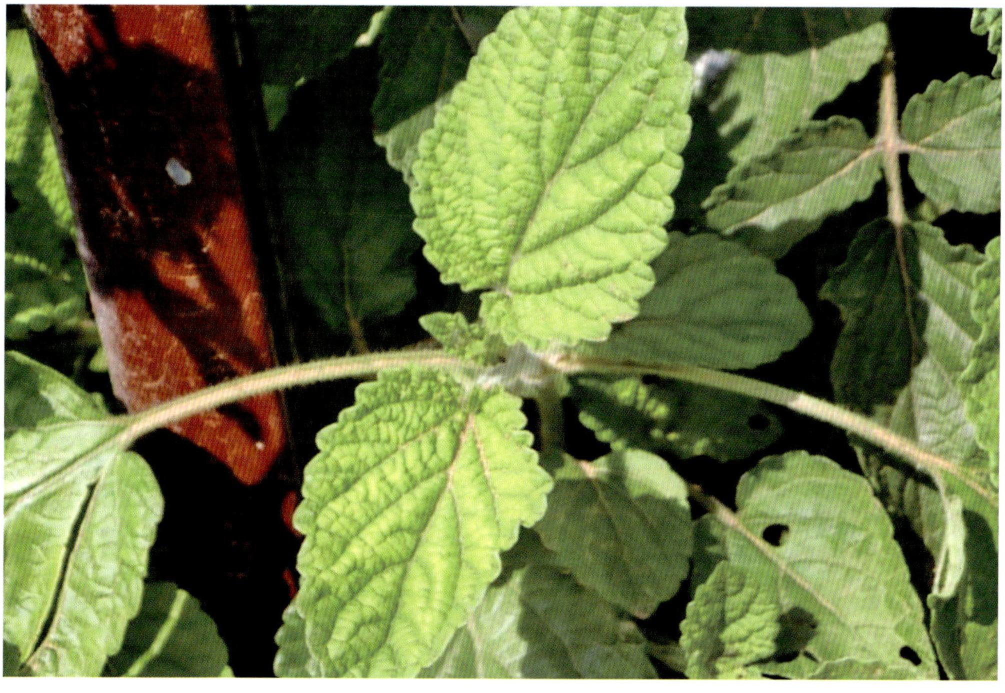

丹参叶片及叶序

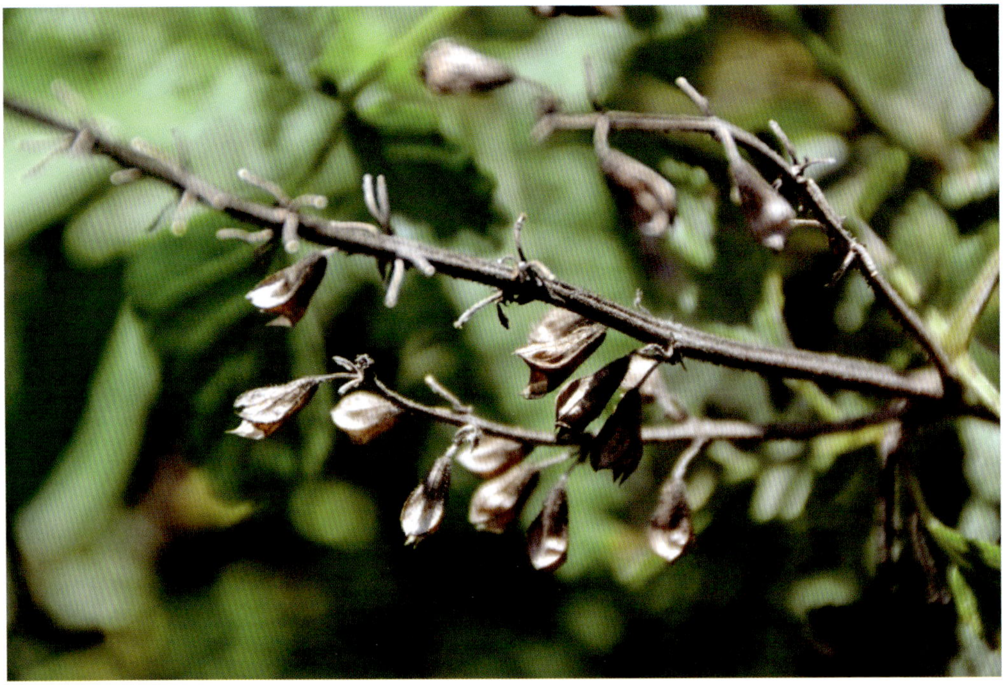

丹参果序

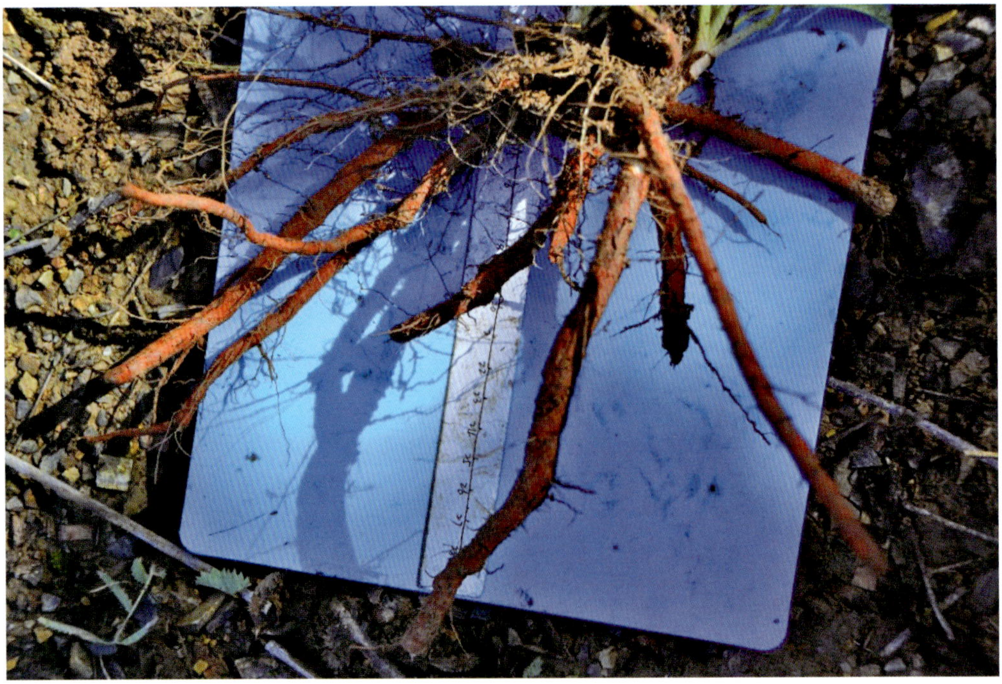

丹参鲜根

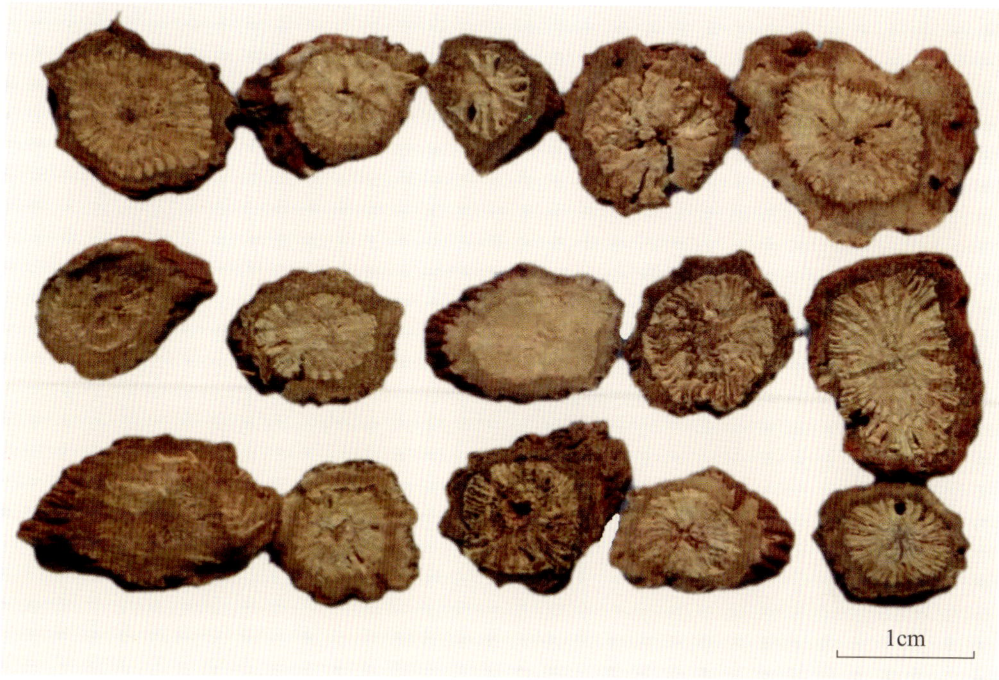

丹参饮片

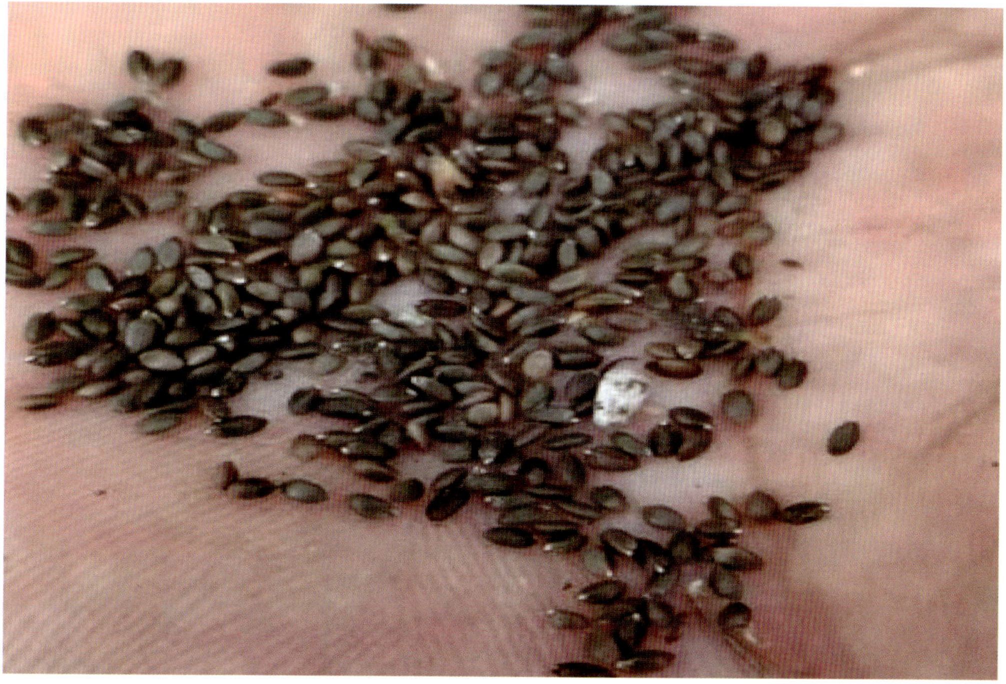

丹参种子

21. 黄芩 Scutellariae Radix

【药用来源】

本品为唇形科植物黄芩 *Scutellaria baicalensis* Georgi. 的干燥根。

【植物形态】

多年生草本，茎基部伏地，上升，高 30 ～ 120cm。主根粗壮，略呈圆锥形，棕褐色，断面黄色。茎四棱形，基部多分枝。单叶对生，具短柄；叶片披针形，茎上部叶略小，全缘，上面深绿色，无毛或疏被短毛，下面有散在的暗腺点。总状花序顶生，花偏生于花序一边；花冠二唇形，蓝紫色。小坚果卵球形，黑褐色，包围于宿萼中。花期 7 ～ 8 月，果期 8 ～ 9 月。

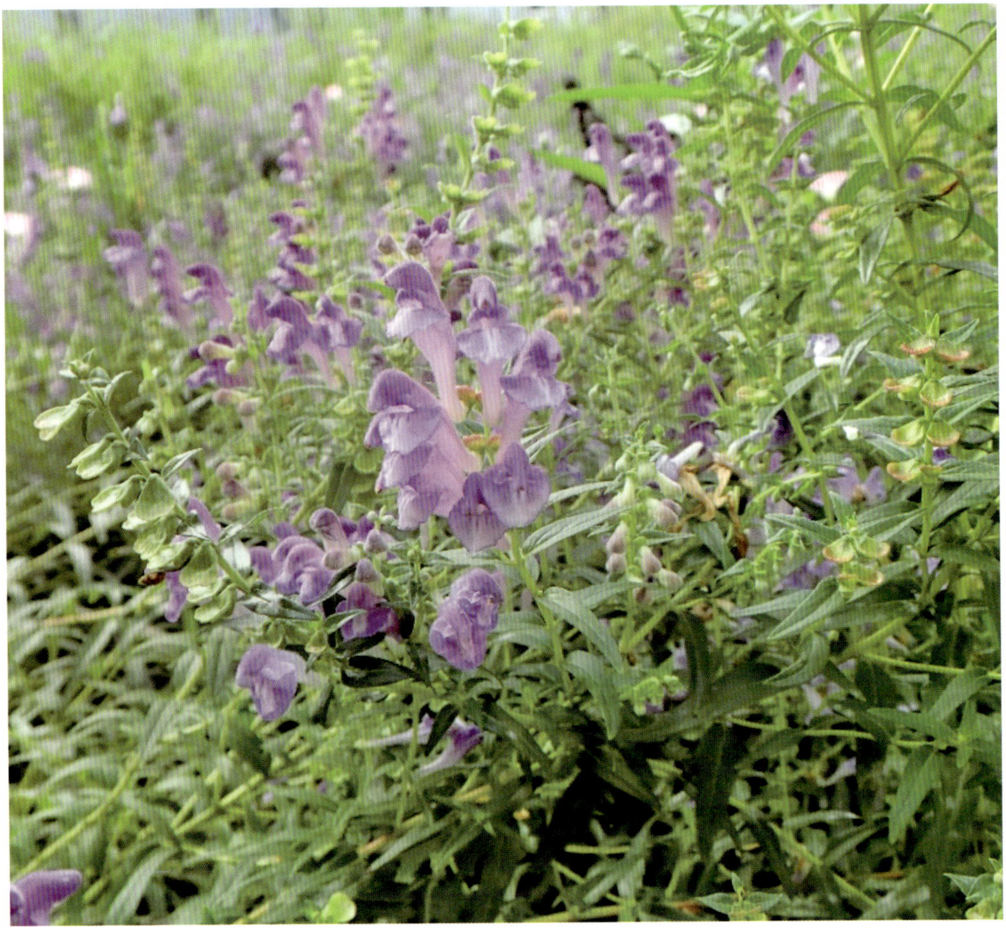

黄芩植株

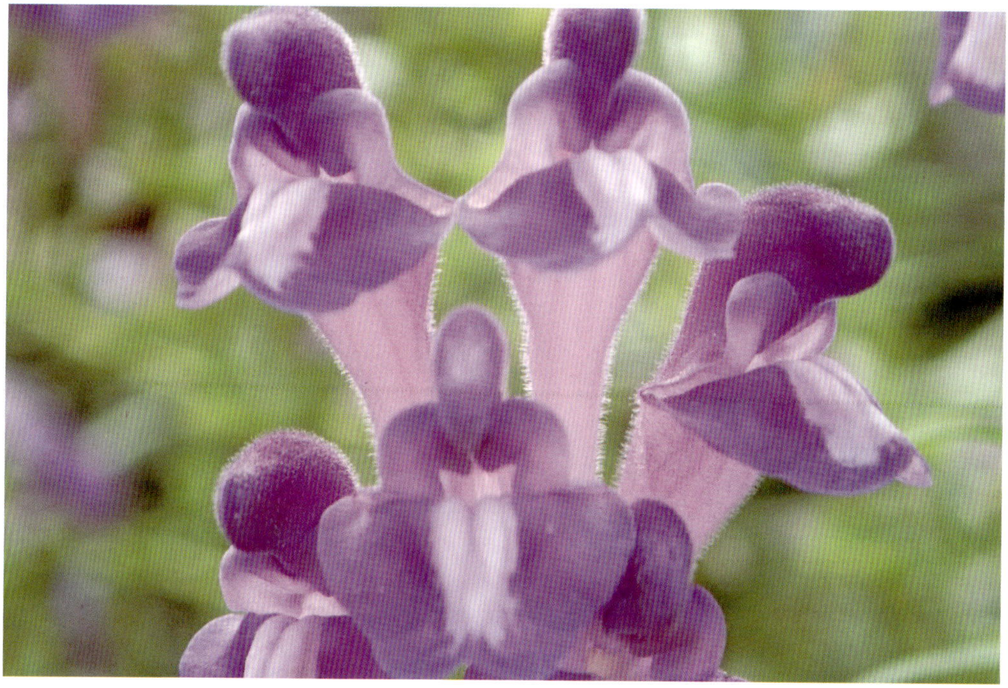

黄芩花冠

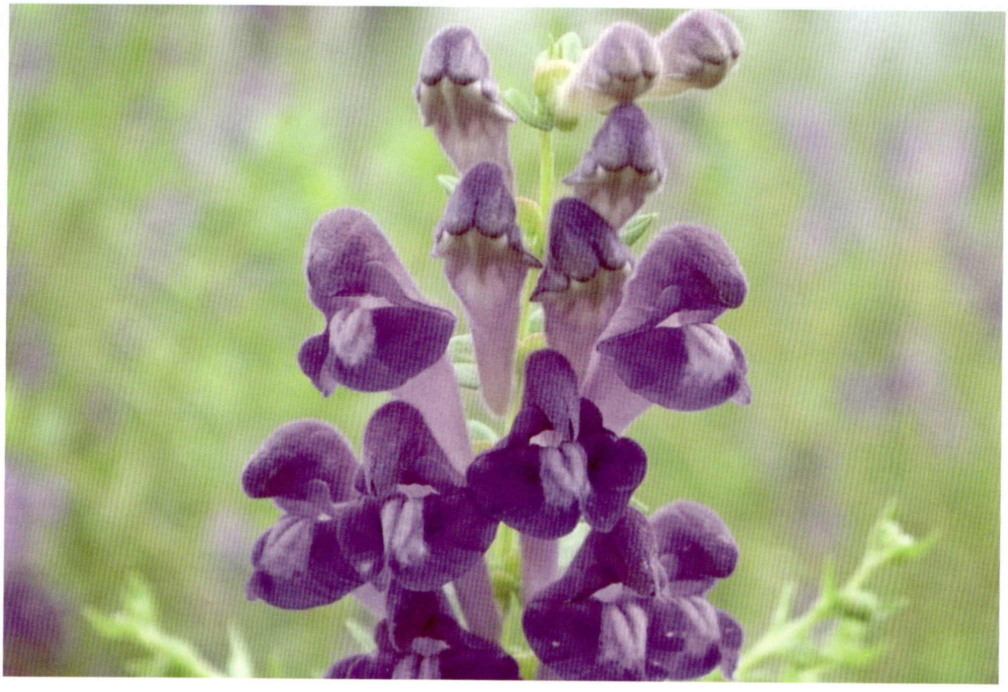

黄芩花序

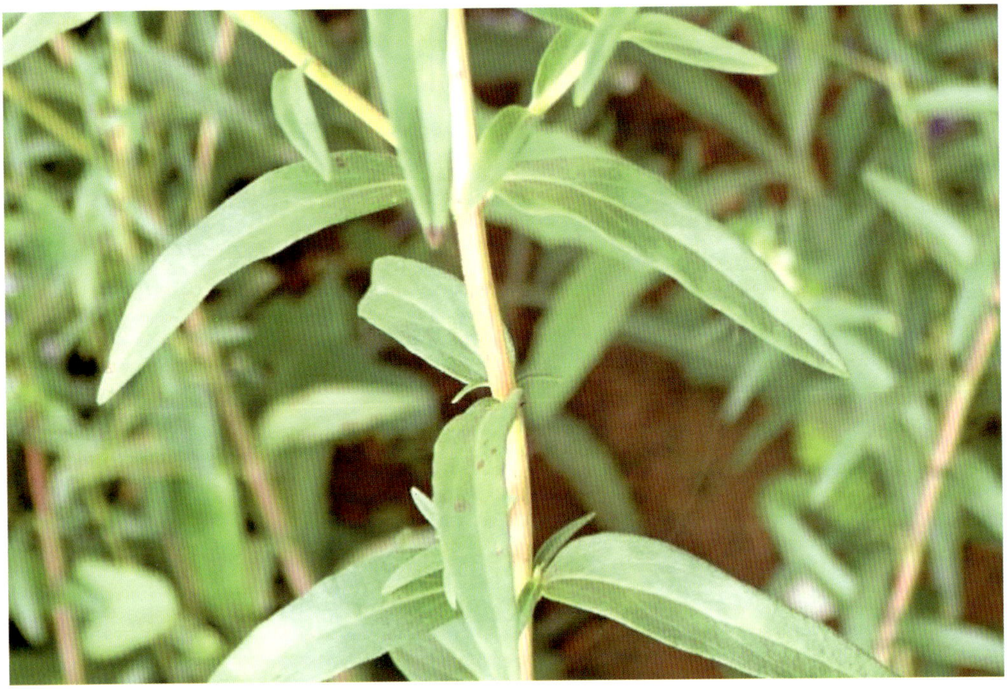

黄芩叶序

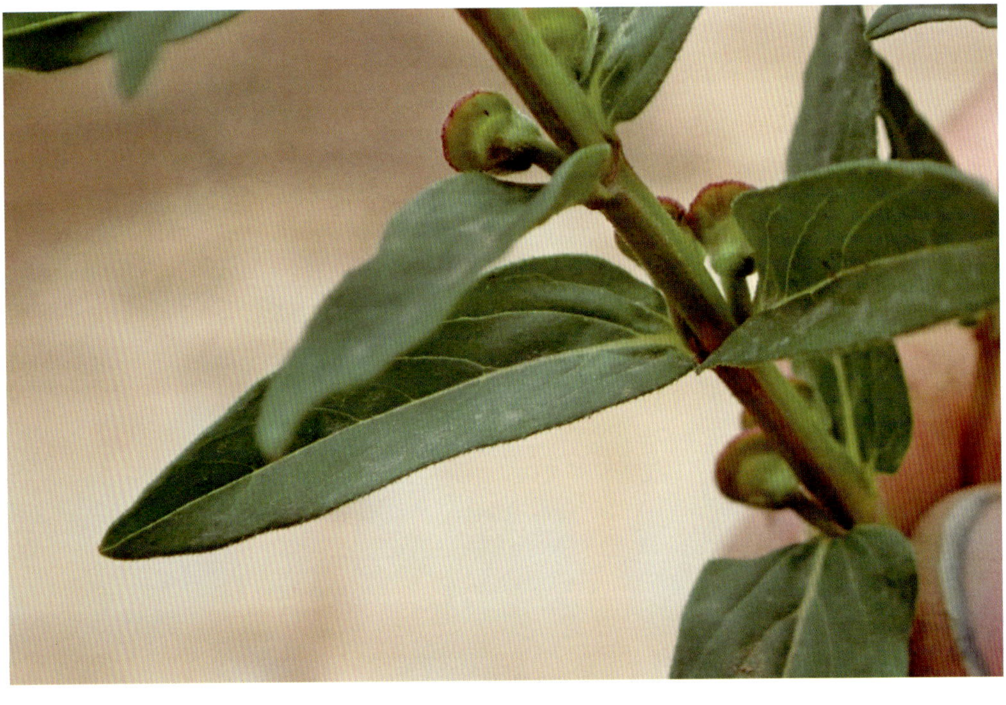

黄芩茎叶

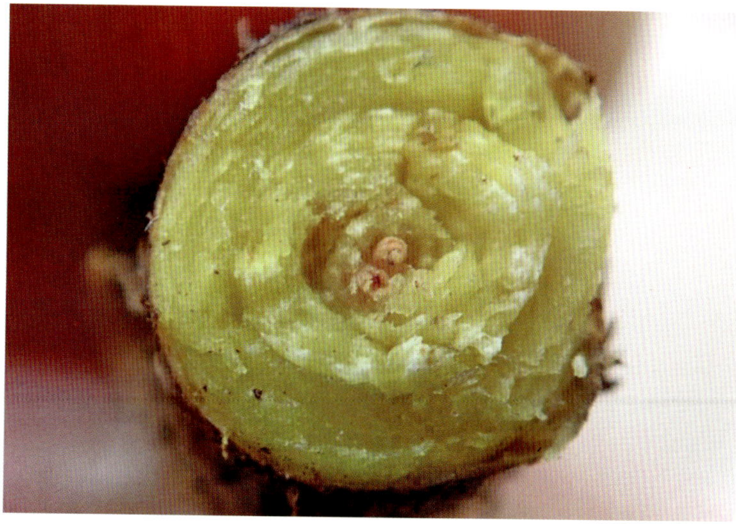

黄芩鲜根断面

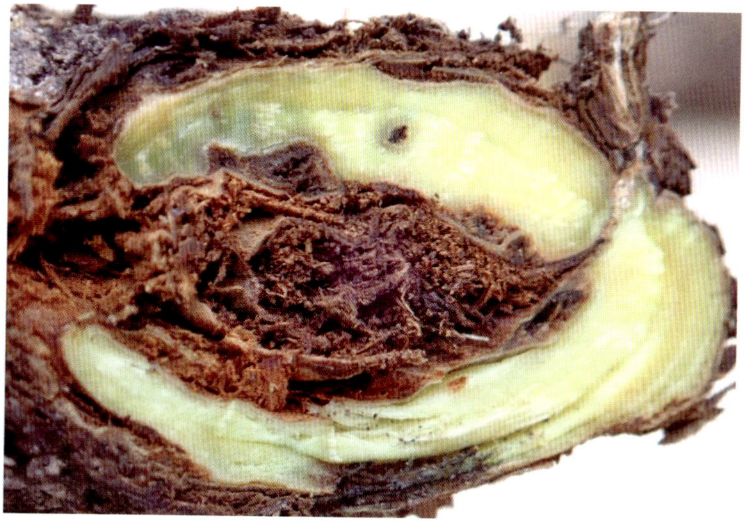

黄芩（枯芩）断面

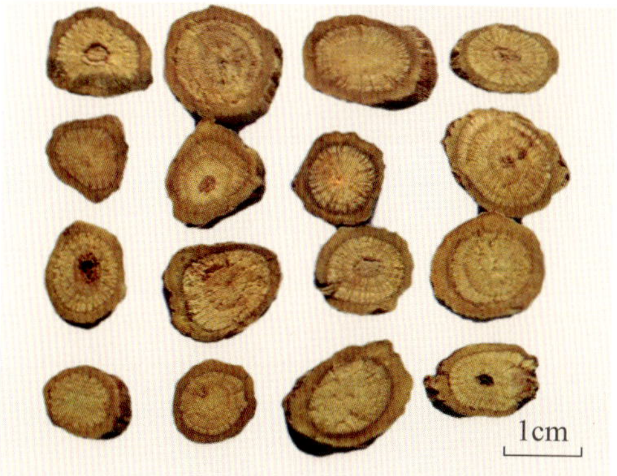

黄芩饮片

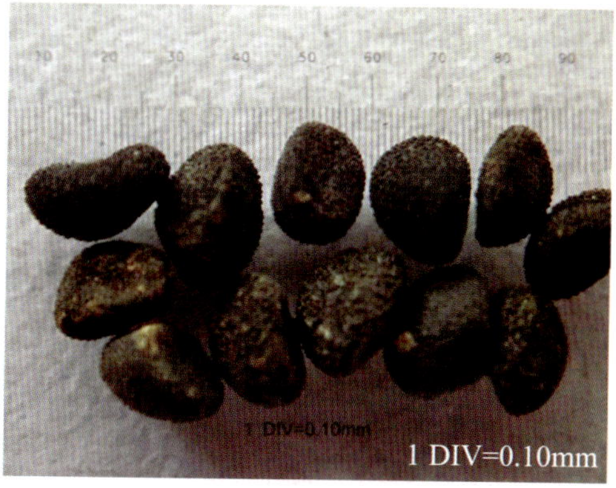

黄芩种子

玄参科

22. 玄参 Scrophulariae Radix

【药用来源】

本品为玄参科植物玄参 *Scrophularia ningpoensis* Hemsl. 的干燥根。

【植物形态】

多年生高大草本，高 60 ～ 120cm。根肥大，一至数条，呈纺锤状。茎四棱形，有浅槽，茎下部叶多对生而具柄，上部叶有时互生而柄极短，多为卵形或卵状椭圆形，边缘具细锯齿。聚伞圆锥花序顶生，花序轴及花梗上均被腺毛；花萼 5 裂，几达基部，顶端钝圆；花冠暗紫色，管部斜壶状，顶端 5 裂，能育雄蕊 4 枚，另一枚退化雄蕊呈鳞片状，子房上位，2 室。蒴果卵圆形，有宿存萼。花期 7 ～ 8 月，果期 9 ～ 10 月。

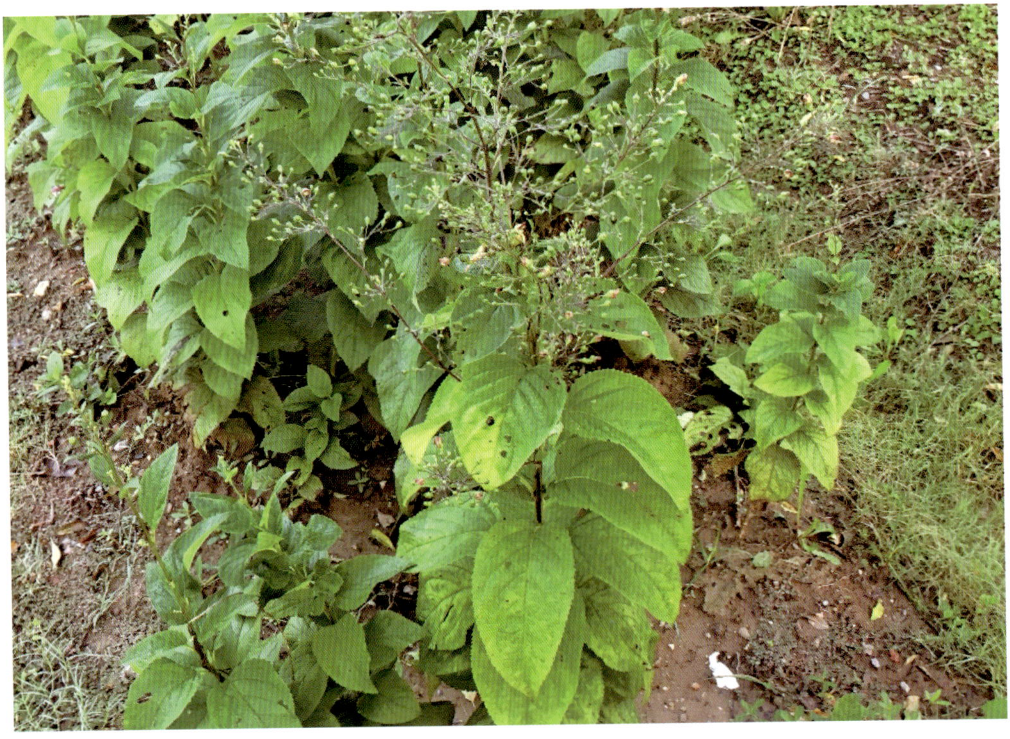

玄参植株

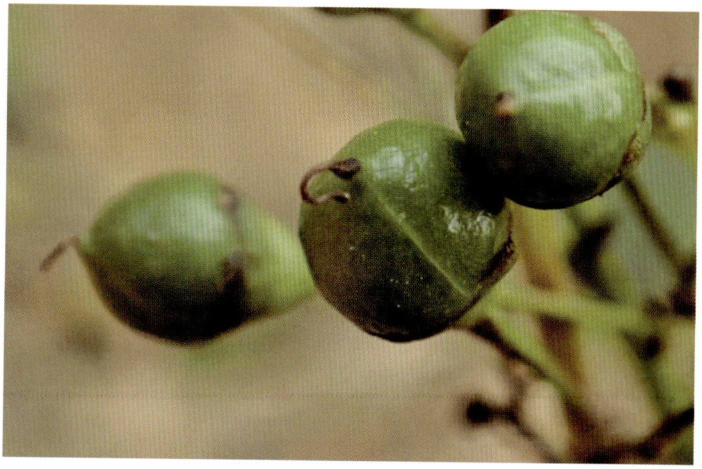

玄参果实

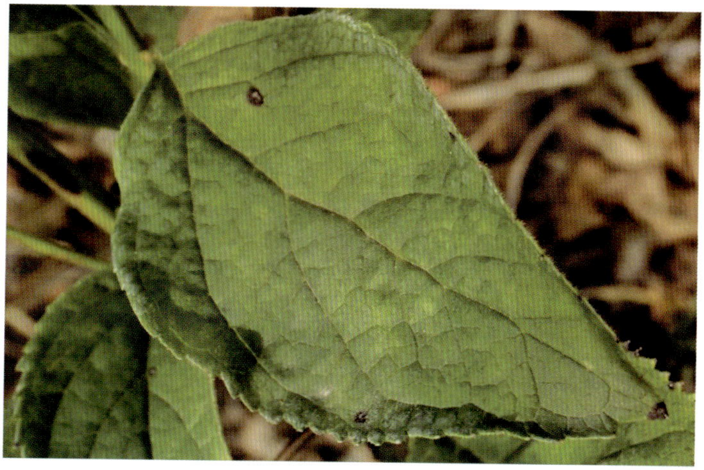

玄参叶片

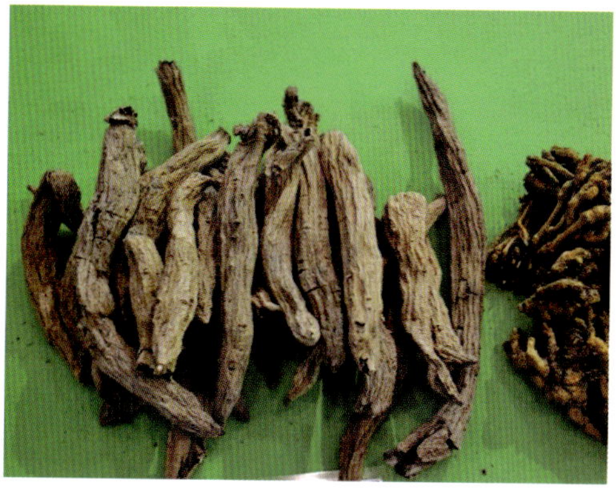

玄参药材

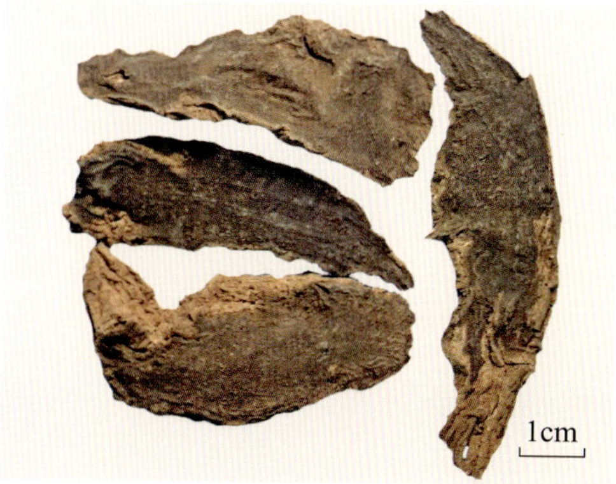

玄参饮片

23. 地黄 Rehmanniae Radix

【药用来源】

本品为玄参科植物地黄 *Rehmannia glutinosa* Libosch. 的新鲜或干燥块根。

【植物形态】

多年生草本植物，高可达 30cm，全株密被灰白色长柔毛及腺毛。根茎肉质，鲜时黄色，在栽培条件下，茎紫红色。直径可达 5.5cm，叶多基生，莲座状，叶片卵形至长椭圆形，叶脉在上面凹陷，花在茎顶部略排列成总状花序，花萼钟状，5 裂；花冠筒状微弯曲，外紫红色，内黄色有紫斑；雄蕊 4，2 强，着生于花冠筒的近基部；雌蕊 1，子房上位，2 室。药室矩圆形，蒴果卵圆形，种子多数，花果期 4 ～ 7 月。

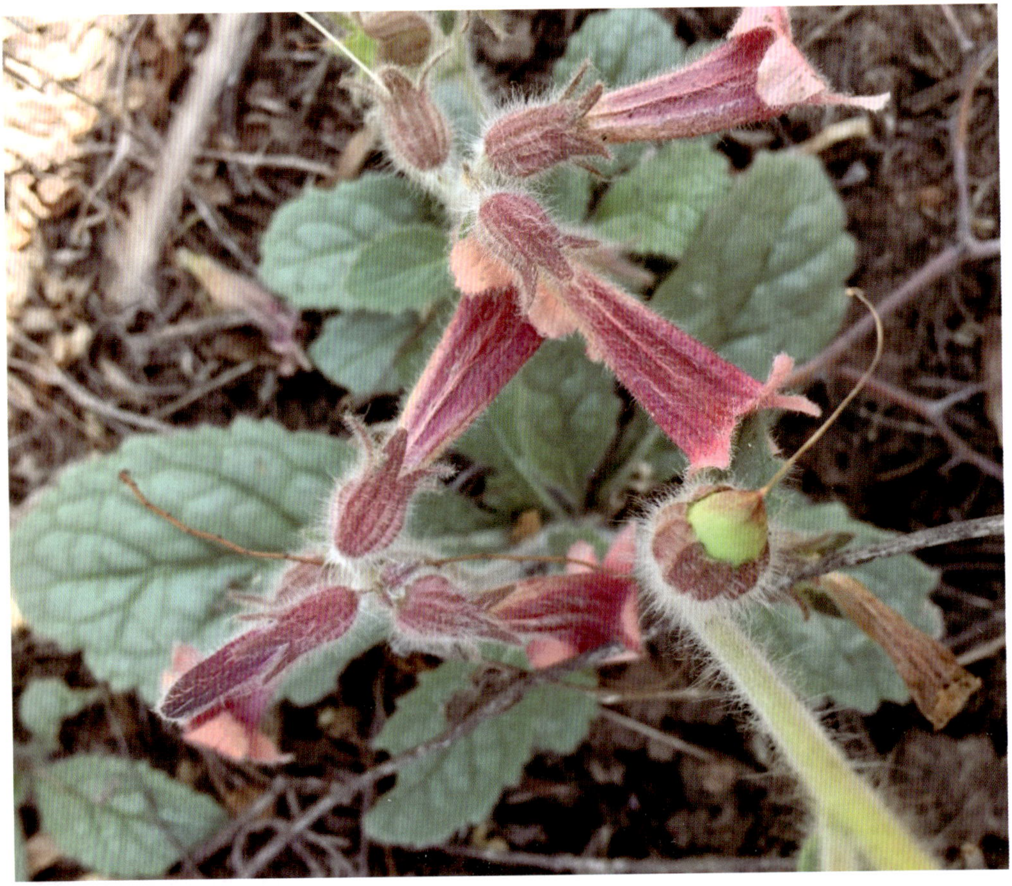

地黄植株

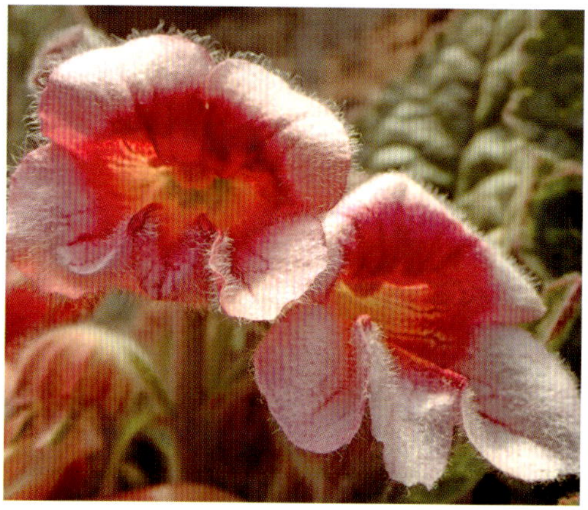

地黄花冠筒

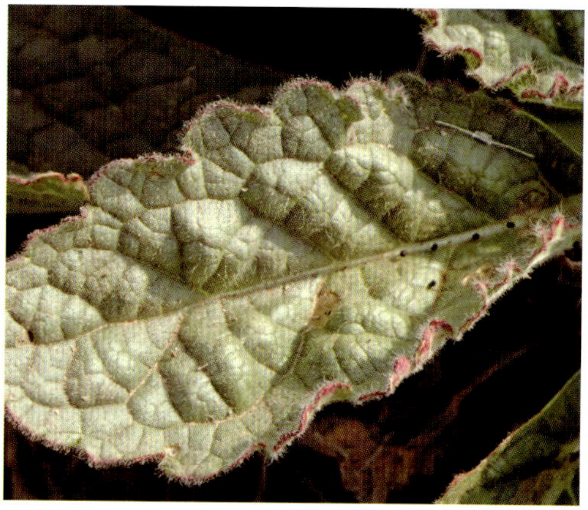

地黄叶片

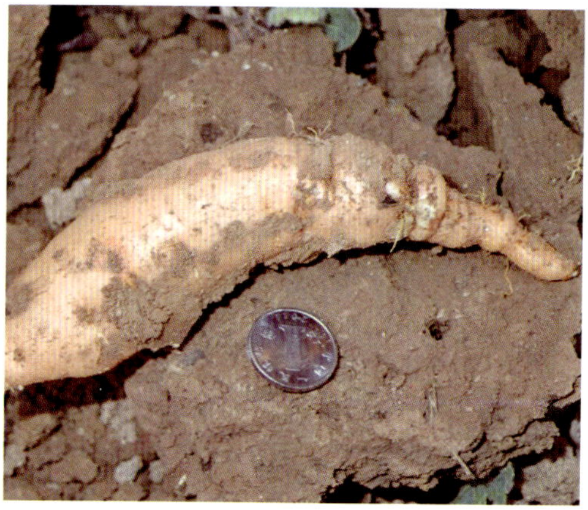

地黄鲜根

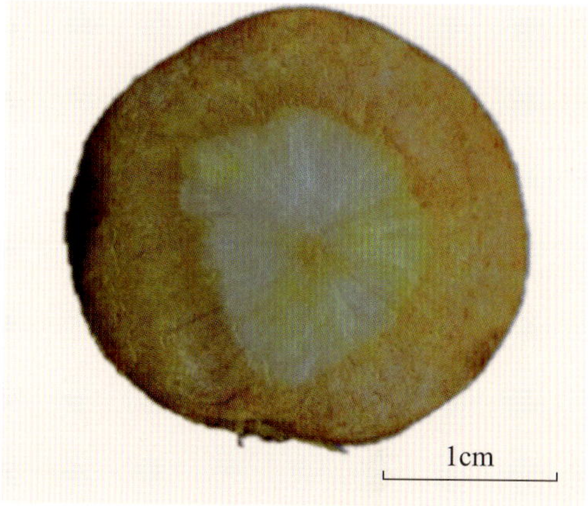

地黄鲜根横断面

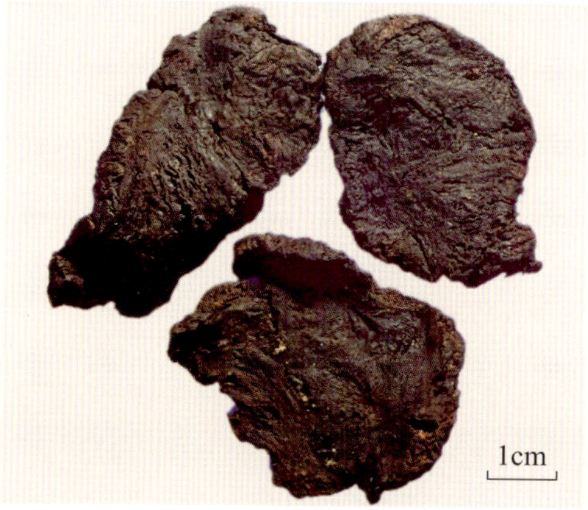

熟地黄饮片

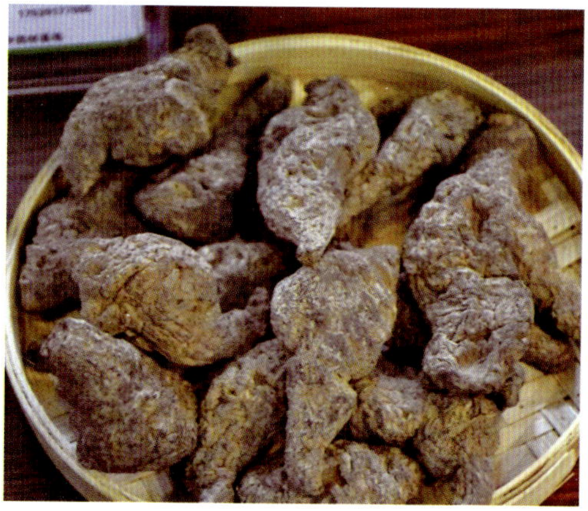

生地黄药材

桔梗科

24. 桔梗 Platycodonis Radix

【药用来源】

本品为桔梗科植物桔梗 *Platycodon grandiflorum*（Jacq.）A. DC. 的干燥根。

【植物形态】

多年生草本，体内有白色乳汁，全株光滑无毛。根粗大，圆锥形或有分叉，外皮黄褐色。茎直立，有分枝。叶多为互生，少数对生，近无柄，叶片长卵形，边缘有锯齿。花单生于茎顶或数朵成疏生的总状花序；花冠钟形，蓝紫色，蓝白色，白色。蒴果卵形，熟时顶端开裂。花期 7 ～ 9 月，果期 9 ～ 10 月。

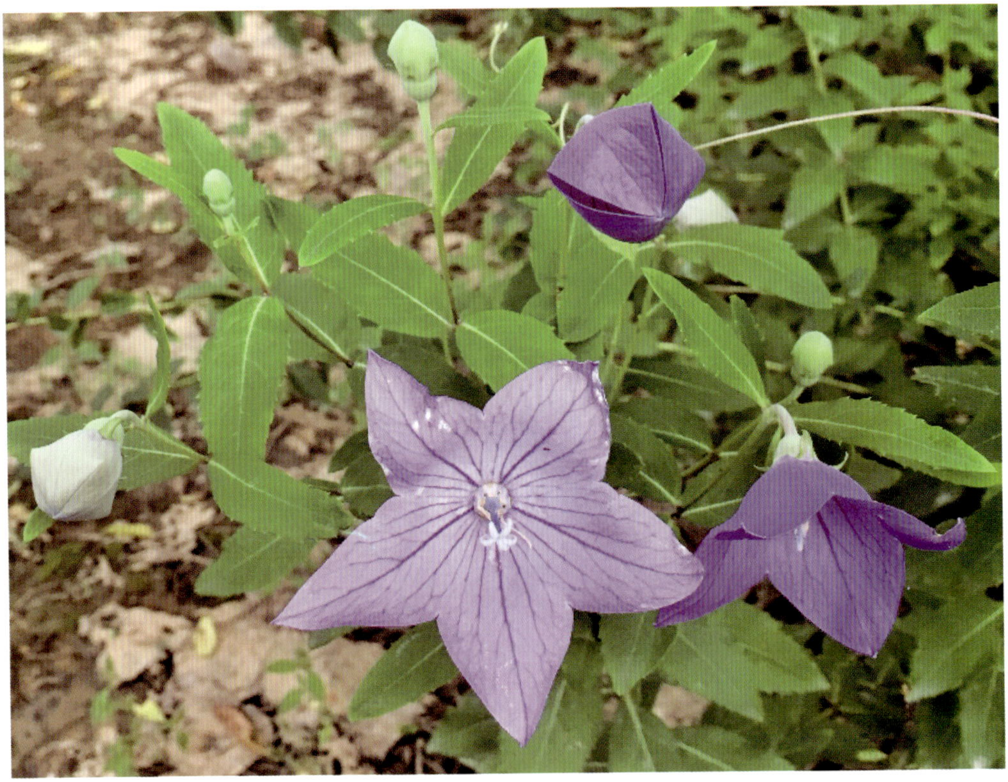

桔梗植株

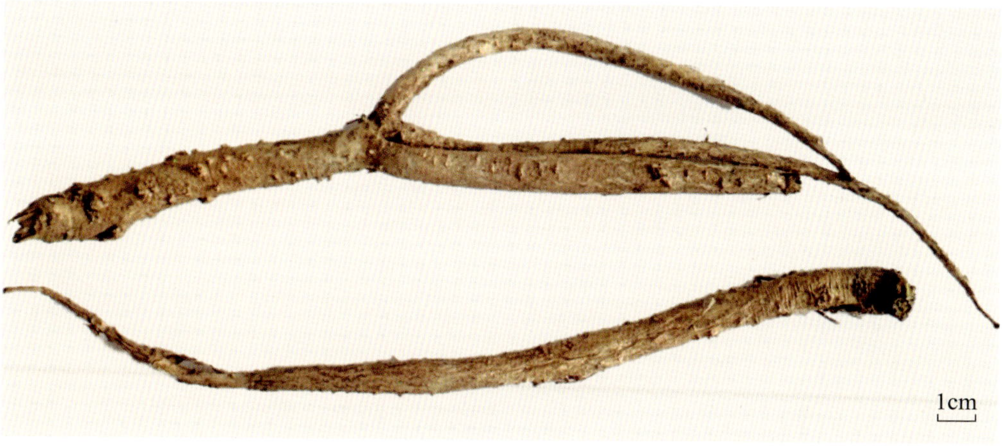

桔梗药材

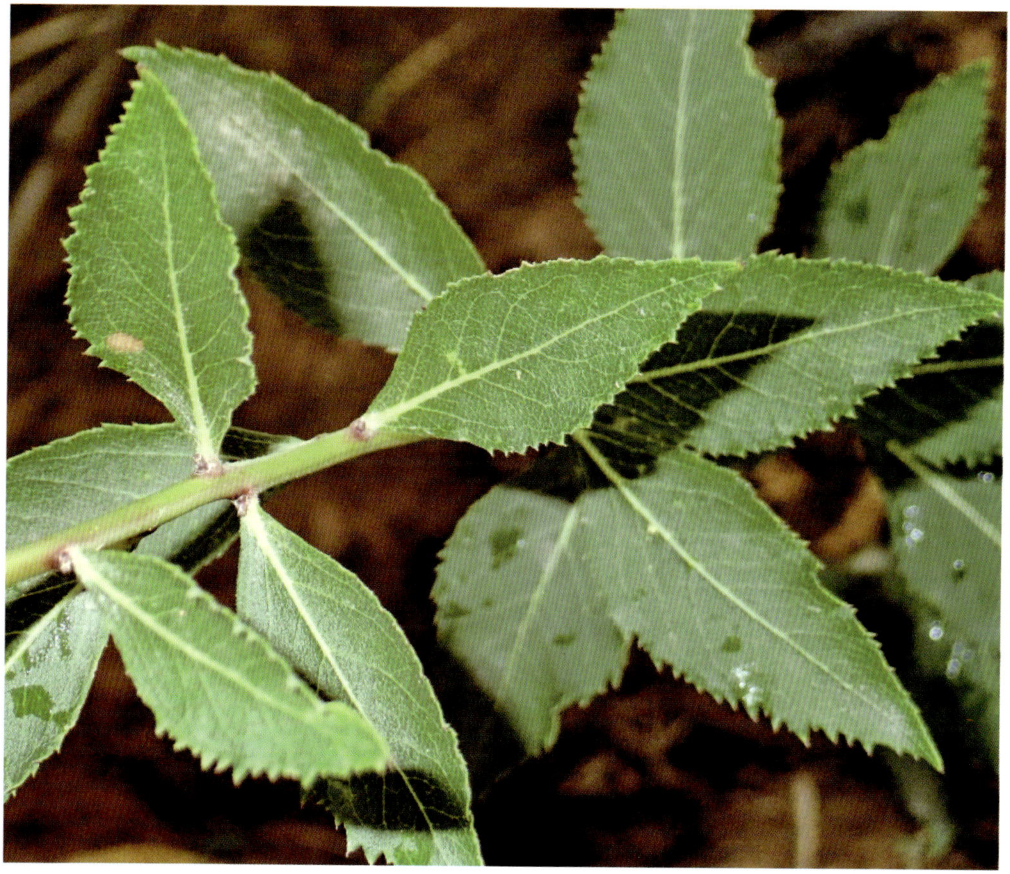

桔梗叶序

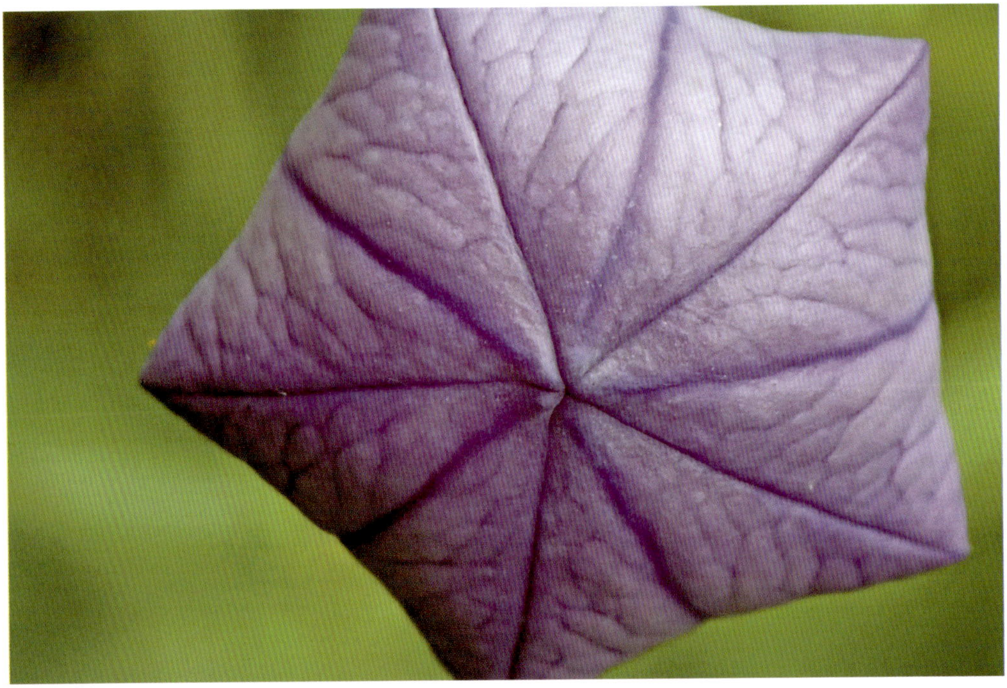

桔梗花冠

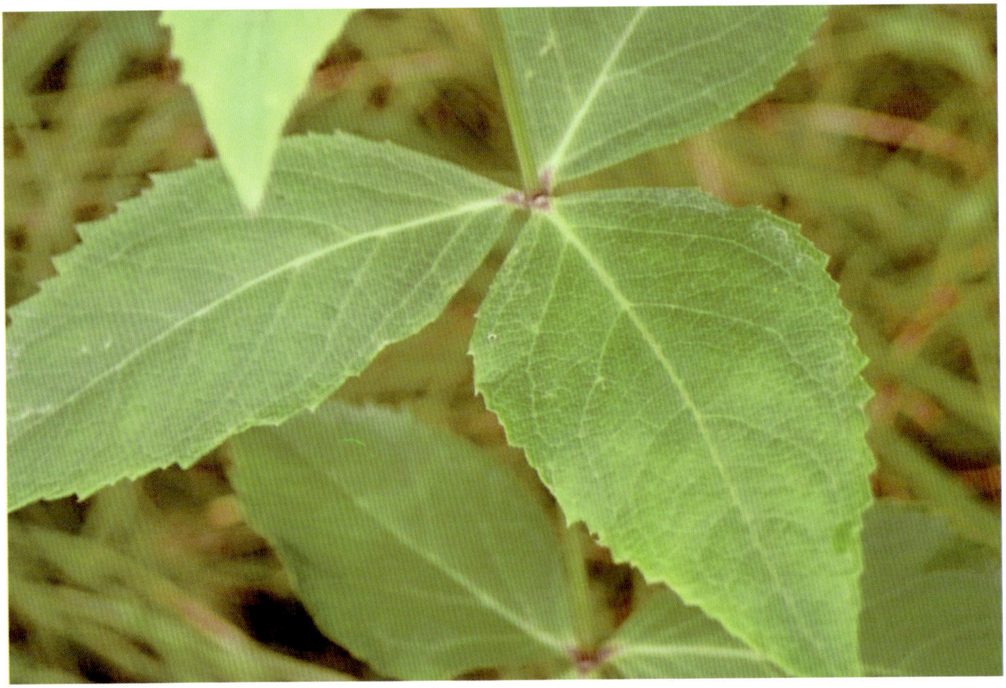

桔梗叶片

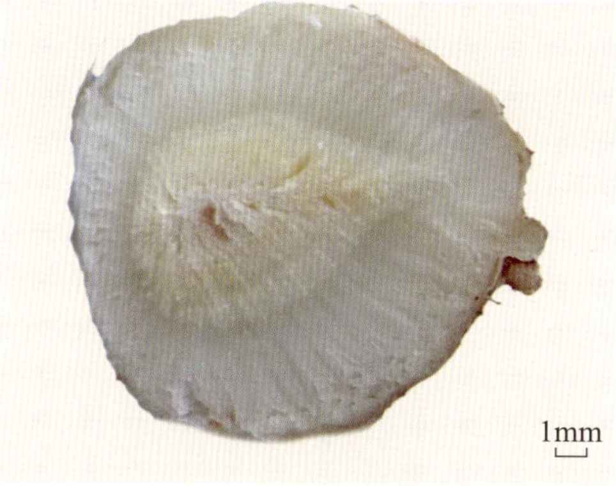

桔梗鲜药材断面

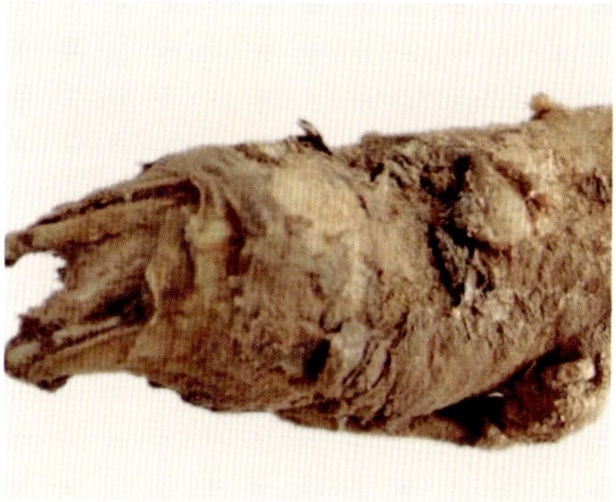

桔梗根头

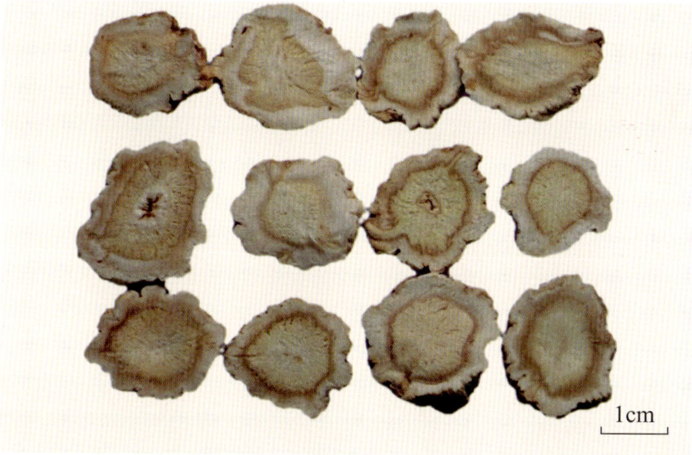

桔梗饮片

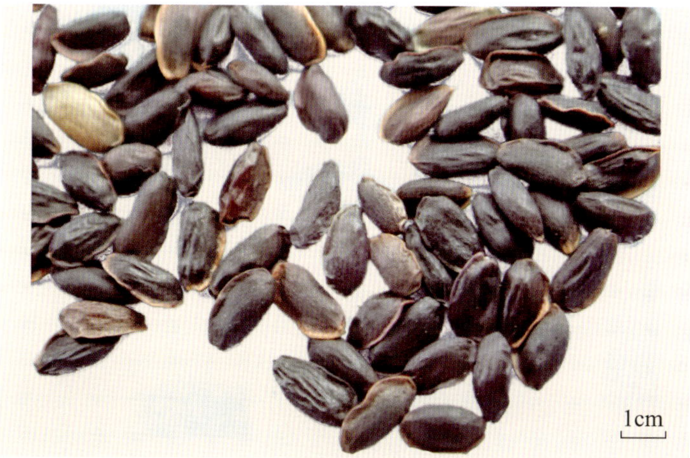

桔梗种子

25. 党参 Codonopsis Radix

【药用来源】

本品为桔梗科植物党参 *Codonopsis pilosula*（Franch.）Nannf.、素花党参 C. *pilosula* Nannf. var. *modesta*（Nannf.）L. T. Shen 或川党参 C. *tangshen* Oliv. 的干燥根。

【植物形态】

党参：多年生草质藤本。全株断面具白色乳汁，并有特殊臭味。根长圆柱形，少分枝，肉质，表面灰黄色至棕色，上端部分有细密环纹，下部则疏生横长皮孔皮。根头膨大，具多数瘤状茎痕，习称“狮子盘头”。茎细长多分枝，幼嫩部分有细白毛。叶互生，对生或假轮生，叶片卵形或广卵形，基部近心形，两面有毛，全缘或浅波状。花单生，腋生；花萼 5 裂，绿色，花冠钟状，5 裂，黄绿色带紫斑。蒴果圆锥形，种子多数，细小椭圆形，棕褐色，具光泽。花期 8 ～ 10 月，果期 9 ～ 10 月。

素花党参：与党参的区别为叶片长成时近于光滑无毛，花萼裂片较小。

川党参：茎叶近无毛，或仅叶片上部边缘生长柔毛，茎下部叶基部楔形或圆钝，稀心脏形；花萼仅贴生于子房最下部，子房下位。

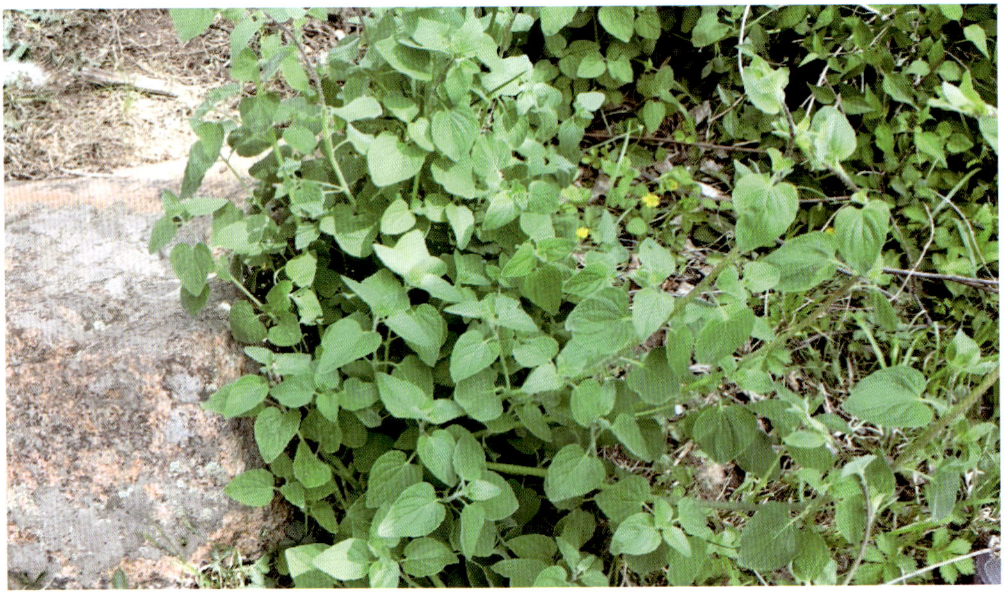

党参植株

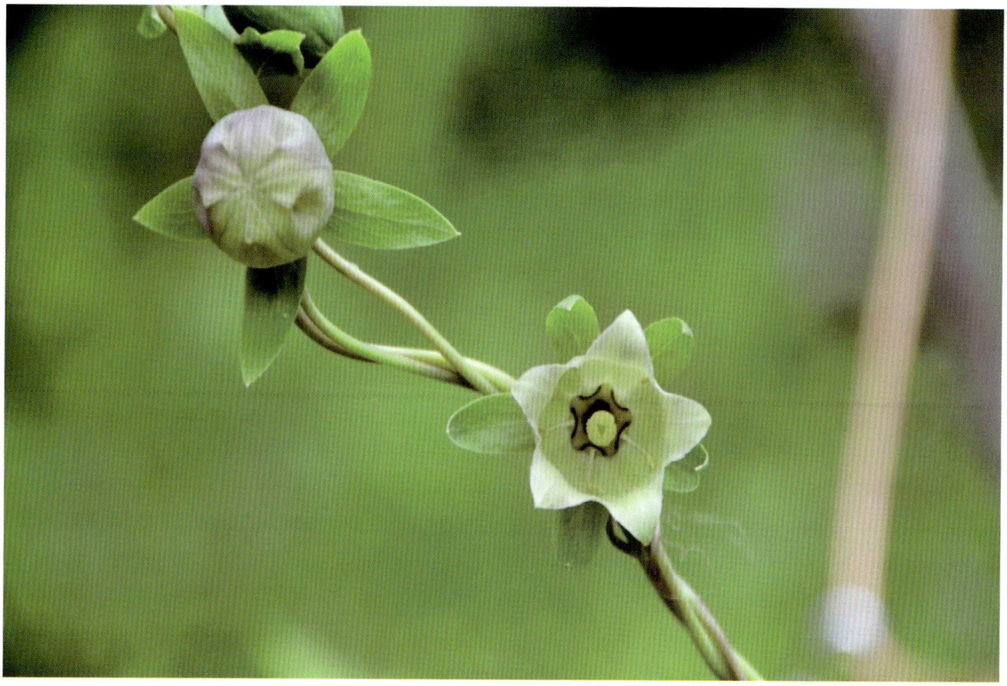

党参花冠

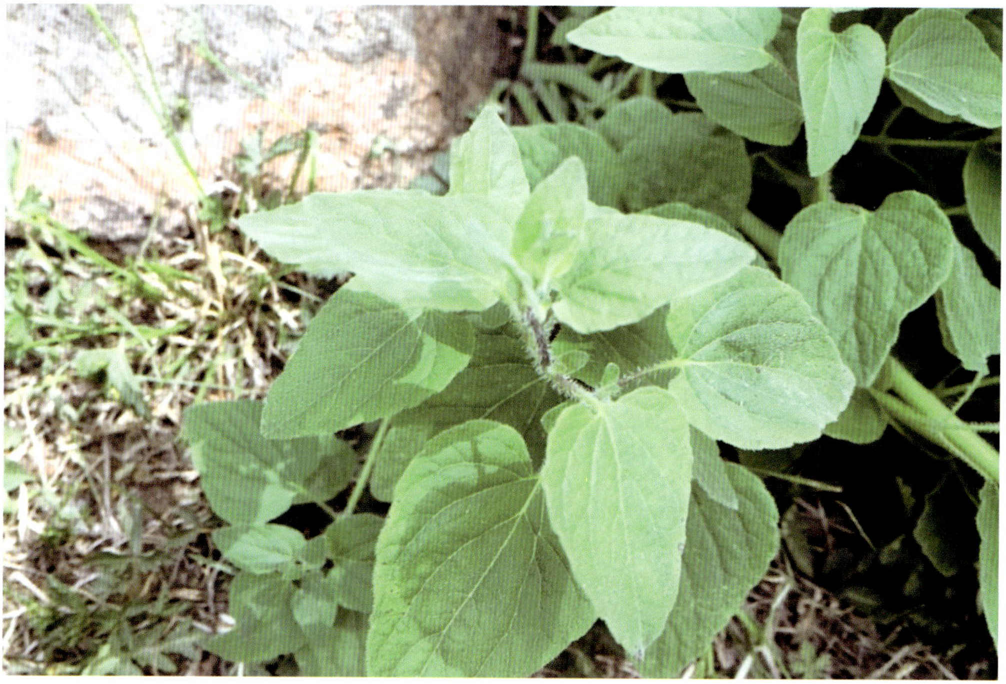

党参叶片及叶序

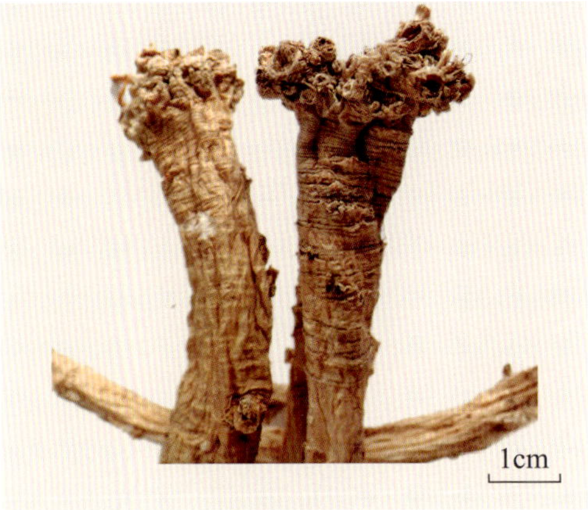

党参根头

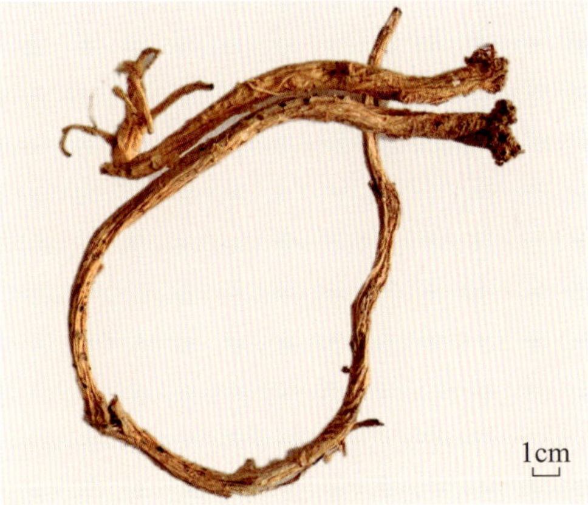

党参药材

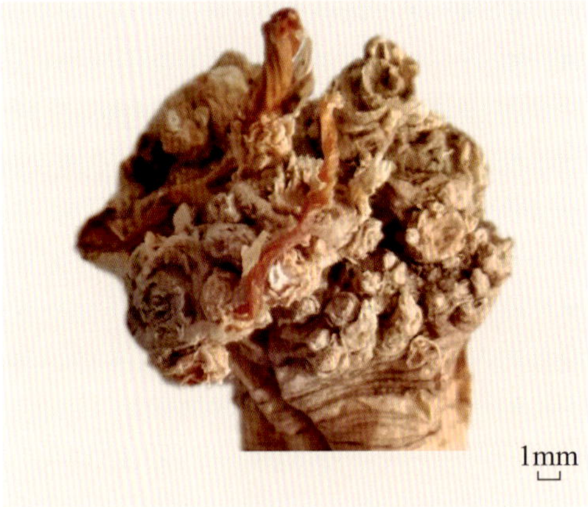

“狮子盘头”

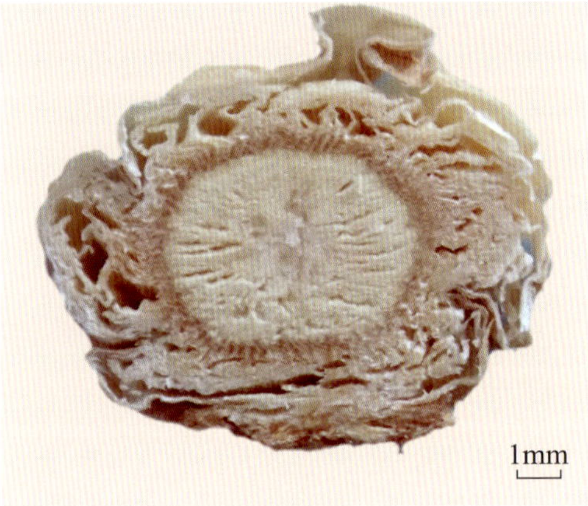

党参根断面

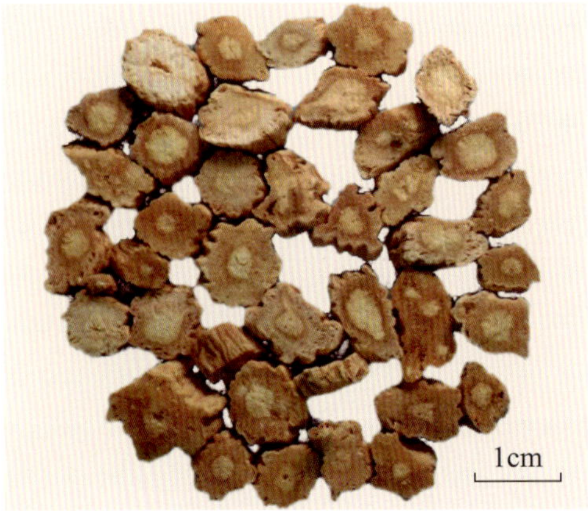

党参饮片

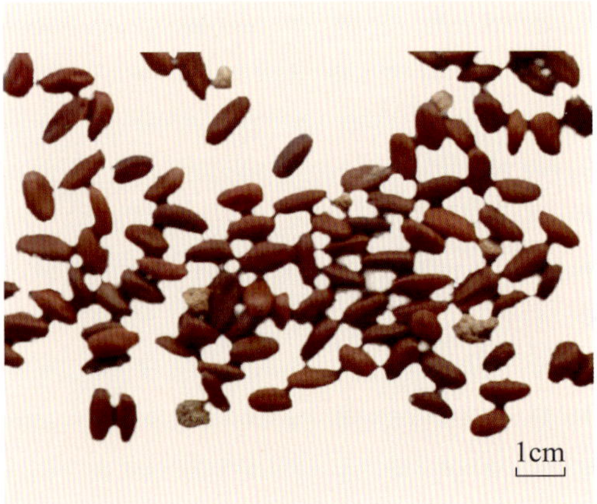

党参种子

菊科

26. 白术 Atractylodis macrocephalae Rhizoma

【药用来源】

本品为菊科植物白术 *Atractylodes macrocephala* Koidz. 的干燥根茎。

【植物形态】

多年生草本，高 30 ～ 80cm，根茎肥厚，略呈拳状。茎直立，叶互生，叶片通常 3 ～ 5 羽状深裂，顶端裂片最大，裂片椭圆形至卵状披针形，边缘有刺齿；茎上部叶狭披针形，叶不裂。头状花序单生茎枝顶端，总苞钟状，总苞片 7 ～ 8 层，基部被一轮羽状深裂的叶状苞片包围，全部苞片顶端钝，边缘有白色蛛丝毛；全为管状花，花冠紫色，先端 5 裂；雄蕊 5，子房下位，表面密被绒毛。瘦果倒圆锥状，密生柔毛。冠毛羽状分裂，花果期 8 ～ 10 月。

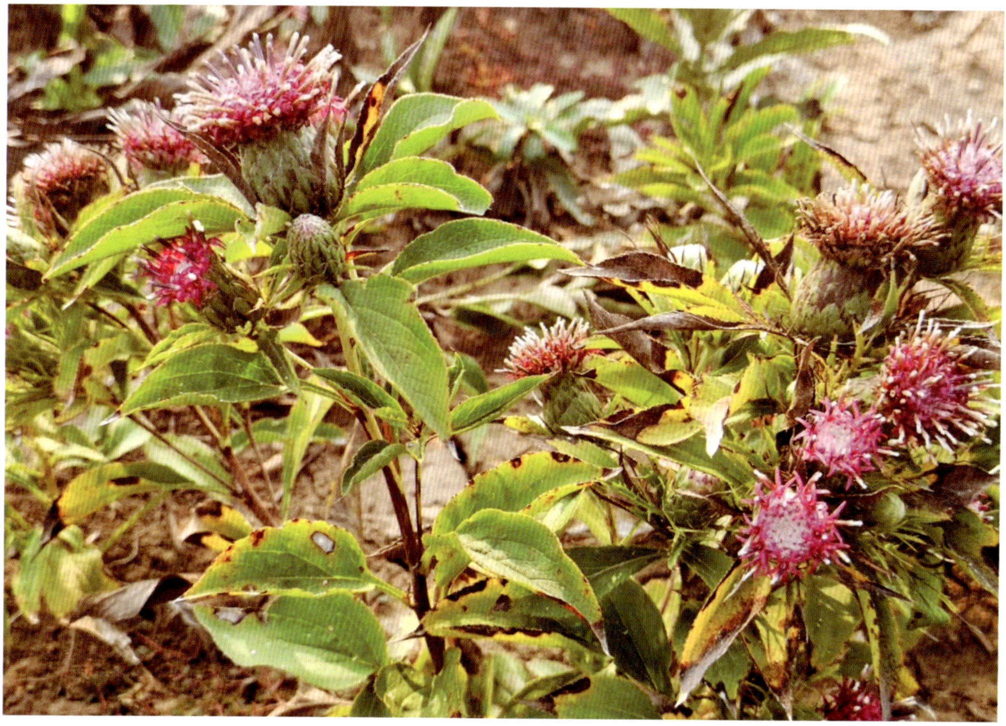

白术植株

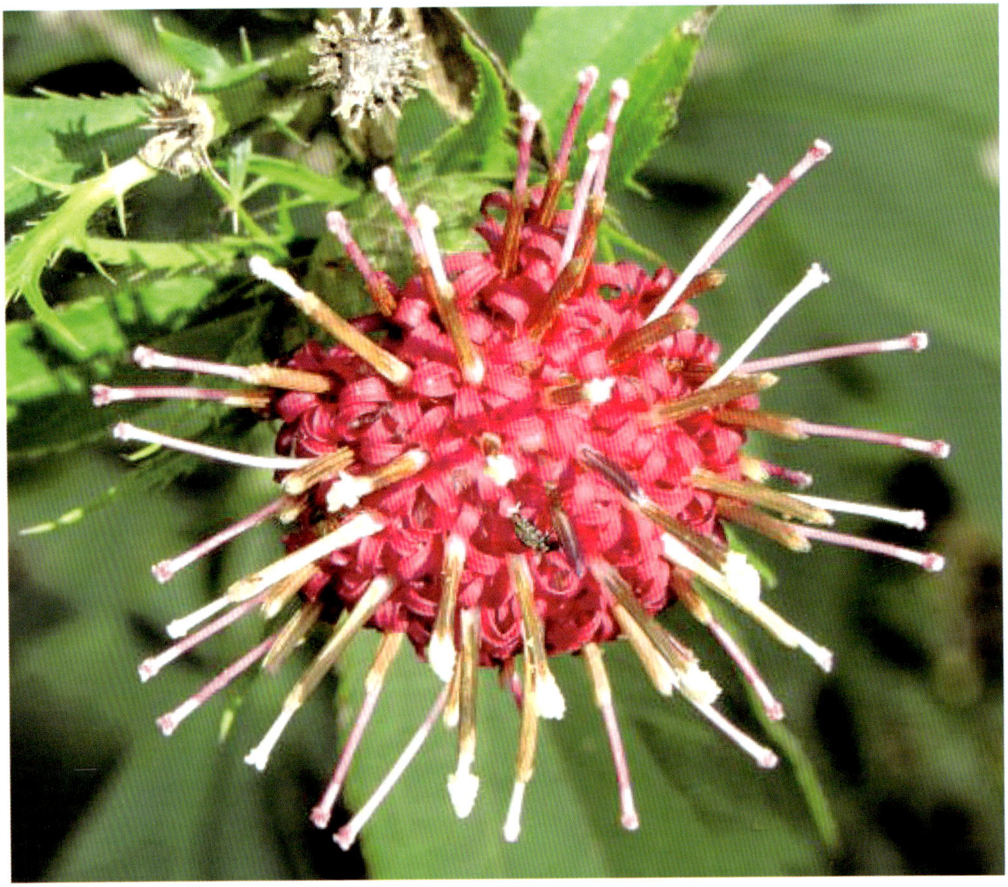

白术花序

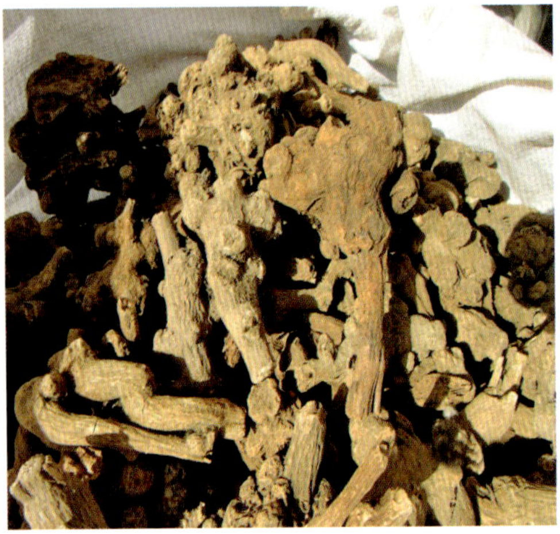

白术药材

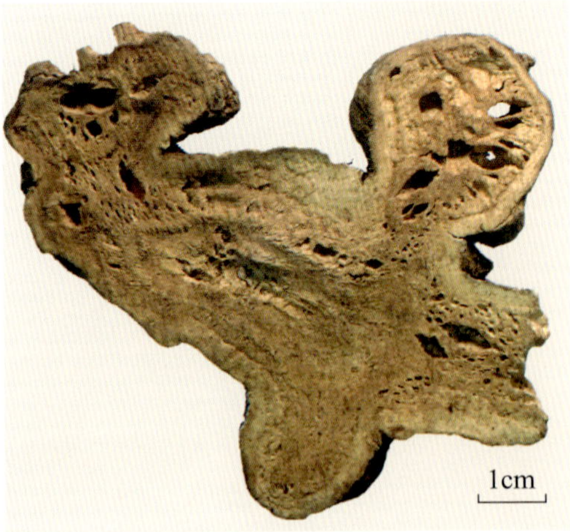

白术饮片

27. 北苍术 Atractylodis Rhizoma

【药用来源】

为菊科多年生草本植物北苍术 *Atractylodes chinensis*（DC.）Koidz. 的干燥根。

【植物形态】

多年生草本植物，根状茎肥大，呈疙瘩状，外皮棕黑色。主茎直立，株高 30 ～ 80cm，茎单一或上部稍分枝。叶互生，叶片较宽，椭圆形或长椭圆形，边缘有不连续的刺状芽齿，一般羽状 5 深裂，叶革质，平滑。头状花序生于茎梢顶部，花白色管状。长圆形瘦果，密生银白色柔毛。花期 7 ～ 8 月，果期 8 ～ 10 月。

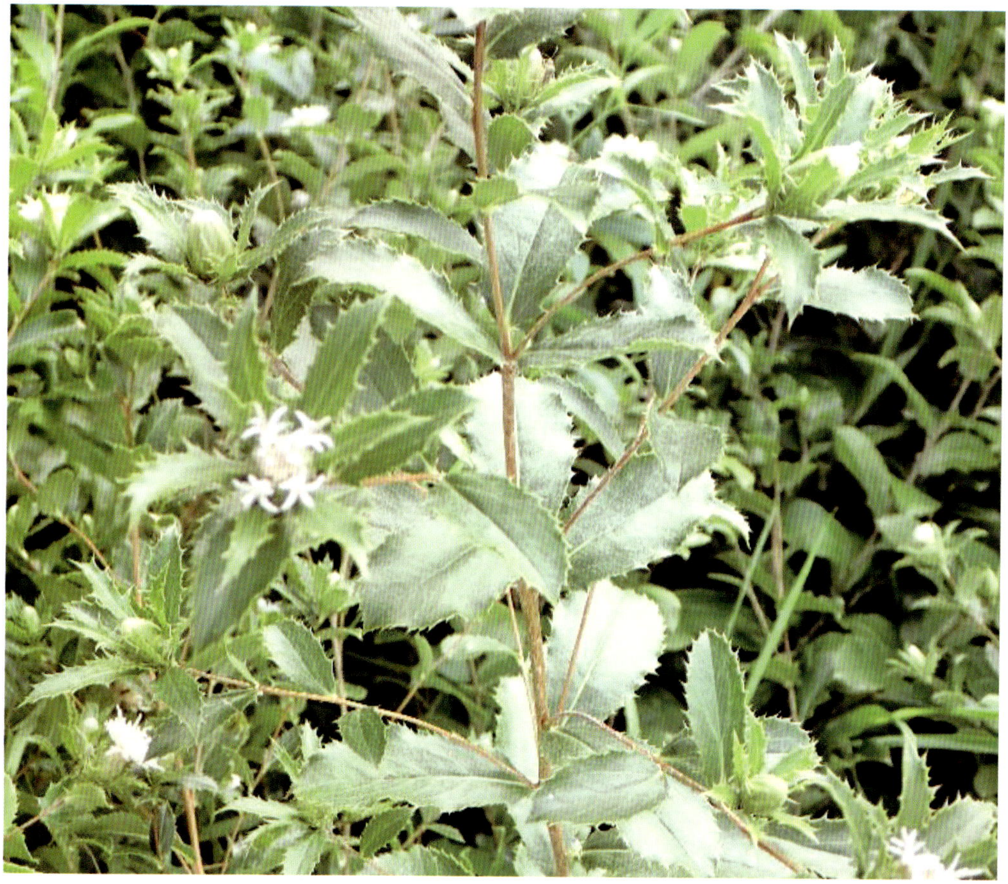

北苍术植株

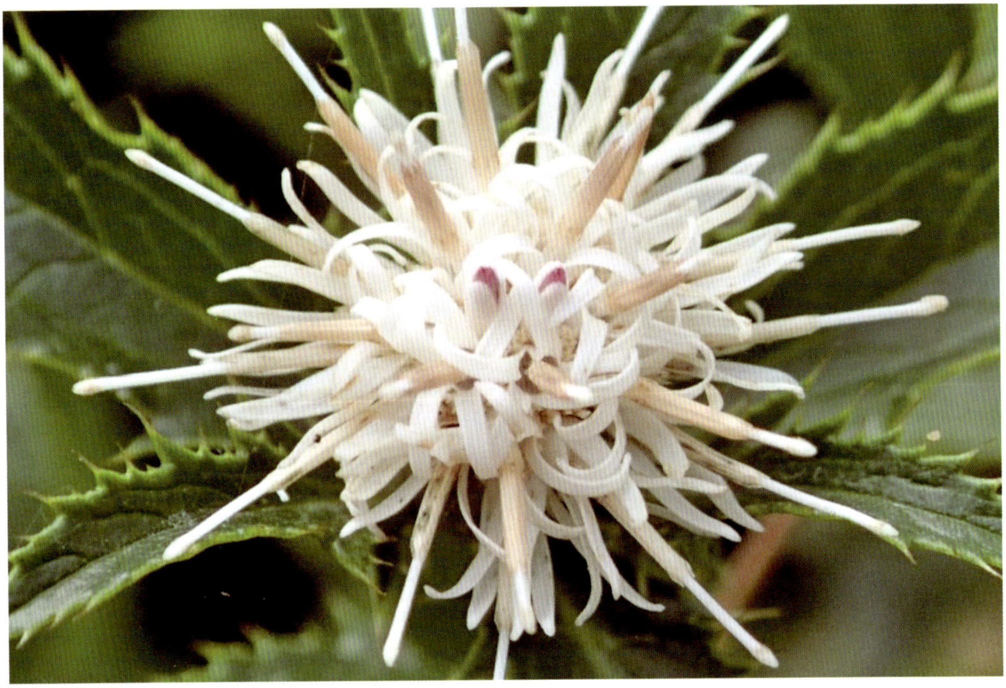

北苍术花

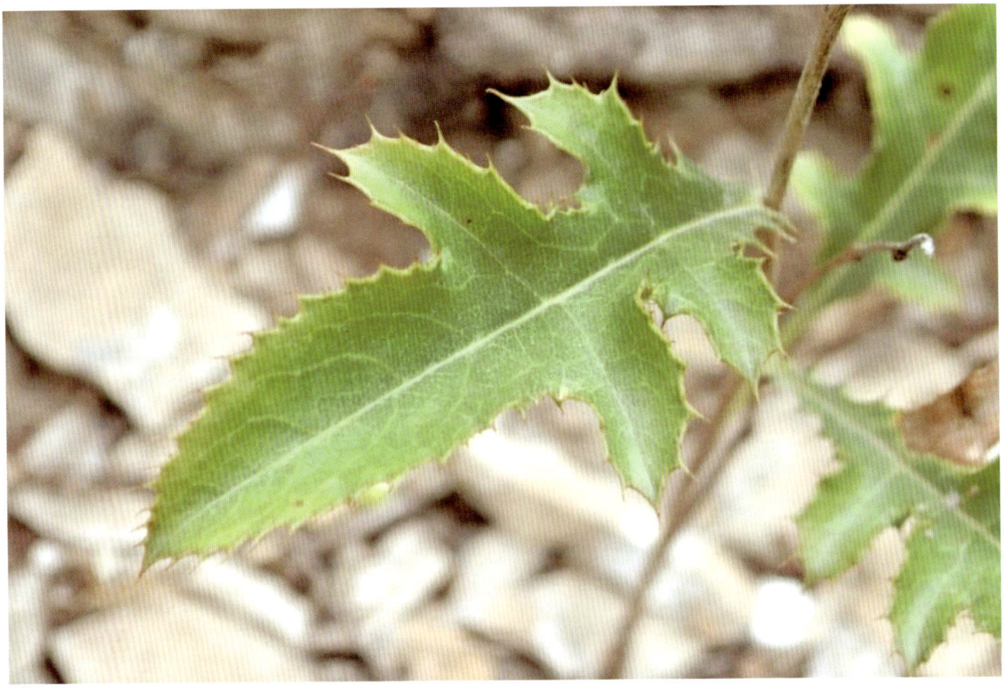

北苍术叶片

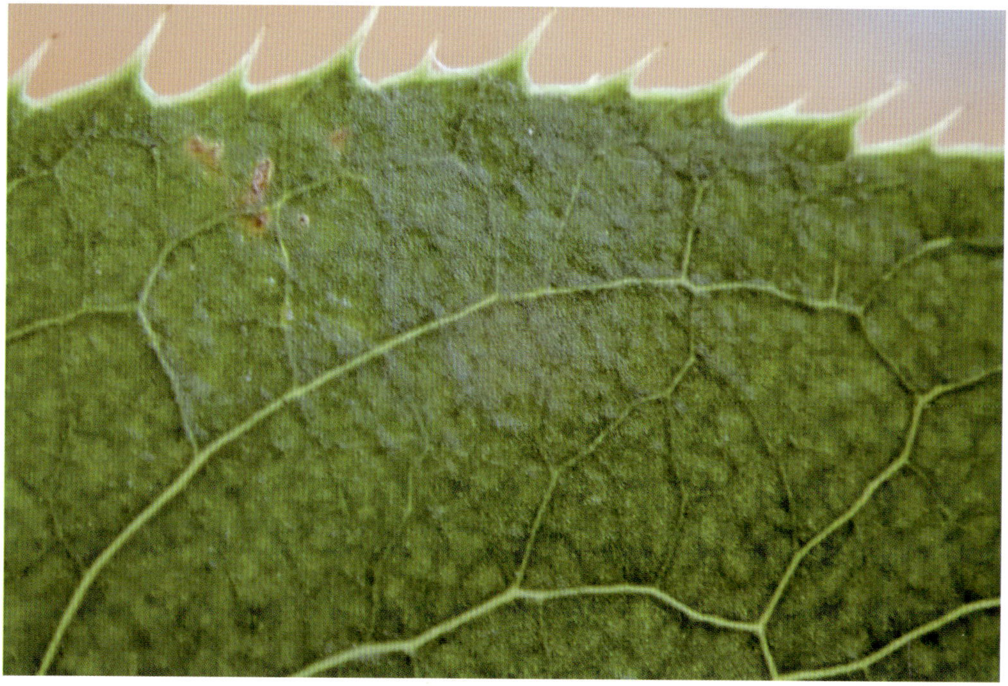

北苍术叶片局部

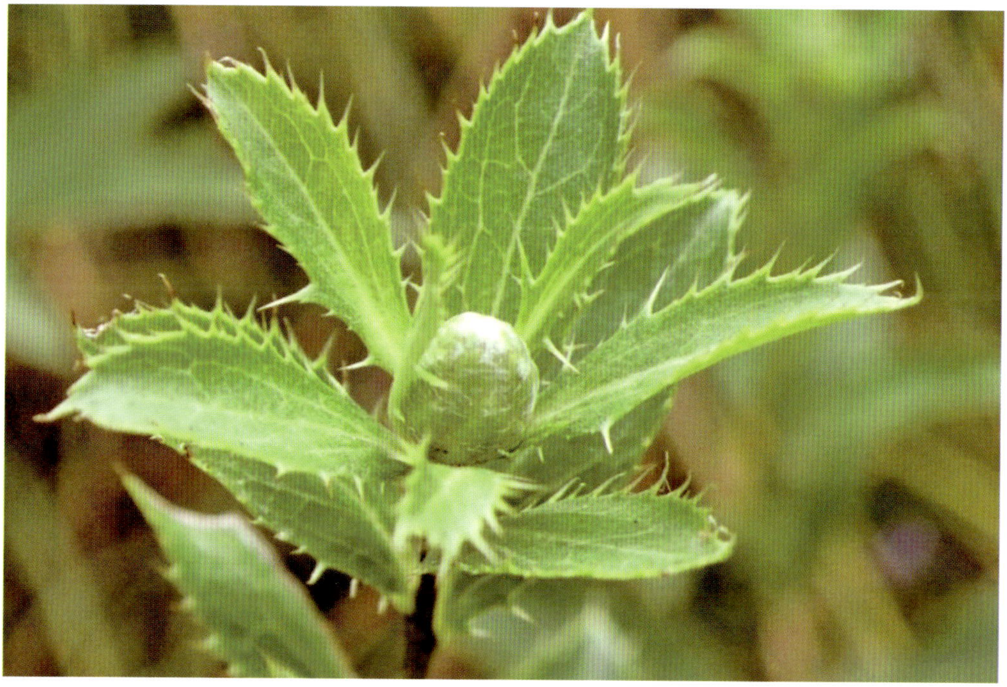

北苍术株顶

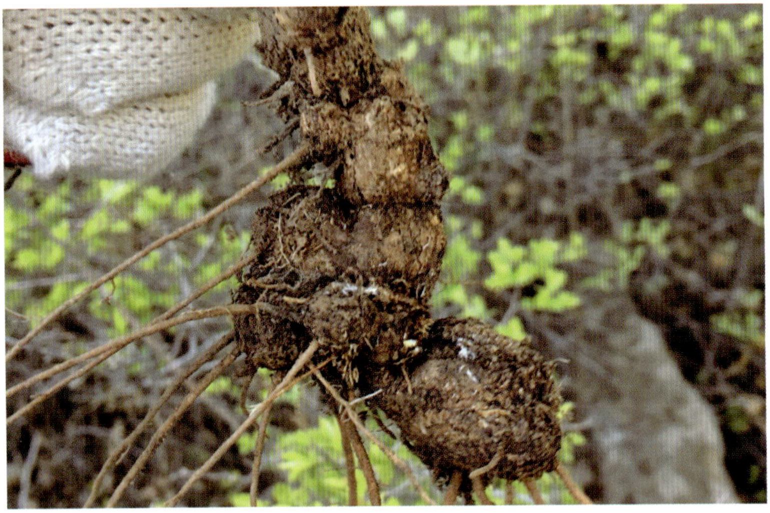

北苍术鲜根

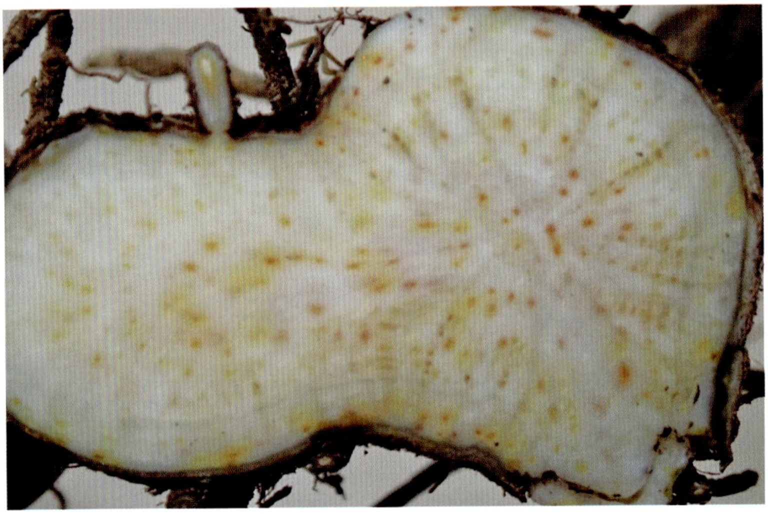

北苍术鲜根切面

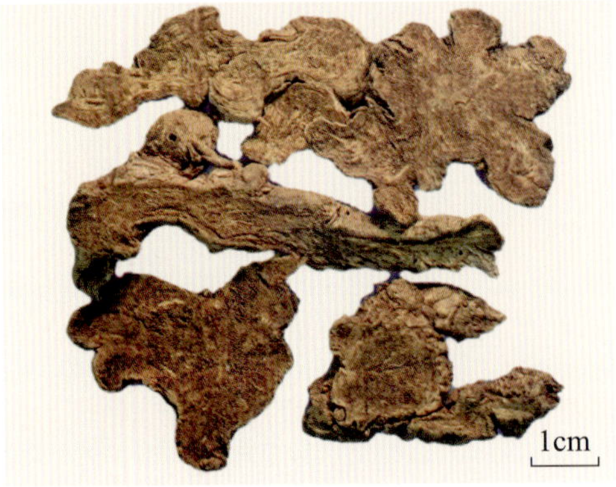

苍术饮片

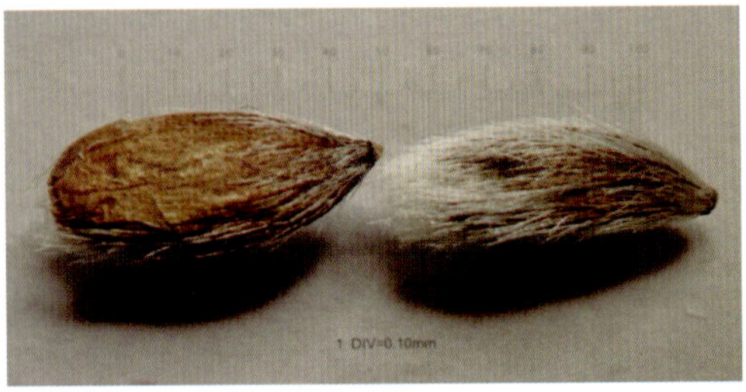

北苍术种子

远志科

28. 远志 Polygalae Radix

【药用来源】

本品为远志科植物远志 *Polygala tenuifolia* Willd. 或卵叶远志 *Polygala sibirica* L. 的干燥根。

【植物形态】

多年生草本，高 20 ～ 40cm。根圆柱形，长达 40cm，肥厚，淡黄白色，具少数侧根。茎直立或斜上，丛生，上部多分枝。叶互生狭线形或线状披针形，先端渐尖，基部渐窄，全缘无柄或近无柄。总状花序生于小枝顶端，细弱，通常稍弯曲；花淡蓝紫色；萼片 5，外轮 3 片比较小，线状披针形，内轮 2 片花瓣状；花瓣 3，中央花瓣较大呈龙骨瓣状，背面顶端有撕裂成条的鸡冠状附属物；雄蕊 8，花丝基部合生成鞘状；蒴果扁平，卵圆形，边有狭翅，光滑无缘毛。种子卵形，微扁，棕黑色，密被白色细绒毛，上端有发达的种阜。花期 5 ～ 7 月，果期 7 ～ 8 月。

卵叶远志与远志的主要区别为：茎绿褐色，表面密被细柔毛。叶椭圆形至长圆状披针形，蒴果翅窄。

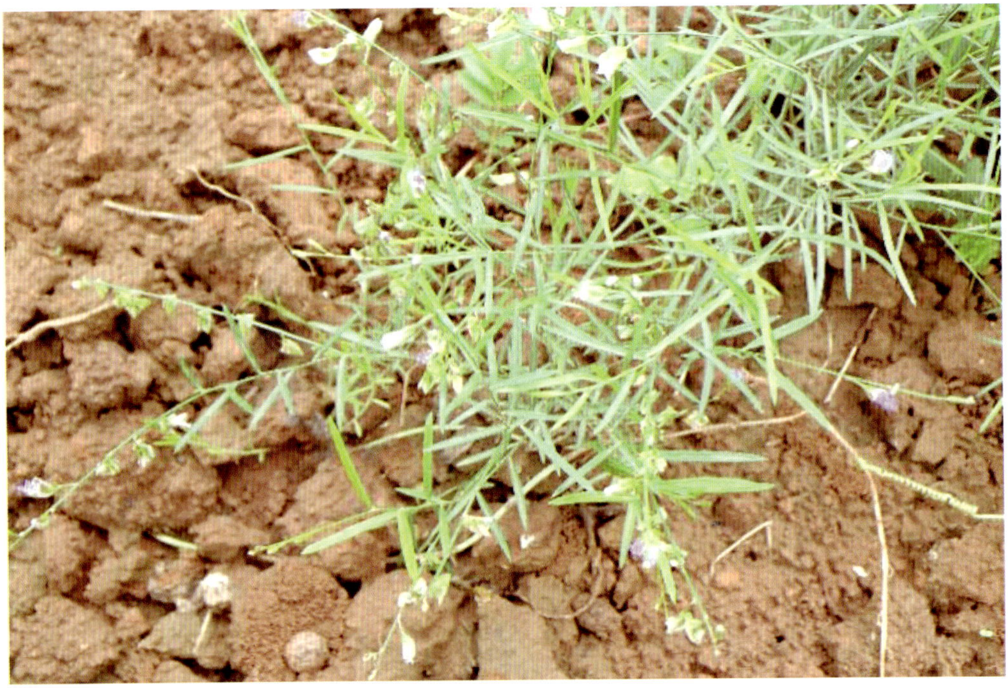

远志植株

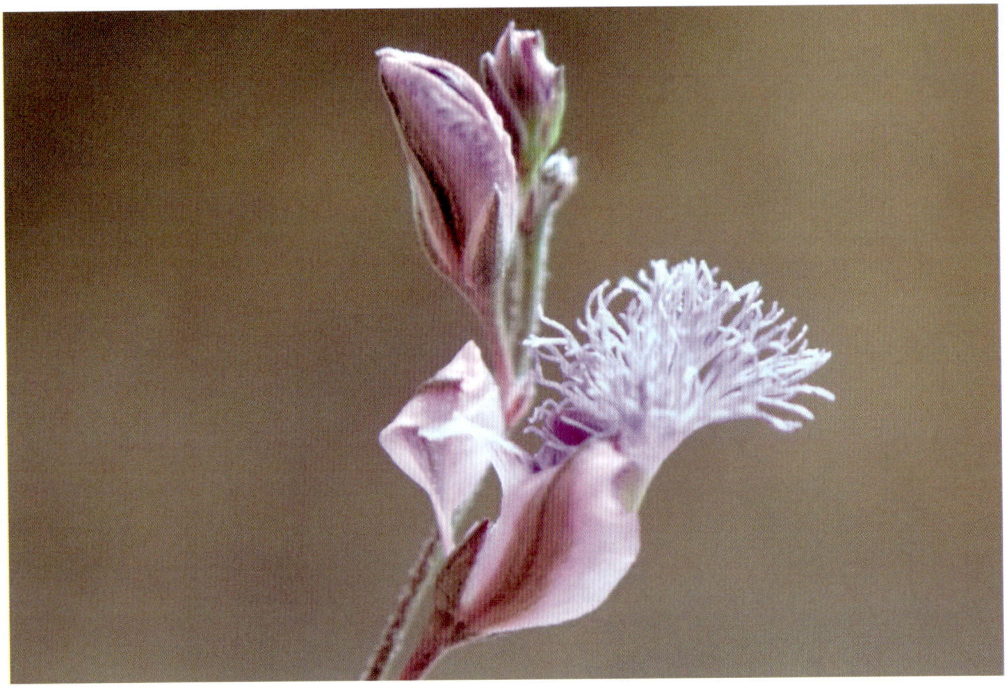

远志花

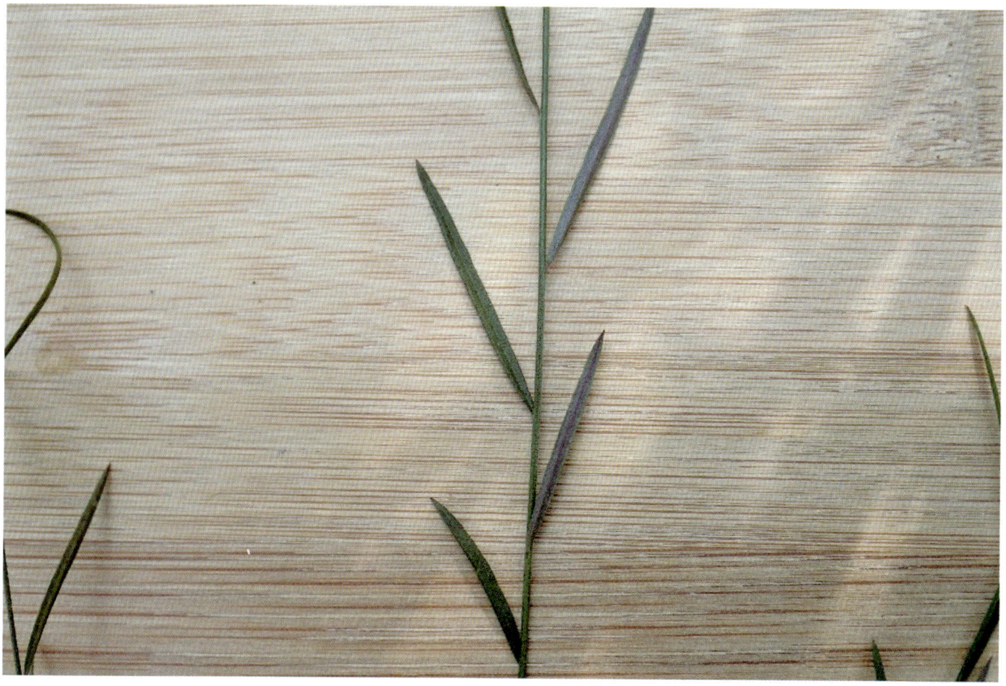

远志叶片及叶序

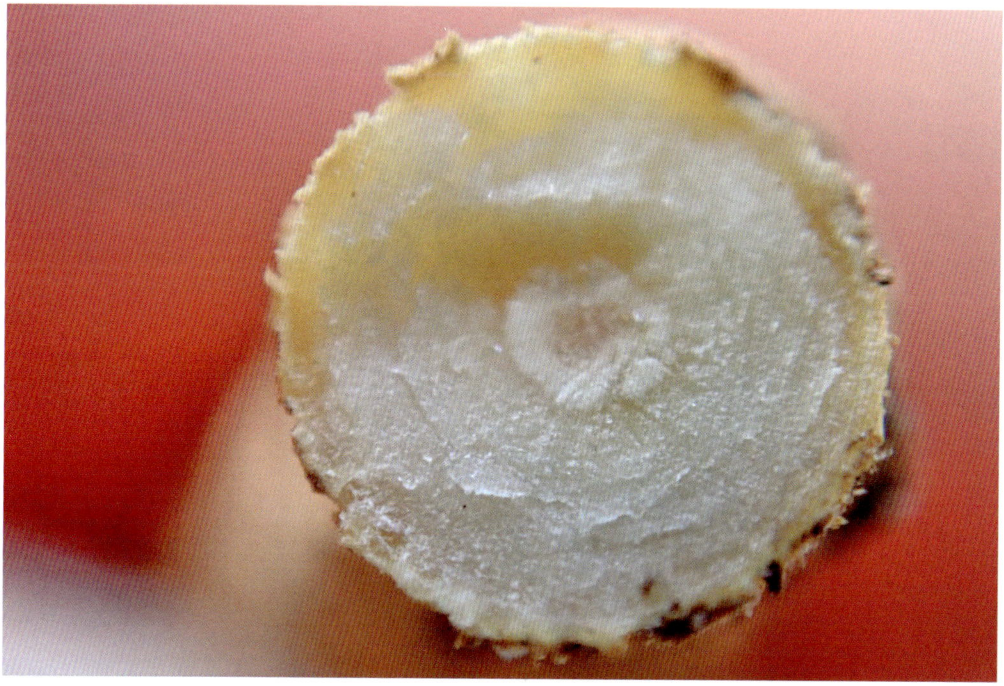

远志根断面

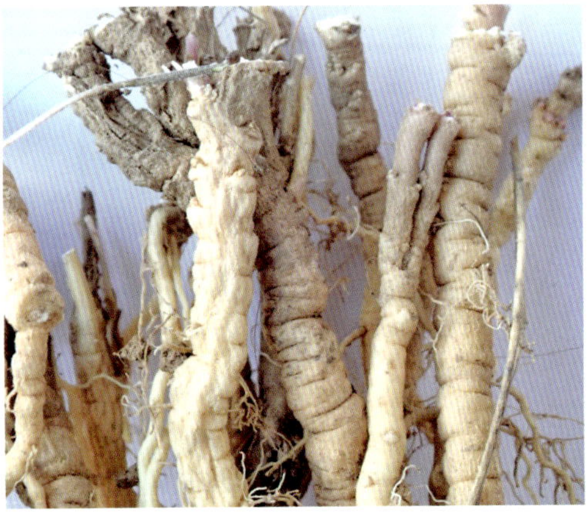

远志根

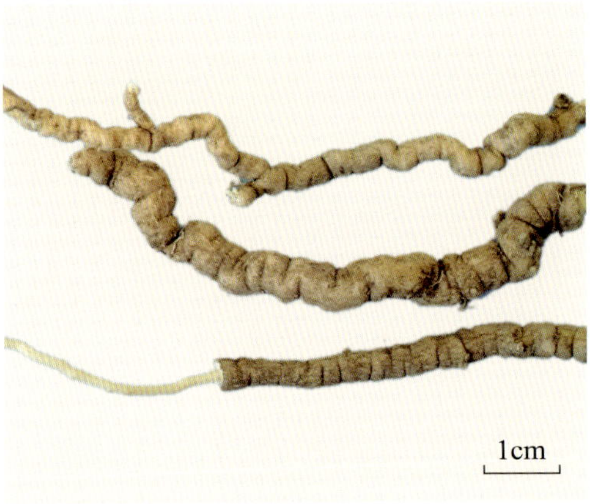

远志根头

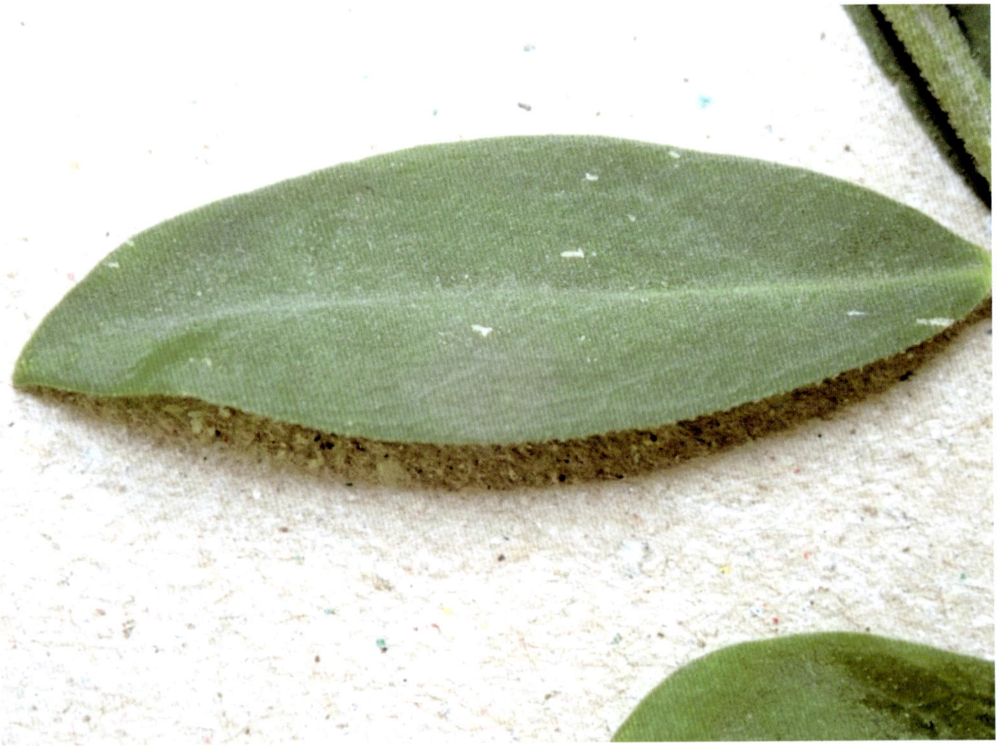

卵叶远志叶片

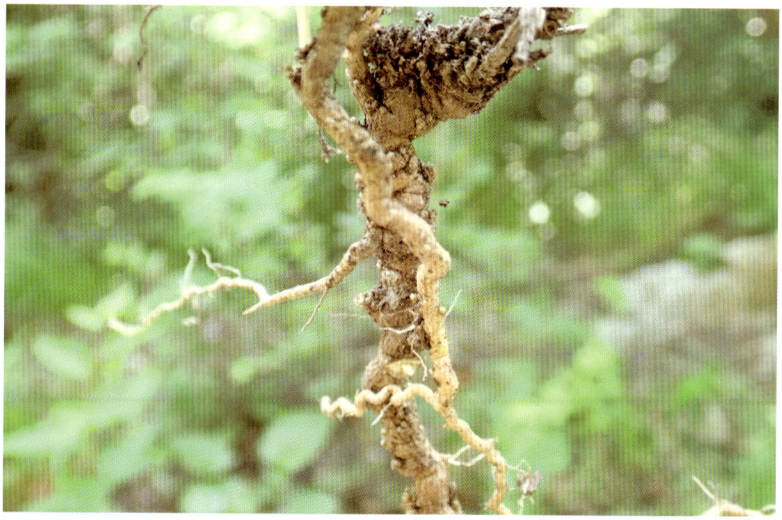

卵叶远志根

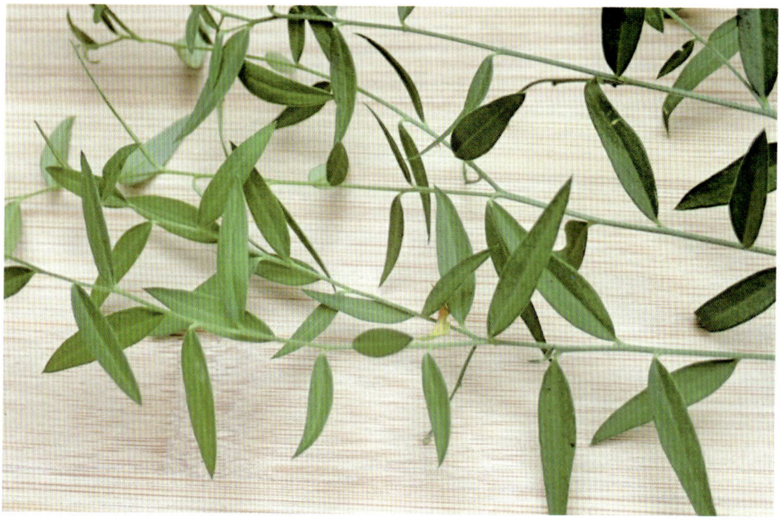

卵叶远志叶序

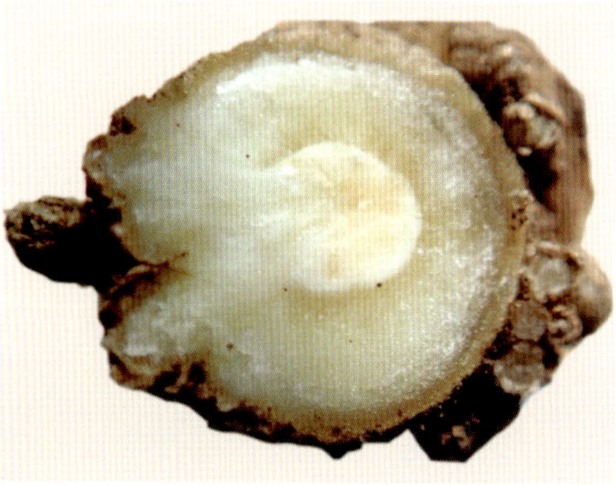

卵叶远志根横切面

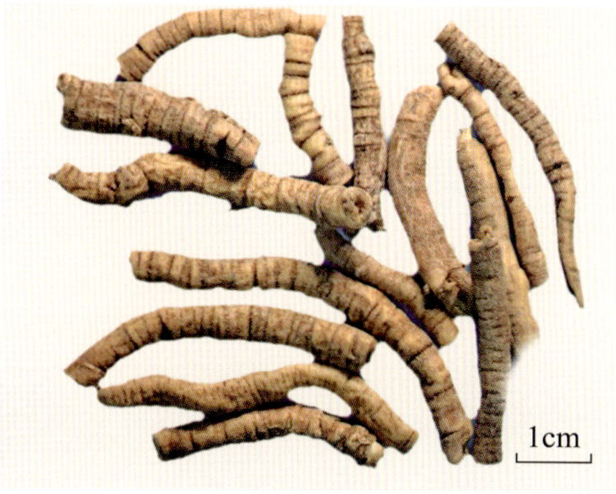

远志饮片

五加科

29. 人参 Ginseng Radix et Rhizoma

【药用来源】

本品为五加科植物人参 *Panax ginseng* C. A. Mey. 的干燥根和根茎。

【植物形态】

多年生草本，高 30 ～ 70cm。主根肉质，圆柱形或纺锤形，常分枝，顶端有明显的根茎。茎单一，直立，无毛。掌状复叶轮生茎端，通常一年生者生 1 片三出复叶，二年生者生 1 片五出复叶，三年生者生 2 片五出复叶，以后每年递增 1 叶，最多可达 6 片复叶。复叶有长柄，小叶片多为 5 枚，椭圆形至长椭圆形，边缘有锯齿，上面沿脉有稀疏刚毛。伞形花序单个顶生；花小，淡黄绿色；花瓣 5；雄蕊 5，子房下位，花柱上部 2 裂。核果浆果状，扁球形，熟时鲜红色。花期 6 ～ 7 月，果期 7 ～ 9 月。

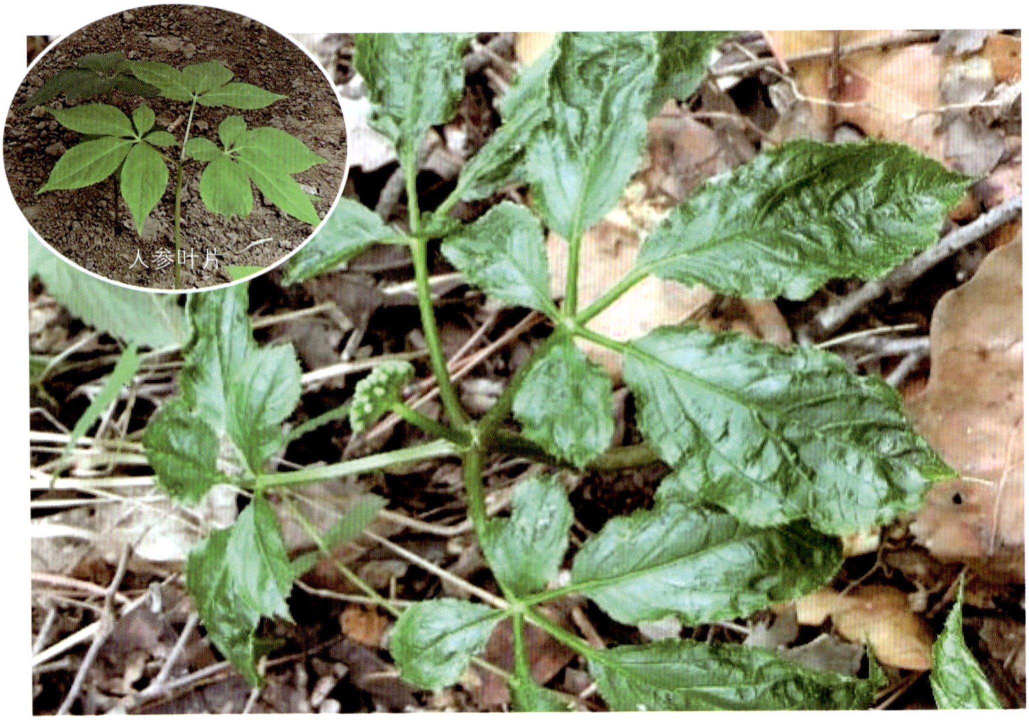

人参植株

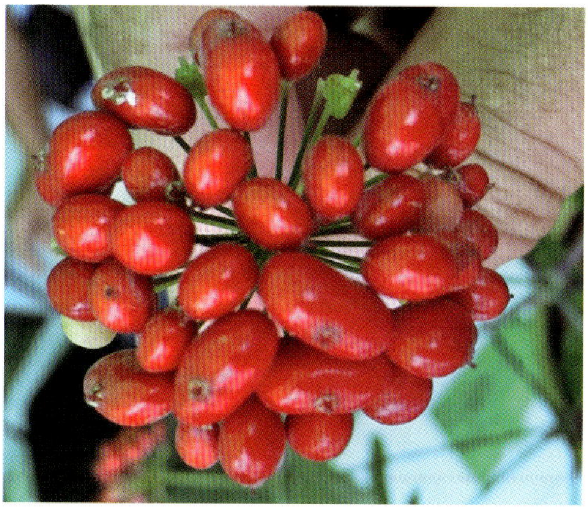
人参果实

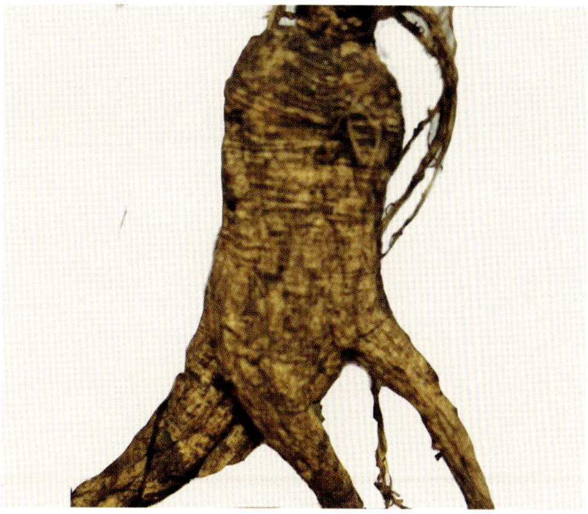
人参主根

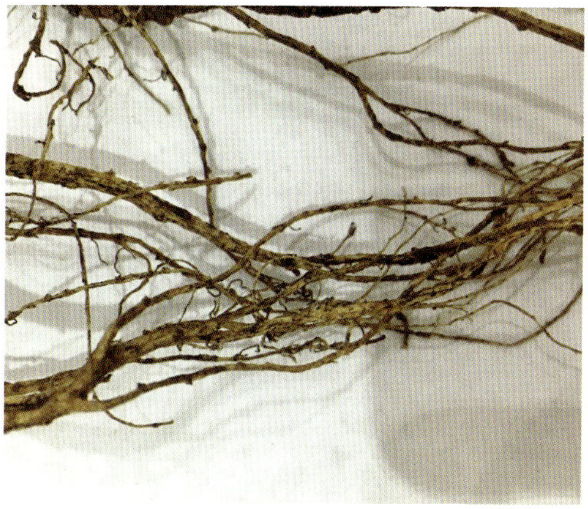
人参须根

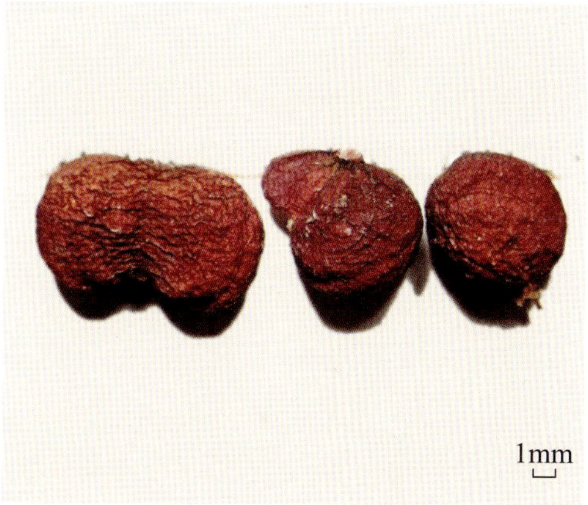

人参种子

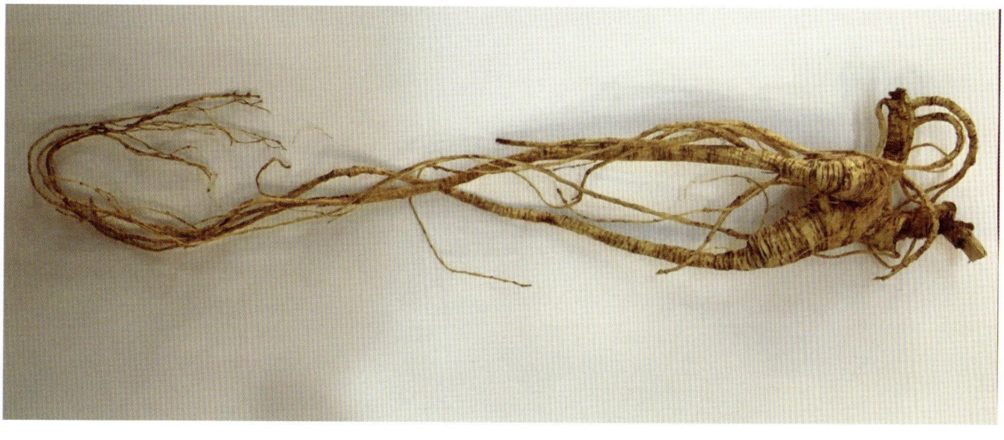
人参药材

茜草科

30. 茜草 Rubiae Radix et Rhizoma

【药用来源】

本品为茜草科植物茜草 *Rubia cordifolia* L. 的干燥根及根茎。

【植物形态】

多年生攀援草本，根细长，从生于根茎上，红褐色；茎四棱，棱及叶柄上有倒钩刺。叶 4 片轮生，叶片三角状卵形，基出脉 5 条。聚伞花序排成圆锥状；花冠辐射状，5 裂，淡黄色；雄蕊 5 枚，子房下位，2 室。浆果球形，熟时红色转黑。花期 7 ～ 9 月，果期 9 ～ 10 月。

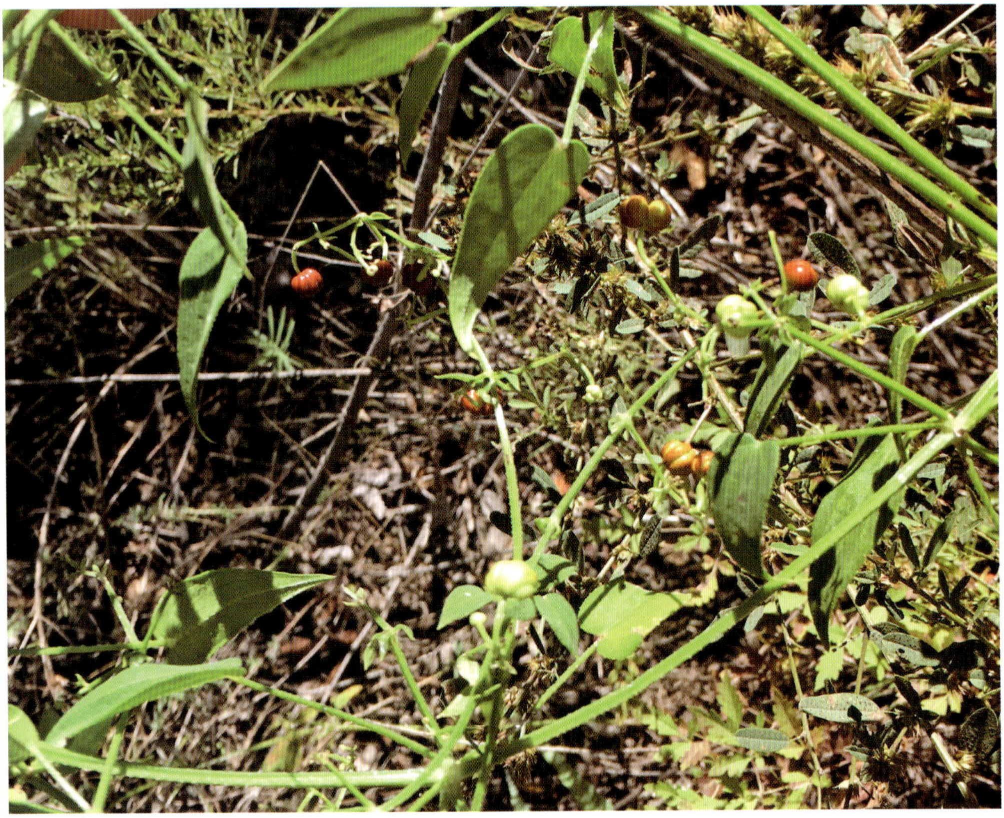

茜草植株

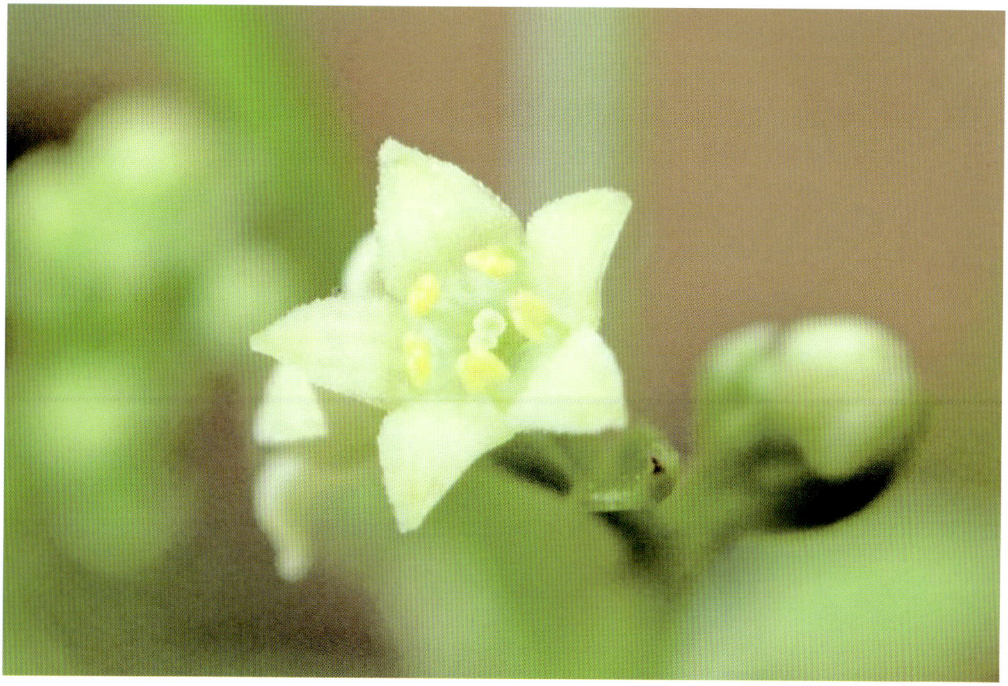

茜草花冠

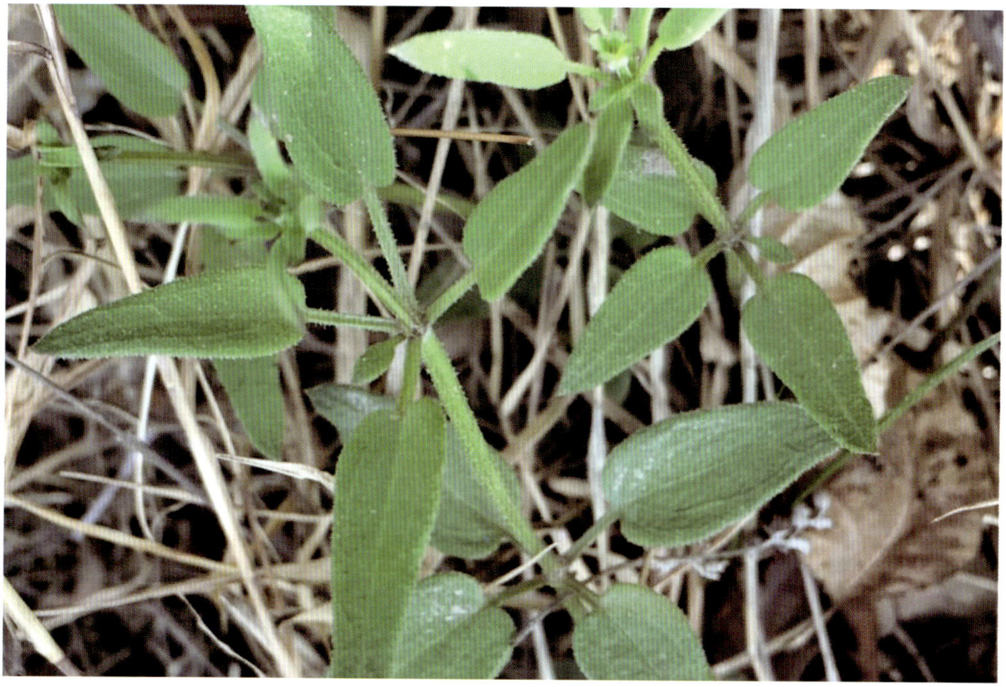

茜草叶片

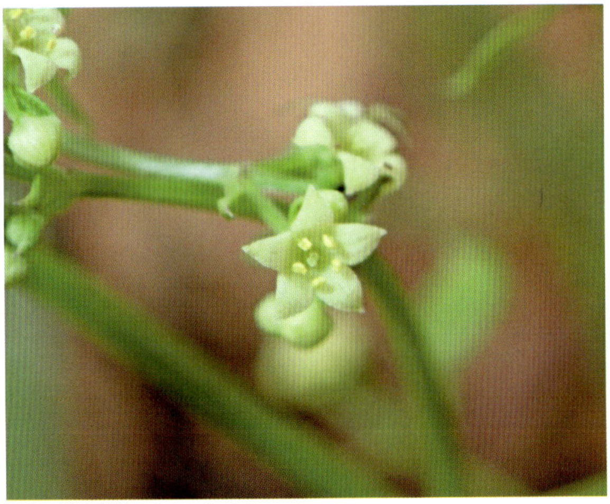

茜草花

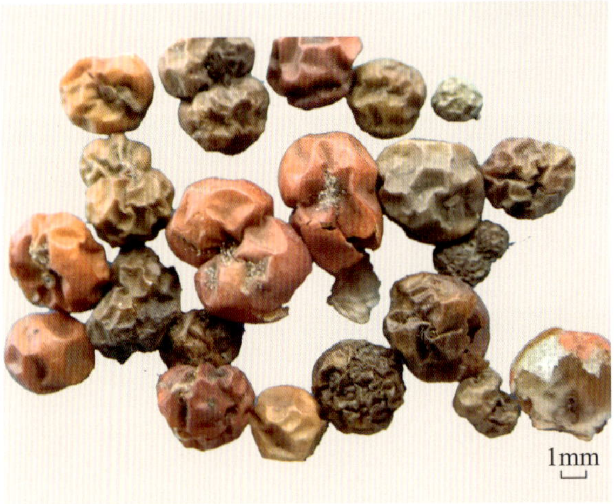

茜草果实

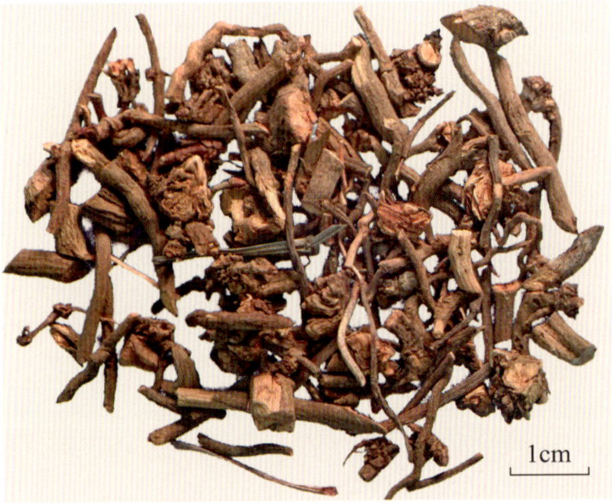

茜草饮片

鳞毛蕨科

31. 绵马贯众 Dryopteridis Crassirhizomatis Rhizoma

【药用来源】

本品为鳞毛蕨科植物粗茎鳞毛蕨 *Dryopteris crassirhizoma* Nakai 带叶柄残基的干燥根茎。

【植物形态】

多年生草本。根茎粗大，斜生，密生棕褐色长披针形的大鳞片。叶簇生于根茎顶端；自基部直达叶轴密生棕色鳞片；叶片倒披针形，二回羽状全裂或深裂；小裂片密接，长圆形，近全缘或先端有钝锯齿，侧脉羽状分叉。孢子囊群分布于叶片中部以上的羽片上，生于叶背小脉中部以下，每裂片 2 ～ 4 对，囊群盖圆形或肾形，棕色。

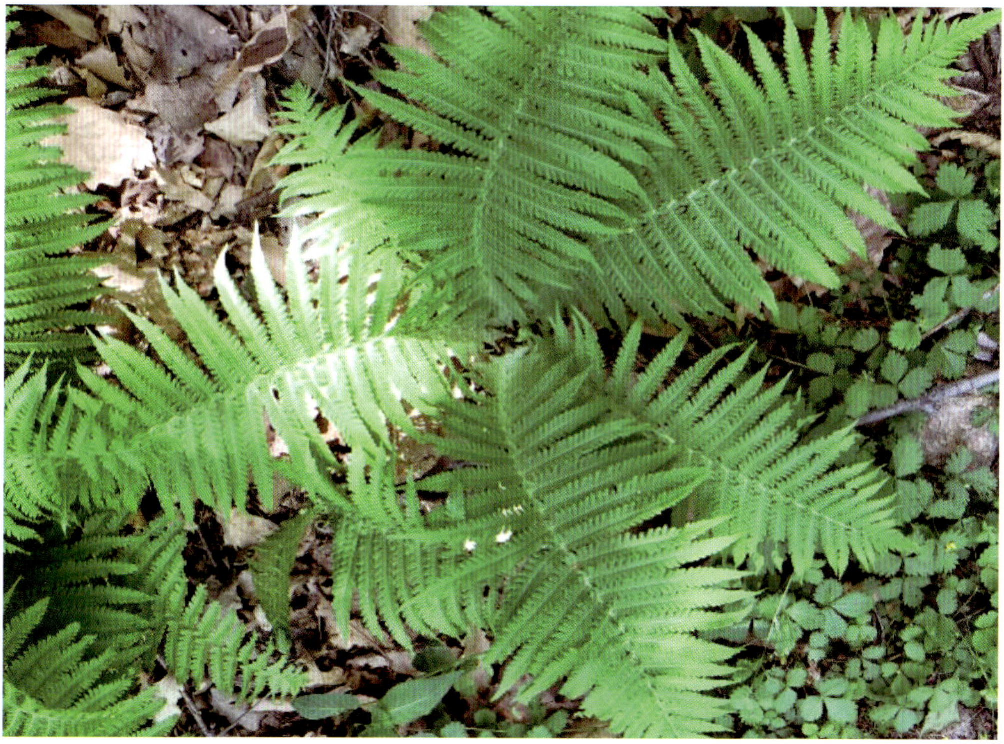

粗茎鳞毛蕨植株

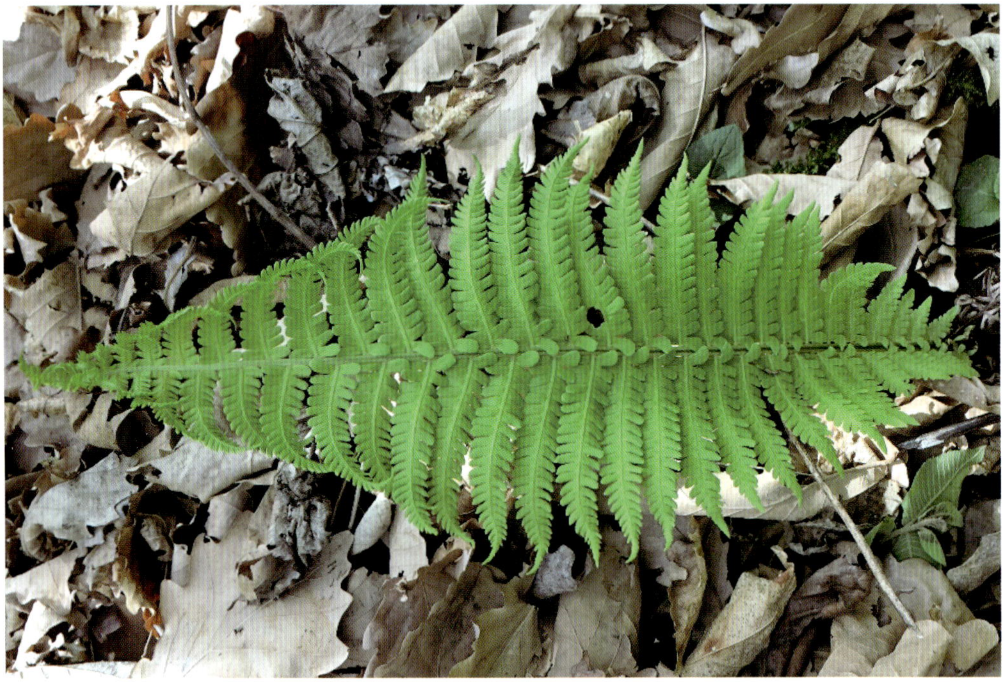

粗茎鳞毛蕨叶片

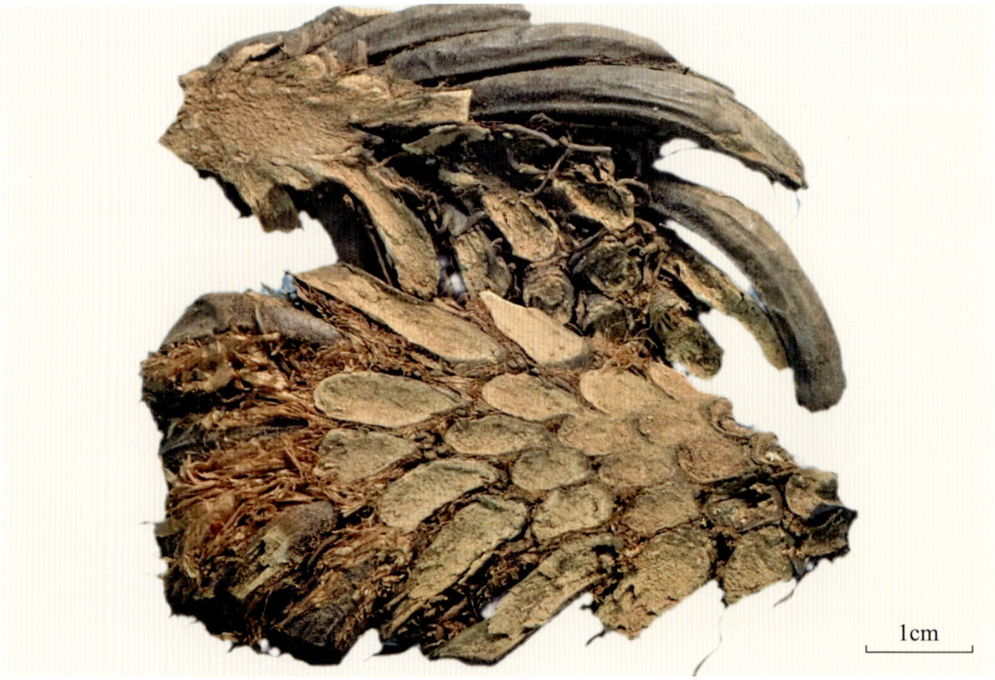

绵马贯众饮片

马兜铃科

32. 细辛 Asari Radix et Rhizoma

【药用来源】

本品为马兜铃科植物北细辛 *Asarum heterotropoides* Fr. Schmidt var. *mandshuricum*（Maxim.）Kitag.、汉城细辛 *A.sieboldii Miq. var. seoulense* Nakai 或华细辛 *A. sieboldii* Miq. 的干燥根和根茎。

【植物形态】

多年生草本；根状茎直立或横走，有多数细长的根。叶基生，1～3片，心形或肾状心形，顶端短锐尖或钝，基部深心形，全缘，两面疏生短柔毛或近于无毛。花单生于叶腋，接近地面，花被钟形，或壶形，污紫色，顶端3裂，裂片由基部向下反卷，先端急尖，雄蕊12，花丝与花药等长；花柱6。蒴果肉质，半球形。花期5月，果期6月。

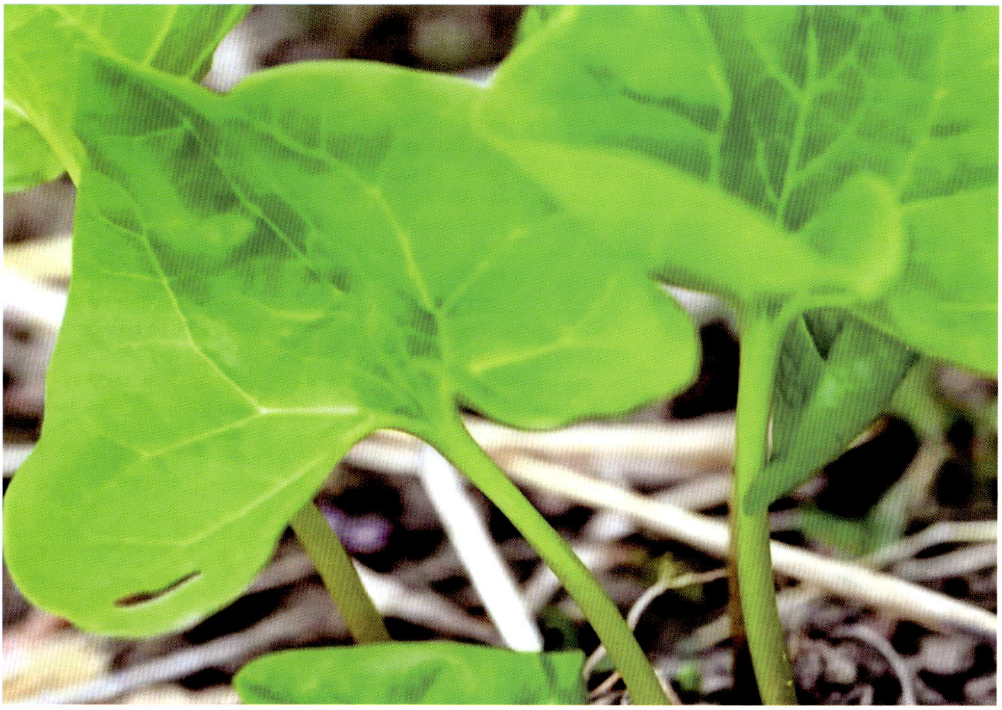

北细辛植株

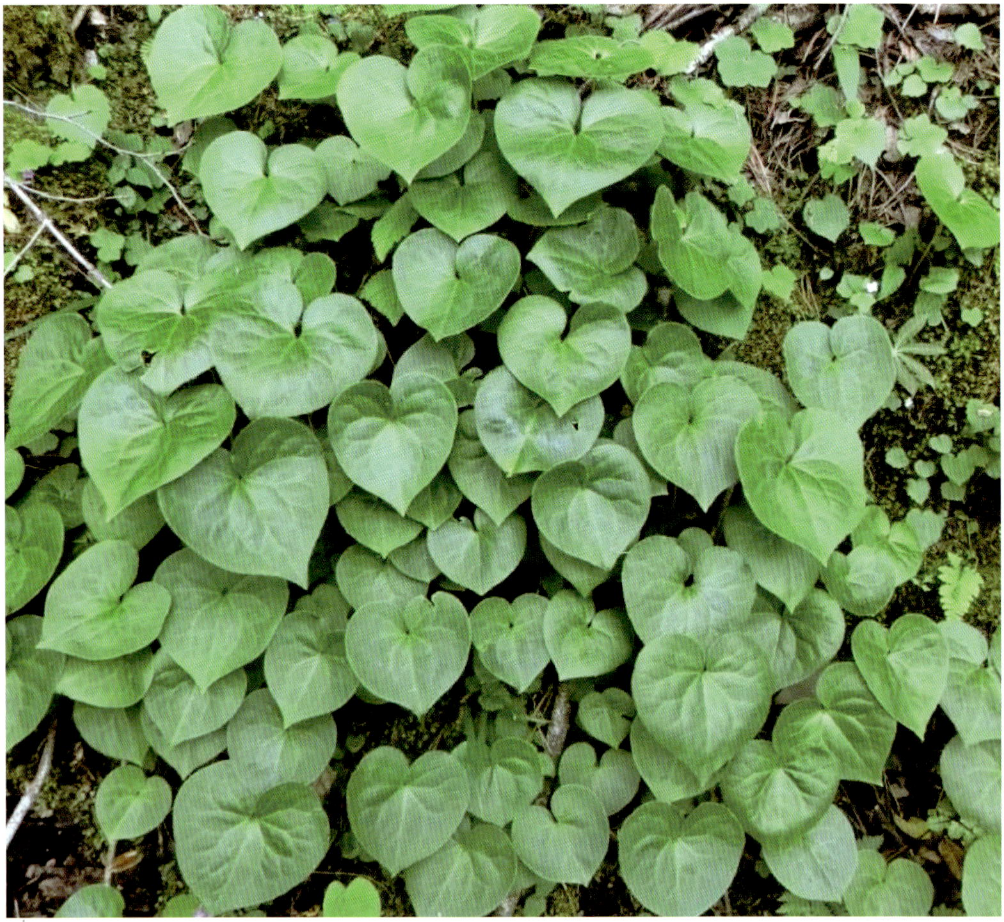

华细辛植株

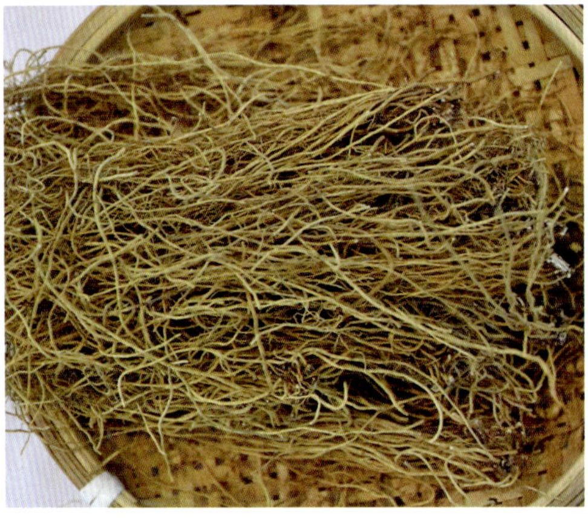

北细辛根

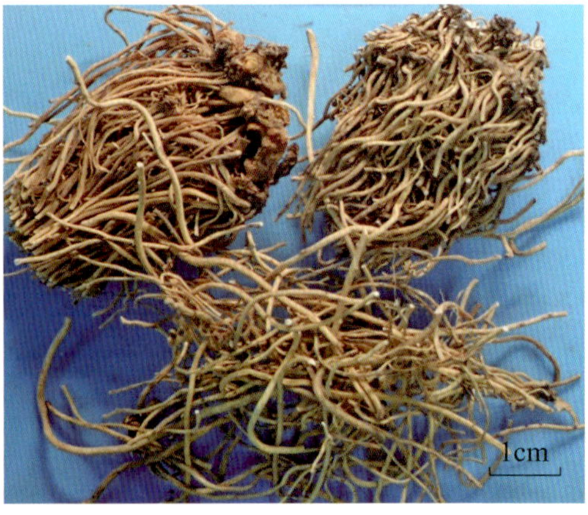

细辛饮片

33. 牛膝 Achyranthis bidentatae Radix

【药用来源】

本品为苋科植物牛膝 *Achyranthes bidentata* Bl. 的干燥根。

【植物形态】

多年生草本，根细长。茎四棱形，节略膨大。叶对生，叶片椭圆形或椭圆披针形，全缘，两面被柔毛。穗状花序顶生及腋生，花向下折贴近总花梗；苞片 1，膜质宽卵形，先端突尖；小苞片 2，尖刺状，基部两侧各具卵状小裂片；花被片 5，绿色；雄蕊 5，退化雄蕊顶端齿形或浅波状；子房长椭圆形。胞果长圆形，果皮薄，包于宿萼内。花期 7 ～ 9 月，果期 9 ～ 10 月。

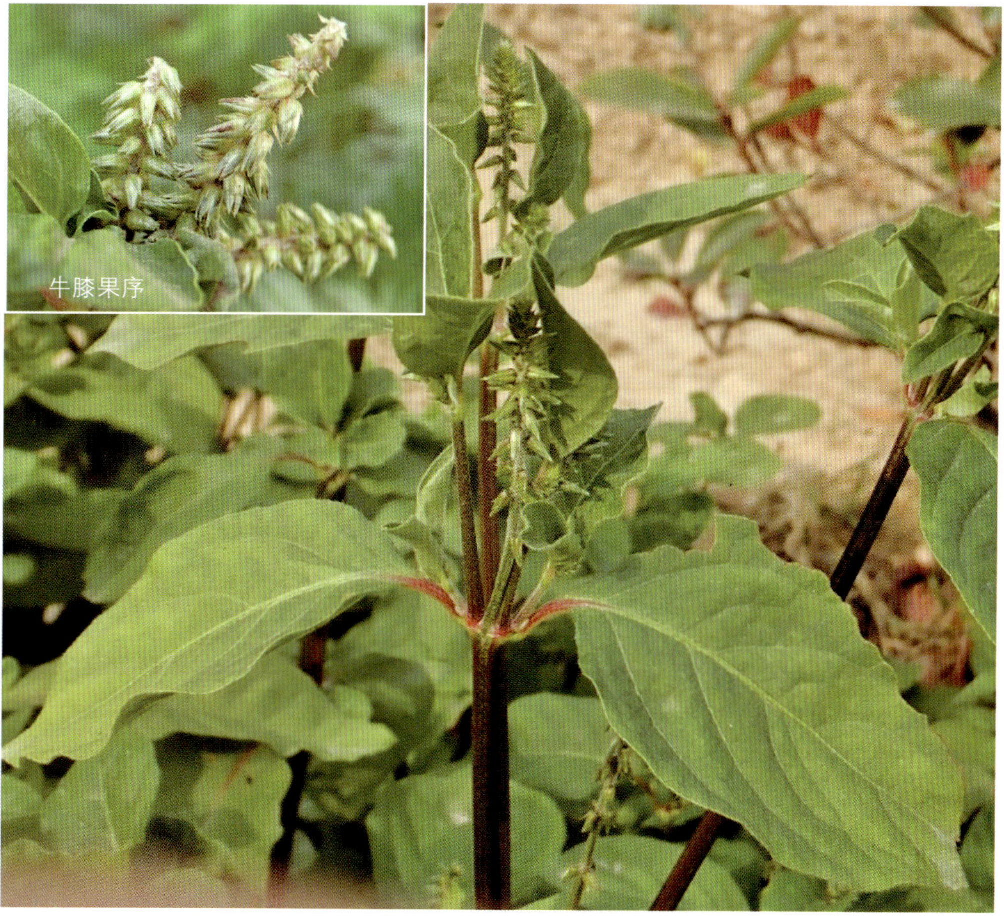

牛膝果序

牛膝植株

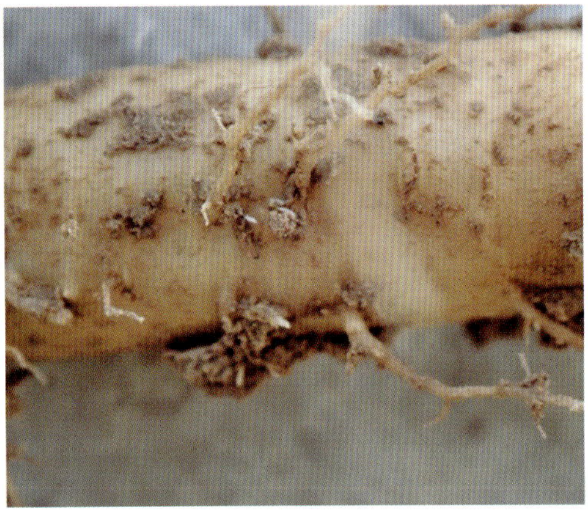

牛膝根表面

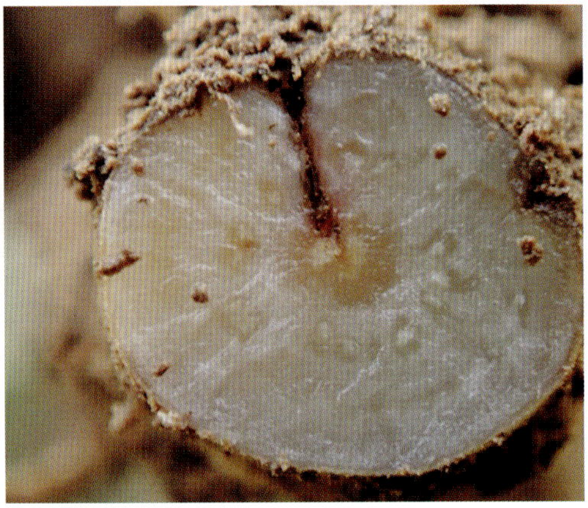

牛膝根横切面

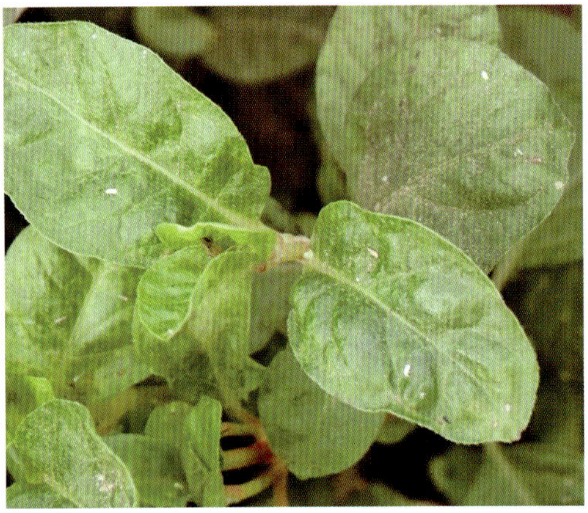

牛膝叶片

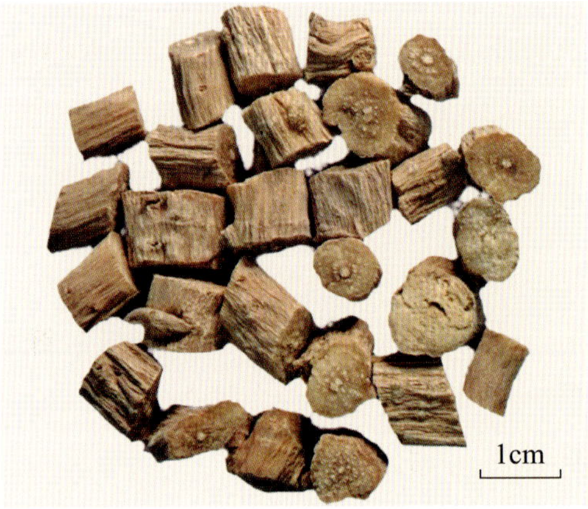

牛膝饮片

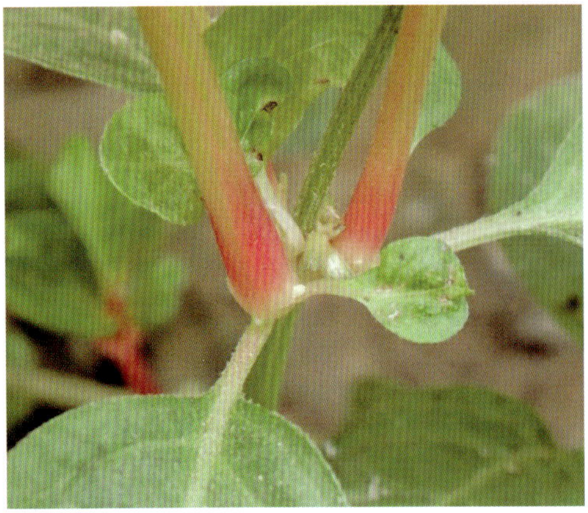

牛膝茎

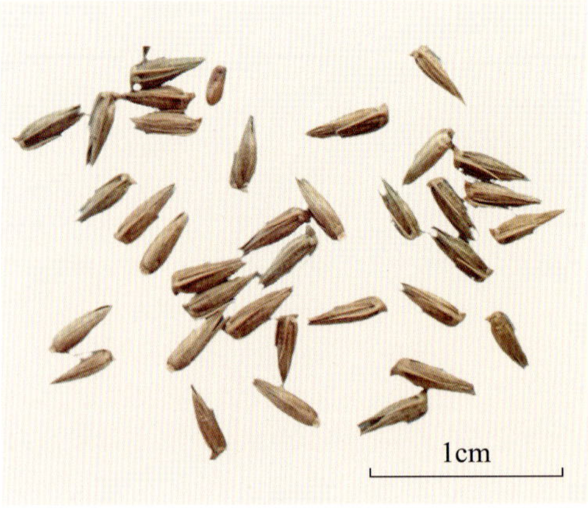

牛膝种子

蔷薇科

34. 地榆 Sanguisorbae Radix

【药用来源】

本品为蔷薇科植物地榆 *Sanguisorba officinalis* L. 或长叶地榆 *Sanguisorba officinalis* L.var.*longifolia*（Bert.）Yü et Li 的干燥根。后者习称“绵地榆”。

【植物形态】

地榆：多年生草本。根茎粗壮，着生多数暗棕色肥厚的根。茎直立，有细棱。单数羽状复叶，基生叶具长柄，有小叶 4 ～ 9 对，小叶片有短柄，卵圆形或长圆状卵形，边缘有具芒尖的粗锯齿，两面绿色，无毛；小叶柄基部常有小托叶；托叶抱茎，镰刀状，有齿。花小，紫红色，密集成近球形或短圆柱形的穗状花序；每小花有膜质苞片 2；萼片 4，宿存；无花瓣；雄蕊 4，花药黑紫色；子房上位。果实包藏在宿存萼筒内，外面有斗棱，瘦果暗棕色，被细毛。花果期 6 ～ 9 月。

长叶地榆与上种的区别为根富纤维性，折断面呈细毛状，基生小叶线状长圆形至线状披针形，茎生叶与基生叶相似，但较细长。穗状花序圆柱形。花果期 8 ～ 11 月。

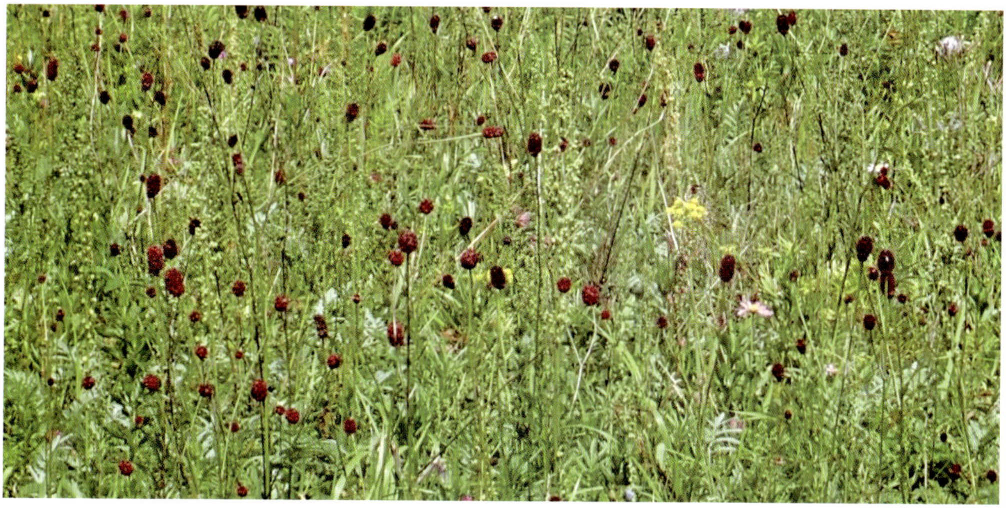

地榆植株

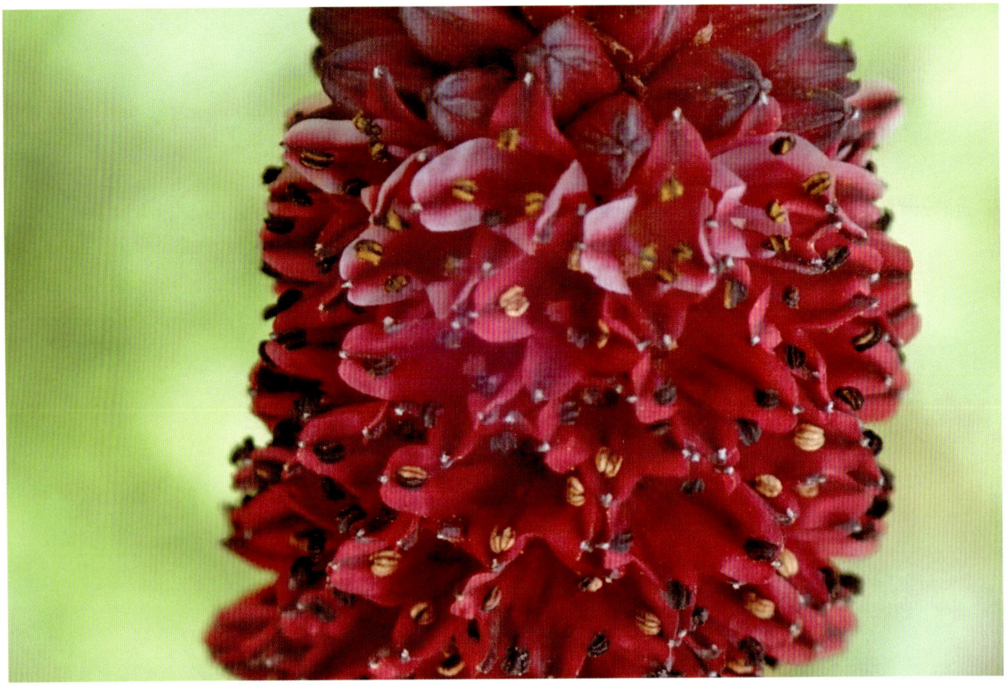

地榆花序

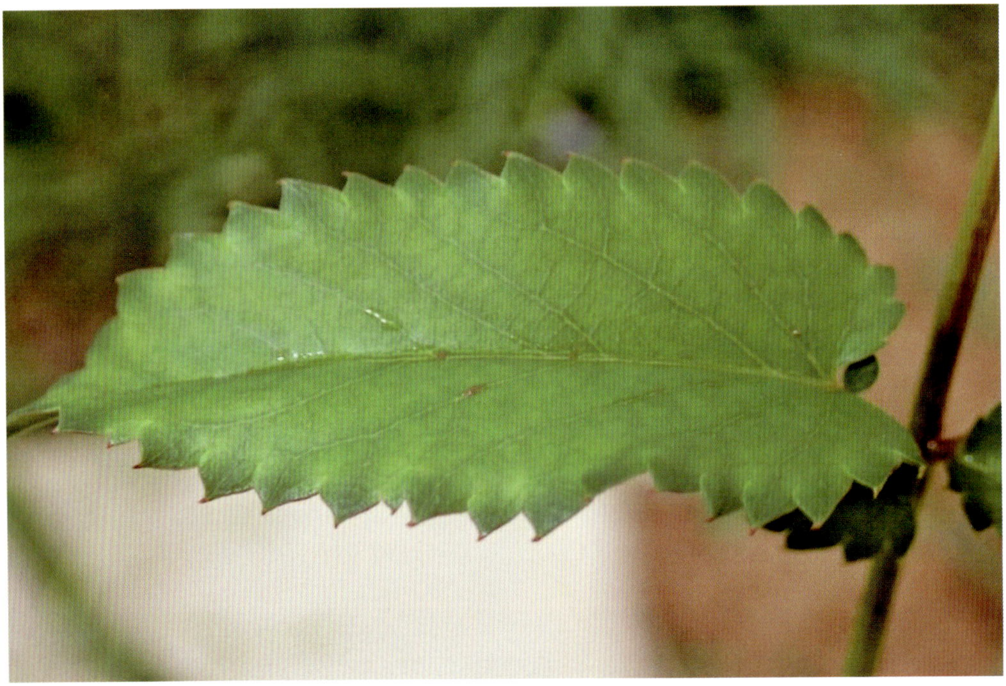

地榆叶片

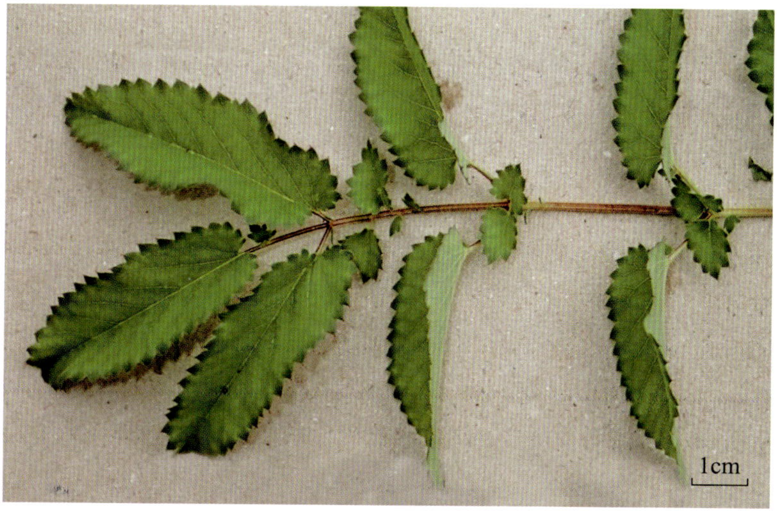

地榆叶序

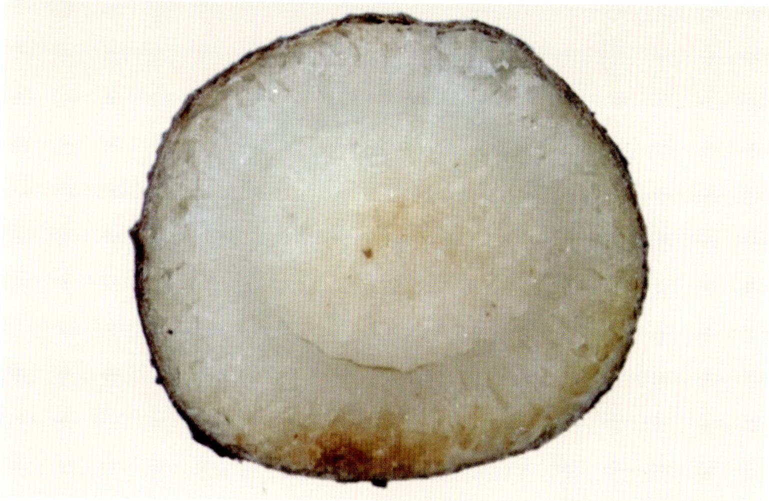

地榆鲜根横切面

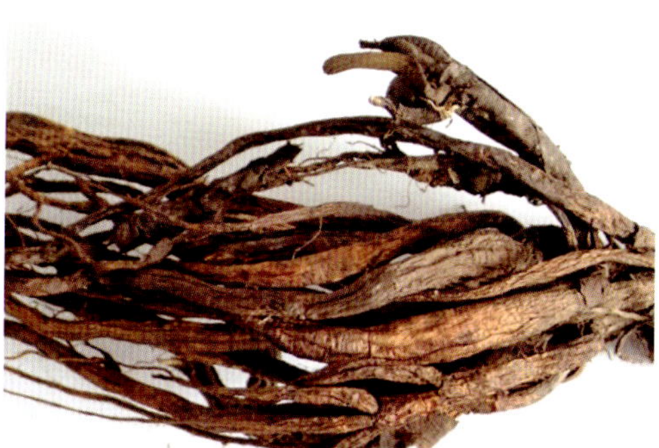

地榆药材

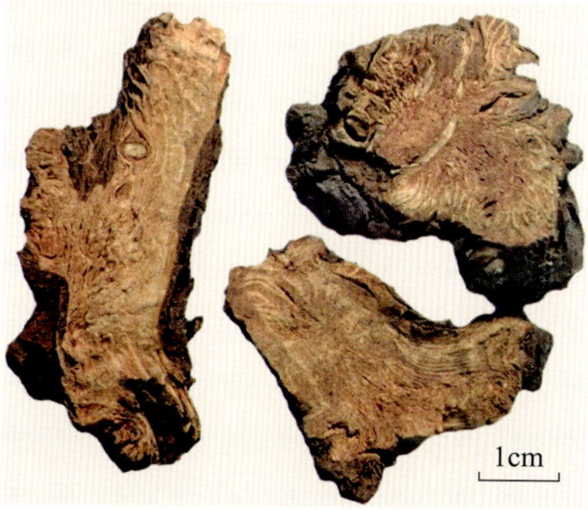

地榆饮片

紫草科

35. 紫草 Arnebiae Radix

【药用来源】

本品为紫草科植物新疆紫草 *Arnebia euchroma*（Royle）Johnst. 或内蒙紫草 *Arnebia guttata* Bunge 的干燥根。

【植物形态】

新疆紫草（软紫草）：多年生草本。高 15 ～ 35cm，全株被白色糙毛，根紫色，多扭曲，栓皮多层。茎直立。基生叶丛生，叶片线状披针形，茎生叶互生，较基生叶短小，无柄。蝎尾状聚伞花序密集于茎顶，近头状；苞片线状披针形；具硬毛，花萼短筒状，先端 5 裂；花冠长筒状，淡紫色或紫色，先端 5 裂，喉部及基部无附属物及毛；雄蕊 5，子房 4 深裂。小坚果骨质，宽卵形。花果期 8 ～ 9 月。

内蒙紫草：花冠黄色，花冠管喉部光滑，基部具鳞片状物。叶倒披针形或条状披针形，花成总状花序。

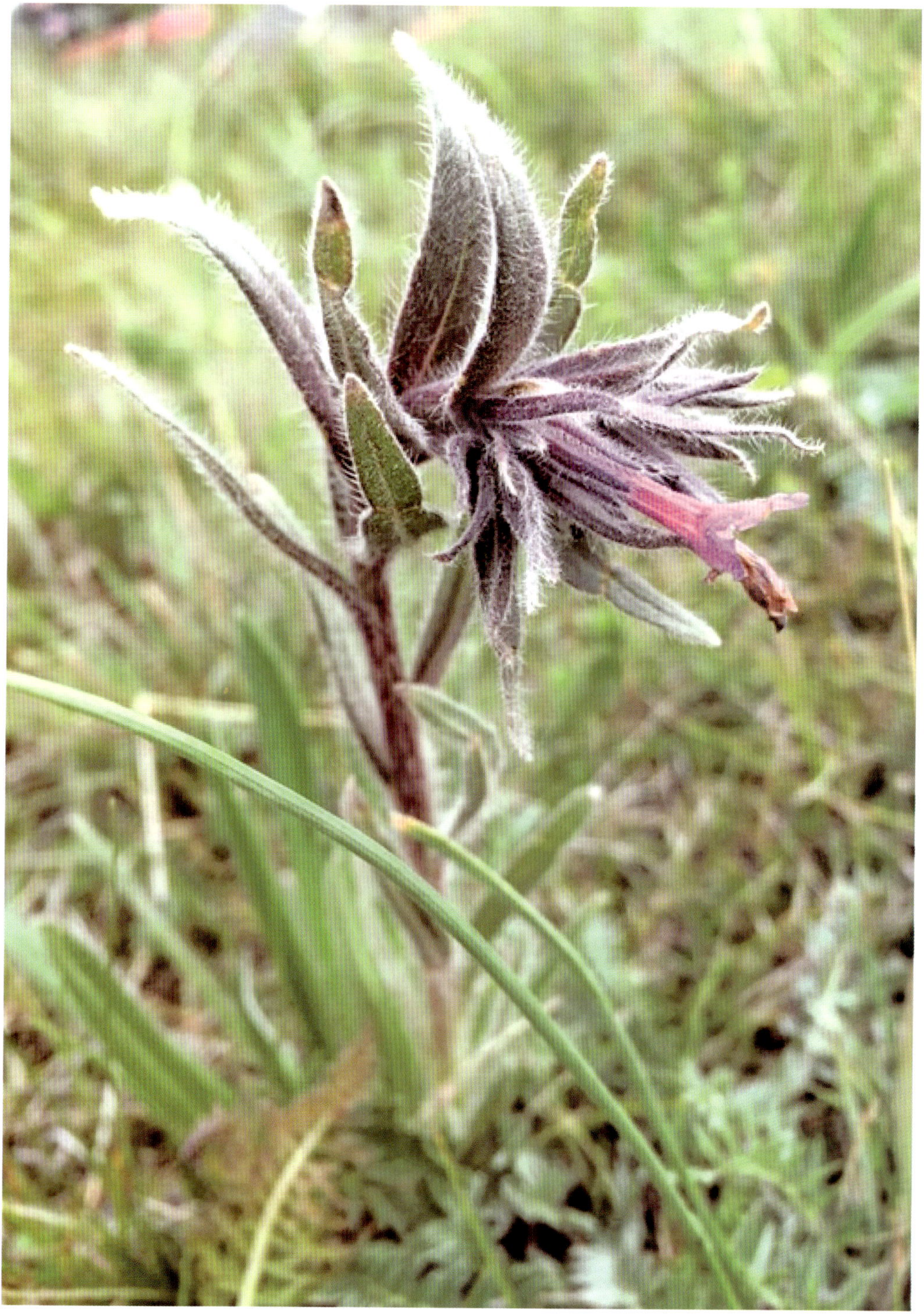

新疆紫草植株

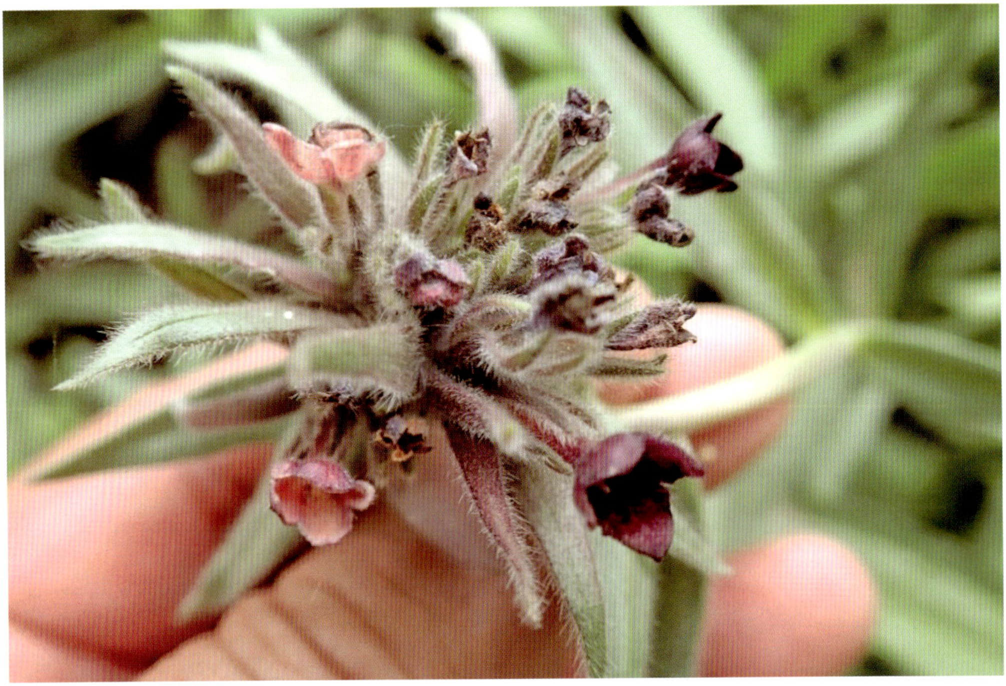

新疆紫草花序

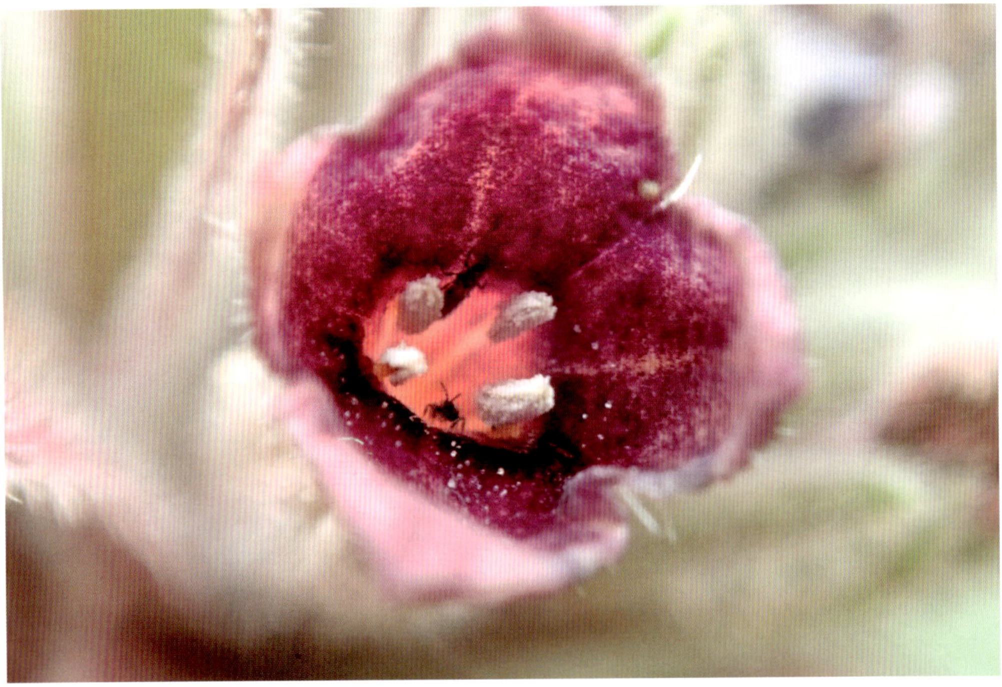

新疆紫草花冠

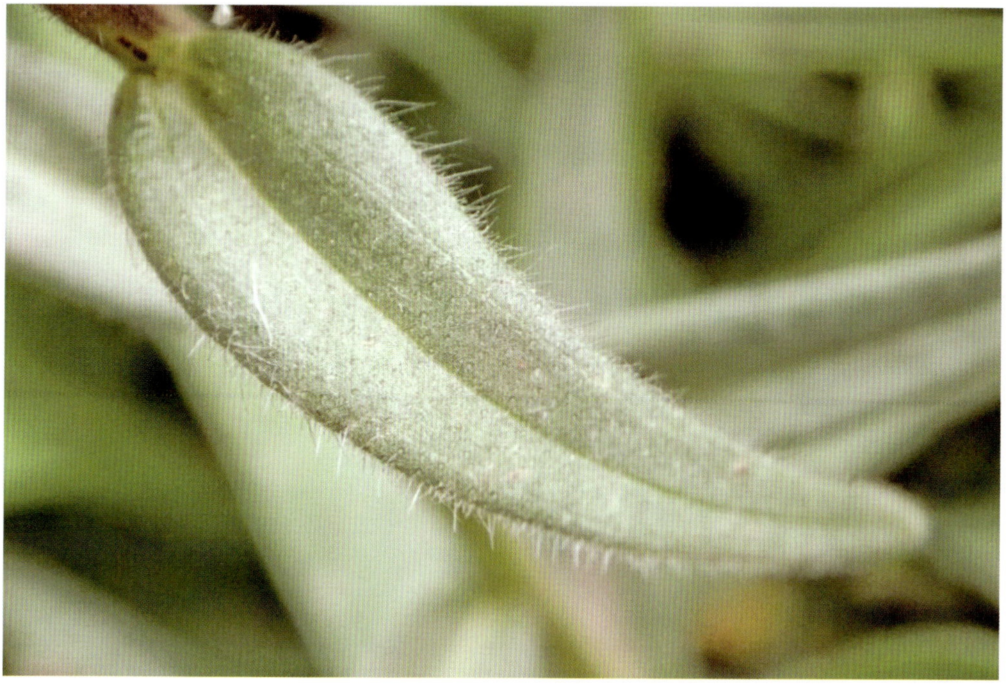

新疆紫草叶片

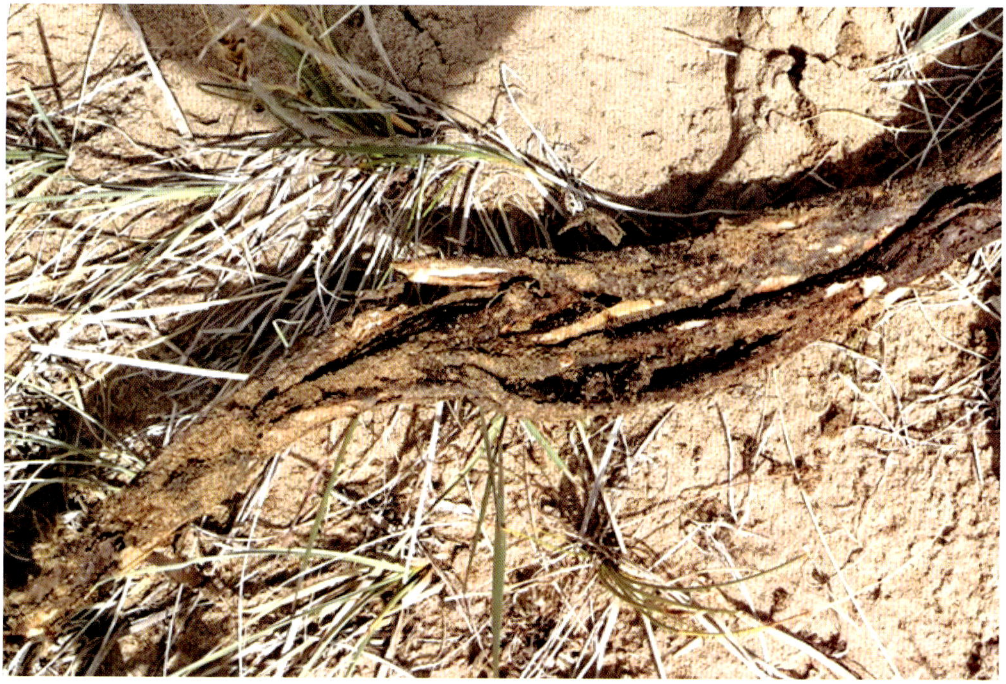

新疆紫草根

防己科

36. 北豆根 Menispermi Rhizoma

【药用来源】

本品为防己科植物蝙蝠葛 *Menispermum dauricum* DC. 的干燥根茎。

【植物形态】

缠绕性木质藤本。叶互生，叶片圆肾形或卵圆形，长宽约 7 ～ 10cm，呈 3 ～ 7 浅裂，无毛；叶柄盾状着生。花单性，雌雄异株。花序短圆锥状，腋生；雄花序总花梗长 3cm，花黄绿色；雄花萼片 6，花瓣 6 ～ 8，卵形，较萼片小，雄蕊 12 或更多，花药球形；雌花心皮 3，分离。核果，圆肾形，熟时黑紫色。花期 6 ～ 7 月，果期 7 ～ 8 月。

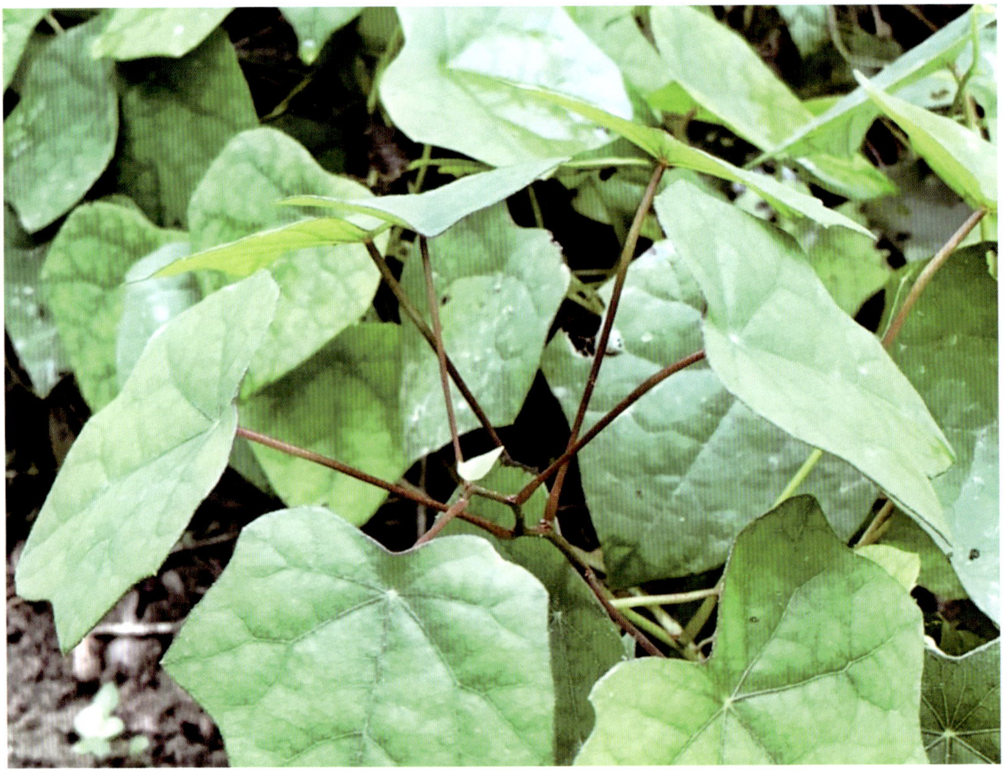

蝙蝠葛植株

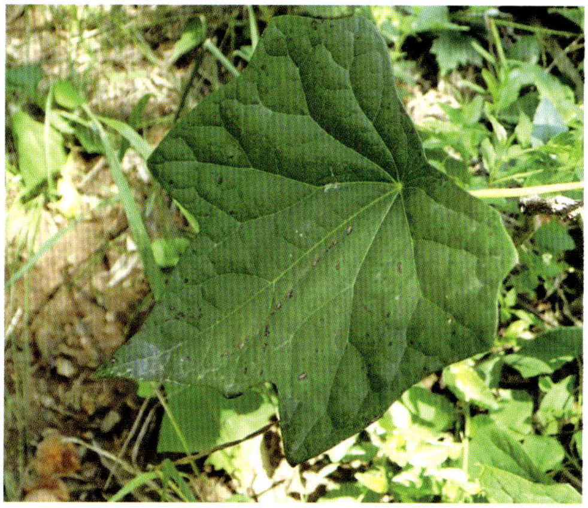

蝙蝠葛叶片

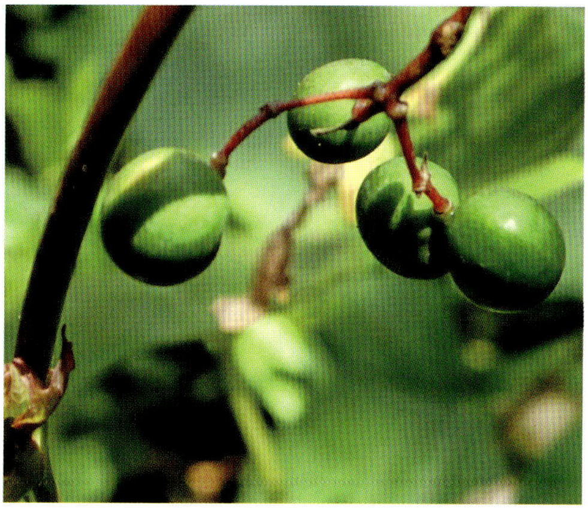

蝙蝠葛果实

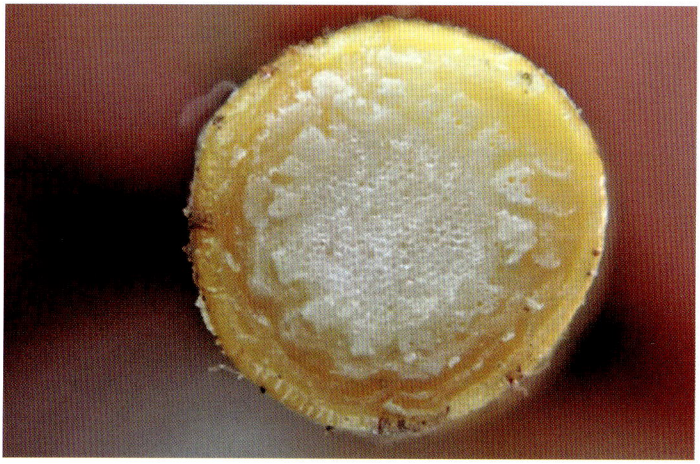

蝙蝠葛鲜根横切面

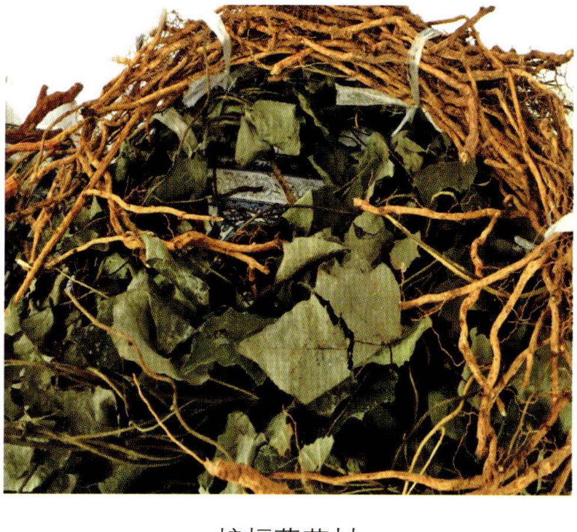

蝙蝠葛药材

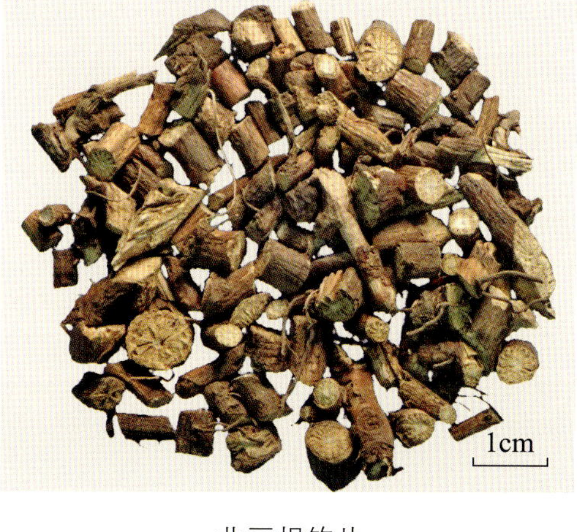

北豆根饮片

十字花科

37. 板蓝根 Isatidis Radix

【药用来源】

本品为十字花科植物菘蓝 *Isatis indigotica* Fort. 的干燥根。

【植物形态】

二年生草本。主根深长。茎直立，高 40 ～ 100cm，光滑无毛。叶互生，基生叶具柄，叶片长圆状椭圆形，全缘或波状，有时不规则齿裂；茎生叶长圆形或长圆状披针形，先端钝或尖，基部垂耳圆形，半抱茎，全缘。复总状花序，花黄色；花萼 4，花瓣 4；雄蕊 6，4 强；短角果近长圆形，扁平，边缘翅状，紫色。花期 4 ～ 5 月，果期 5 ～ 6 月。

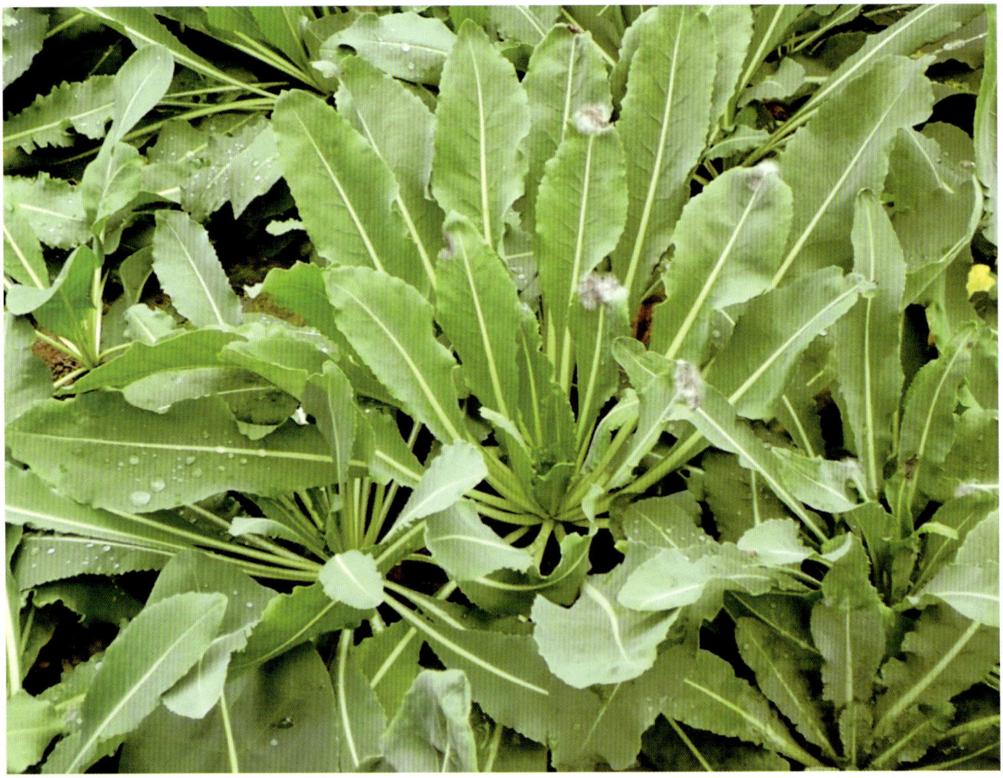

菘蓝植株

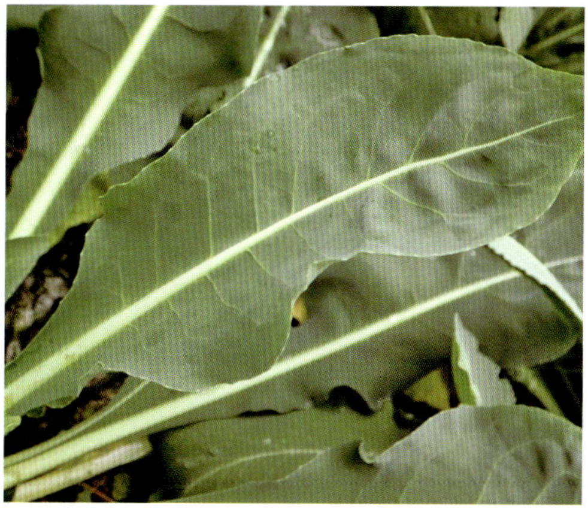

菘蓝叶片

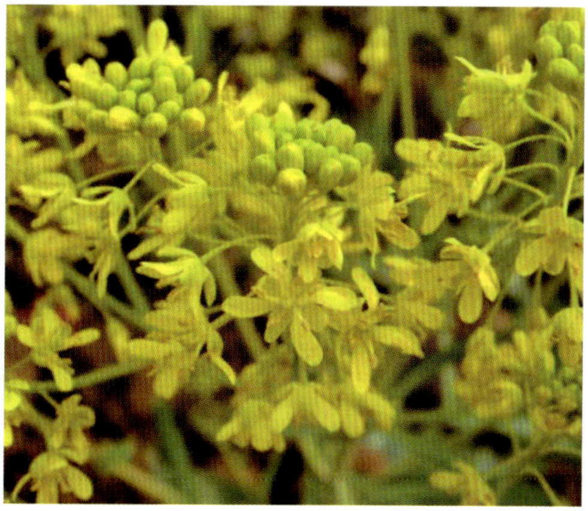

菘蓝花

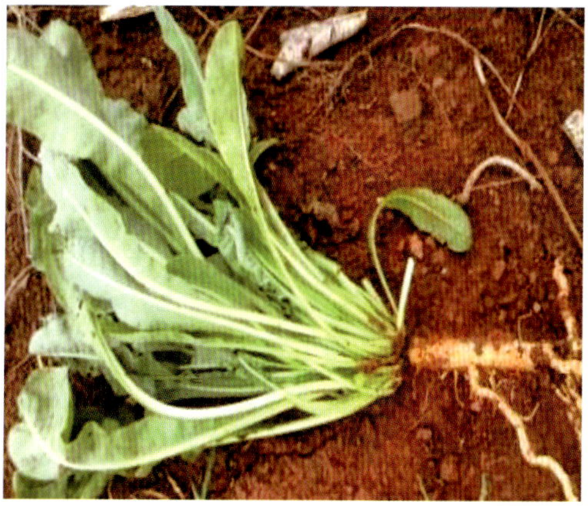

菘蓝鲜根

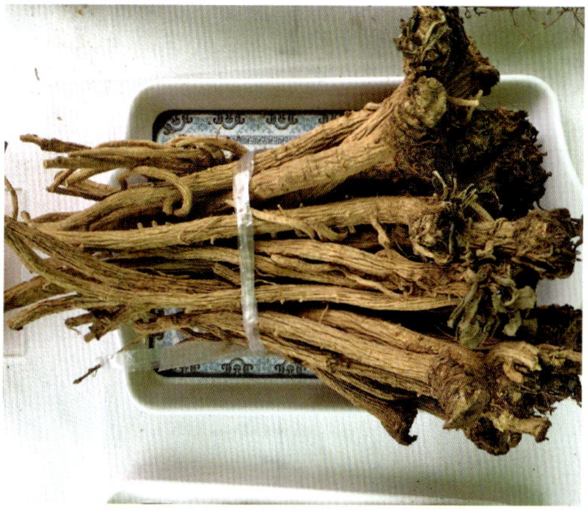

板蓝根药材

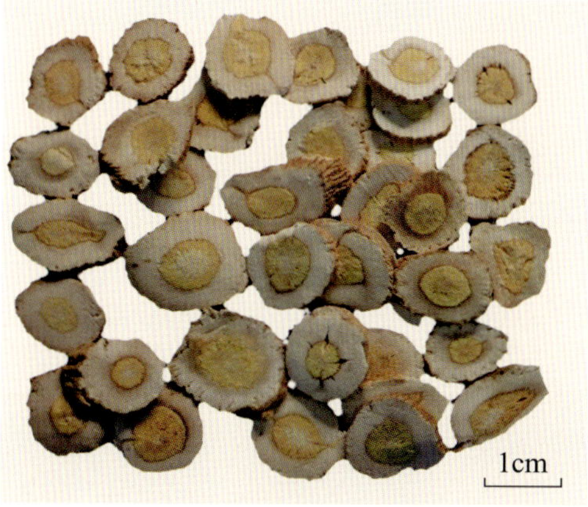

板蓝根饮片

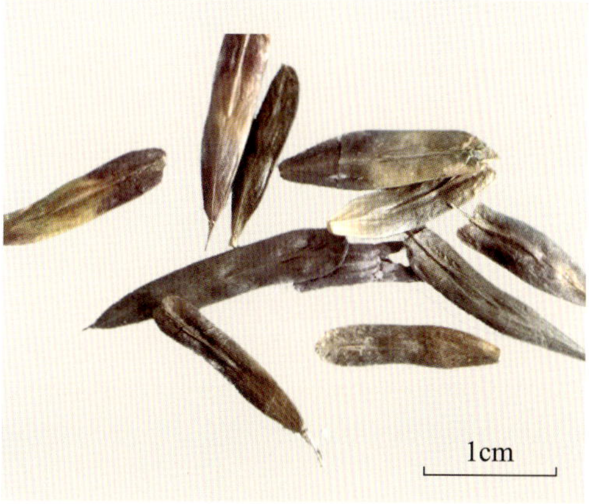

菘蓝种子

百合科

38. 知母 Anemarrhenae Rhizoma

【药用来源】

本品为百合科植物知母 *Anemarrhena asphodeloides* Bge. 的干燥根茎。

【植物形态】

多年生草本。根茎横走，其上残留许多黄褐色纤维状的叶基，下部生有多数肉质须根。叶基生，线形，基部扩大成鞘状，具多条平行脉，没有明显的中脉。花葶直立，不分枝，其上生有尖尾状的苞片，花 2 ～ 3 朵成一簇，生在顶部集成穗状；花被 6 片，2 轮，花粉红色、淡紫色至白色；雄蕊 3 枚；子房上位，3 室，蒴果长圆形，具六条纵棱。花果期 5 ～ 9 月。

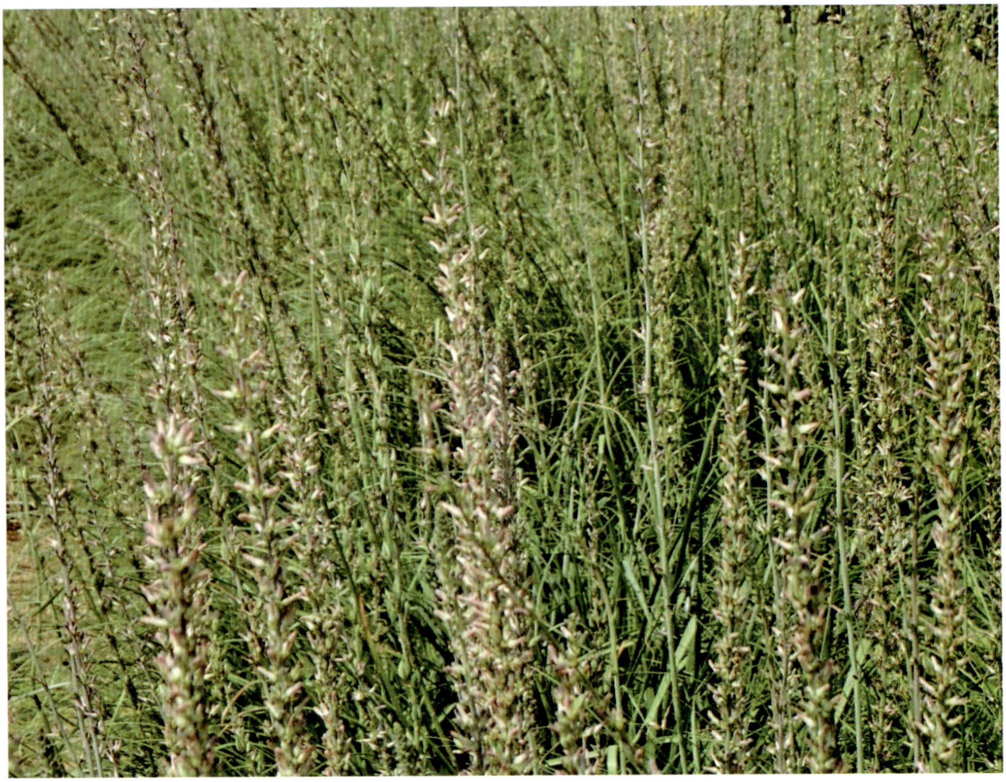

知母植株

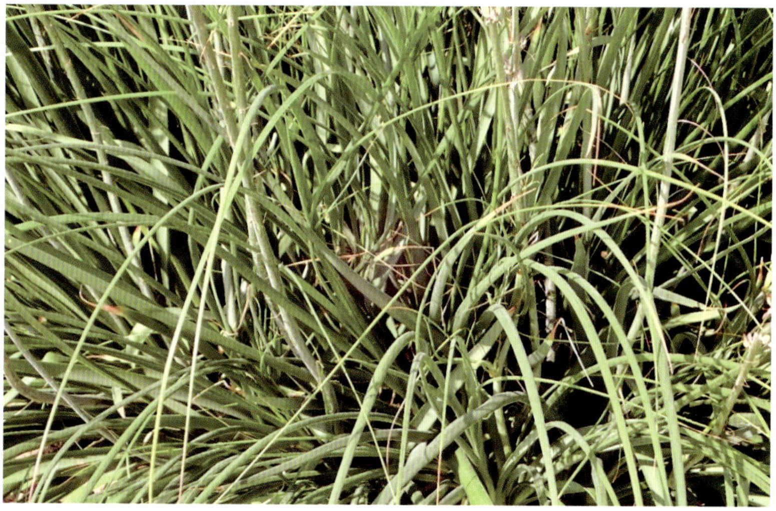

知母叶片

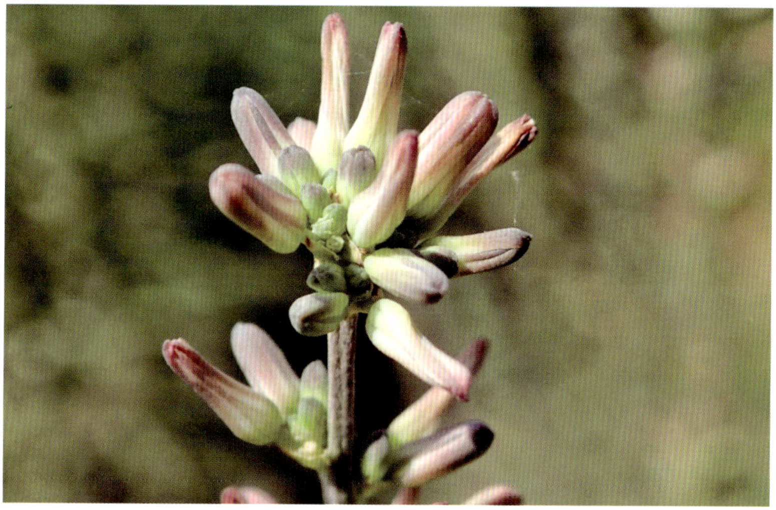

知母花序

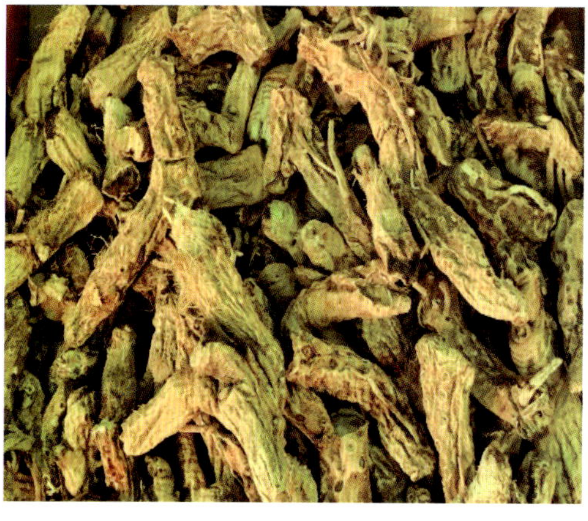

知母药材

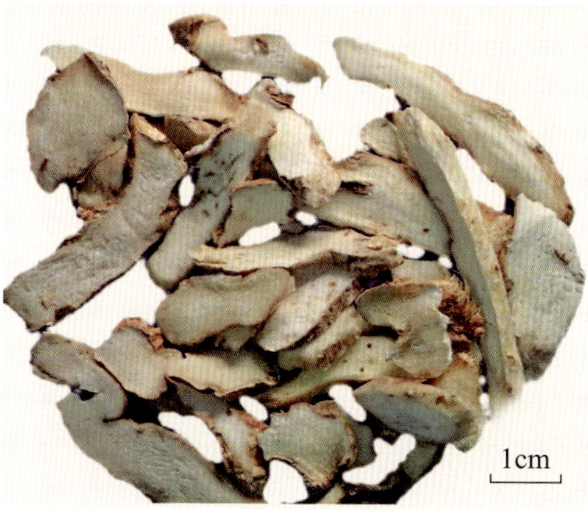

知母饮片

39. 黄精 Polygonati Rhizoma

【药用来源】

本品为百合科植物滇黄精 *Polygonatum kingianum* Coll.et Hemsl.、黄精 *Polygonatum sibiricum* Red. 或多花黄精 *Polygonatum cyrtonema* Hua 的干燥根茎。按形状不同，习称“大黄精”“鸡头黄精”“姜形黄精”。

【植物形态】

滇黄精：根状茎近圆柱形或近连珠状，结节有时作不规则菱状，肥厚，直径 1 ～ 3cm。茎高 1 ～ 3m，顶端作攀援状。叶轮生，每轮 4 ～ 8 枚，叶线形或线状披针形，先端拳卷。花梗着生花 2 ～ 3 朵，总花梗下垂，花被粉红色，浆果成熟时红色。花期 3 ～ 5 月，果期 9 ～ 10 月。

黄精：多年生草本，根茎横走，由于结节膨大，因此“节间”一头粗、一头细，在粗的一头有短分枝（用这种根状茎类型所制成的药材称为鸡头黄精），直径 1 ～ 2cm。茎直立，高 50 ～ 90cm，有时呈攀援状。叶轮生，每轮 4 ～ 6 枚，条状披针形，先端拳卷或弯曲成钩。花序通常具 2 ～ 4 朵花，成伞形状，下垂，花被筒状；白色至淡黄色，先端 6 浅裂，雄蕊 6 枚，花丝较短。花柱长，为子房的 1.5 ～ 2 倍。浆果蓝黑色，具 4 ～ 7 颗种子。花期 5 ～ 6 月，果期 8 ～ 9 月。

多花黄精：根状茎肥厚，通常连珠状或结节成块，少有近圆柱形，直径 1 ～ 2cm。茎高 50 ～ 100cm，叶互生，椭圆形、卵状披针形至长圆状披针形，少有稍作镰状弯曲。花梗着生花具 2 ～ 7（～ 14）花，在总花梗上排列成伞形，花被黄绿色；花丝具小乳突或微毛，顶端稍膨大至具囊状突起，浆果黑色。花期 5 ～ 6 月，果期 8 ～ 10 月。

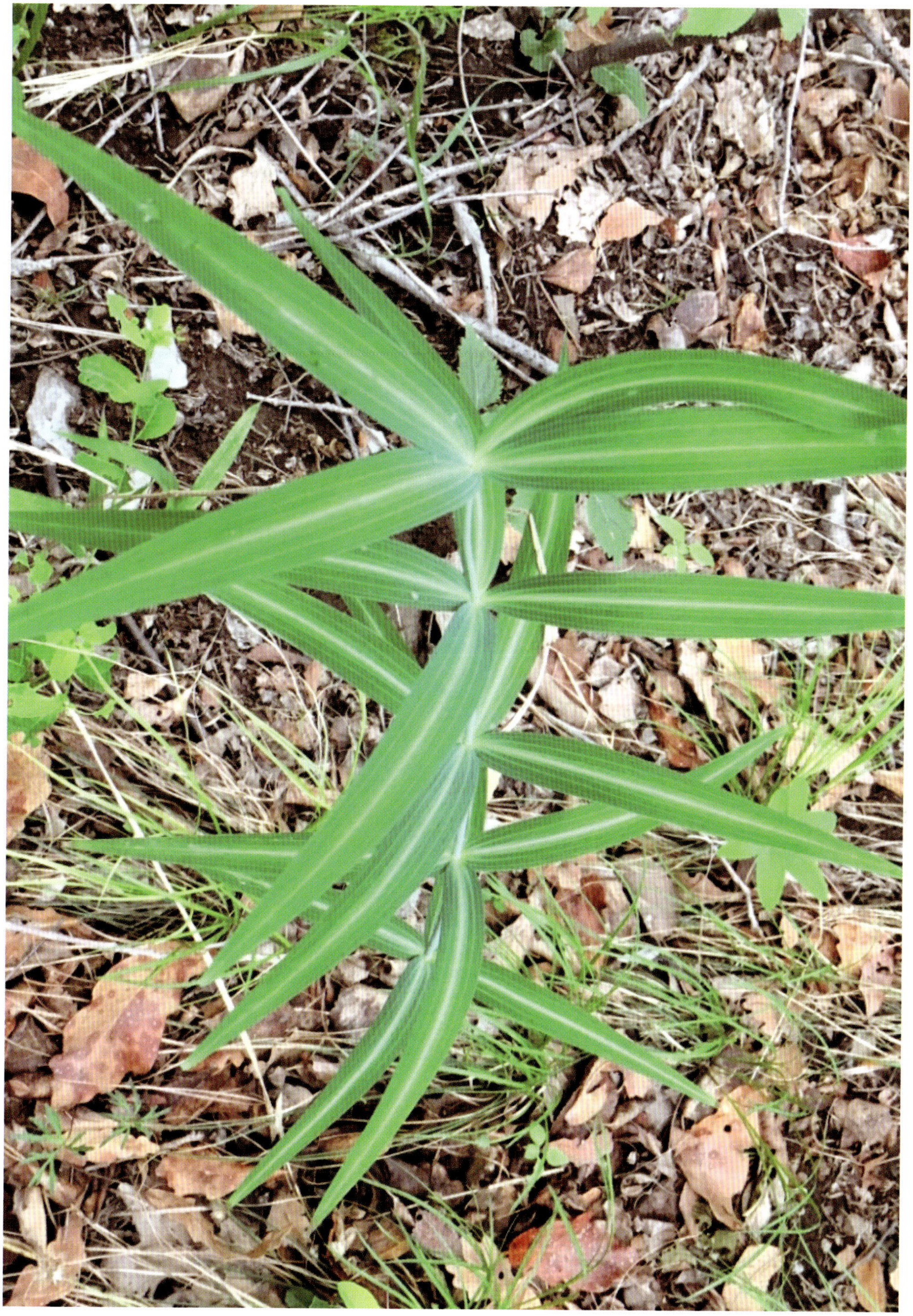

黄精植株

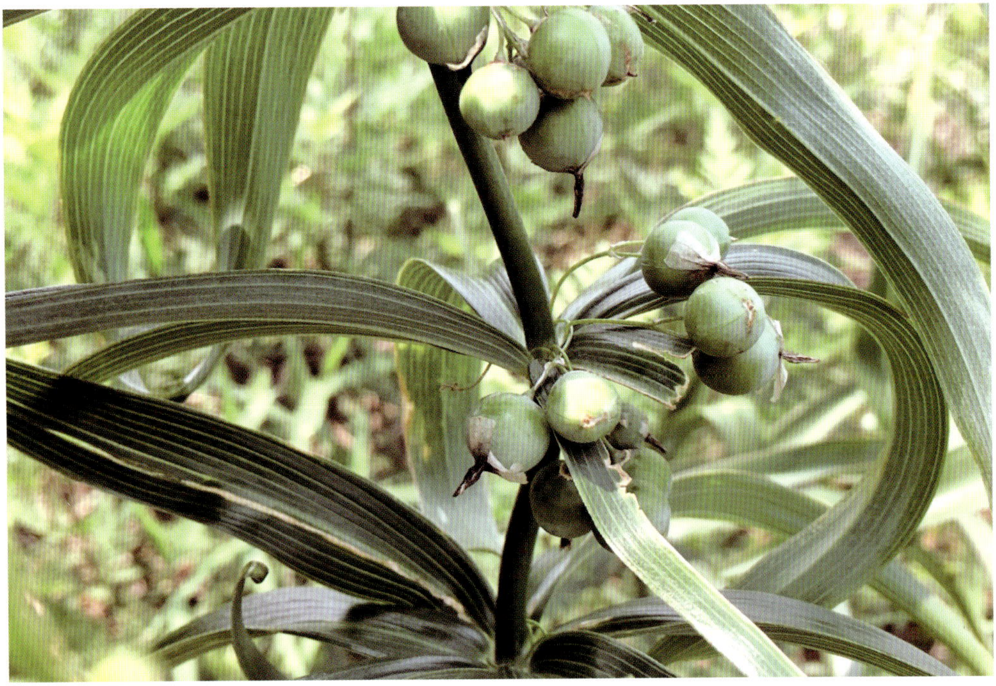

黄精果实

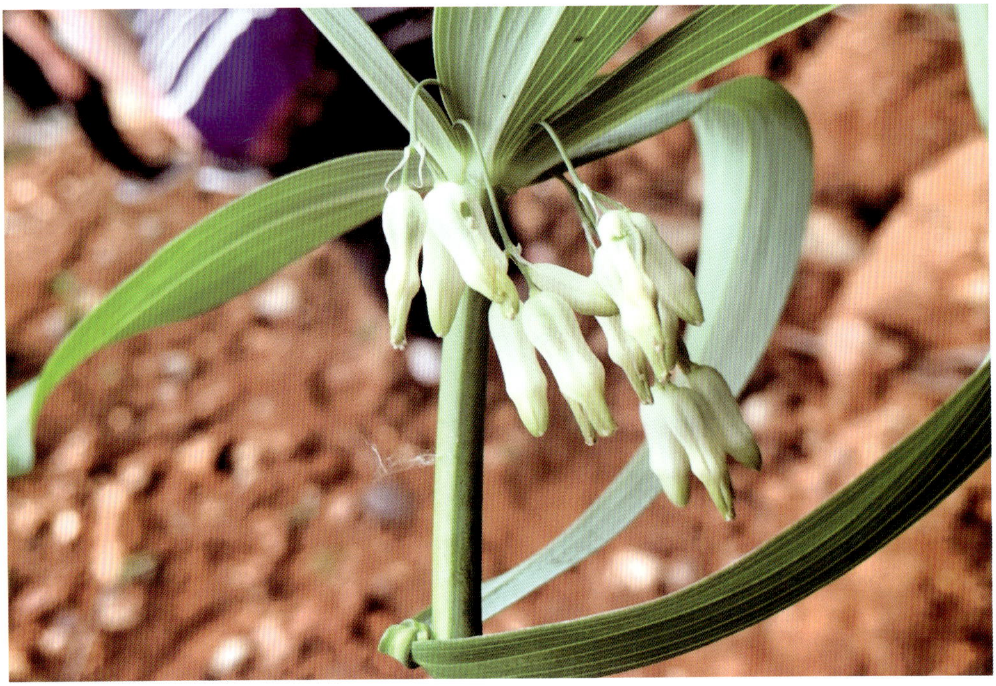

黄精花序

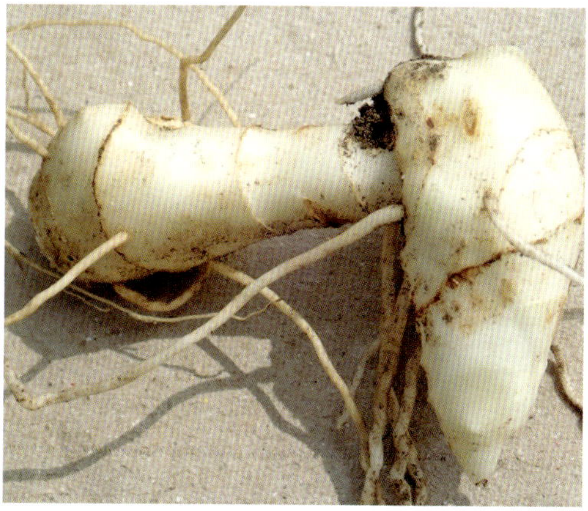

黄精鲜根

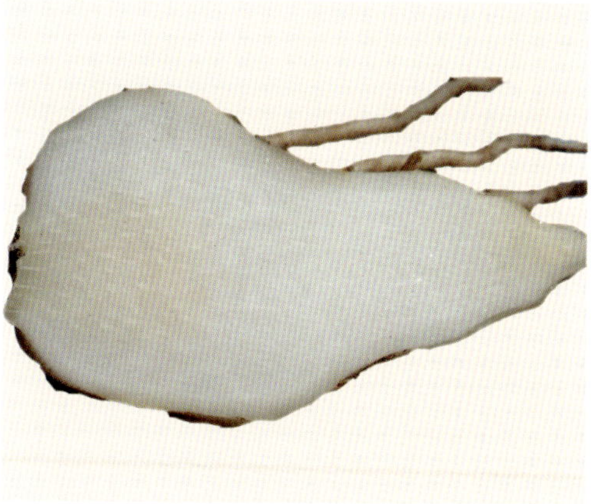

黄精鲜根横切面

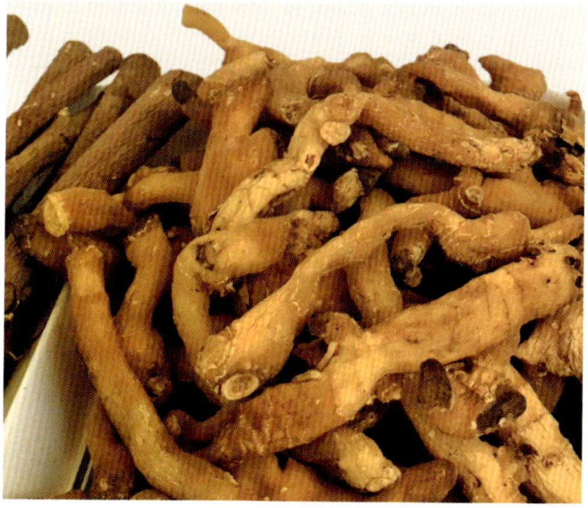

黄精药材

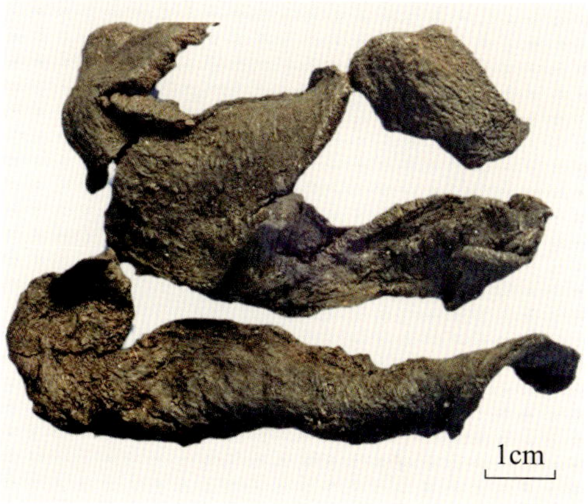

黄精饮片

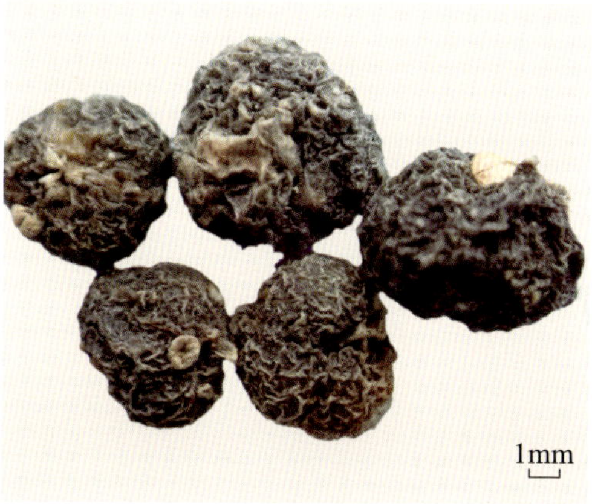

黄精种子

40. 百合 Lilii Bulbus

【药用来源】

本品为百合科植物卷丹 *Lilium lancifolium* Thunb.、百合 *Lilium brownii* F.E.Brown var.*viridulum* Baker 或细叶百合 *Lilium pumilum* DC. 的干燥肉质鳞叶。

【植物形态】

卷丹：鳞茎卵圆扁球形；鳞片宽卵形，白色。茎带紫色条纹，具白色绵毛。叶散生，矩圆状披针形或披针形，两面近无毛，先端有白毛，边缘有乳头状突起，有 5 ～ 7 条脉，上部叶腋有珠芽。花 3 ～ 6 朵或更多；苞片叶状，卵状披针形，先端钝，有白绵毛；花梗紫色，有白色绵毛；花下垂，花被片披针形，强烈反卷，橙红色，有紫黑色斑点；内轮花被片稍宽，蜜腺两边有乳头状突起，尚有流苏状突起；雄蕊四面张开；花丝淡红色，无毛，花药矩圆形；子房圆柱形；花柱柱头稍膨大，3 裂。蒴果狭长卵形。花期 7 ～ 8 月，果期 9 ～ 10 月。

百合：多年草本，高 70 ～ 150cm，鳞茎球形，淡白色，其暴露部分带紫色，先端鳞叶常开放如荷花状；下面生多数须根。茎圆柱形，直立。不分枝，光滑无毛，常带褐紫色斑点。叶互生，无柄，披针形或窄披针形，先端渐尖，基部渐狭，具 5 ～ 7 脉，全缘或微波状，两面无毛。花大，单生于茎顶；花梗稍弯；花被漏斗状，有香气，白色，被面稍带褐色，无斑点，向外张开或先端外弯而不卷，蜜腺两边具小乳头状突起；雄蕊 6，花丝细长，花药长椭圆形；子房上位，呈圆柱形，花柱细长，柱头 3 裂。蒴果矩圆形，有棱，具多数种子。花期 6 ～ 7 月，果期 9 ～ 10 月。

细叶百合：鳞茎圆锥形或长卵形；叶密集，窄条形，花单生或数朵排成总状花序，鲜红色，通常无斑点，有时有少数斑点，花俯垂，花被片反卷。花期 7 ～ 8 月，果期 9 ～ 10 月。

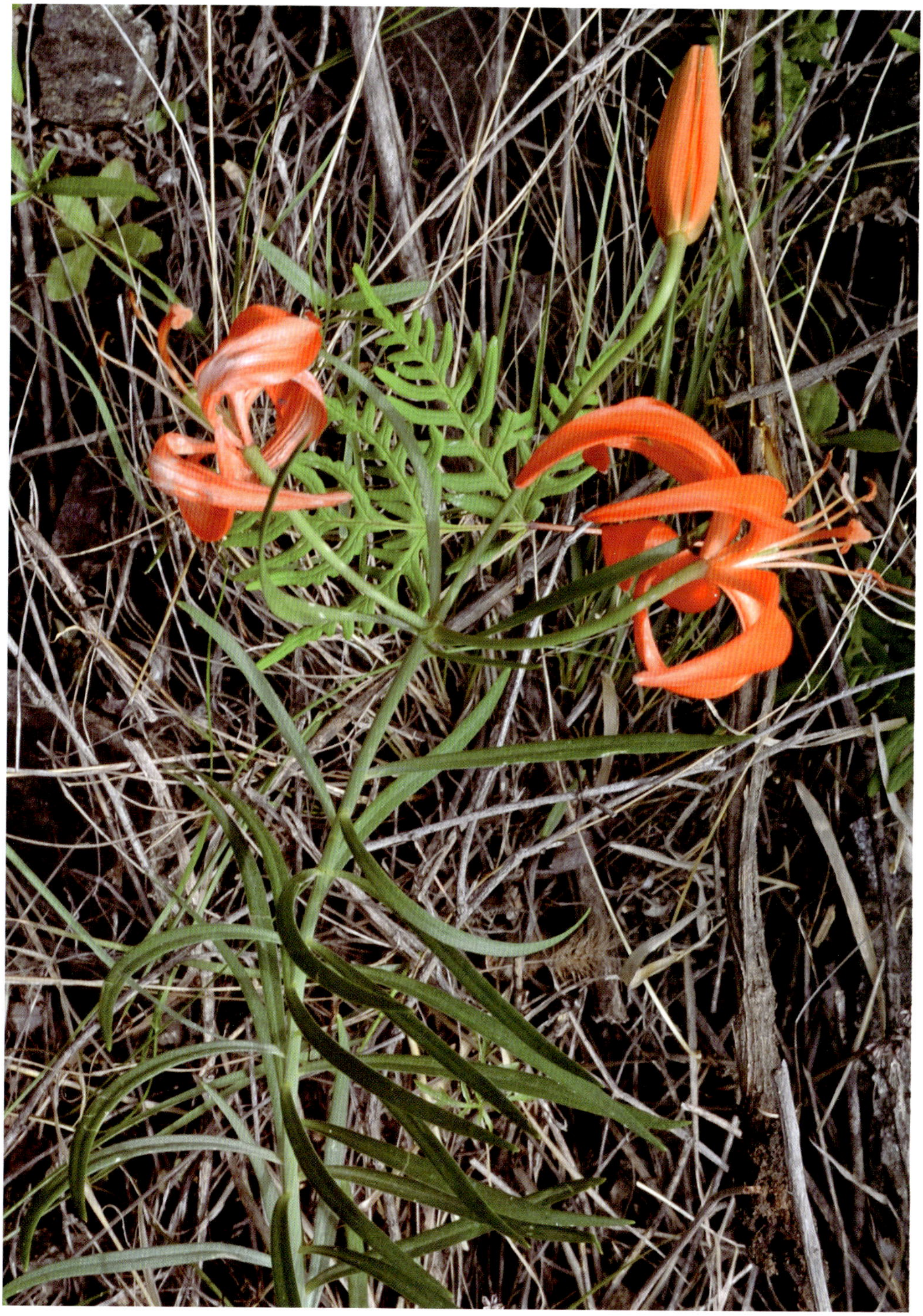

山丹植株

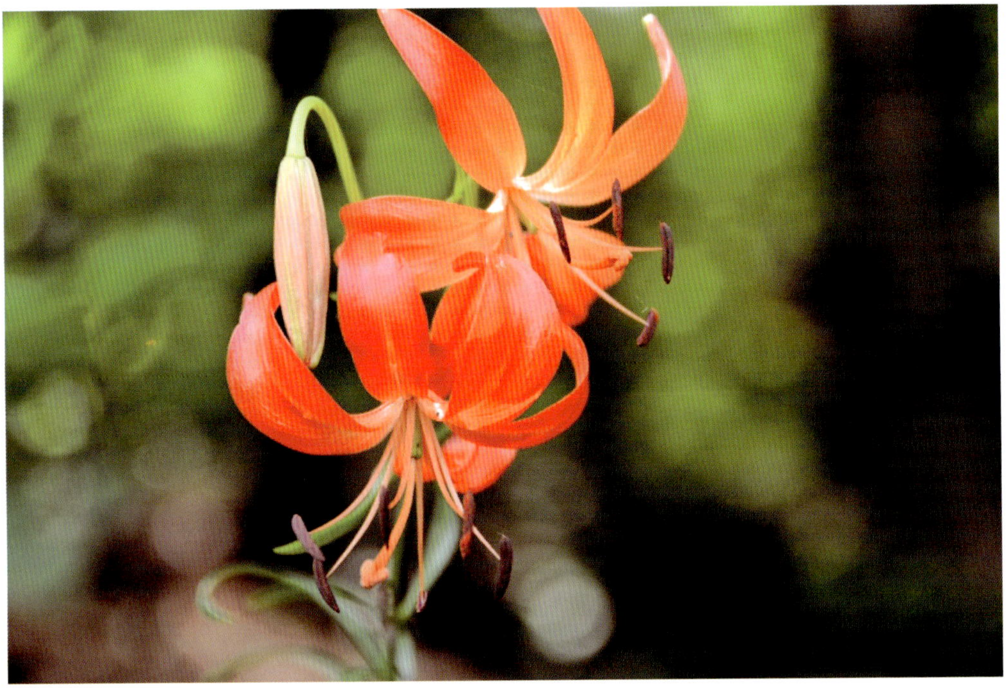

山丹花序

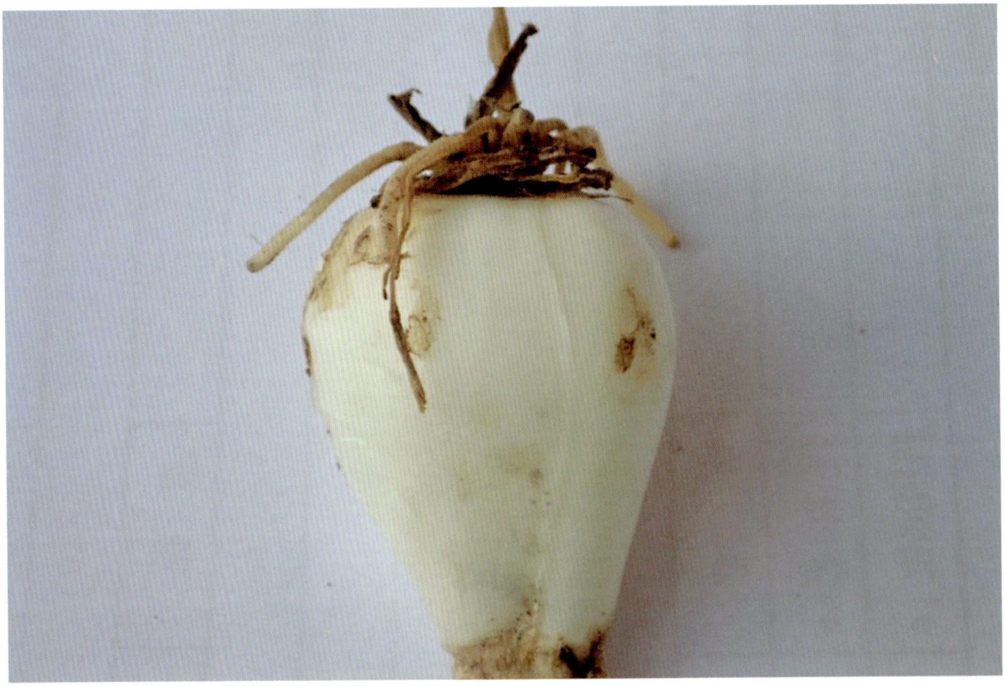

山丹鳞茎

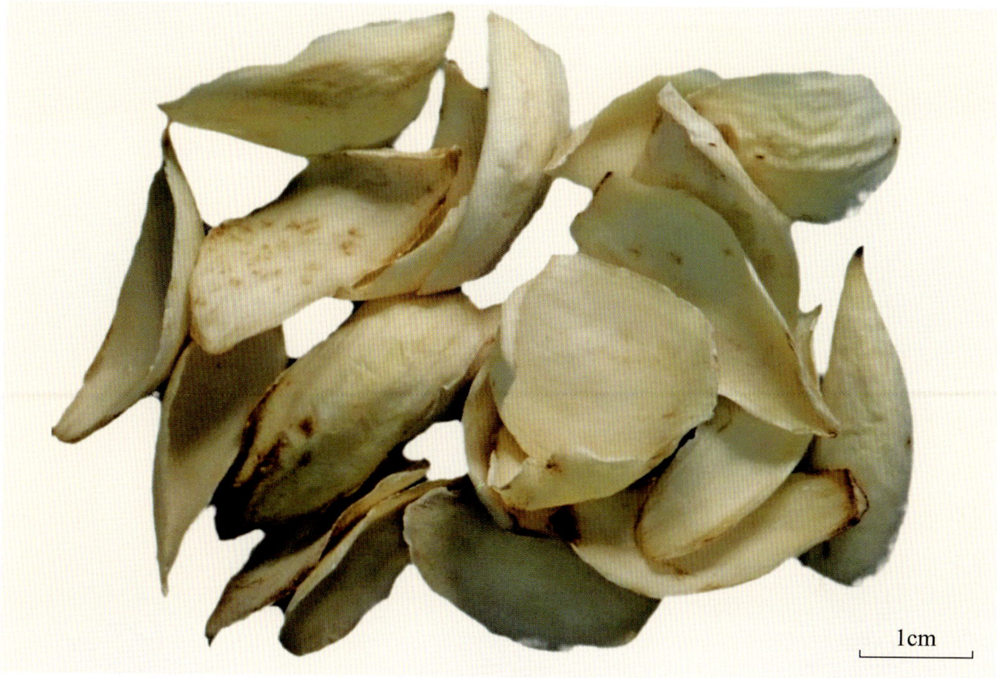

百合饮片

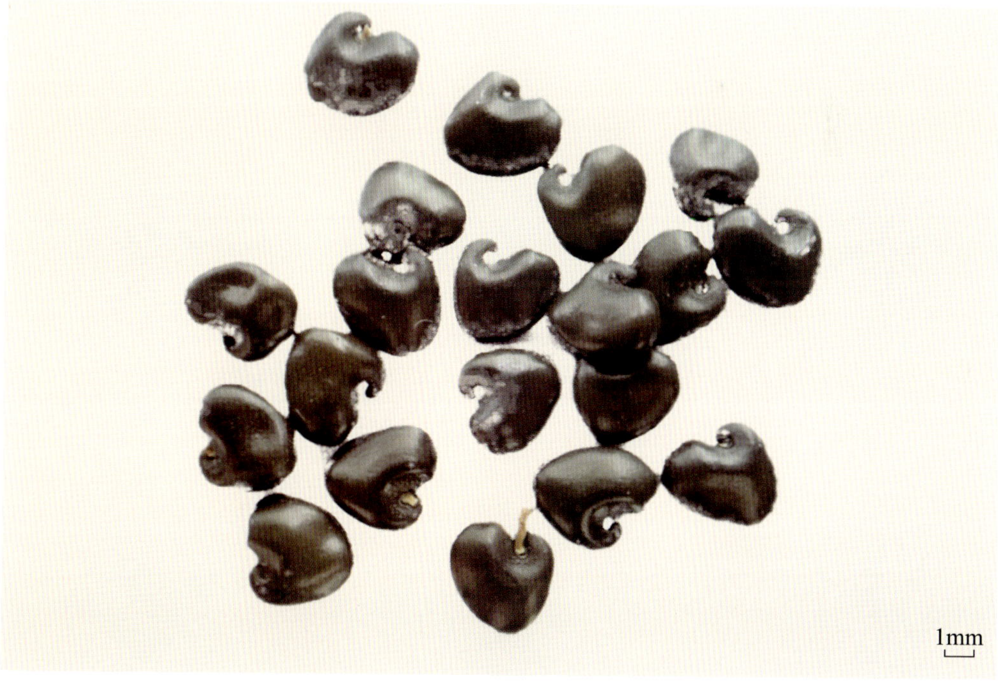

山丹种子

鸢尾科

41. 射干 Belamcandae Rhizoma

【药用来源】

本品为鸢尾科植物射干 *Belamcanda chinensis*（L.）DC. 干燥根茎。

【植物形态】

多年生草本，高 50 ～ 120cm。根茎呈结节状，鲜黄色，生多数须根。叶 2 列，嵌迭状排列，剑形，扁平，绿色常带白粉，先端渐尖，基部抱茎，叶脉平行。伞房花序顶生，有 2 苞片；花被橘黄色，长 2 ～ 3cm，散生暗红色斑点；雄蕊 3 枚；子房下位，3 室，花柱单一，柱头 3 裂。蒴果倒卵形至长椭圆形。花期 7 ～ 9 月，果期 8 ～ 10 月。

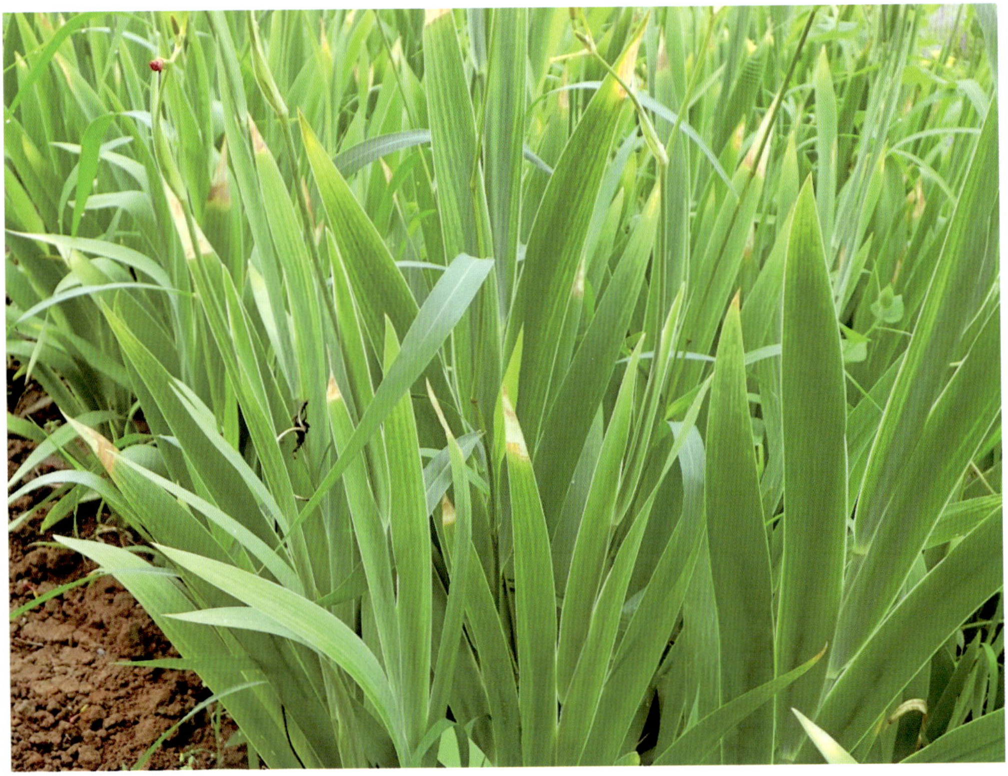

射干植株

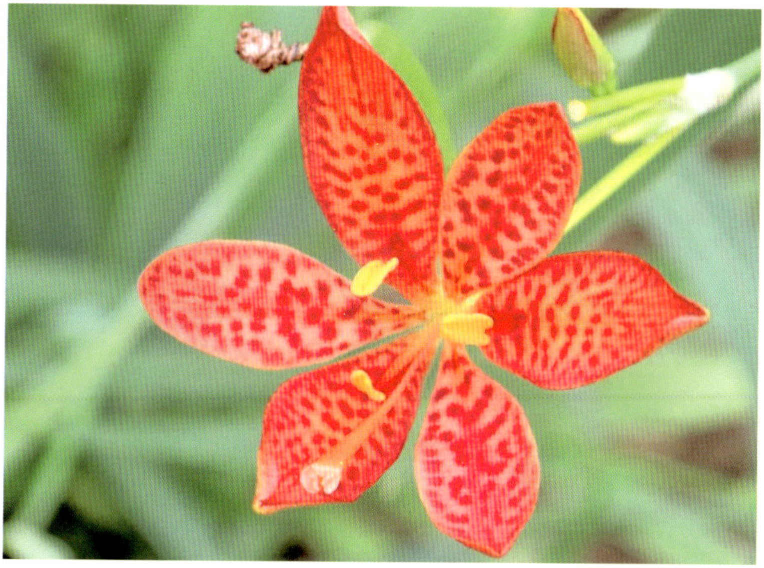

射干花

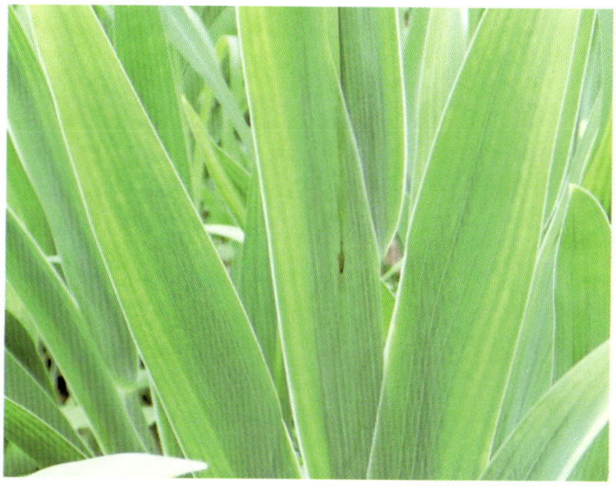

射干叶片

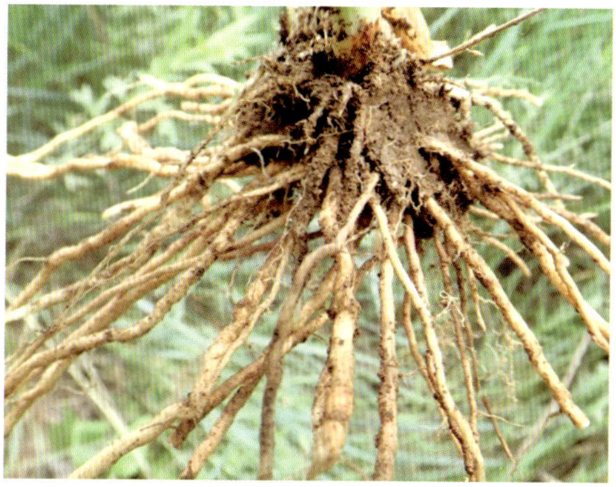

射干根

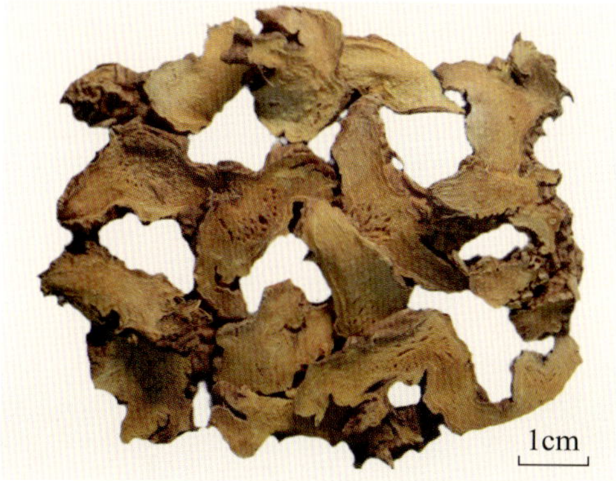

射干饮片

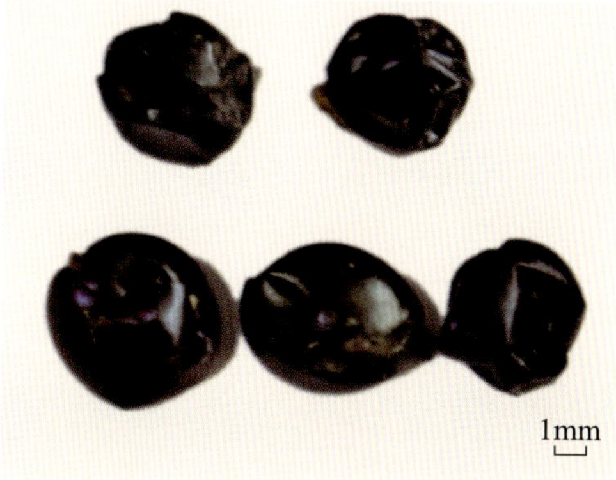

射干种子

天南星科

42. 半夏 Pinelliae Rhizoma

【药用来源】

本品为天南星科植物半夏 *Pinellia ternata*（Thunb.）Breit. 的干燥块茎。

【植物形态】

多年生草本，高达 30cm。块茎近球形，叶基生，一年生者为单叶，卵状心形，2～3 年者为 3 小叶的复叶，小叶卵状椭圆形，稀披针形，中间 1 片较大，全缘；叶柄下部有 1 珠芽。花单性同株，肉穗花序，花穗下部为雌花，贴生于佛焰苞，中部不育，上部为雄花，花序先端延伸呈鼠尾状附属物，伸出佛焰苞外。浆果卵圆形，成熟时红色。花期 5～7 月，果期 8～9 月。

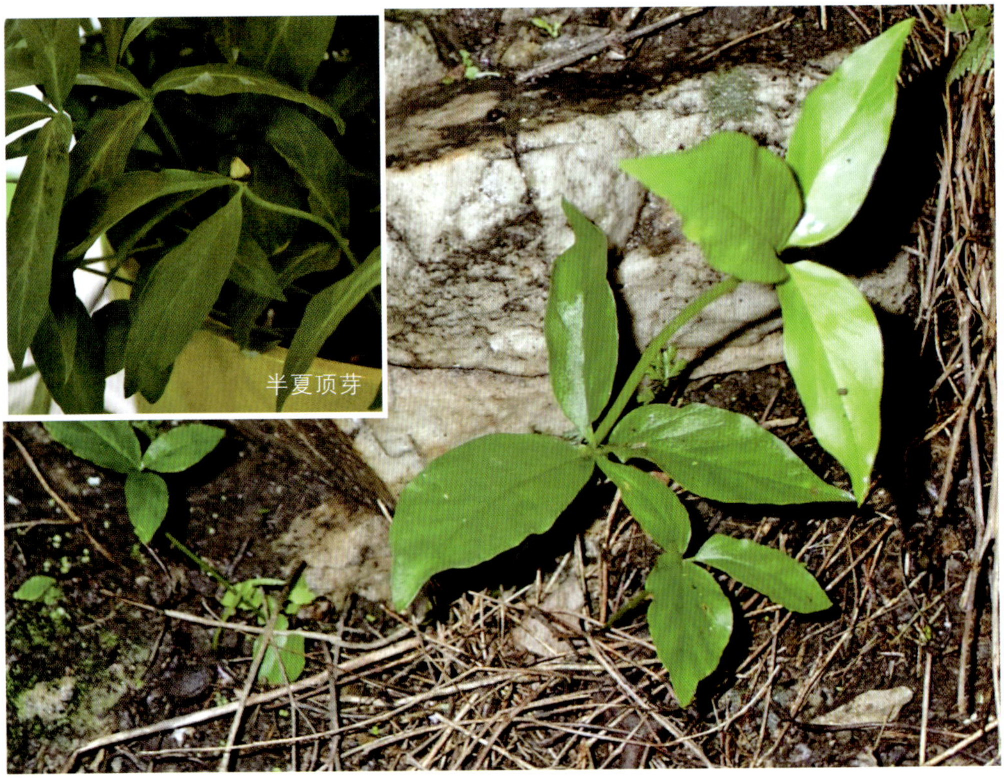

半夏植株

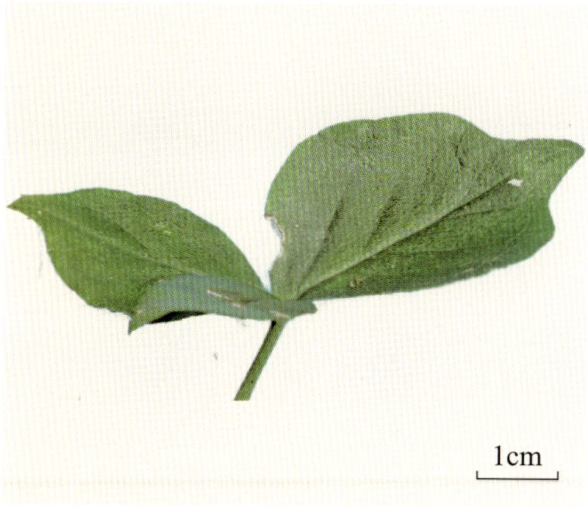

半夏叶片

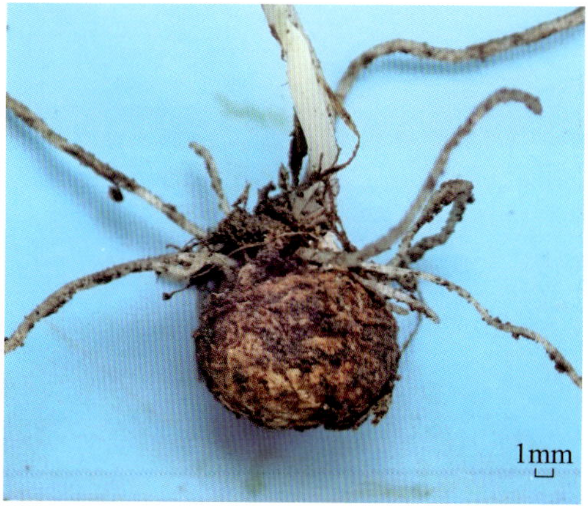

半夏块茎

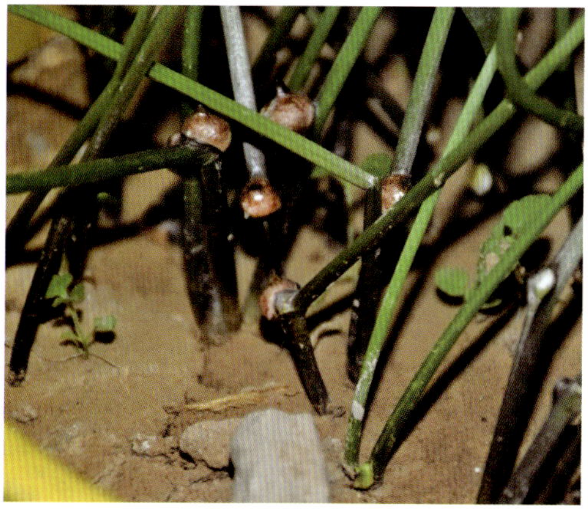

半夏株芽

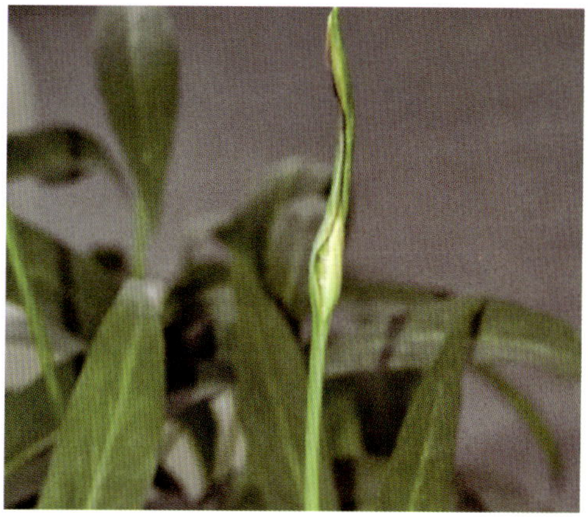

半夏佛焰苞

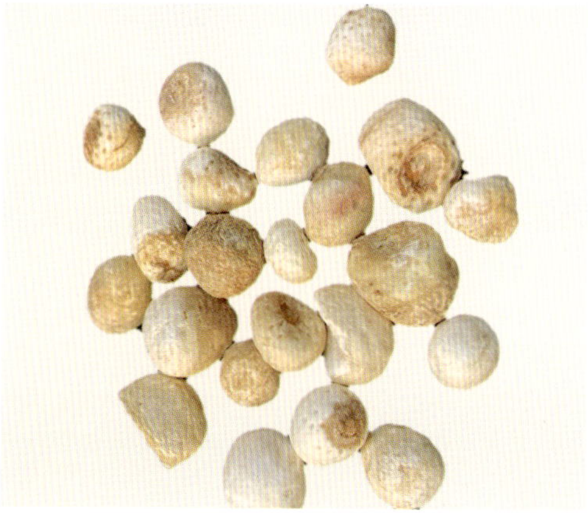

生半夏药材

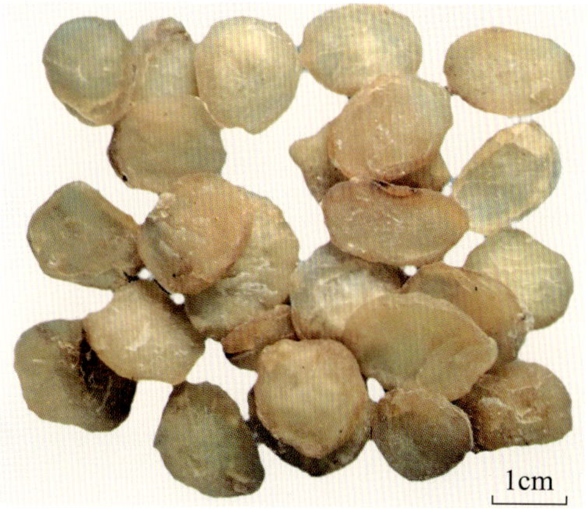

姜半夏饮片

43. 天南星 Arisaematis Rhizoma

【药用来源】

本品为天南星科植物天南星 *Arisaema erubescens*（Wall.）Schott.、东北天南星 *Arisaema amurense* Maxim. 或异叶天南星 *Arisaema heterophyllum* Bl. 的干燥块茎。

【植物形态】

天南星：多年生草本，高 40 ～ 90cm。块茎扁球型。叶 1 片，放射状分裂，裂片 7 ～ 20，披针形，先端细丝状；叶柄长，肉质，雌雄异株。肉穗花序由叶柄鞘部抽出。佛焰苞由顶端张开，里面具紫斑，先端细丝状，花轴附属体棒状，雄花具雄蕊 2 ～ 4；雌花密集，子房圆形，浆果鲜红色。花期 5 ～ 7 月，果期 8 ～ 9 月。

东北天南星：叶片全裂为 3 ～ 5 片，倒卵形或广卵形，花序顶端附属物呈棍棒状。

异叶天南星：叶片鸟趾状全裂。倒披针形或宽长圆形，裂片 11 ～ 19，花序顶端附属物呈鼠尾状。

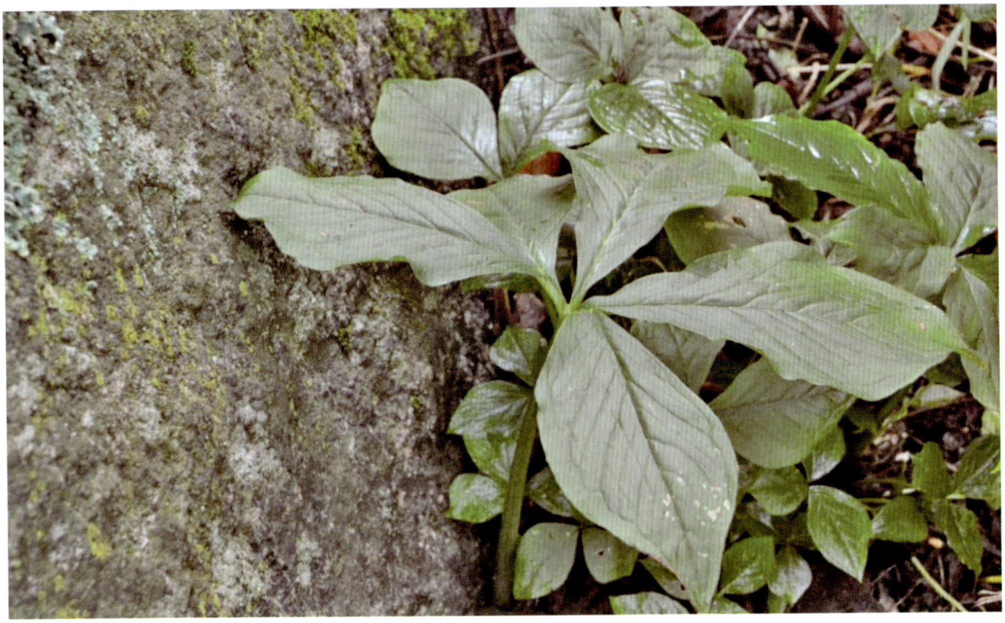

东北天南星植株

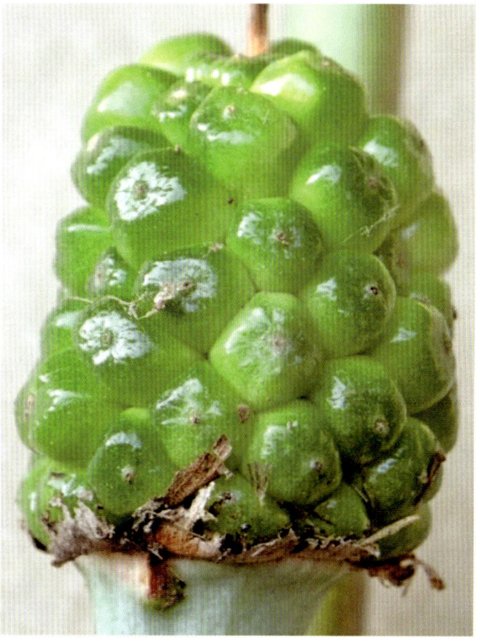

东北天南星果序

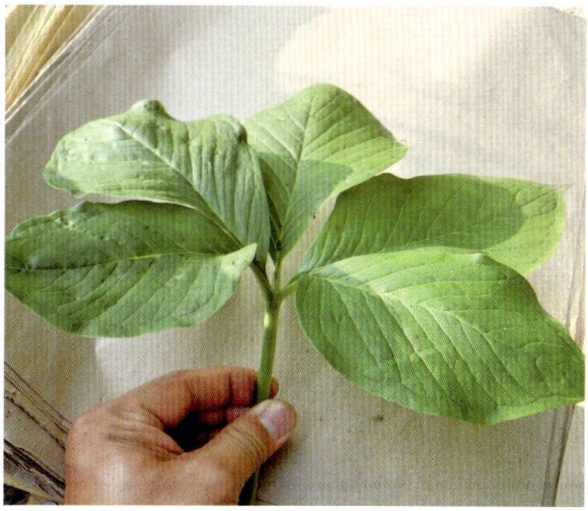

东北天南星叶序

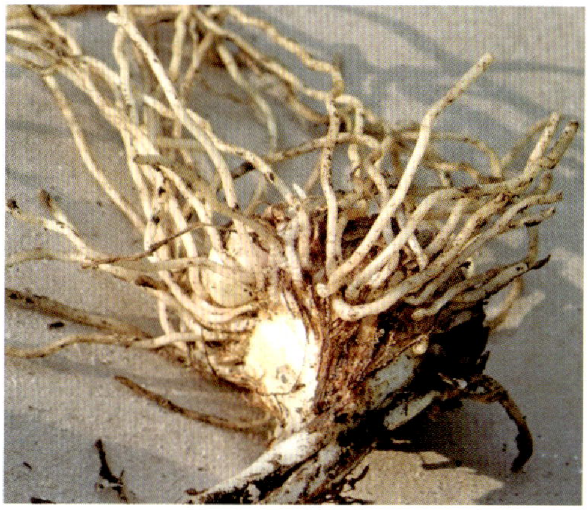

东北天南星块茎

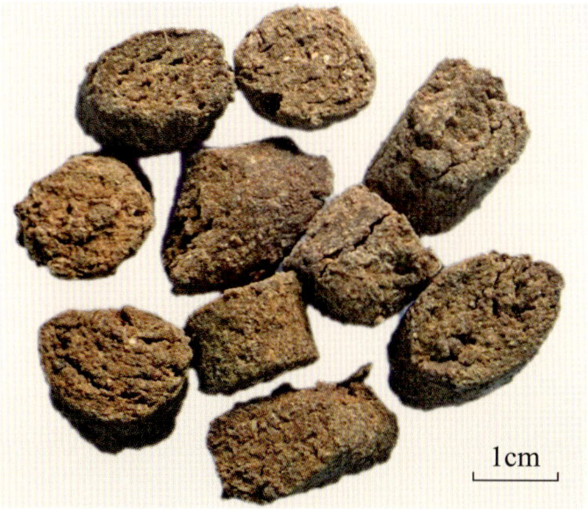

天南星饮片

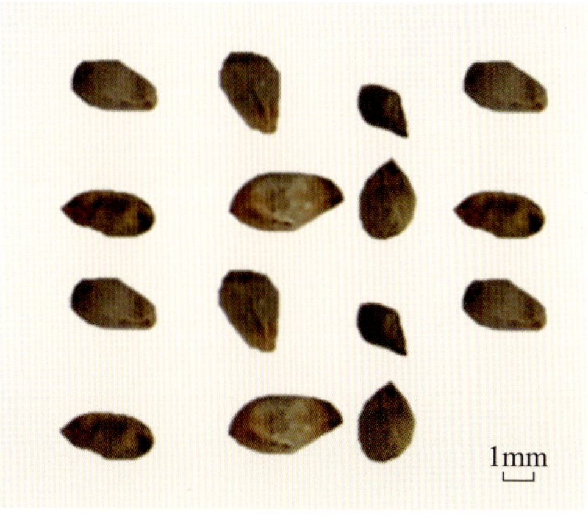

东北天南星种子

萝藦科

44. 白薇 Cynanchi Atrati Radix et Rhizoma

【药用来源】

本品为萝藦科植物白薇 *Cynanchum atratum* Bge. 或蔓生白薇 *Cynanchum versicolor* Bge. 的干燥根和根茎。

【植物形态】

白薇：为多年生草本，根须状，茎直立，常单一不分枝，被短柔毛，具白色乳汁。叶对生，宽卵形至椭圆形，全缘，两面均被白色绒毛，具短柄。伞形状聚伞花序，腋生。花深紫色，花萼 5 深裂，被密细柔毛，花冠 5 深裂，副花冠裂片 5，与蕊柱几等长，并围绕于其顶端。雄蕊 5；花药顶端具圆形的膜片，花粉块每室 1 个，下垂。蓇果单生，具多数顶有白色绢质毛的种子。花期 5 ～ 7 月，果期 6 ～ 8 月。

蔓生白薇与上述不同点为：半灌木状，茎下部直立，上部蔓生，全株被绒毛；不具白色乳汁。花较小，直径约 1cm，初开时黄绿色，后渐为黑紫色。副花冠小形，较蕊柱短。

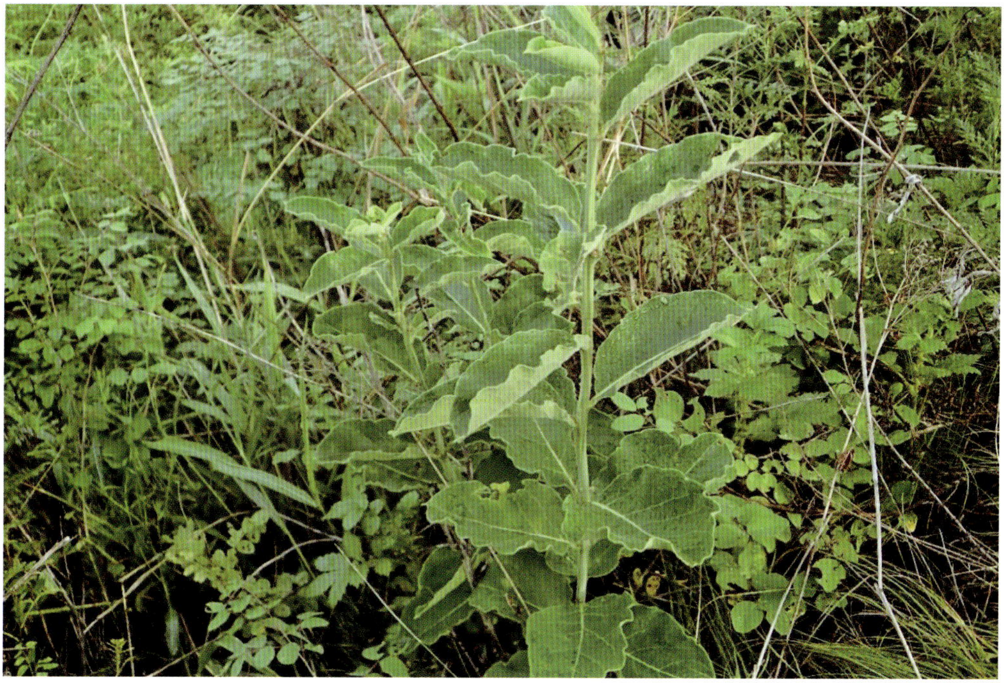

白薇植株

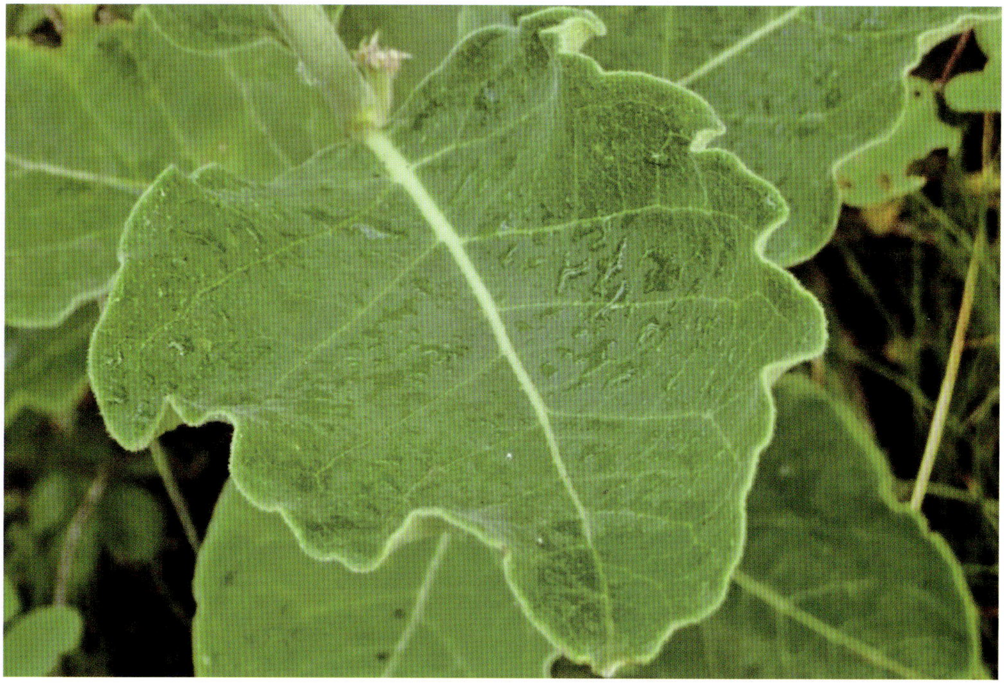

白薇叶片

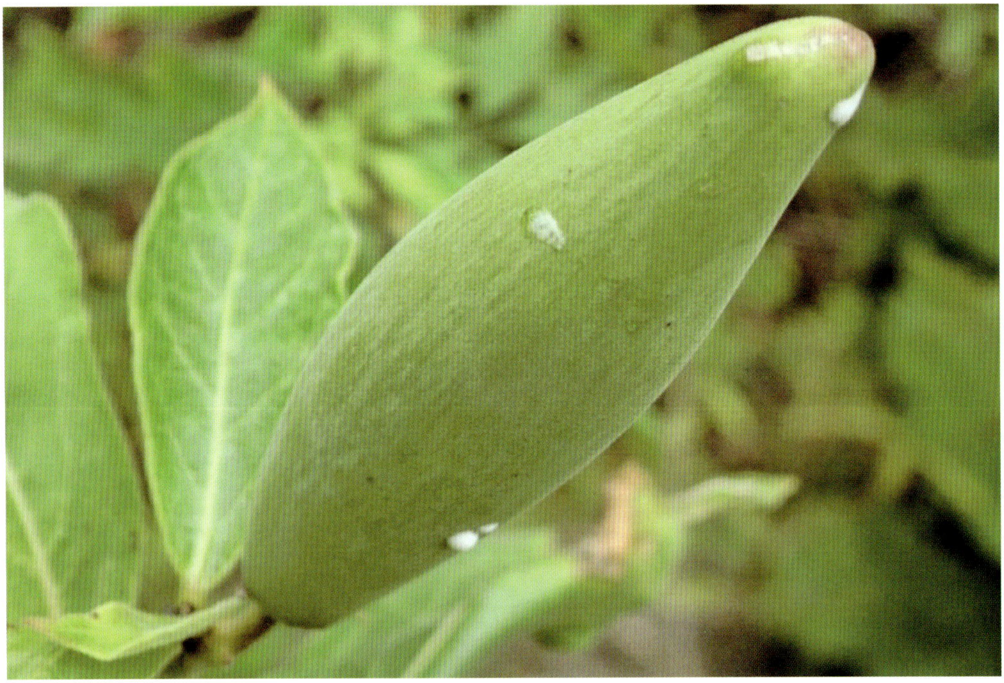

白薇果实

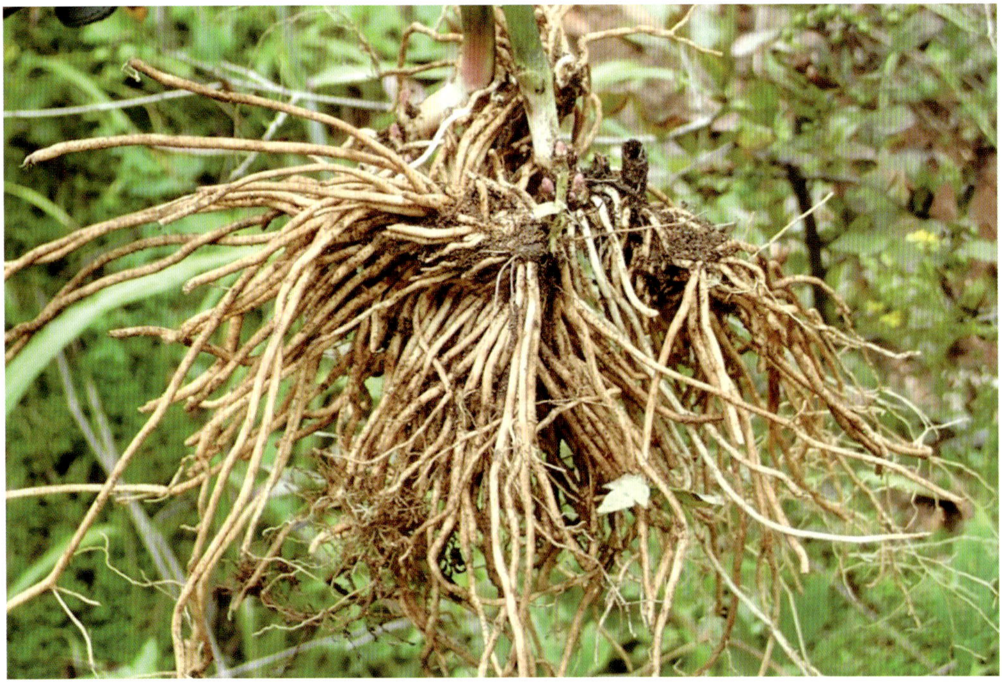

白薇根及根茎

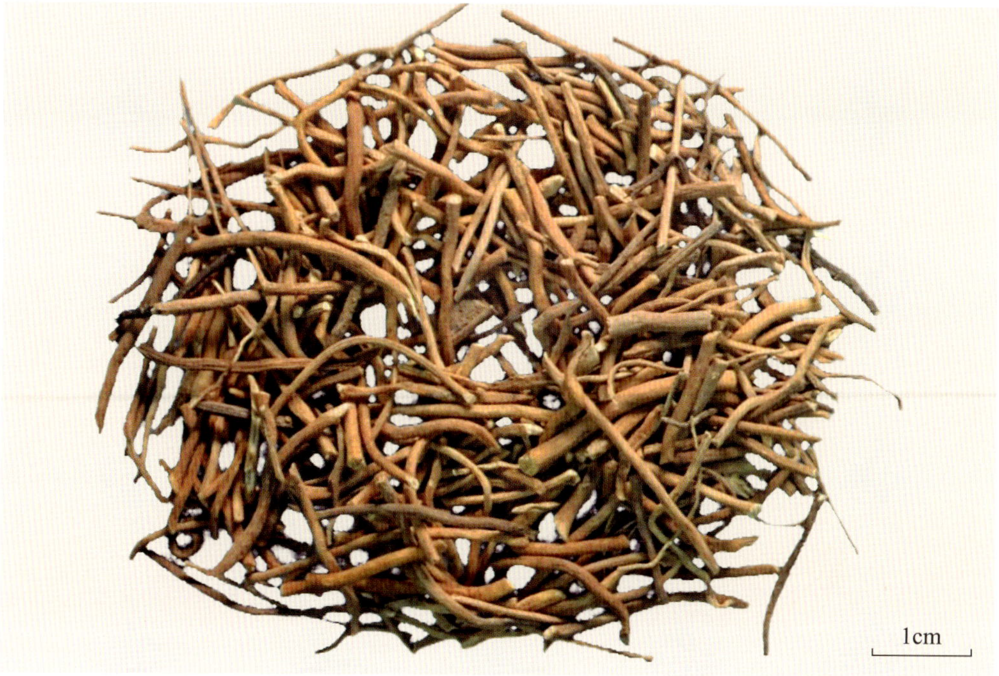

白薇饮片

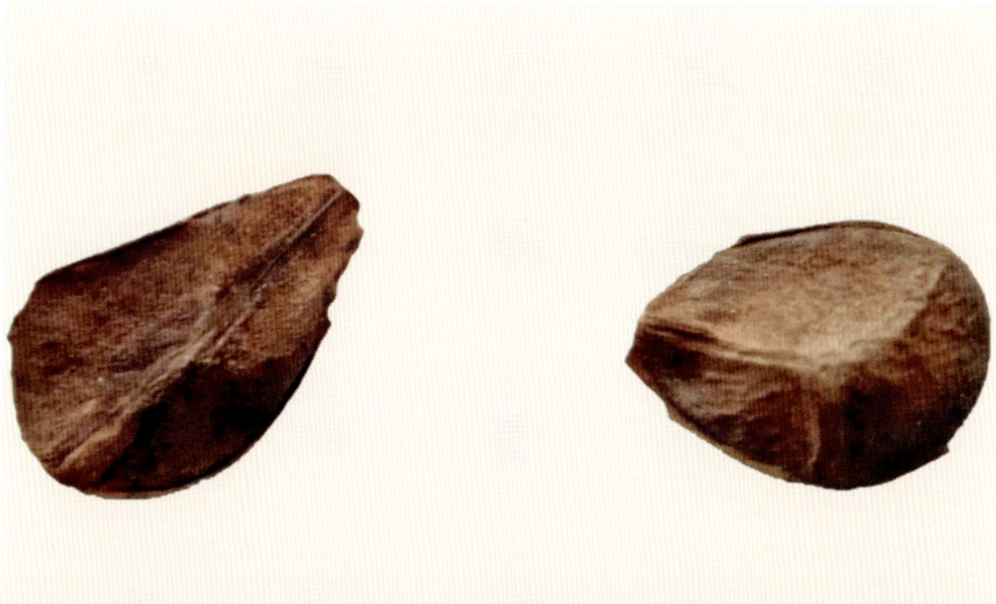

白薇种子

45. 徐长卿 Cynanchi Paniculati Radix et Rhizoma

【药用来源】

本品为萝藦科植物徐长卿 *Cynanchum paniculatum*（Bge.）Kitag. 的干燥根和根茎。

【植物形态】

多年生草本，高达 1m，根须状，具香气。茎细，节间长。叶对生，披针形至线形，长 5 ～ 14cm，宽 5 ～ 15cm，先端尖，全缘，边缘稍外卷，有缘毛。圆锥状聚伞花序顶生或生于叶腋内，花多数，黄绿色。蓇葖果单生，披针形；种子顶生多数银白色绒毛。花期 5 ～ 8 月，果期 9 ～ 12 月。

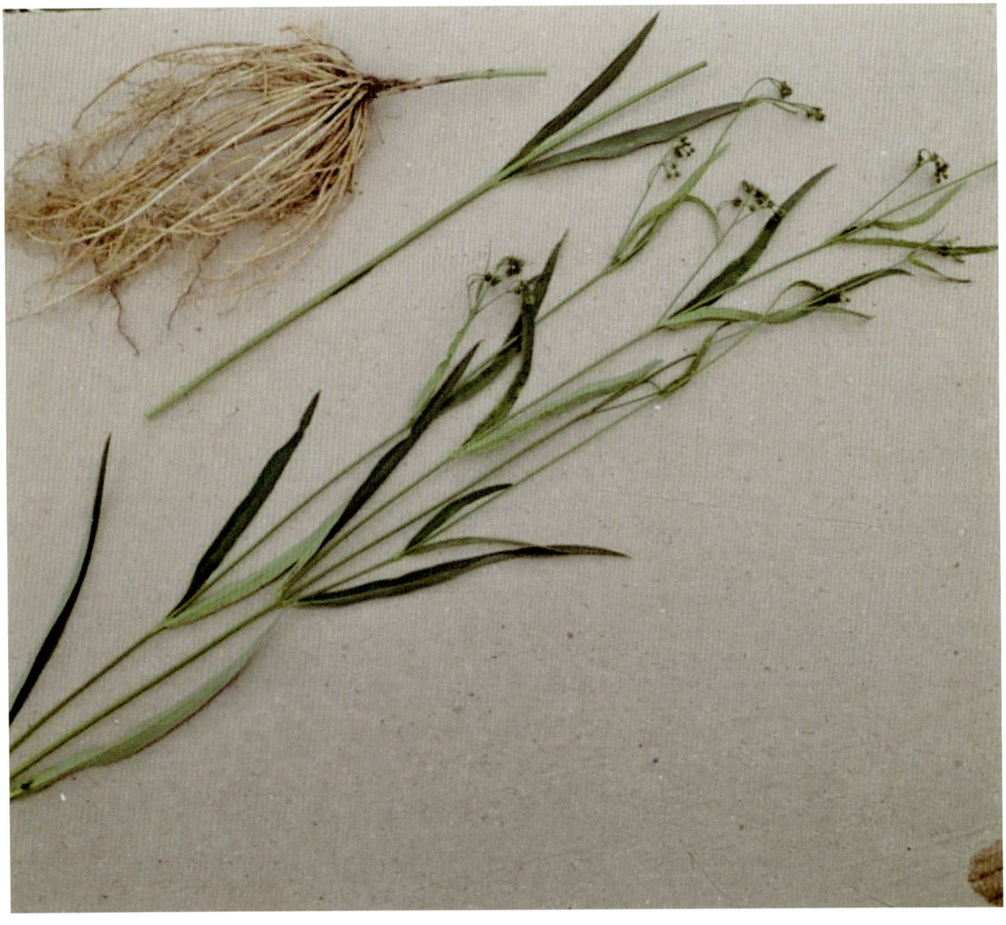

徐长卿植株

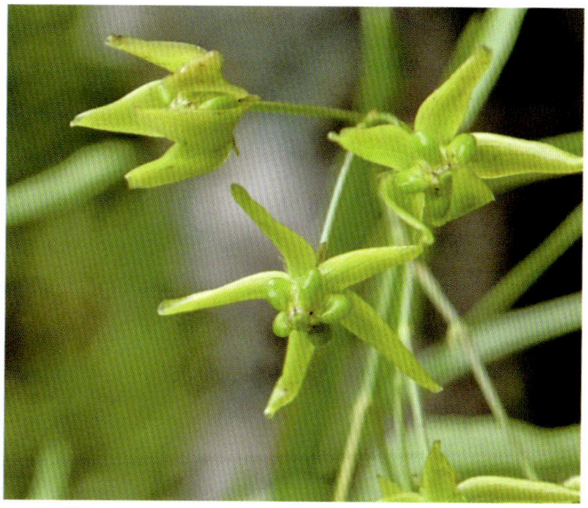

徐长卿果序

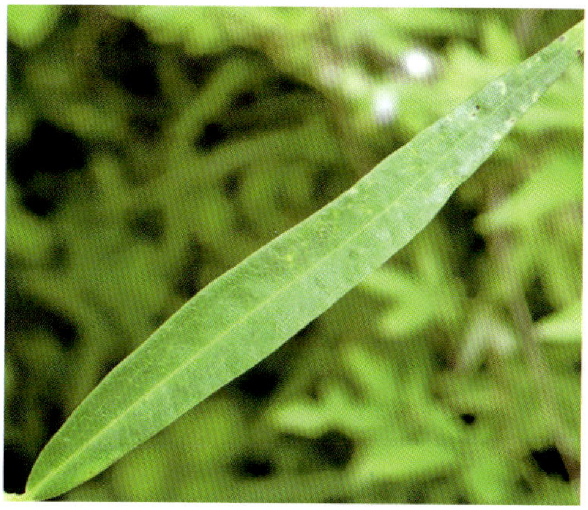

徐长卿叶片

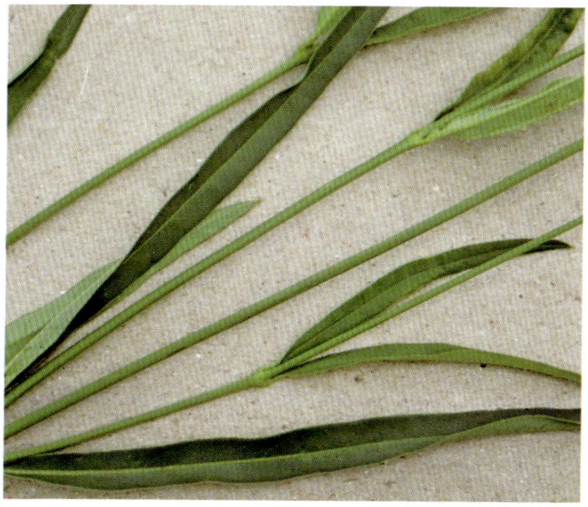

徐长卿叶序

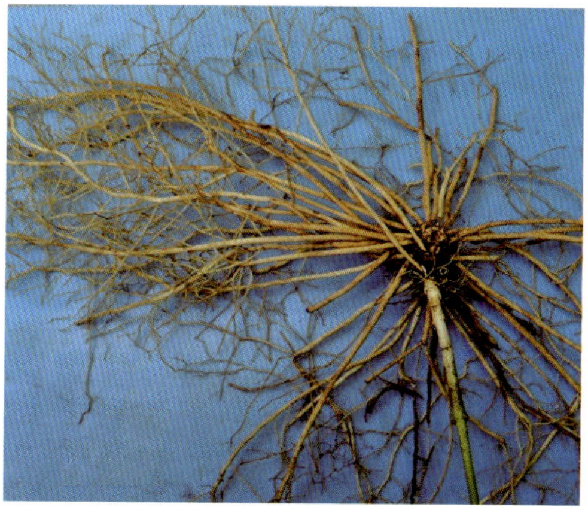

徐长卿根及根茎

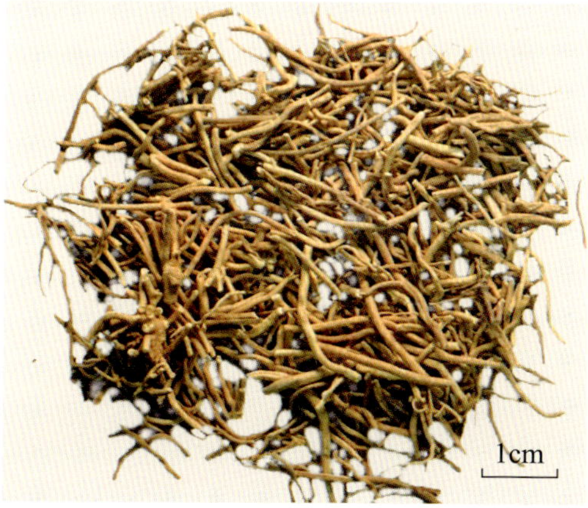

徐长卿饮片

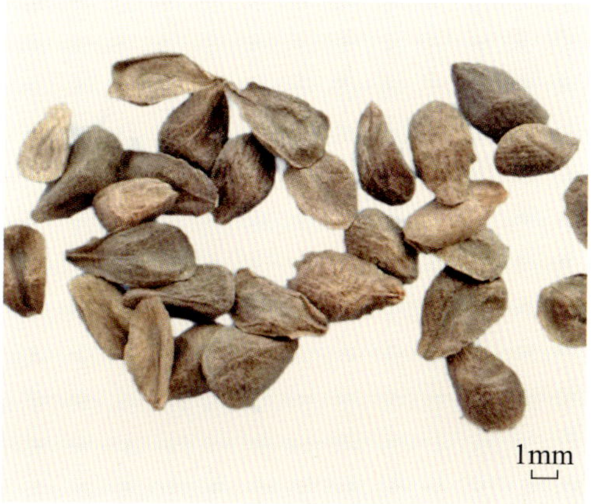

徐长卿种子

芸香科

46. 关黄柏 Phellodendri Amurensis Cortex

【药用来源】

本品为芸香科植物黄檗 *Pelldendron amurense* Rupr. 的干燥树皮。

【植物形态】

落叶乔木，高 10 ～ 25m。树皮厚，外皮灰褐色或淡棕色，罕为红棕色，有小皮孔。奇数羽状复叶对生，小叶柄短，5 ～ 15 枚，披针形至卵状长圆形，先端长渐尖，叶基为不等的广楔形或近圆形，边缘有细钝齿，齿缝有腺点，上面暗绿色无毛；下面苍白色，仅中脉基部两侧密被绒毛，薄纸质。花期 5 ～ 6 月，花单性，雌雄异株，排成项生圆锥花序，花序轴密被短毛，萼片 5，花瓣 5 ～ 8，雄花有雄蕊 5 ～ 6，退化雌蕊钻形，雌花有退化雄蕊 5 ～ 6。果期 10 月，果轴及果枝粗大，常密被短毛，浆果状核果球形，熟时黑色，有种子 5 ～ 6 颗。

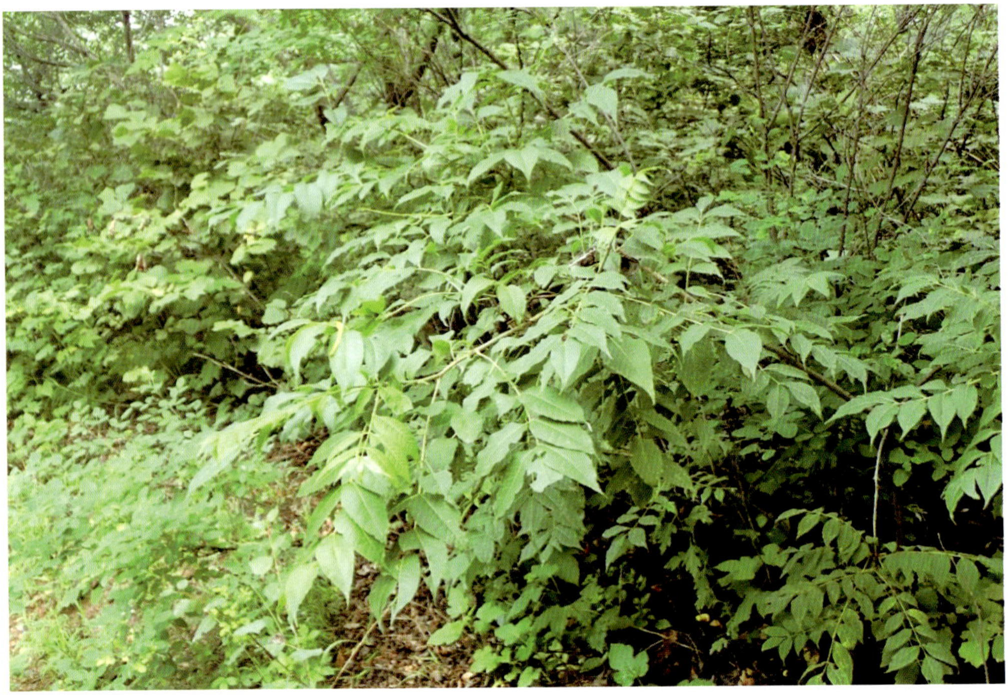

关黄柏植株

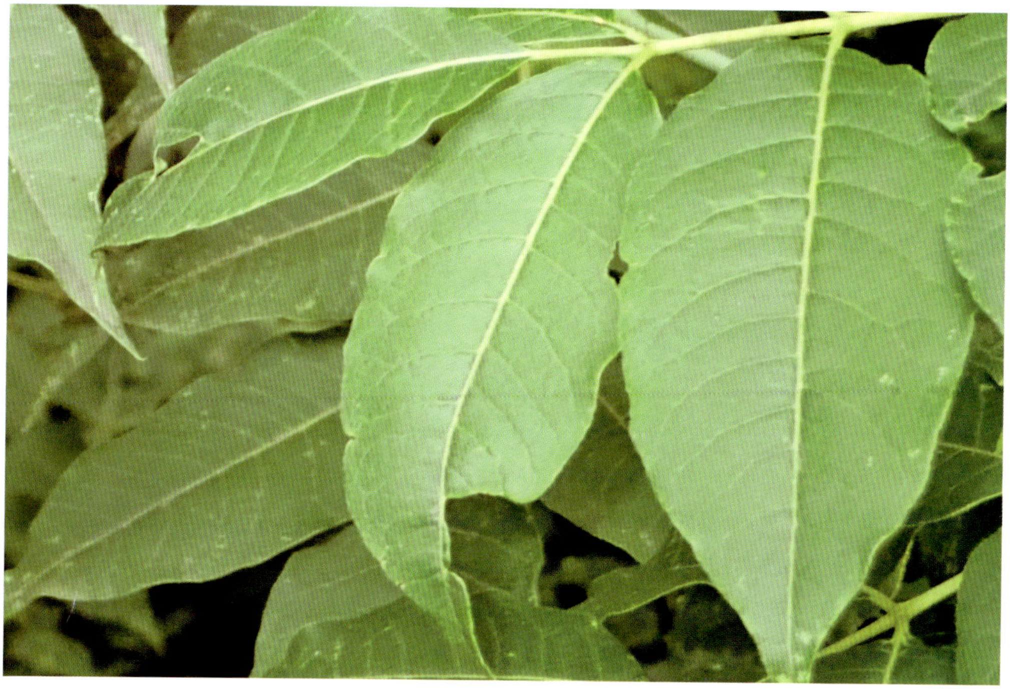

关黄柏叶片

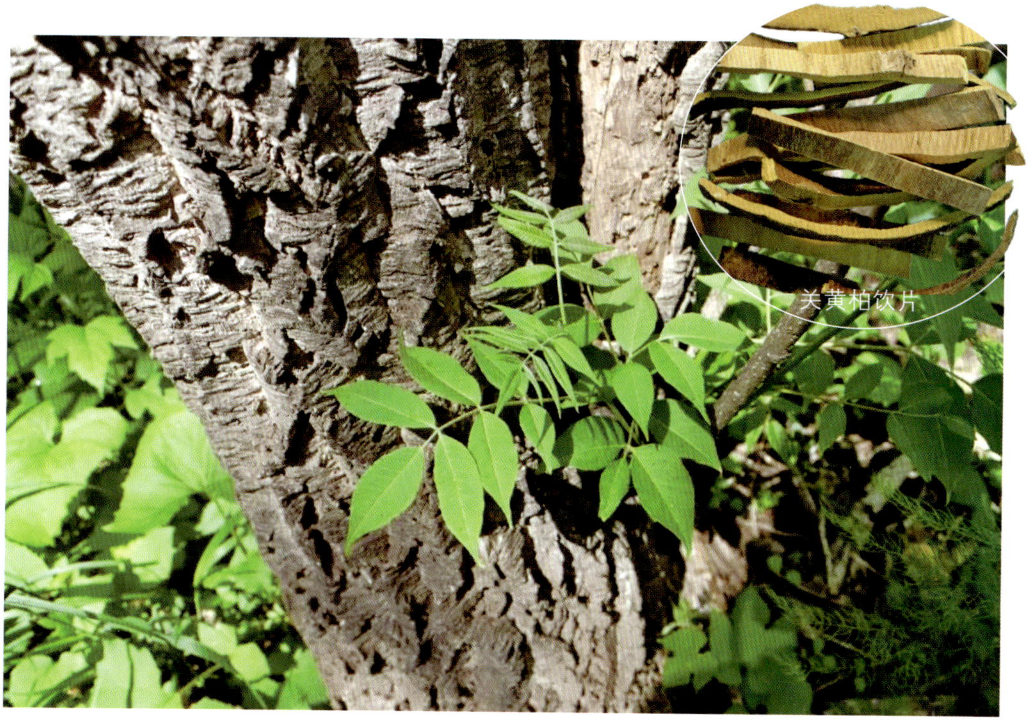

关黄柏树干

47. 白鲜皮 Dictamni Cortex

【药用来源】

本品芸香科植物白鲜 *Dictamnus dasycarpus* Turcz. 的干燥根皮。

【植物形态】

白鲜属茎基部木质化的多年生宿根草本植物，高可达 100cm。根斜生，淡黄白色。茎直立，叶片对生，无柄，椭圆至长圆形，叶缘有细锯齿，叶脉不甚明显，总状花序；苞片狭披针形；花瓣白带淡紫红色或粉红带深紫红色脉纹，倒披针形，萼片及花瓣均密生透明油点。种子阔卵形或近圆球形，光滑。5 月开花，8 ～ 9 月结果。

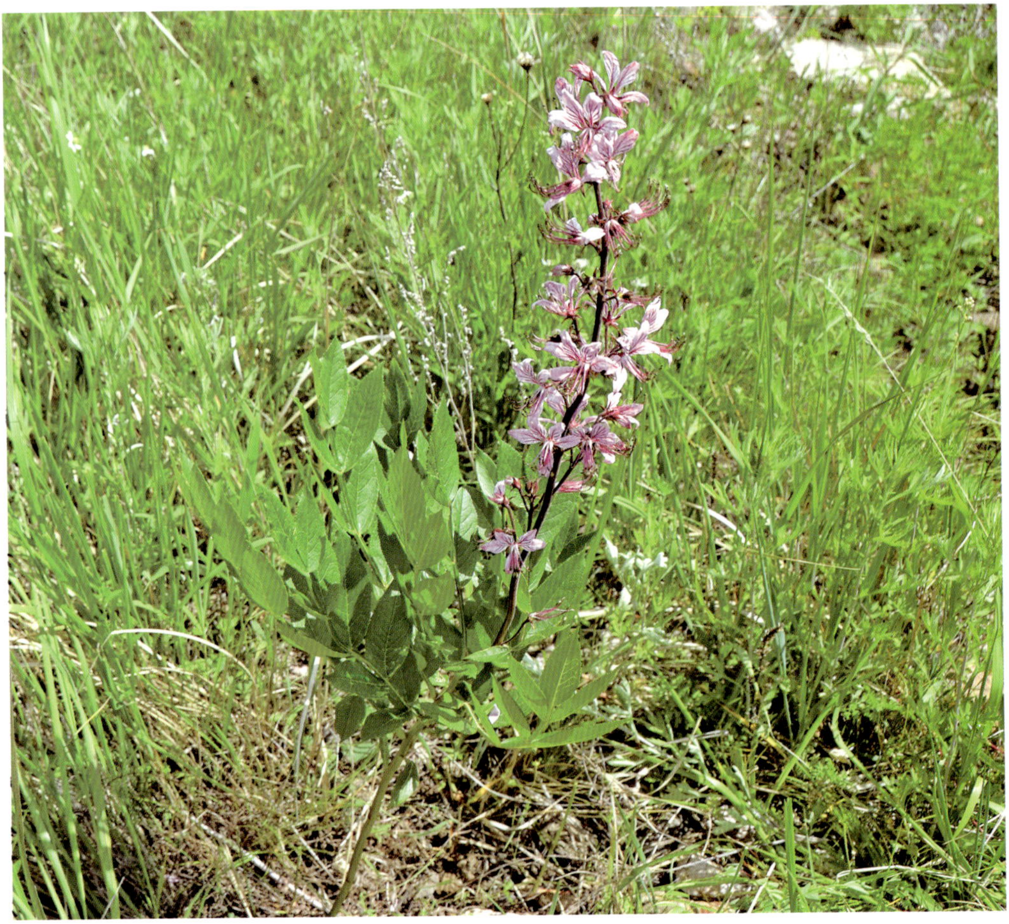

白鲜植株

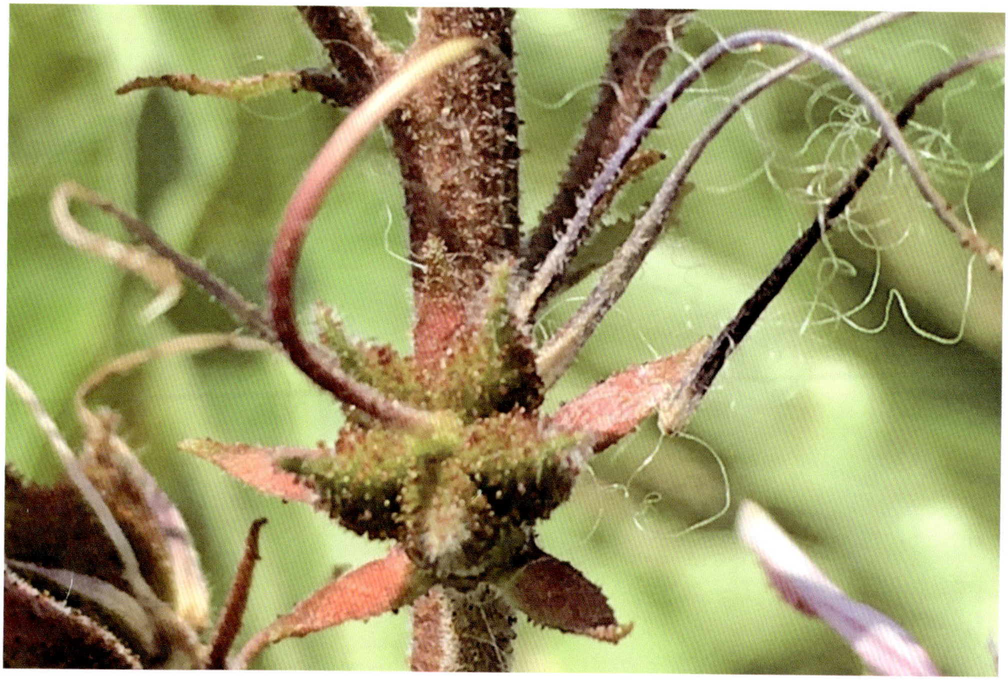

白鲜果实

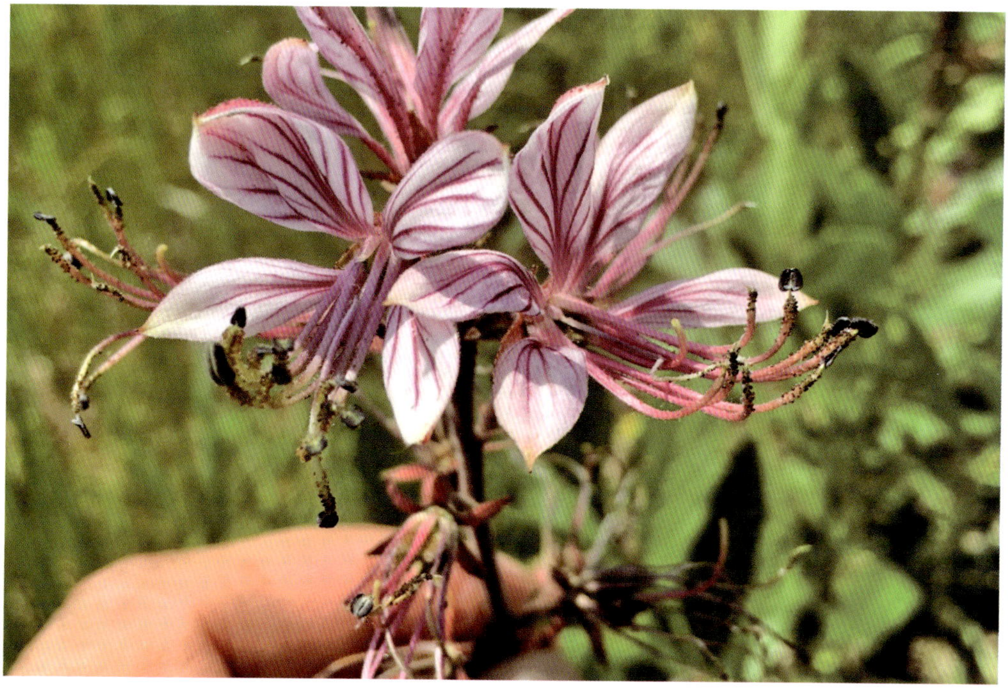

白鲜花冠

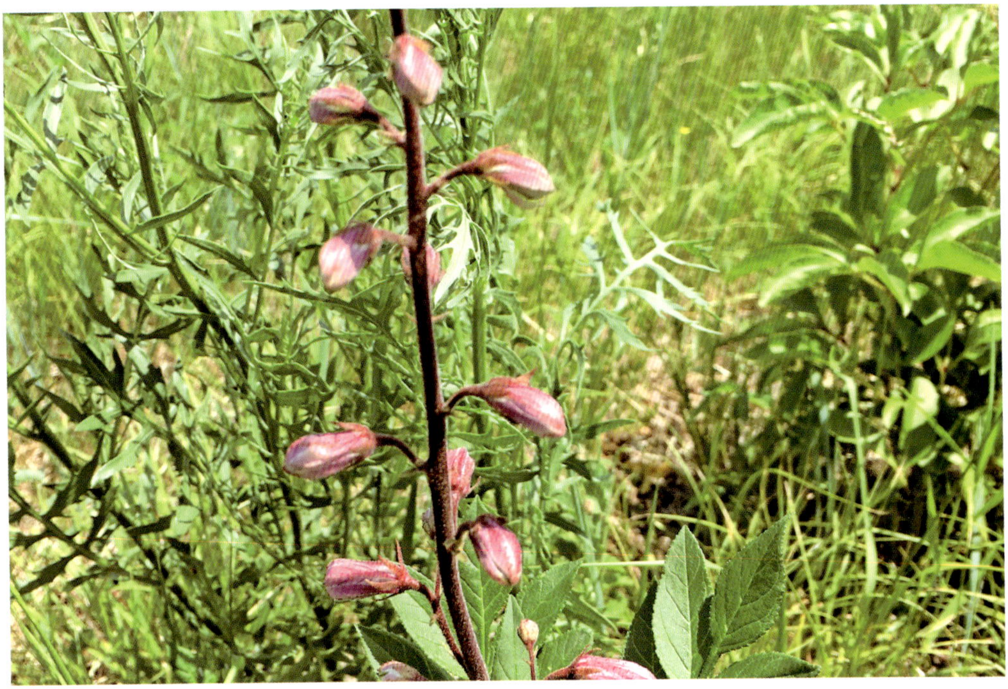

白鲜花序

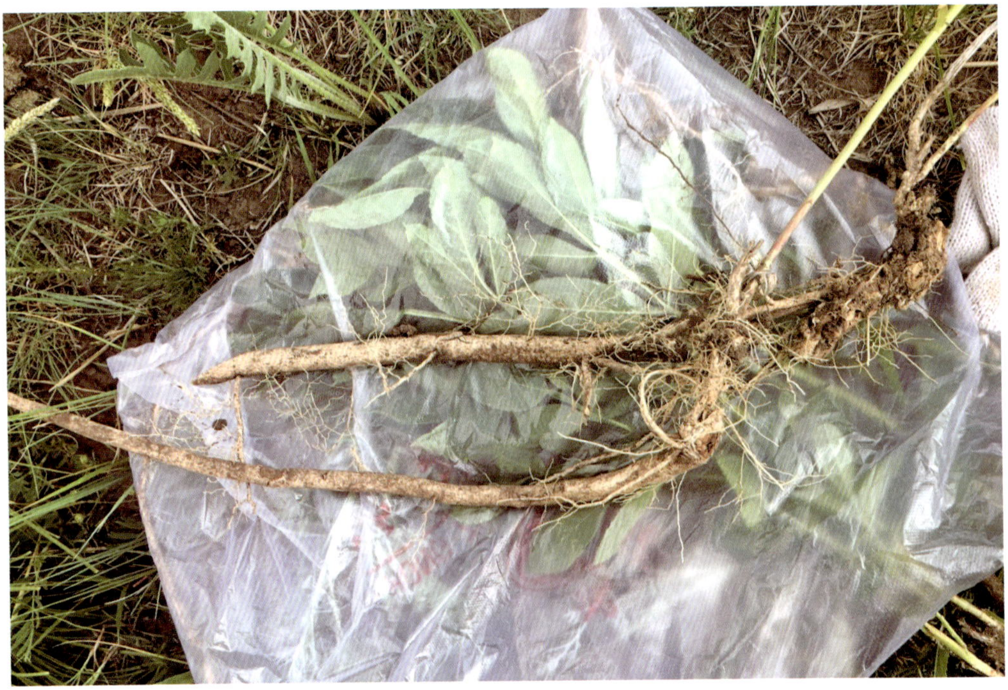

白鲜根

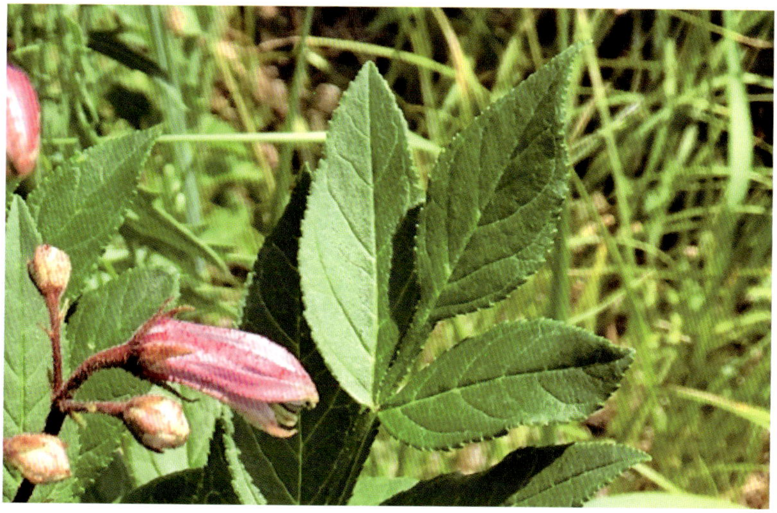
白鲜叶片

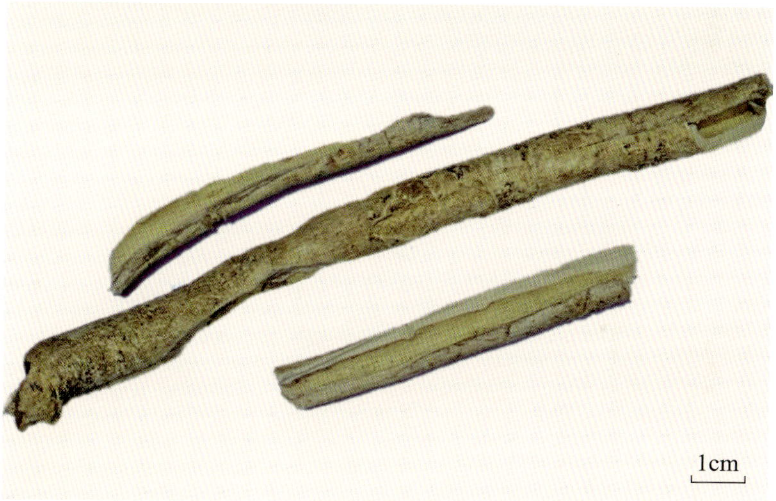

白鲜皮药材

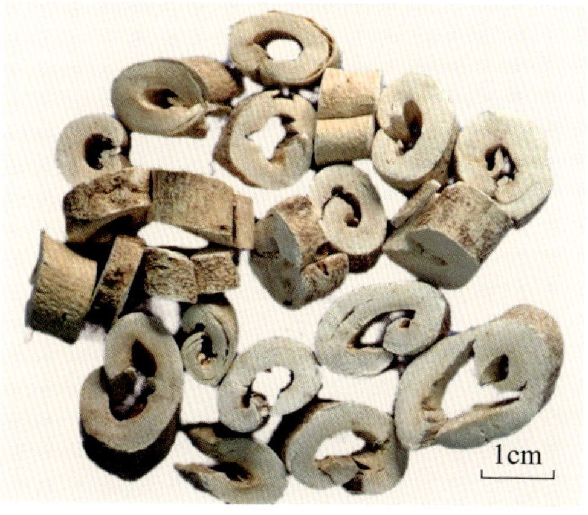

白鲜皮饮片

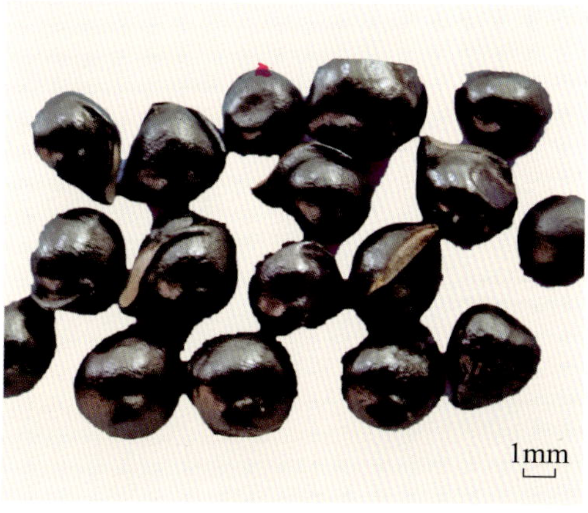

白鲜种子

杜仲科

48. 杜仲 Eucommiae Cortex

【药用来源】

本品为杜仲科植物杜仲 *Eucommia ulmoides* Oliv. 的干燥树皮。

【植物形态】

落叶乔木，高达 20m。树皮、叶、果折断后有白色胶丝，小枝淡褐色或黄褐色，有皮孔。叶互生，椭圆形或椭圆状卵形，先端长渐尖，基部圆形或宽楔形，边缘有锯齿。花单性，雌雄异株，无花被，先叶开放或与叶同时开放，生于小枝基部，雄花具短柄，花丝极短，花药条状；雌花子房狭长，无花柱，柱头 2 裂。翅果长椭圆形，扁平，先端下凹。种子 1 枚。花期 4 ～ 5 月，果期 9 ～ 10 月。

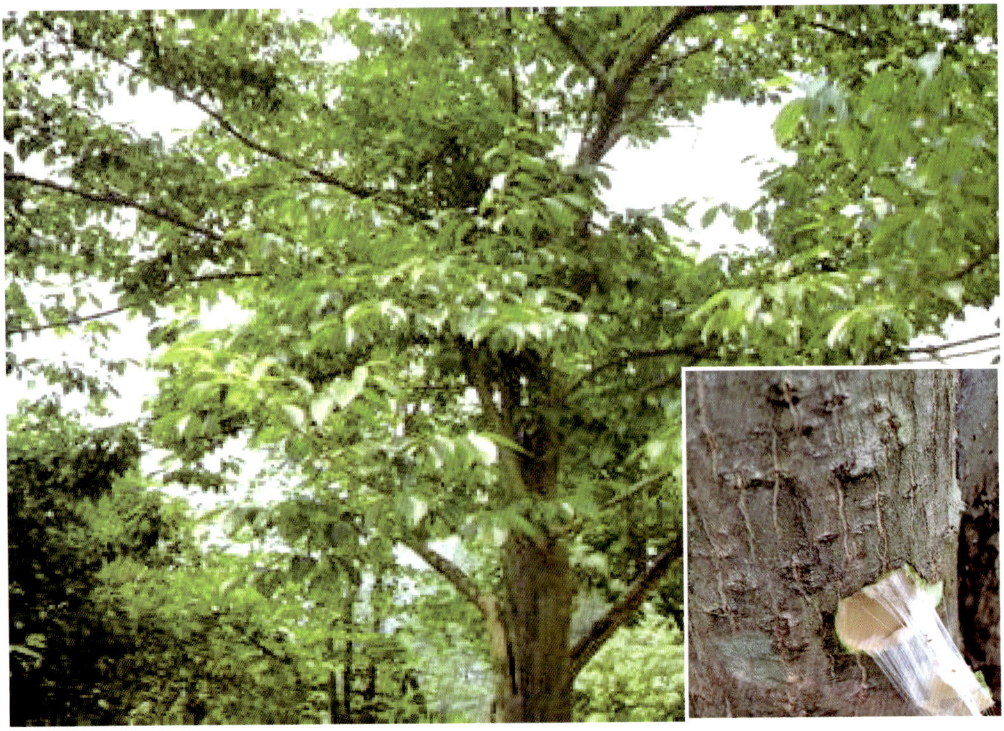

杜仲植株

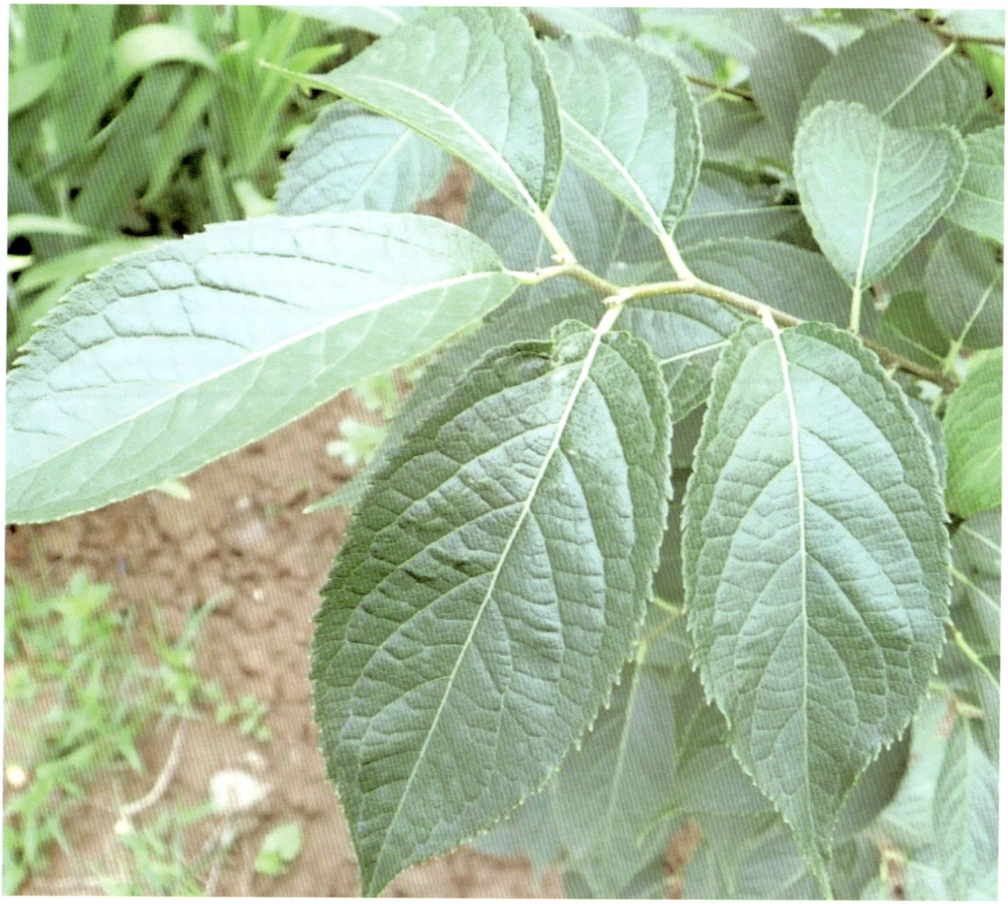

杜仲叶片

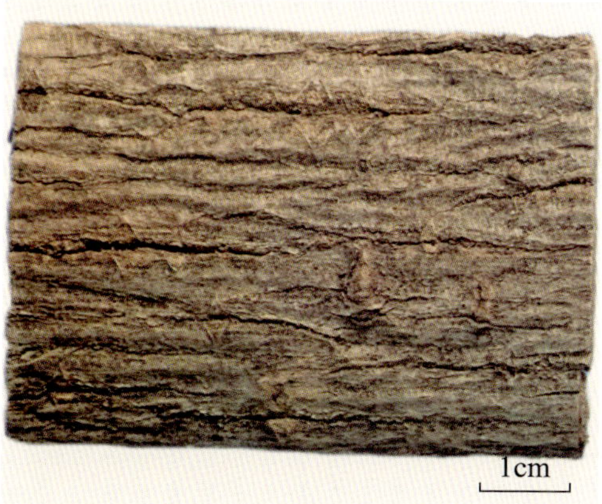

杜仲药材

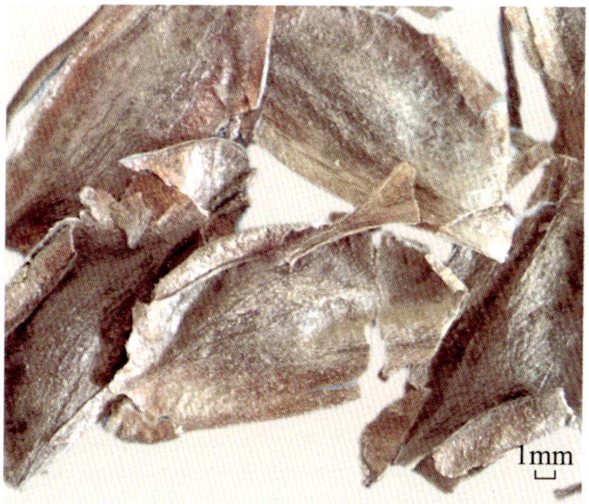

杜仲种子

桑科

49. 桑白皮 Mori Cortex

【药用来源】

本品为桑科植物桑 *Morus alba* L. 的干燥根皮。

【植物形态】

落叶乔木，高达15m。常因整枝、修剪成灌木状，植物体含乳汁，根皮黄棕色至红棕色，纤维性强；树皮黄褐色，常有条状裂隙。叶互生，叶柄长1.5～4cm，被疏毛；托叶披针形，早落；叶片卵形或宽卵形，长5～10（～20）cm，宽7～13cm，先端急尖或钝，基部近心形，边缘具不整齐的粗锯齿，有时具不规则的圆齿，或不规则的分裂，上面无毛，有光泽，下面沿叶脉处有短疏毛。花单性，雌雄异株；花黄绿色；与叶同时开放；雌雄花均列成穗状的柔荑花序；雄花花被片4，雄蕊4，中央具不育雄蕊；雌花花被4，无花柱，柱头2裂，宿存，子房一室，具一胚珠。瘦果外被肉质花被，密集成聚花果，初时绿色，成熟时黑紫色，少有白色的。花期4～5月，果期5～6月。

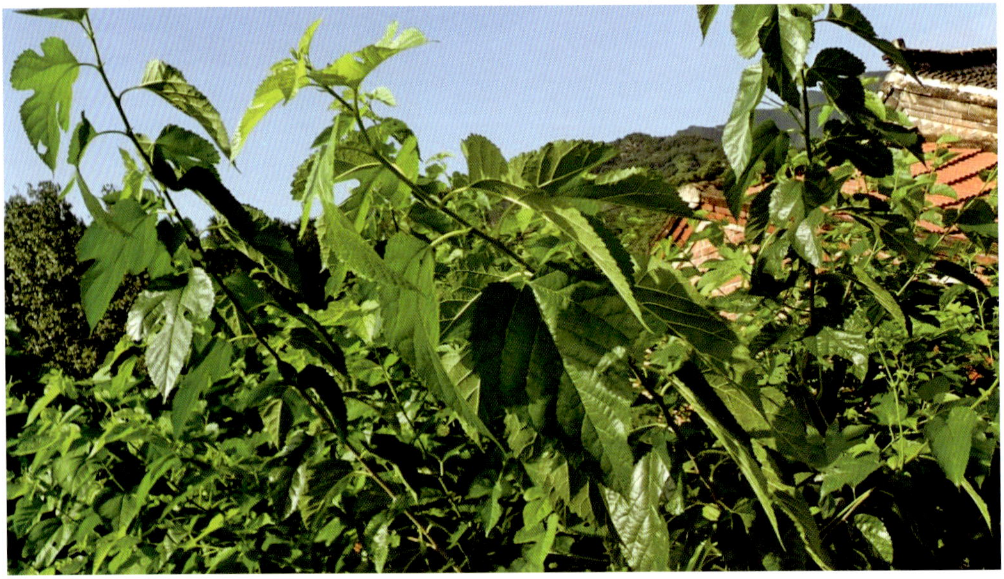

桑的植株

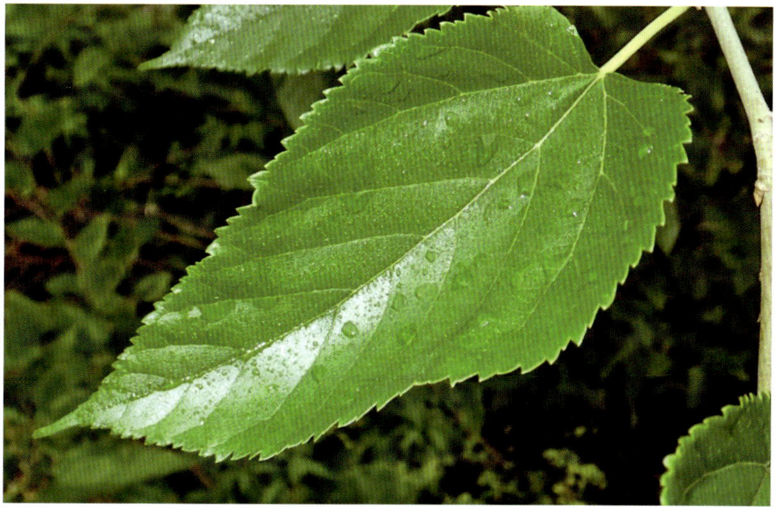

桑叶

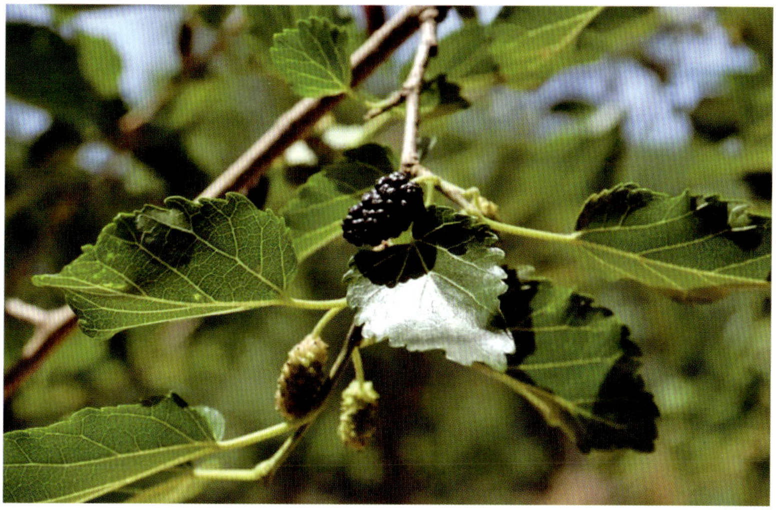

桑葚

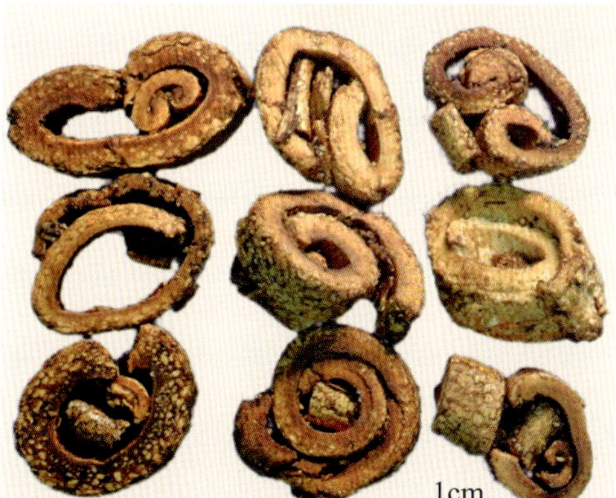

桑白皮饮片

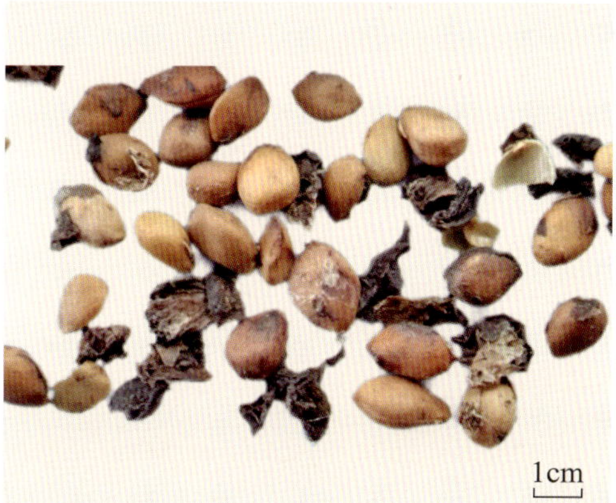

桑的种子

五加科

50. 五加皮 Acanthopanacis Cortex

【药用来源】

本品为五加科植物细柱五加 *Acanthopanax gracilistylus* W. W. Smith 的干燥根皮。

【植物形态】

小灌木或亚灌木。茎高达 1m，无毛，分枝。叶 3 枚轮生，同一轮中不等大，无毛；叶片坚纸质，两侧不相等，椭圆形、长椭圆形或椭圆状卵形，顶端渐尖，基部斜宽楔形，或一侧楔形另一侧圆形，边缘全缘或浅波状（齿退化为腺体），不明显或稍明显。聚伞花序腋生，1 ～ 2 回分枝，有 3 ～ 8 花，无毛；苞片对生，椭圆形，花萼无毛，5 裂达基部；裂片披针状线形，顶端微钝，有 3 条脉。花冠黄色，外面无毛，内面下部被短腺毛；筒漏斗状筒形。雄蕊无毛，花丝着生于距花冠基部 4 ～ 5mm 处，线形，在中部之下或近中部处膝状弯曲，花药圆卵形；退化雄蕊 2，着生于距花冠基部 3 ～ 4mm 处，近丝形，被短腺毛。花盘环状，边缘有浅齿。雌蕊无毛，子房线形，柱头扁头形。蒴果线形，无毛。种子纺锤形或狭线形。花期 6 月至 7 月。

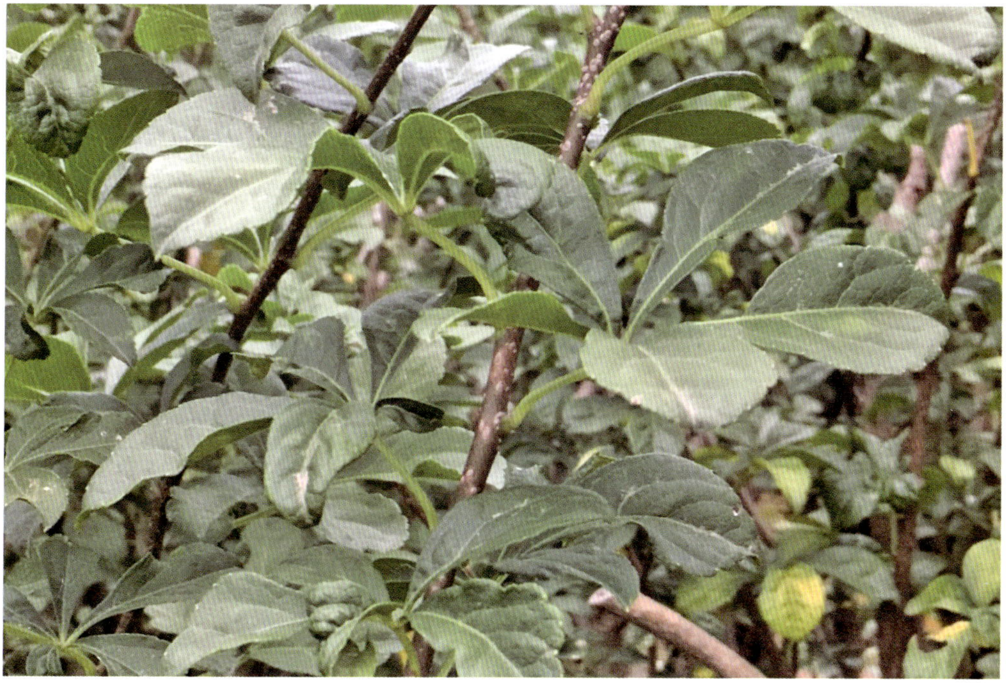

细柱五加植株

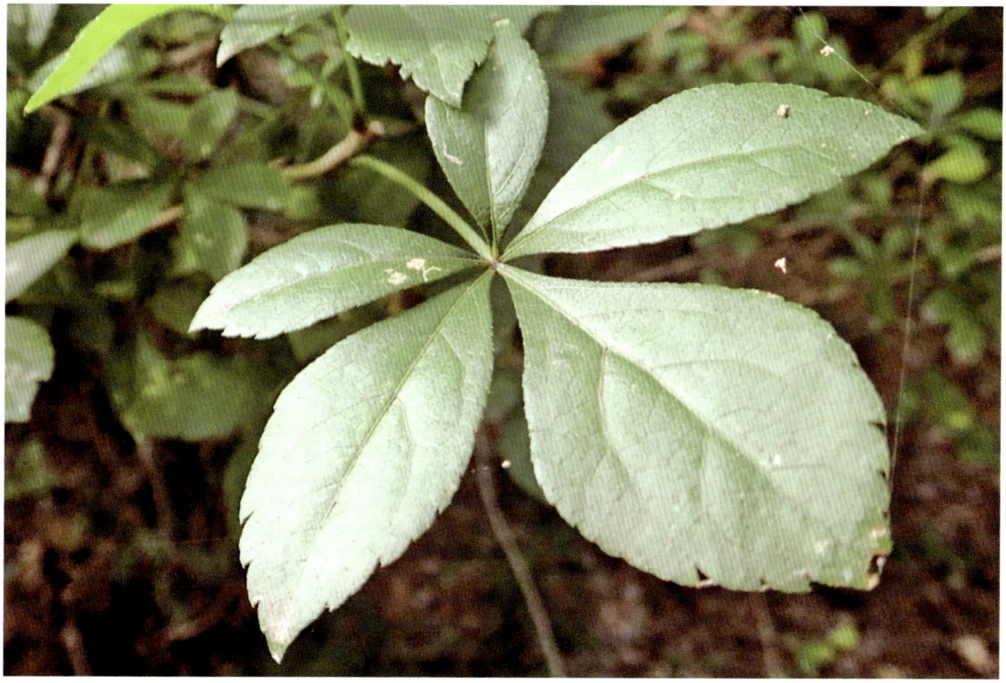

细柱五加叶片

木犀科

51. 秦皮 Fraxini Cortex

【药用来源】

本品为木犀科植物苦枥白蜡树 *Fraxinus rhynchophylla* Hance、白蜡树 *Fraxinus chinensis* Roxb.、尖叶白蜡树 *Fraxinus szaboana* Lingelsh.、宿柱白蜡树 *Fraxinus stylosa* Lingelsh. 的干燥枝皮或干皮。

【植物形态】

苦枥白蜡树：为乔木，高 10m 左右。叶对生，单数羽状复叶，小叶通常 5 片，宽卵形或倒卵形，顶端一片最大，尾状渐尖或少有钝圆，边缘具钝锯齿，叶背沿叶脉有褐色柔毛，小叶柄对生处膨大。圆锥花序，花小，雄性花与两性花异株，通常无花瓣，花轴节上常有淡褐色短柔毛，花柱短，柱头浅裂 2 叉状。翅果扁平，倒披针形，翅长于果。花期 5 ～ 6 月，果期 8 ～ 9 月。

白蜡树：与上种相似，但小叶 5 ～ 9 枚，以 7 枚为多数，椭圆或椭圆状卵形，顶端渐尖或钝。花轴无毛，雌雄异株。

尖叶白蜡树：幼枝具毛茸。小叶通常 5，叶片卵形，先端尾尖，基部广楔形，稍不对称。雌雄异株。

宿柱白蜡树：幼枝无毛。小叶 3 ～ 5，披针形，边缘具细锯齿。雄性花与两性花异株，花柱细长，柱头 2 浅裂。

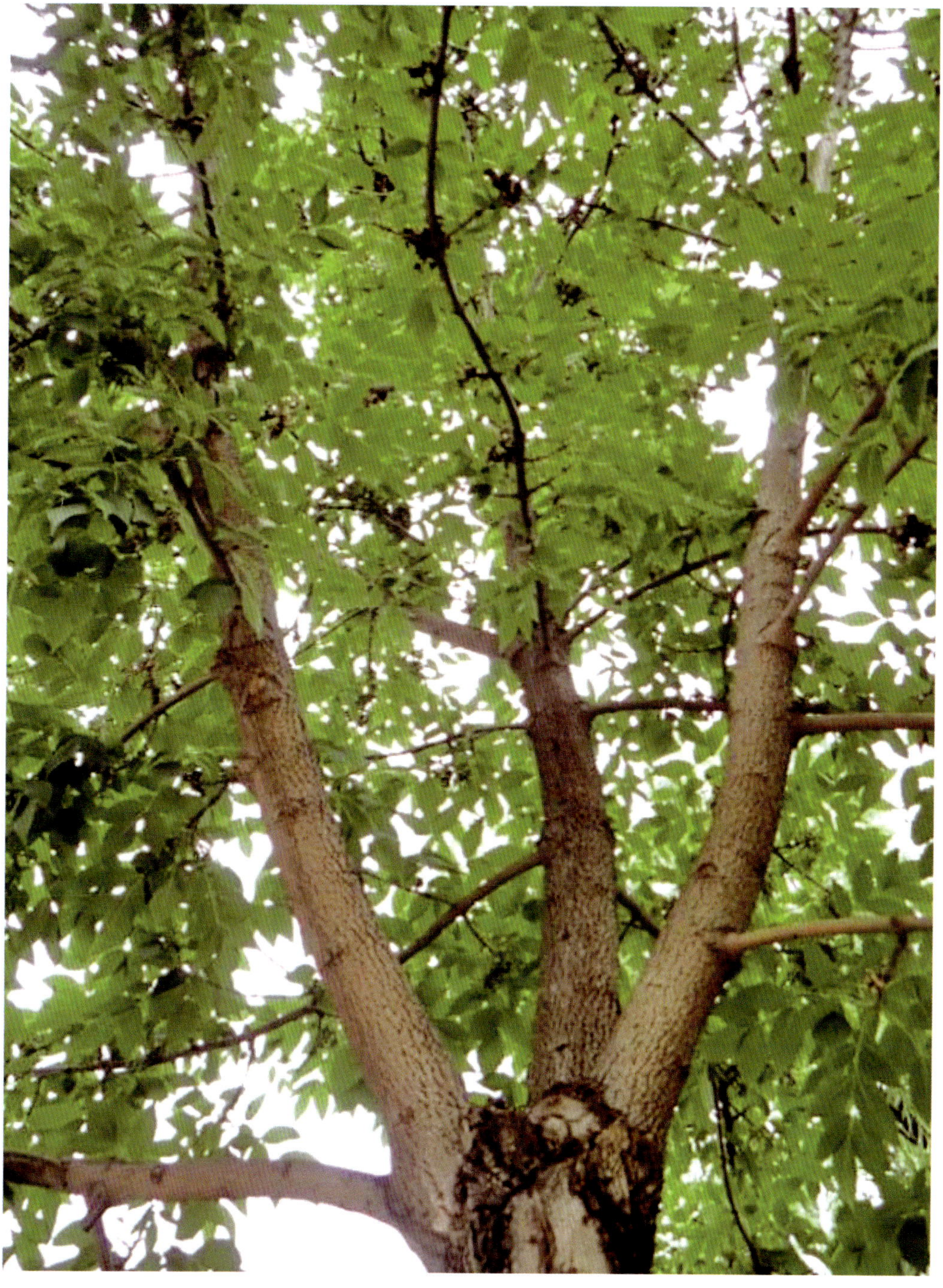

白蜡树植株

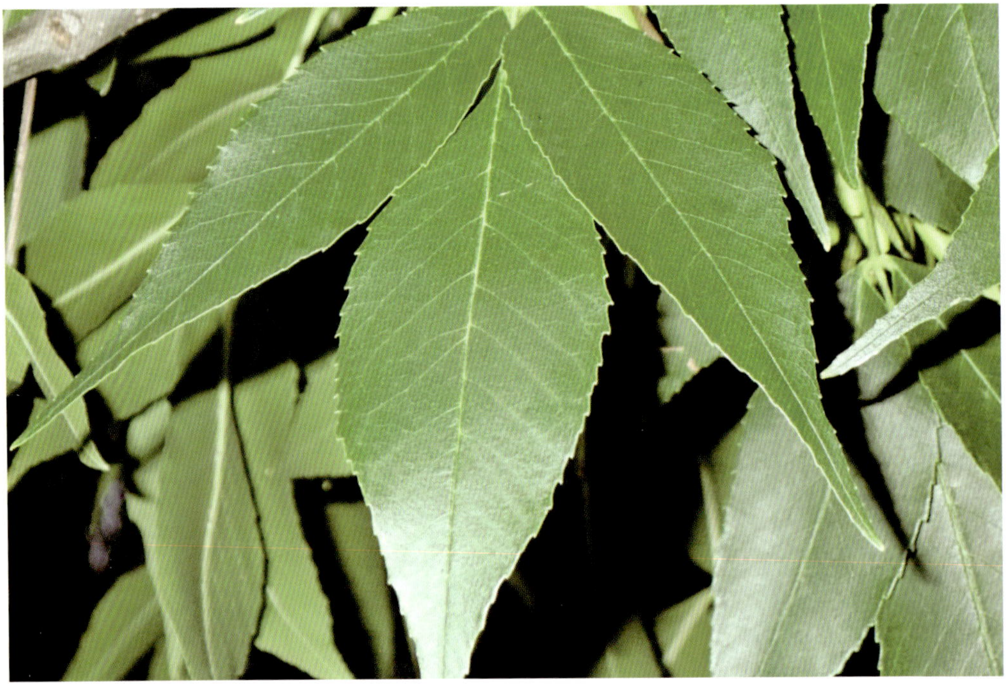

白蜡树叶片

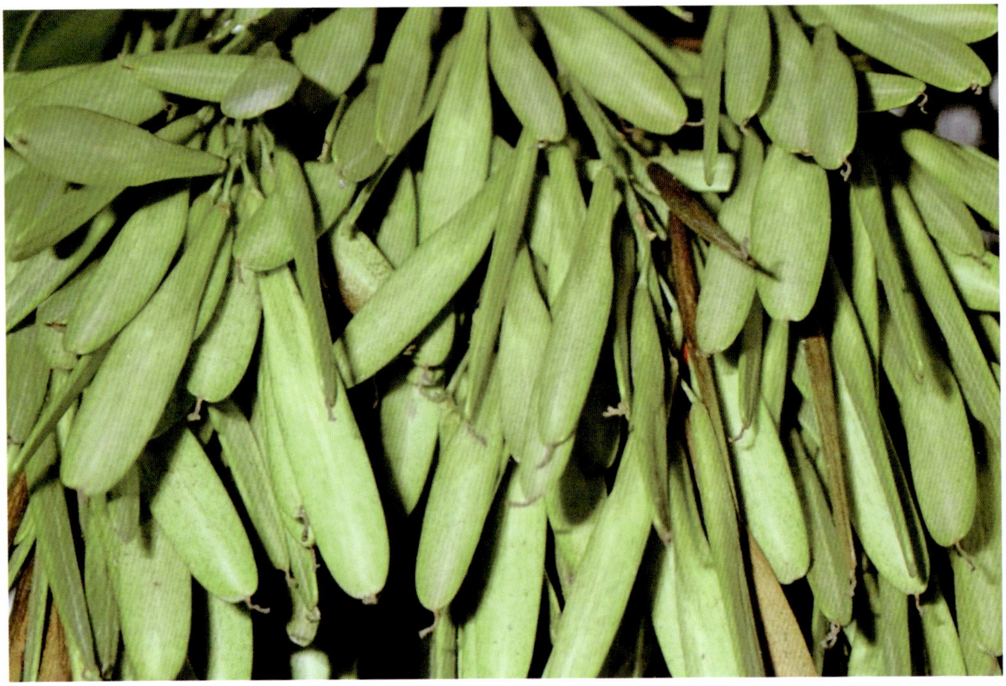

白蜡树果实

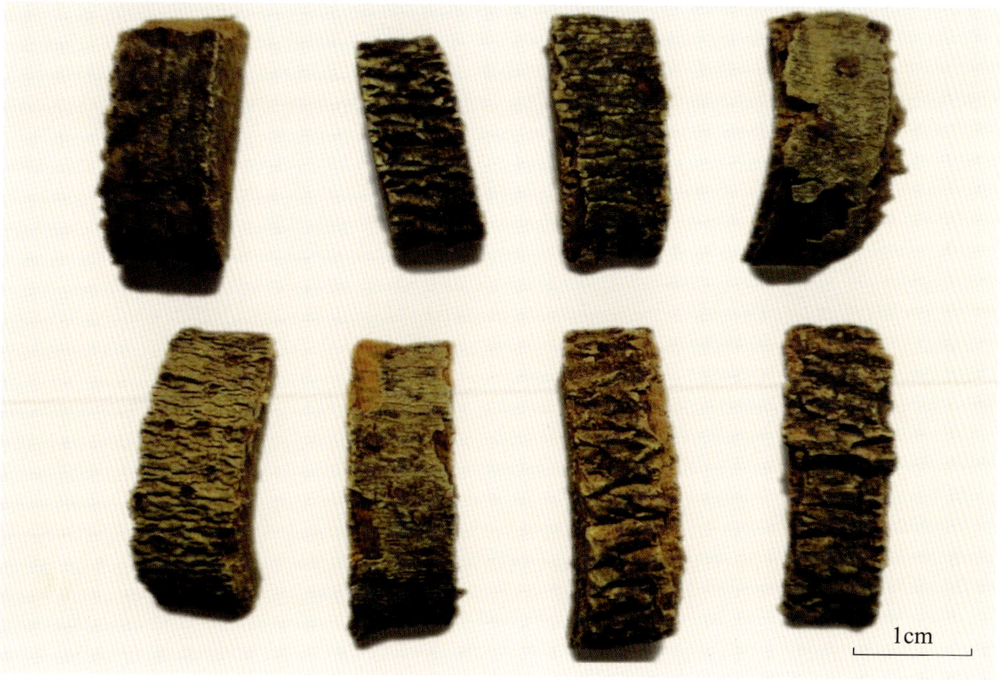

秦皮饮片

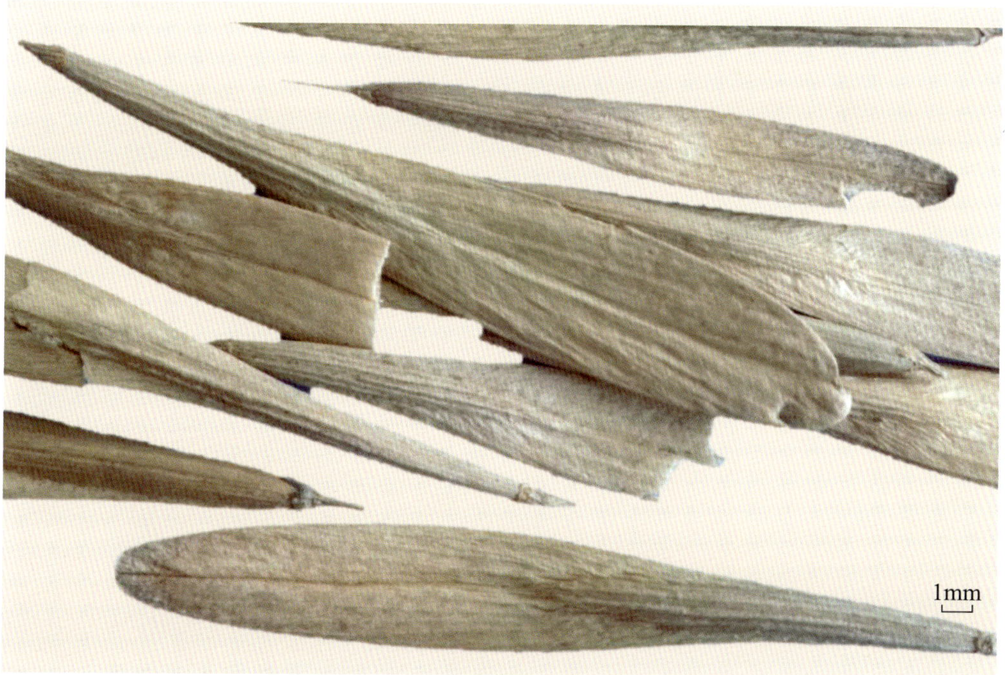

白蜡种子

茄科

52. 地骨皮 Lycii Cortex

【药用来源】

本品为茄科植物枸杞 *Lycium chinense* Mill. 的干燥根皮。

【植物形态】

落叶灌木。全体无毛，主根长，有支根。茎多分枝，枝细长，弧垂成匍匐状，表面有纵棱，浅灰黄色。小枝常具刺。叶互生，枝下部有 2 ～ 3 叶簇生，叶柄短，叶片卵形、卵状菱形或长椭圆形，先端钝尖或钝圆，基部楔形，全缘。花腋生，花梗细；花萼钟状，基部紫色条纹；花冠漏斗状，浅紫色，5 裂，裂片边缘具缘毛，裂片长卵形；雄蕊 5，着生于花冠筒内中部，花药“丁”字形，花丝伸出花冠筒外；花盘 5 裂，子房长卵形，花柱伸出花冠筒外。浆果红色，卵圆形或长圆形，2 室，每室有种子 2 ～ 3 枚。种子长圆状卵形，扁平，黄色。花期 7 ～ 9 月，果期 7 ～ 10 月。

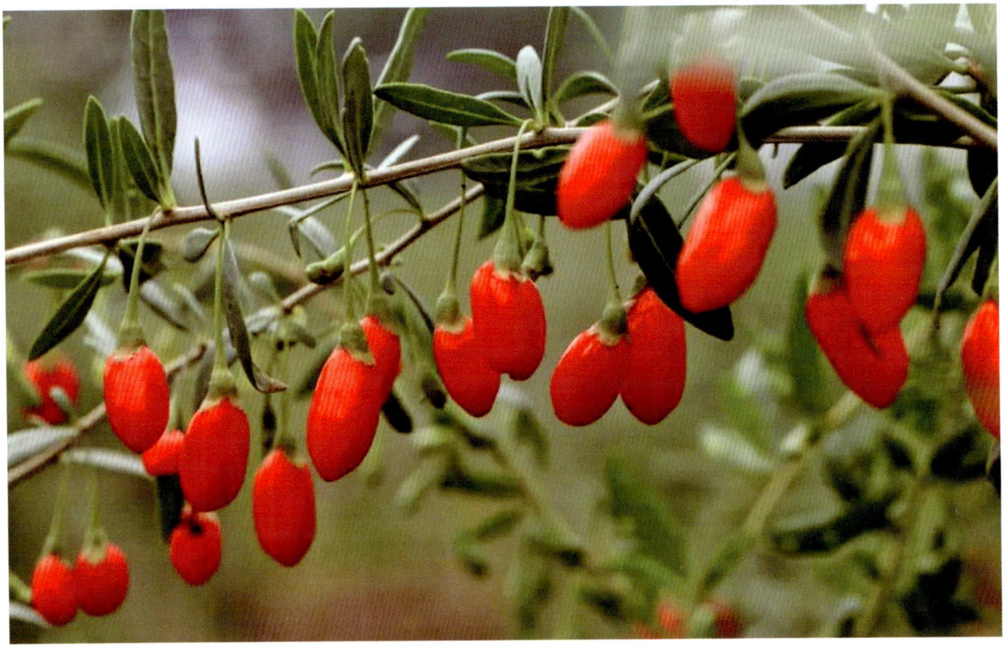

枸杞植株

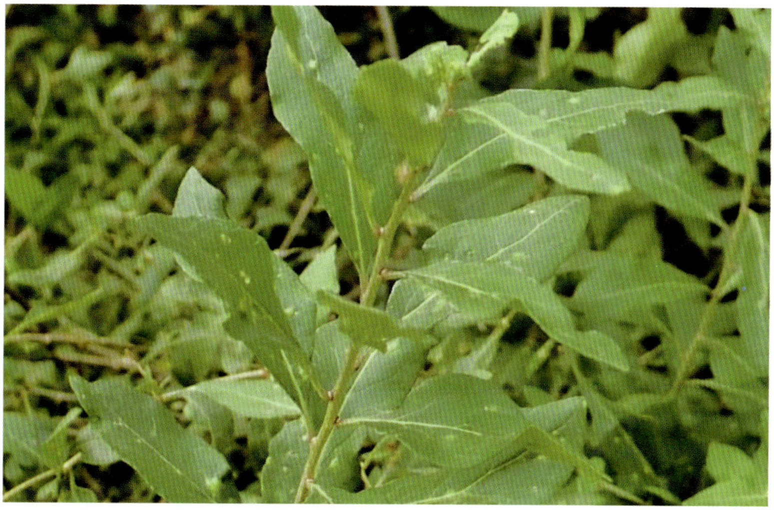

枸杞叶片

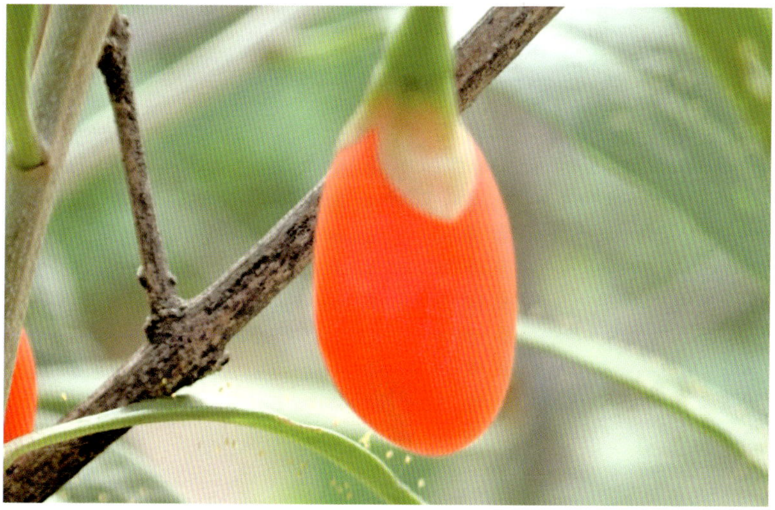

枸杞果实

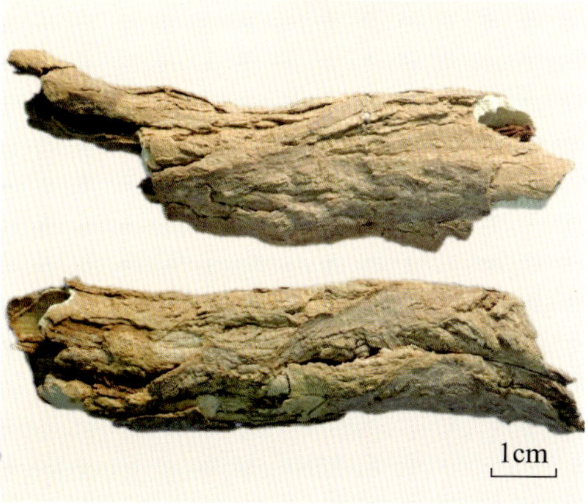

地骨皮药材

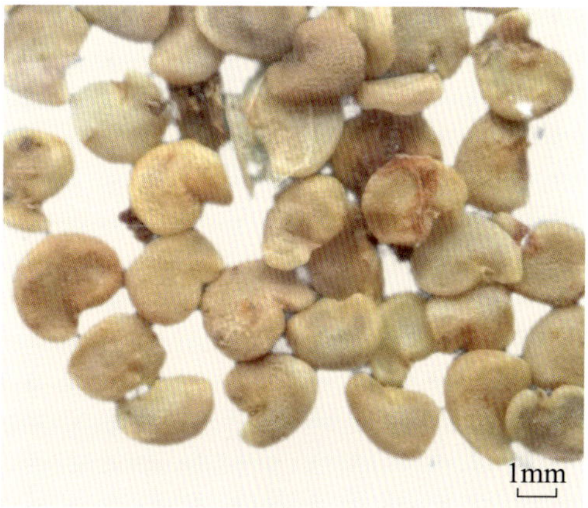

枸杞种子

第二章　花叶类药材

菊科

53. 旋覆花 Inulae Flos

【药用来源】

本品为菊科植物旋覆花 *Inula joponica* Thunb. 或欧亚旋覆花 *Inula britannica* L. 干燥头状花序

【植物形态】

多年生草本，茎具纵棱，绿色或微带紫红色。叶互生，椭圆形、椭圆状披针形或窄长椭圆形。头状花序少数或多数，顶生，呈伞房状排列。瘦果长椭圆形，被白色硬毛，冠毛白色。花期 7 ～ 10 月。果期 8 ～ 11 月。

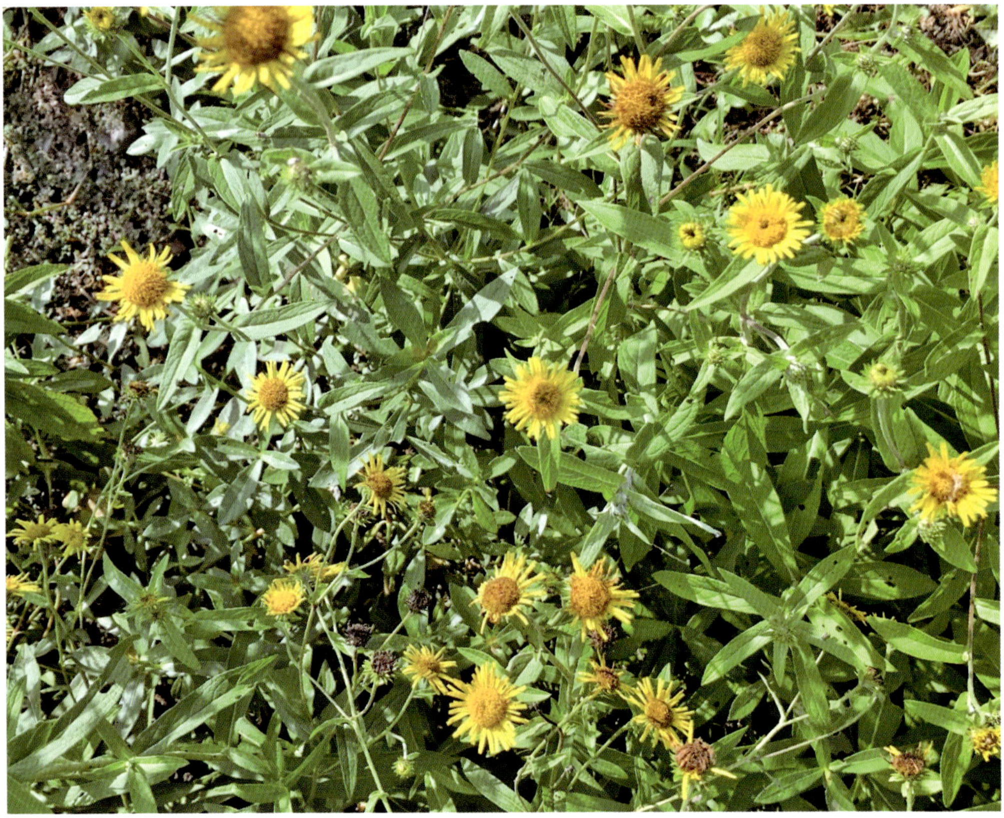

旋覆花植株

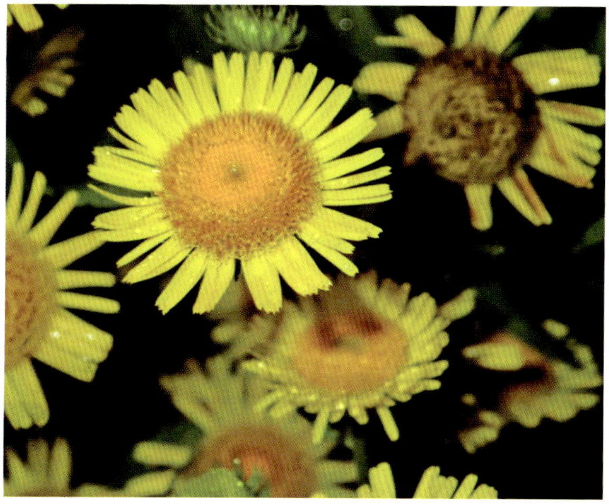

旋覆花花序

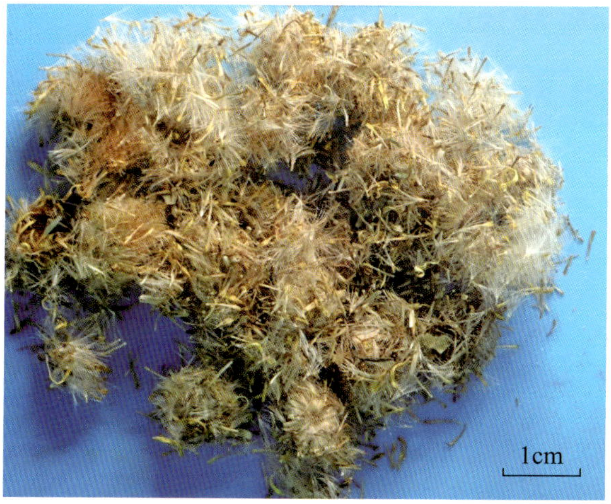

旋覆花饮片

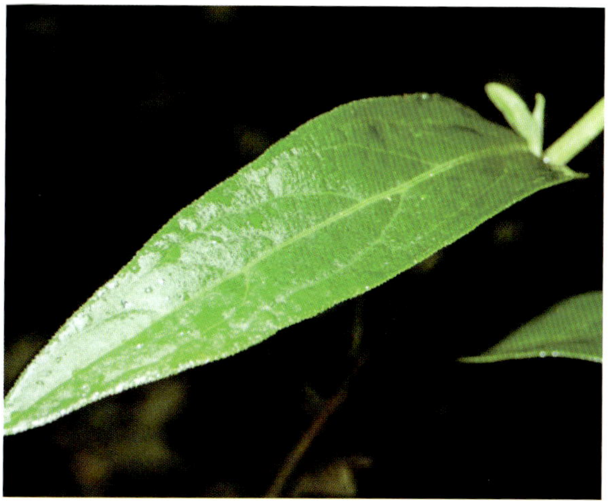

旋覆花叶片

54. 款冬花 Farfarae Flos

【药用来源】

本品为菊科植物款冬 *Tussilago farfara* L. 的干燥花蕾。

【植物形态】

多年生草本，高 10 ～ 25cm。基生叶广心脏形或卵形，先端钝，边缘呈波状疏锯齿，锯齿先端往往带红色。基部心形成圆形，质较厚，上面平滑，暗绿色，下面密生白色毛；掌状网脉，主脉 5 ～ 9 条；叶柄半圆形；近基部的叶脉和叶柄带红色，并有毛茸。花茎具毛茸，小叶 10 余片，互生，叶片长椭圆形至三角形。头状花序顶生；总苞片 1 ～ 2 层，苞片 20 ～ 30，质薄，呈椭圆形，具毛茸；舌状花在周围 1 轮，鲜黄色，单性，花冠先端凹，雌蕊 1，子房下位，花柱长，柱头 2 裂；筒状花两性，先端 5 裂，裂片披针状，雄蕊 5，花药连合，雌蕊 1，花柱细长，柱头球状。瘦果长椭圆形，具纵棱，冠毛白色。花期 2 ～ 3 月。果期 4 月。

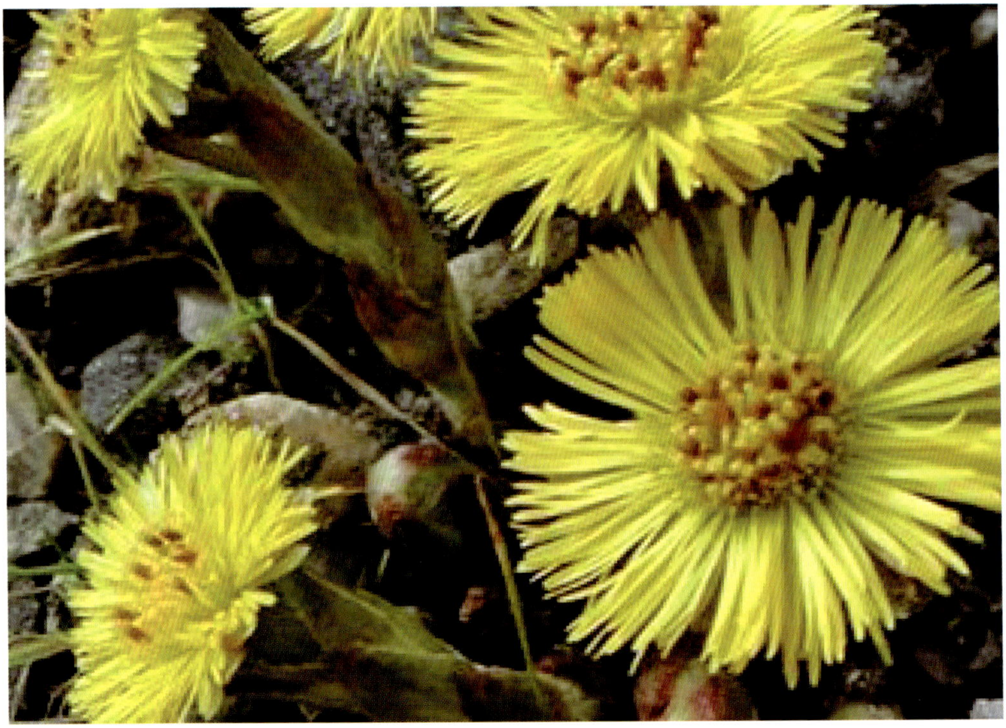

款冬花植株

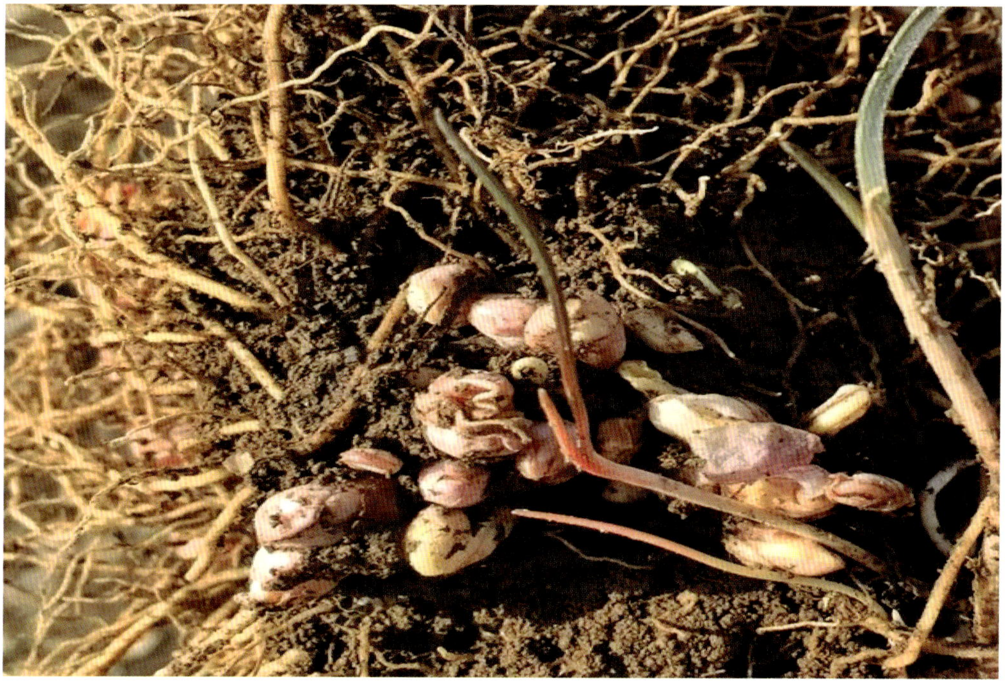

款冬花花蕾

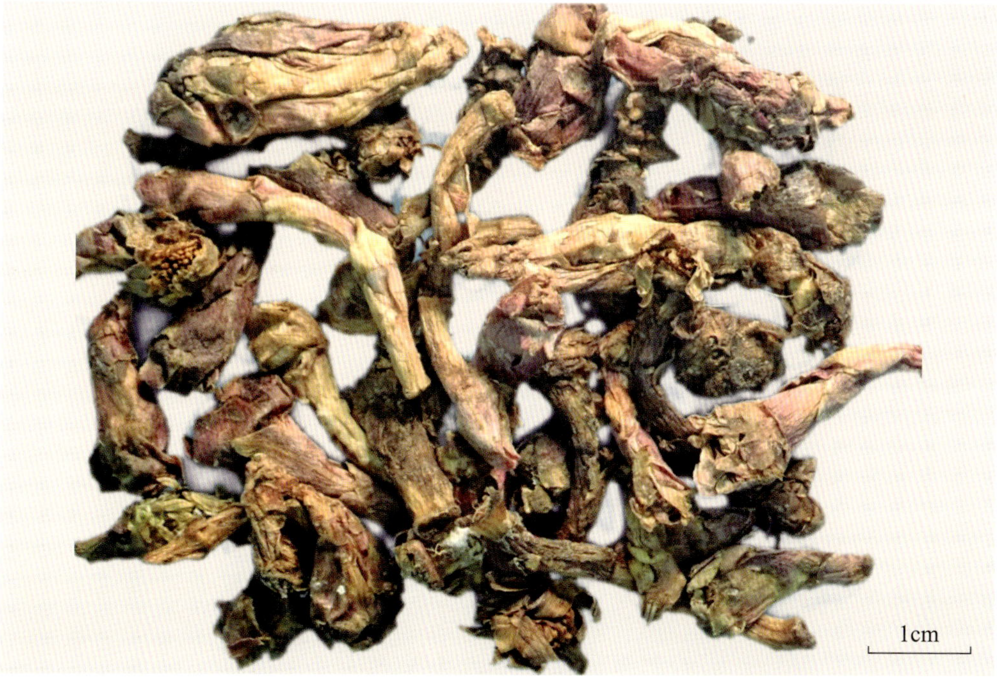

款冬花药材（饮片）

55. 菊花 Chrysanthemi Flos

【药用来源】

本品为菊科植物菊 *Chrysanthemum morifolium* Ramat. 的干燥头状花序。

【植物形态】

多年生草本，高 60 ～ 150cm，根状茎多少木质化。茎直立，基部有时木质化，略带紫红色，上部多分枝，幼枝略具棱，密被灰白色柔毛。单叶互生，有柄；叶卵形至披针形，先端钝，基部楔形或近心形，边缘有粗大不整齐锯齿或深裂，两面密被白色绒毛。头状花序顶生或腋生，花序大小不等；花托小，凸出，呈半球形；舌状花雌性，着生于花序边缘，花冠舌状，舌片线状长圆形，先端钝圆，无雄蕊；雌花 1 枚，花柱短，柱头 2 裂；管状花位于花序中央，雄蕊 5 枚，花药线形，雌蕊 1 枚，子房下位，长圆形，花柱线形；有时具多数舌状或管状花序。瘦果不发育。

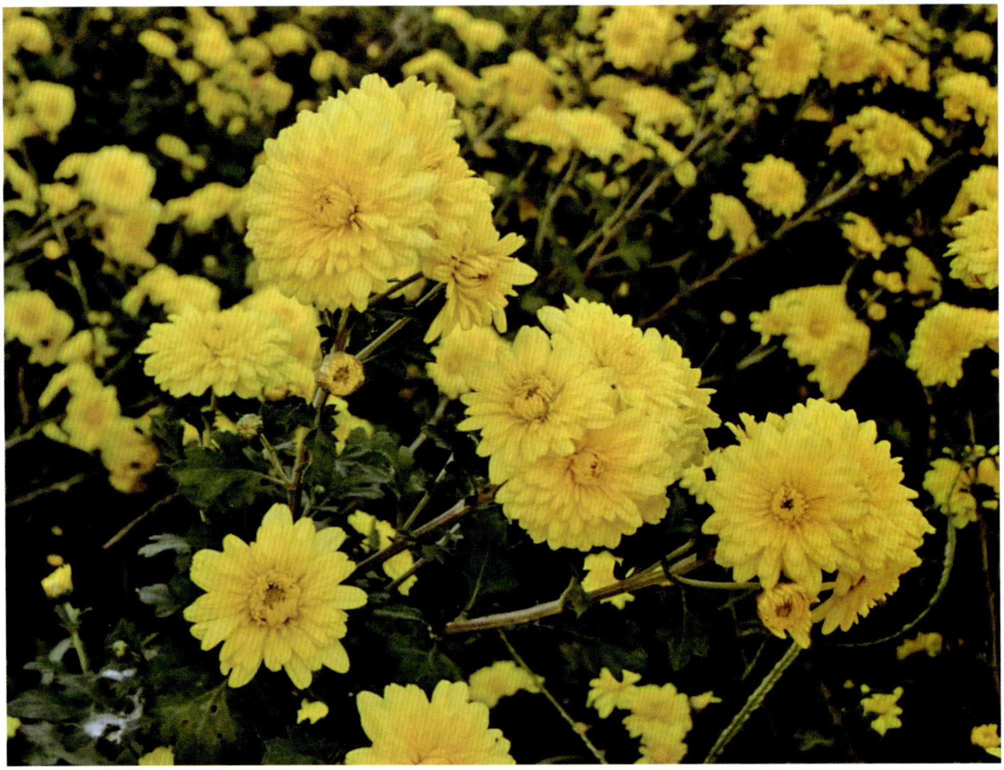

怀菊花植株

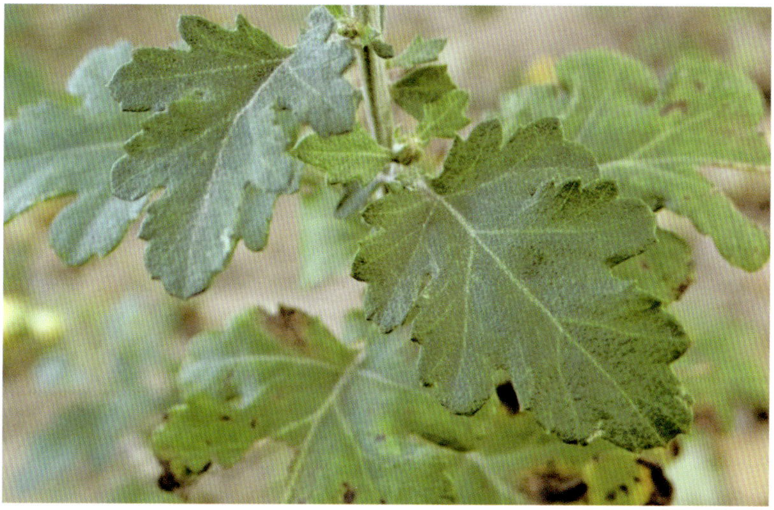

怀菊花叶片

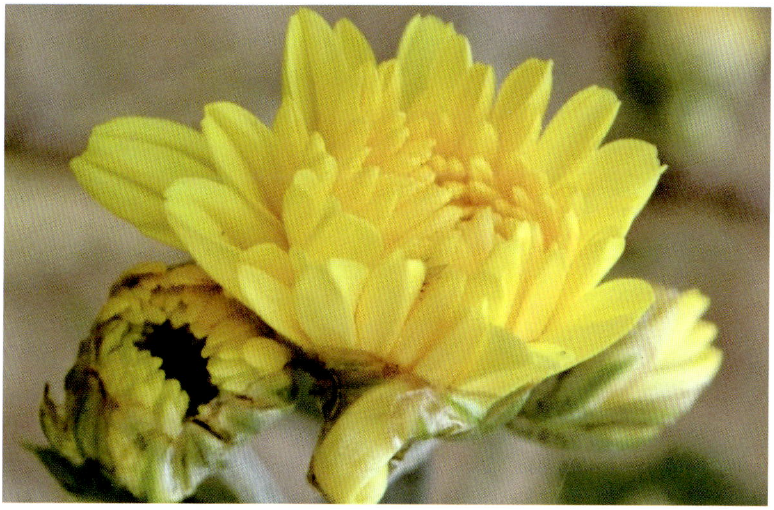

怀菊花花冠及花蕾

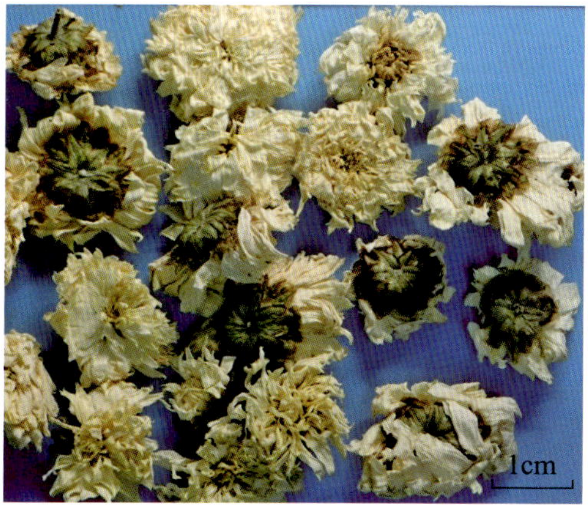

贡菊饮片

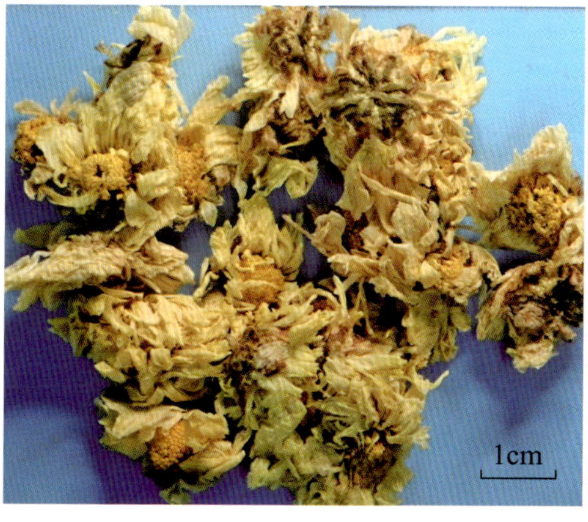

杭菊饮片

56. 红花 Carthami Flos

【药用来源】

本品为菊科植物红花 *Carhamus tinctorius* L. 的干燥花。

【植物形态】

一年生或二年生草本，高 30 ～ 90cm。叶互生，卵形或卵状披针形，先端渐尖，边缘具不规则锯齿，齿端有锐刺；微抱茎。头状花序顶生，总苞片多层，最外 2 ～ 3 层叶状，边缘具不等长锐齿，内面数层卵形，上部边缘有短刺；全为管状花，两性，花冠初时为黄色，渐变为橘红色。瘦果白色，倒卵形，具 4 棱，无冠毛。花期 5 ～ 7 月，果期 7 ～ 9 月。

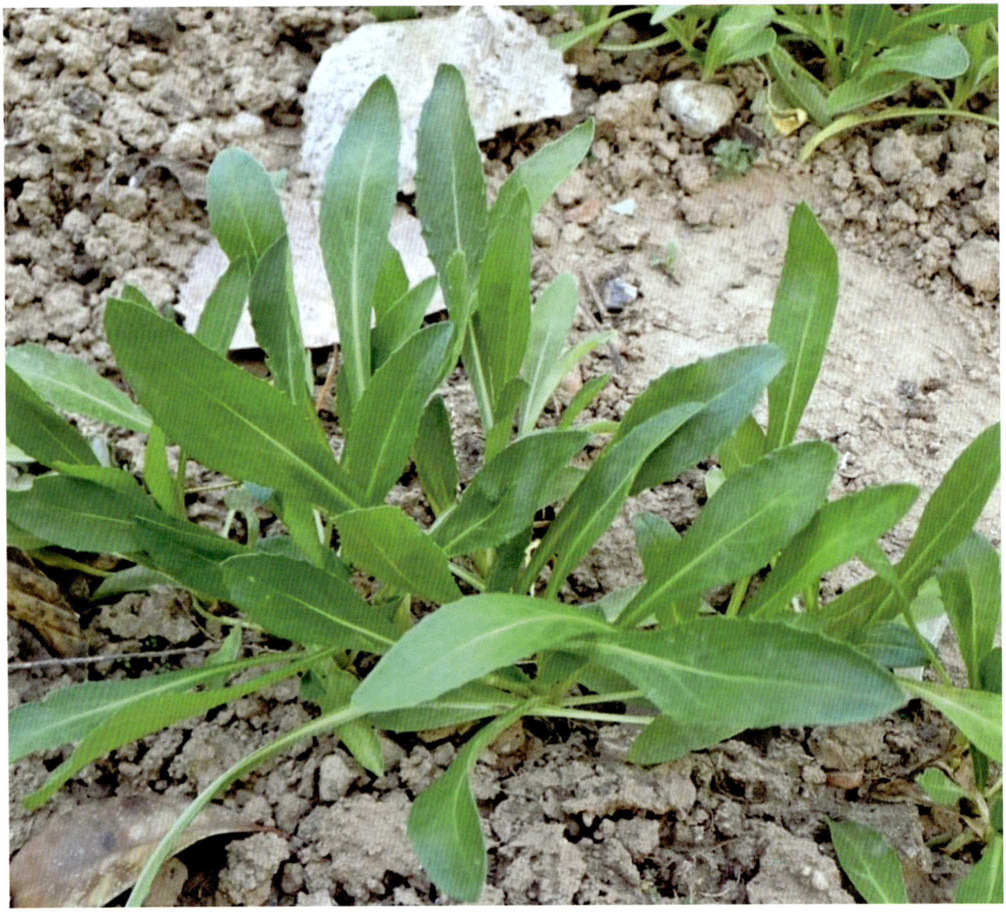

红花植株（幼苗）

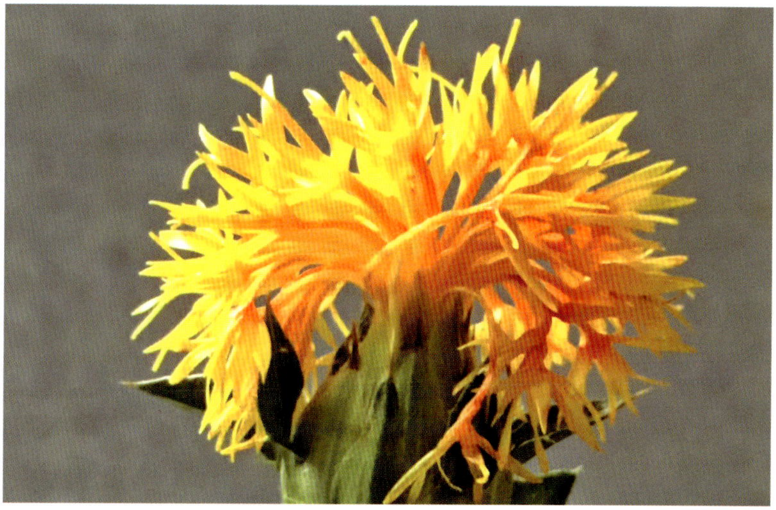

红花花冠

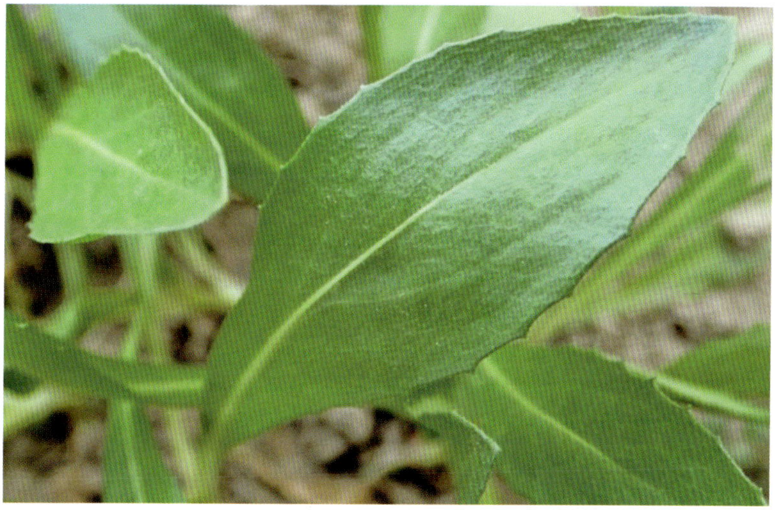

红花叶片

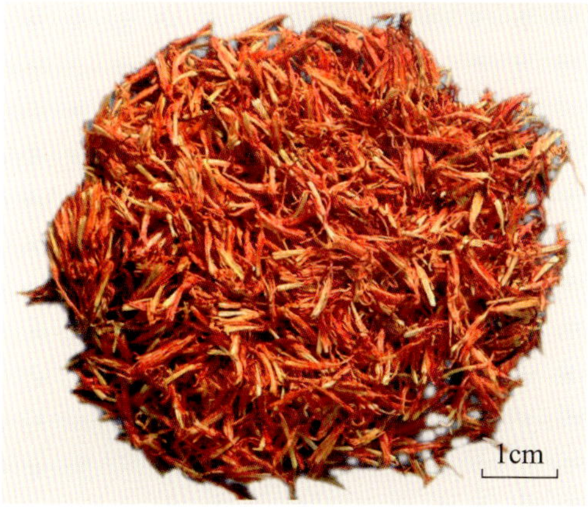

红花药材

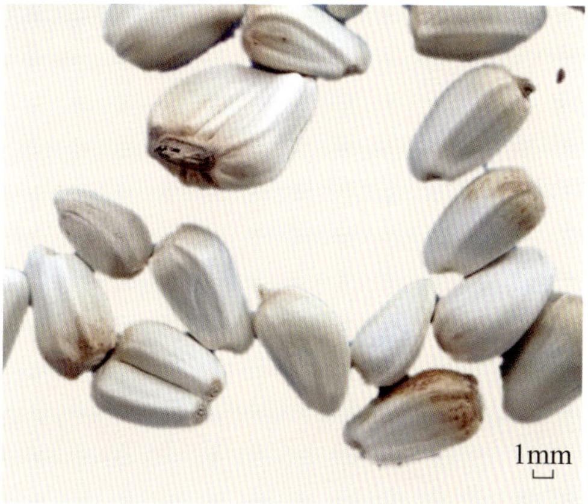

红花种子

57. 艾叶 Artemisiae Argyi Folium

【药用来源】

本品为菊科植物艾 *Artemisia argyi* Lévl. et Vant. 的干燥叶。

【植物形态】

多年生草本。高 50 ～ 150cm，茎圆柱形，基部木质化，外被灰白色绒毛。完整叶片展平后呈卵状椭圆形，羽状深裂，裂片椭圆状披针形，边缘有不规则的粗锯齿；上表面灰绿色或深黄绿色，有稀疏的蛛丝状短绵毛及腺点；下表面密生灰白色绒毛。质柔软。缘花雌性，盘花两性，各 10 余朵；缘花花冠管细管状，顶端 2 ～ 3 齿裂，绿色，子房细柱形，花柱先端 2 分枝；盘花花冠管近喇叭筒状，先端 5 裂，裂片外卷，初开及盛开时，花冠管上部呈紫红色，下部色渐变淡，后紫色退去，呈黄绿色；雄蕊 5，聚药，先端的附属物三角形，具尖头，花柱顶端 2 分叉。

瘦果近柱形、长圆形，无毛。花期 8 ～ 10 月，果期 10 ～ 11 月。

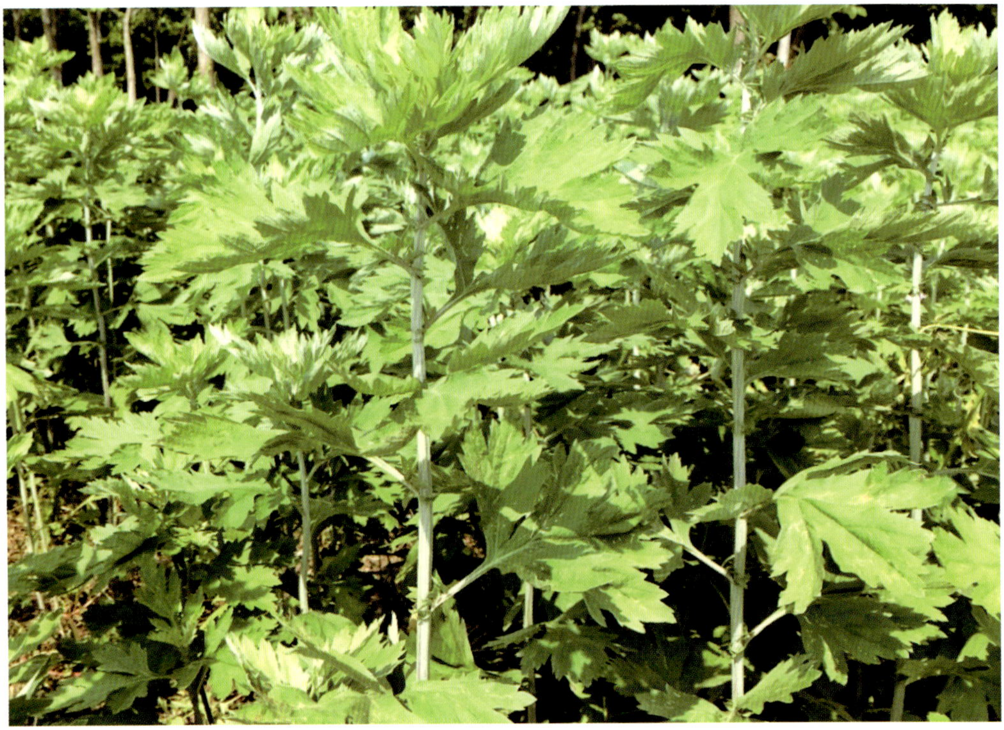

艾的植株

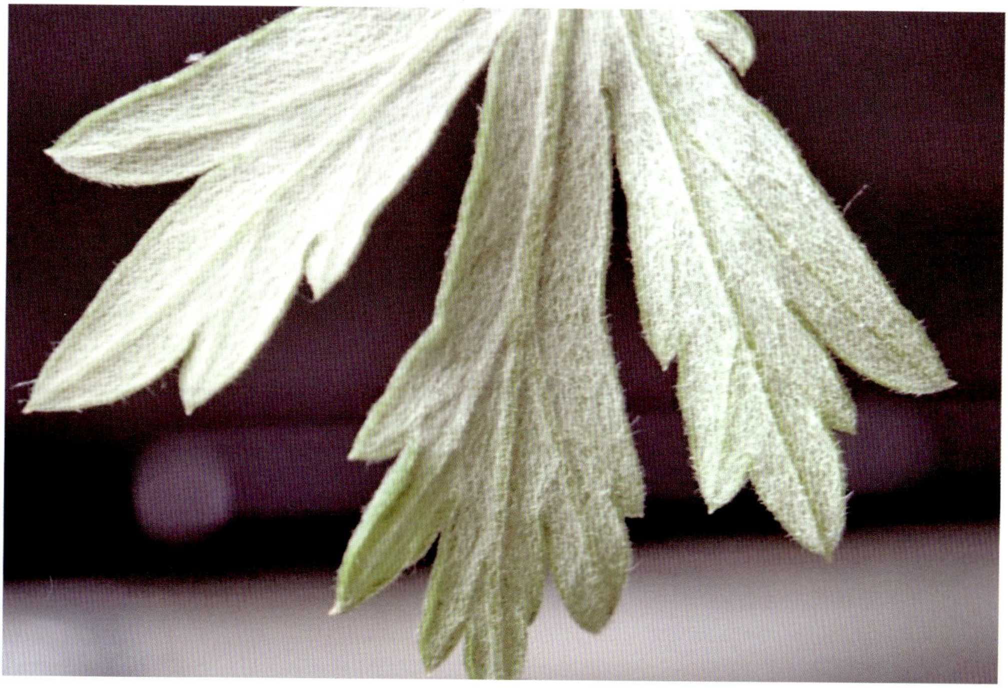

艾叶叶片背面

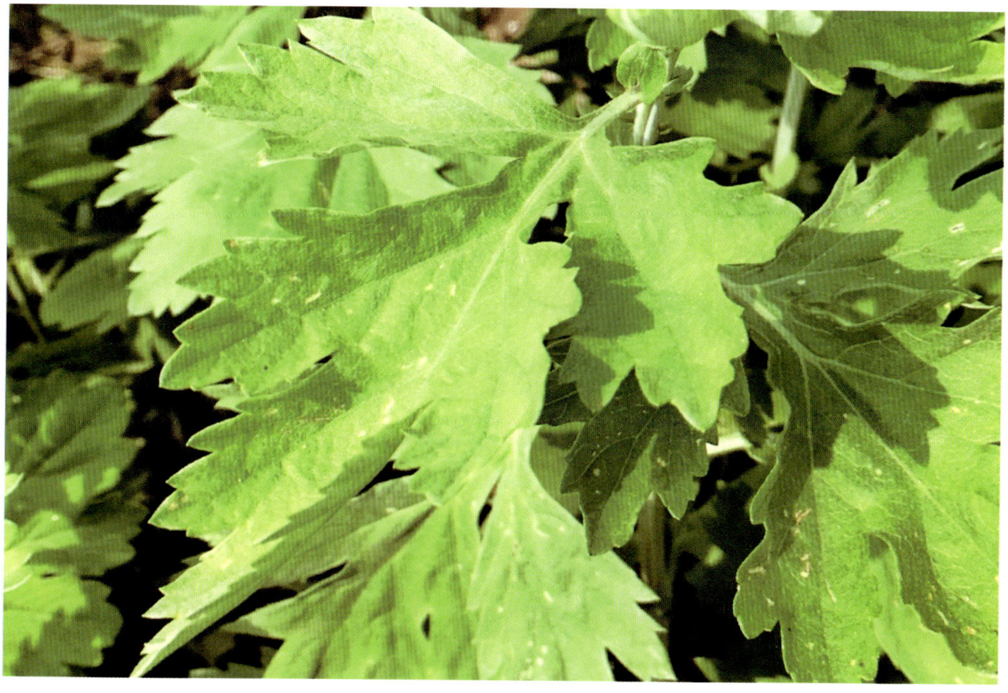

艾的叶片正面

水龙骨科

58. 石韦 Pyrrosiae Folium

【药用来源】

本品为水龙骨科植物有柄石韦 *Pyrrosia Petiolosa*（Christ）Ching 的干燥叶。

【植物形态】

多年生草本。植株高可达 20cm。根状茎细长，横走，密生褐棕色鳞片。叶 2 型，远生，厚革质。能育叶与不育叶同形，不育叶及其叶柄均较能育叶短；叶片上面有排列整齐的小凹点，下面密生灰棕色星状毛；能育叶片干后通常内卷，几成筒状。孢子囊群成熟时布满叶片下面，无盖。

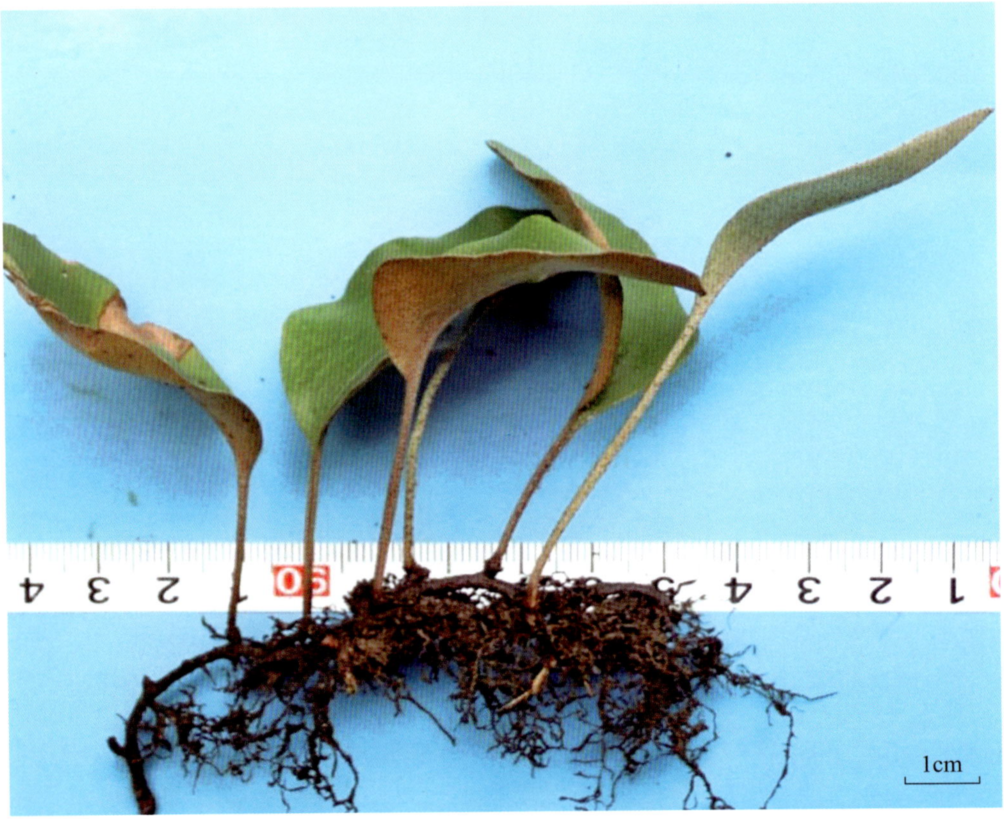

有柄石韦植株

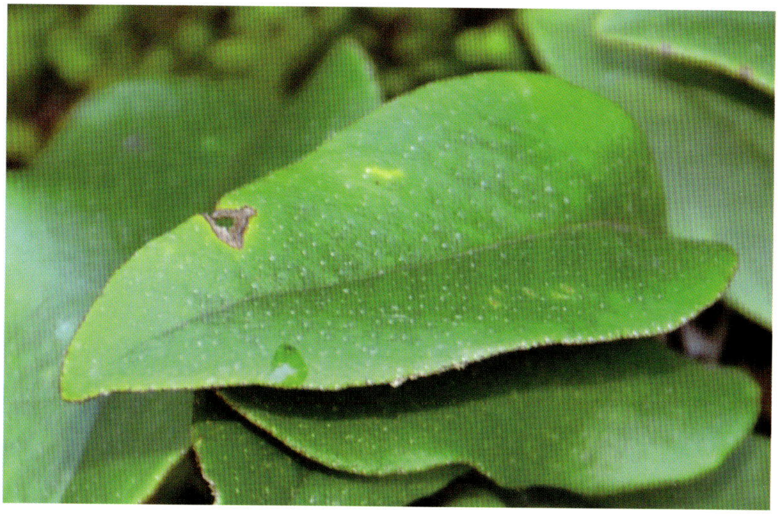

有柄石韦叶片

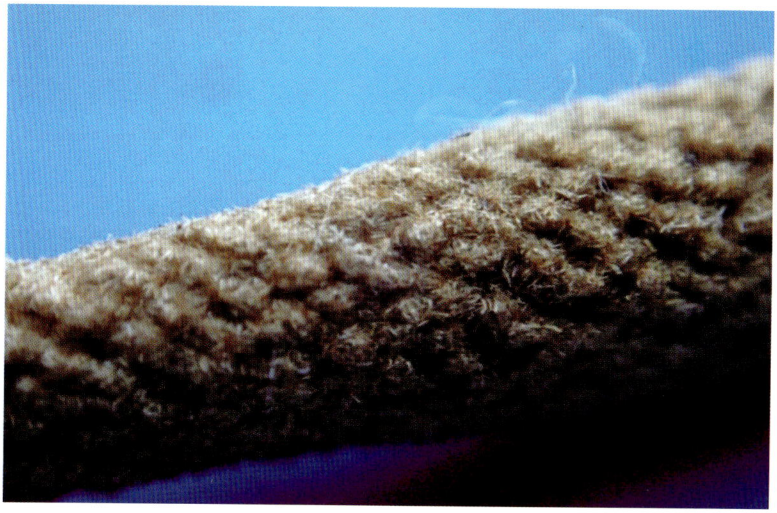

有柄石韦药材星状毛

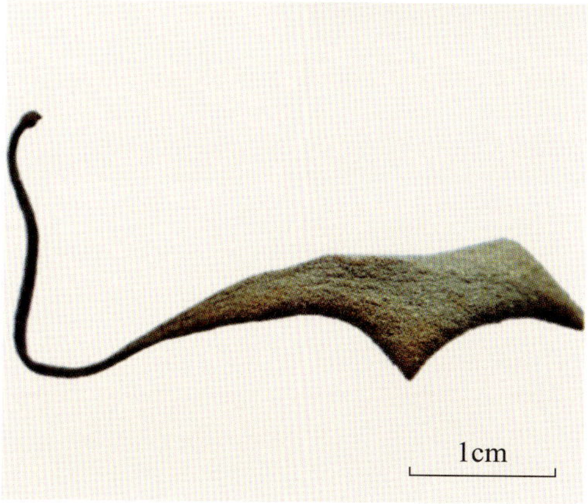

有柄石韦药材

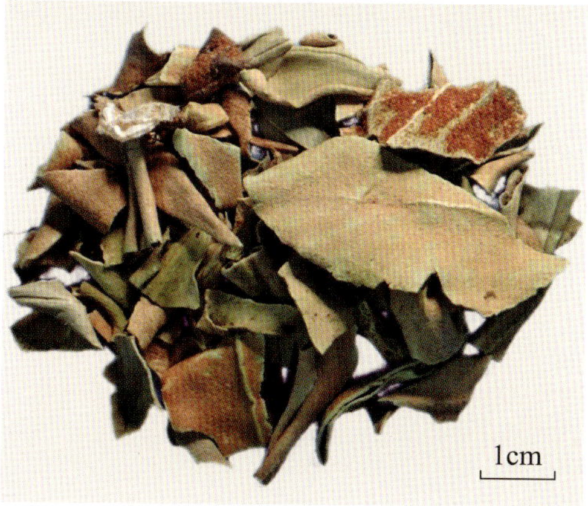

石韦饮片

十字花科

59. 大青叶 Isatidis Folium

【药用来源】

本品为十字花科植物菘蓝 *Isatis indigotica* Fort. 的干燥叶。

【植物形态】

二年生草本，高 40 ～ 90cm。无毛或稍有柔毛，茎直立，上部多分枝，稍带粉霜。叶互生，基生叶较大，矩圆状椭圆形，有柄；茎生叶矩圆形至矩圆状披针形，先端钝，基部箭形，半抱茎，全缘或有不明显锯齿。复总状花序生于枝端，萼片 4、绿色，花瓣 4、黄色。

短角果矩圆形，扁平，边缘有翅，紫色，无毛。种子 1 枚，椭圆形，褐色。花期 4 ～ 5 月，果期 5 ～ 6 月。

（植物形态图片同板蓝根）。

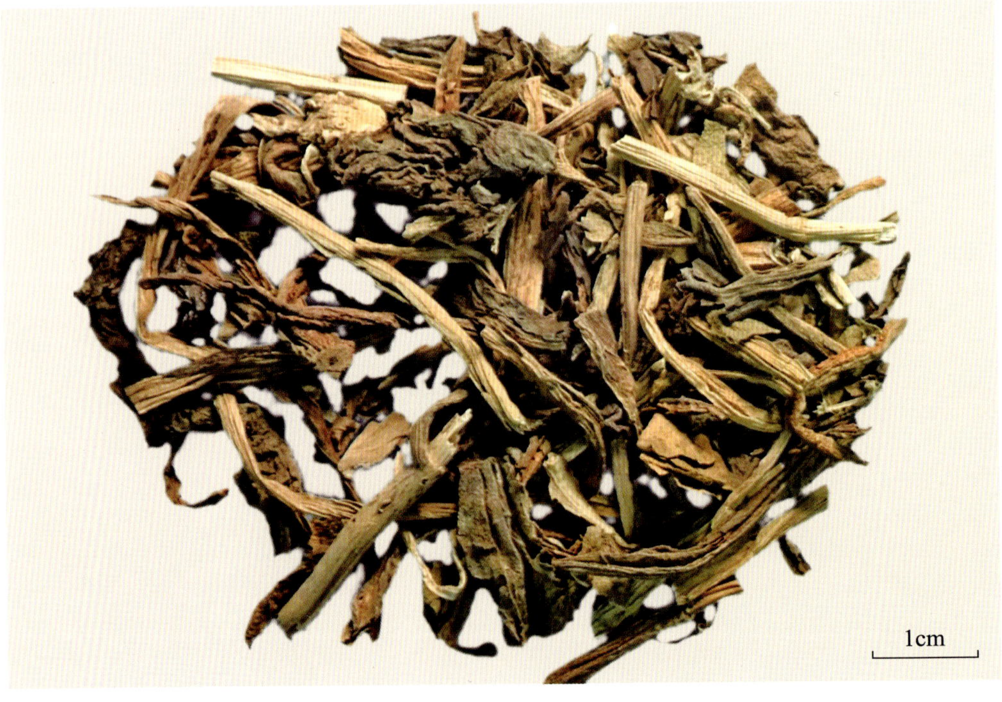

大青叶饮片

唇形科

60. 紫苏叶 Perillae Folium

【药用来源】

本品为唇形科植物紫苏 *Perilla frutescens*（L.）Britt. 的干燥叶（或带嫩枝）。

【植物形态】

一年生草本，具特异香气。茎钝四棱形，绿色或绿紫色，密被长柔毛。叶对生，叶片卵形至宽卵形，边缘有粗锯齿，两面绿色或紫色或仅下面紫色，具柔毛并有细腺点。轮伞花序组成偏向一侧的顶生及腋生总状花序，密被长柔毛。花萼钟形，有黄色腺点，花冠白色至紫红色，2 唇形。雄蕊 4，2 强，花柱基底着生，柱头 2 裂。小坚果近球形，具网纹。花期 6 ～ 7 月，果期 7 ～ 8 月。

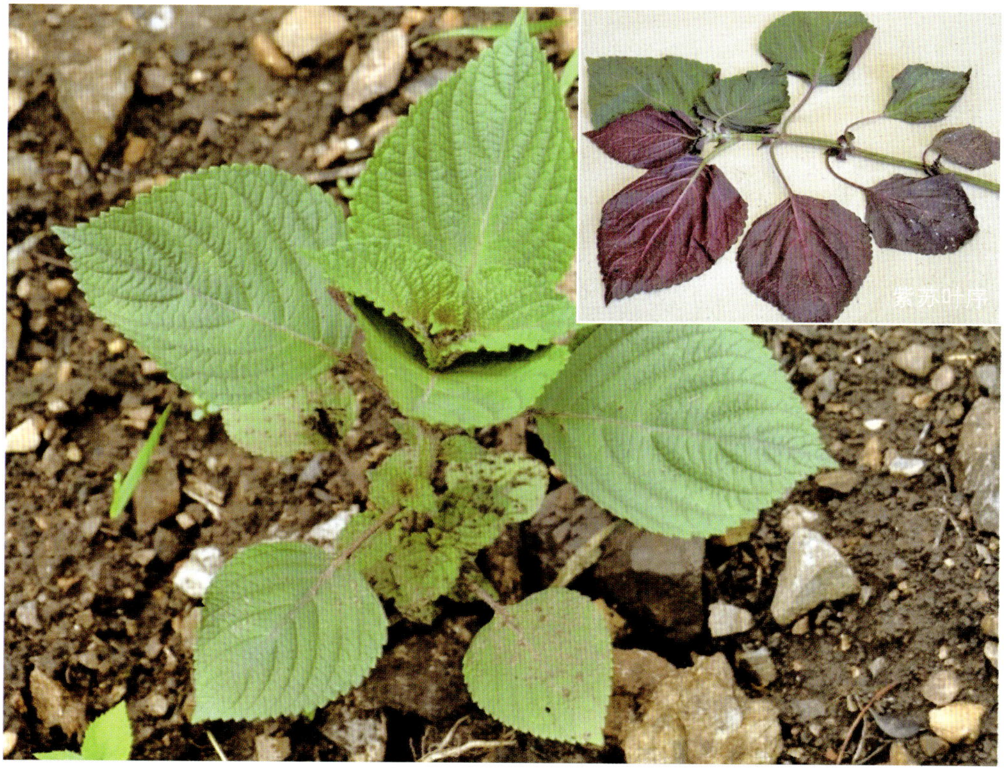

紫苏植株

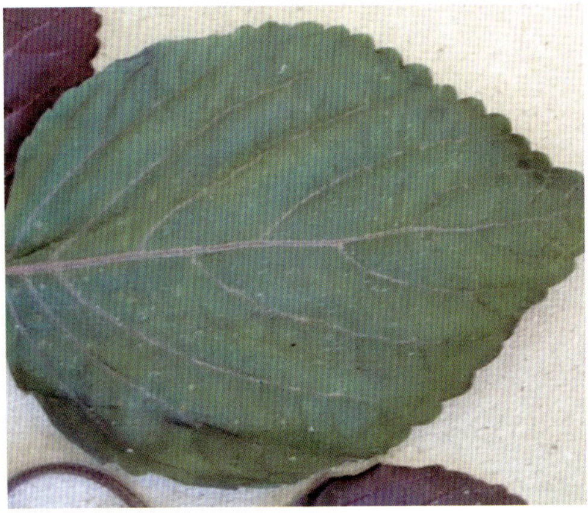

紫苏叶片正面

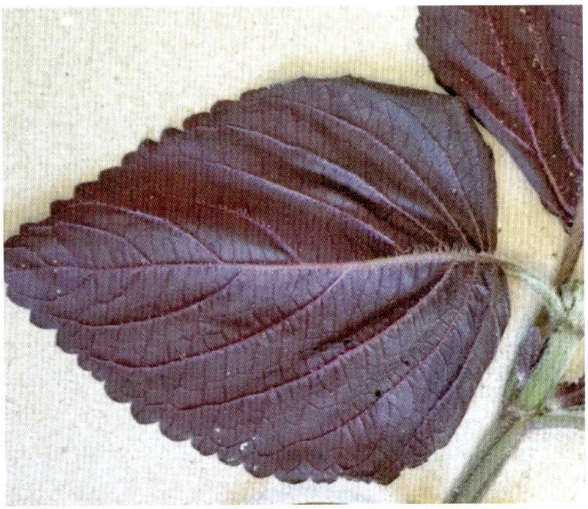

紫苏叶片背面

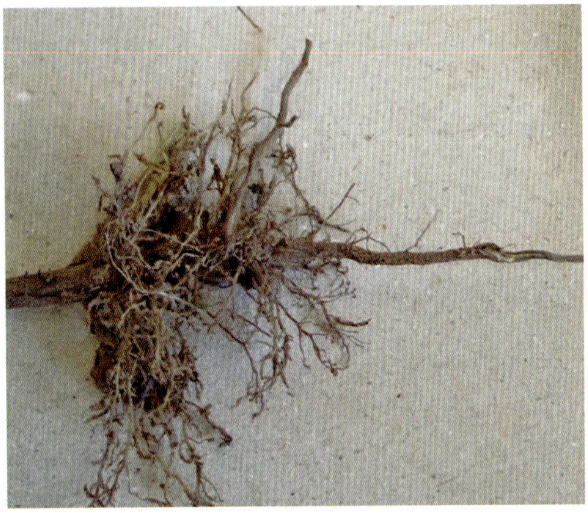

紫苏根

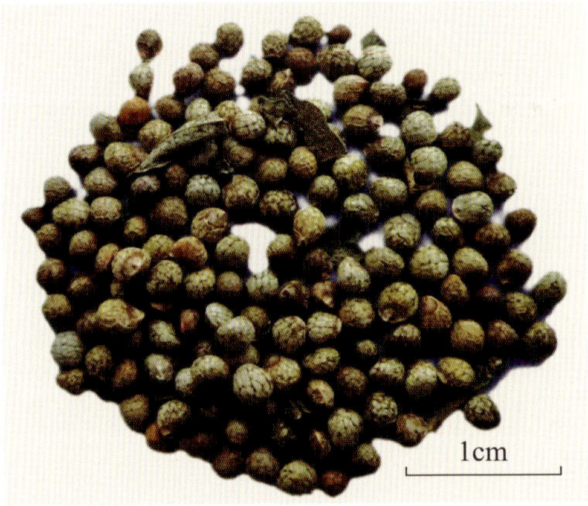

紫苏种子

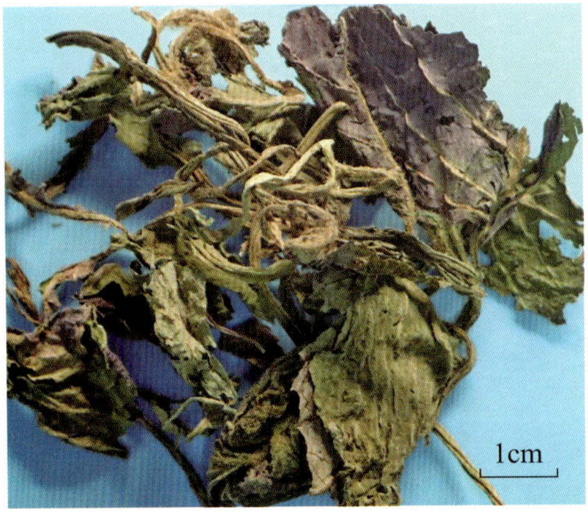

苏叶饮片

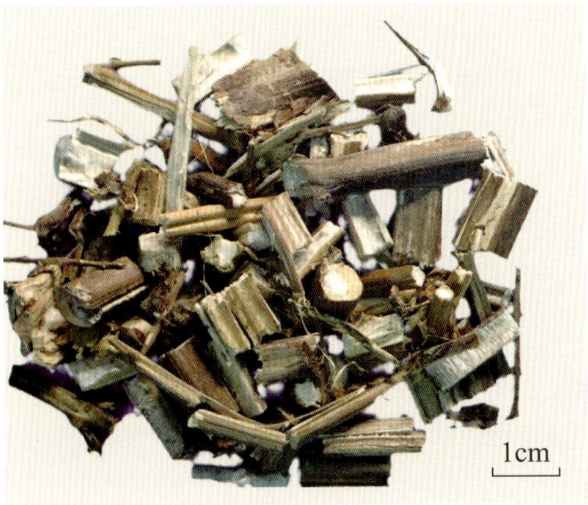

苏梗饮片

松科

61. 松花粉 Pini Pollen

【药用来源】

本品为松科植物马尾松 *Pinus massoniana* Lamb.、油松 *Pinus tabulieformis* Carr. 或同属数种植物的干燥花粉。

【植物形态】

马尾松：乔木，高达 45m，胸径可达 15m。树皮红褐色，下部灰褐色，成不规则长块状裂。小枝轮生，淡黄褐色。叶针形，2 针 1 束，稀 3 针 1 束，细长而柔软，叶缘有细锯齿，树脂道 4 ～ 8 个，在背面边生，或腹面也有 2 个边生；叶鞘初呈褐色，后渐变成灰黑色，宿存。雄球花淡红褐色，圆柱形，弯垂，聚生于新枝下部苞腋，穗状；雌球花单生或 2 ～ 4 个聚生于新枝顶端，淡紫红色球果卵圆形或圆锥状卵形，熟时粟褐色；中部种鳞近长圆状倒卵形；鳞盾菱形，微隆起或平，鳞脐微凹，无刺。种子长卵圆形。花期 4 ～ 5 月，果熟期翌年 10 ～ 12 月。

油松：常绿乔木，树皮灰褐色，呈鳞甲状裂，裂隙红褐色；大树的枝条平展或微向下伸，小枝淡红褐色或淡灰黄色，无毛。冬芽长椭圆形，红褐色。针叶 2 枚 1 束，粗硬，边缘具细锯齿，横断面弯月形，树脂管约 10 个，叶鞘黑灰色，宿存。花单性，雌雄同株，雄球花序长卵形，淡黄绿色簇生于新枝基部，花呈穗状，雄蕊多数；雌球花序阔卵形，着生于新枝顶端，珠鳞成螺旋状紧密排列，胚珠 2 枚；珠鳞下面具 1 小型苞片，与珠鳞分离。球果卵圆形，成熟后宿存，暗褐色，种鳞的鳞盾肥厚，横脊显著，鳞脐凸起有刺尖；种子呈不十分规则的椭圆形。花期 5 月，果熟期次年 9 月。

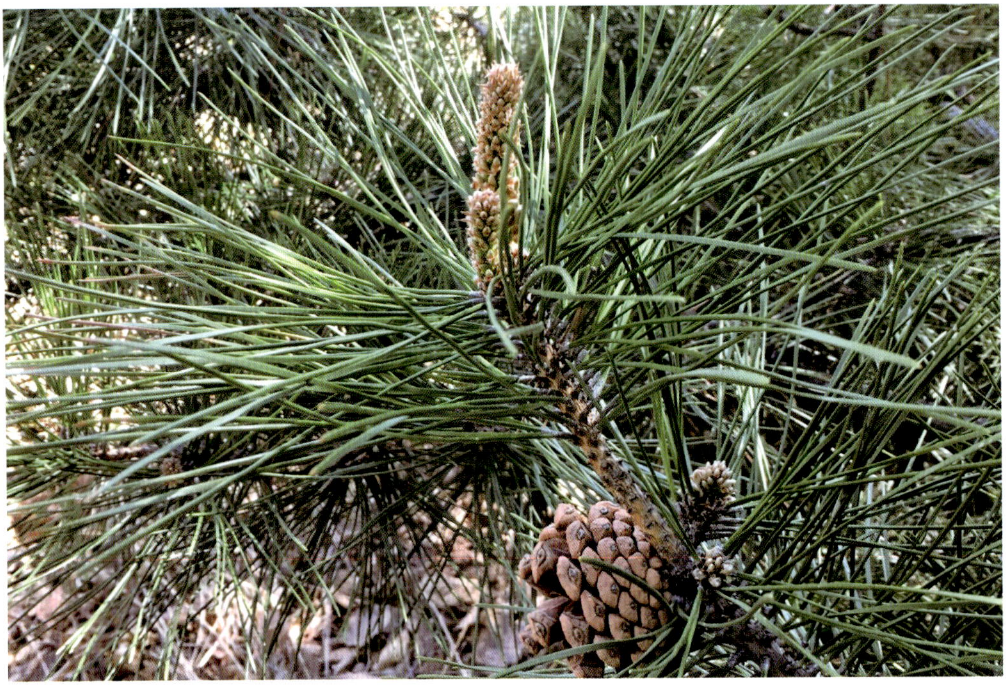

油松松枝

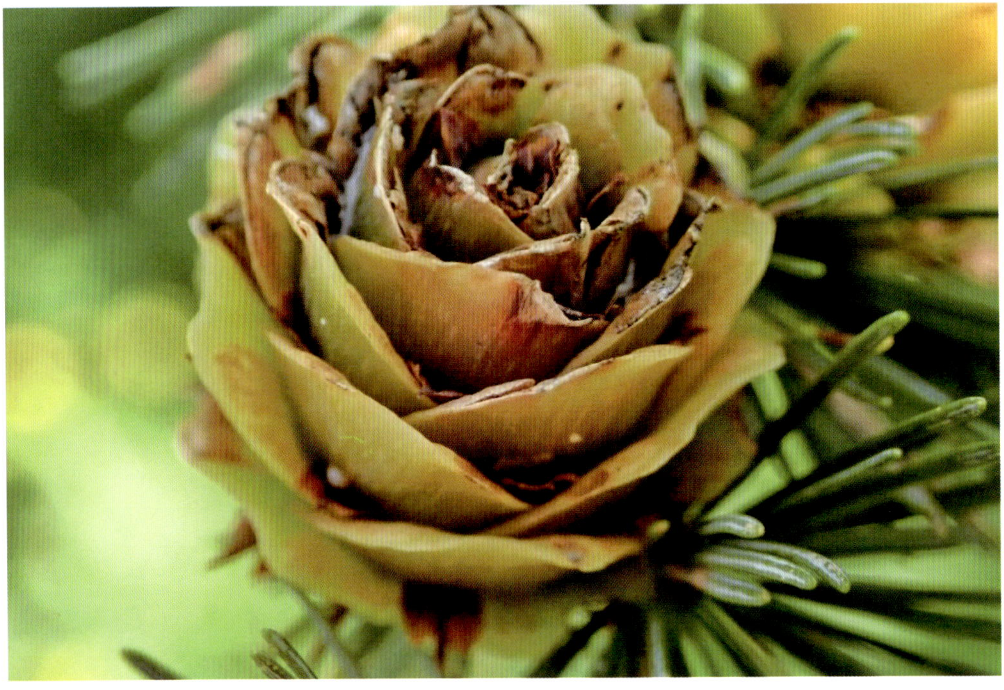

松果

木兰科

62. 辛夷 Magnoliae Flos

【药用来源】

本品为木兰科植物望春花 *Magnolia biondii* Pamp.、玉兰 *Magnolia denudata* Desr. 或武当玉兰 *Magnolia sprengeri* Pamp. 的干燥花蕾。

【植物形态】

望春花：本品呈长卵形，似毛笔头。基部常具短梗，梗上有类白色点状皮孔。苞片 2 ～ 3 层，每层 2 片，两层苞片间有小鳞芽，苞片外表面密被灰白色或灰绿色有光泽的长茸毛，内表面类棕色，无毛。花被片 9，棕色，外轮花被片 3，条形，约为内两轮长的 1/4，呈萼片状，内两轮花被片 6，每轮 3，轮状排列。除去花被，有雄蕊和雌蕊多数，呈螺旋状排列。体轻，质脆。气芳香，味辛、凉而稍苦。

武当玉兰：基部枝梗粗壮，皮孔红棕色。苞片外表面密被淡黄色或淡黄绿色茸毛，有的最外层苞片茸毛已脱落而呈黑褐色。花被片 10 ～ 12（15），内外轮无显著差异。

玉兰：基部枝梗较粗壮，皮孔浅棕色。苞片外表面密被灰白色或灰绿色茸毛。花被片 9，内外轮同型。

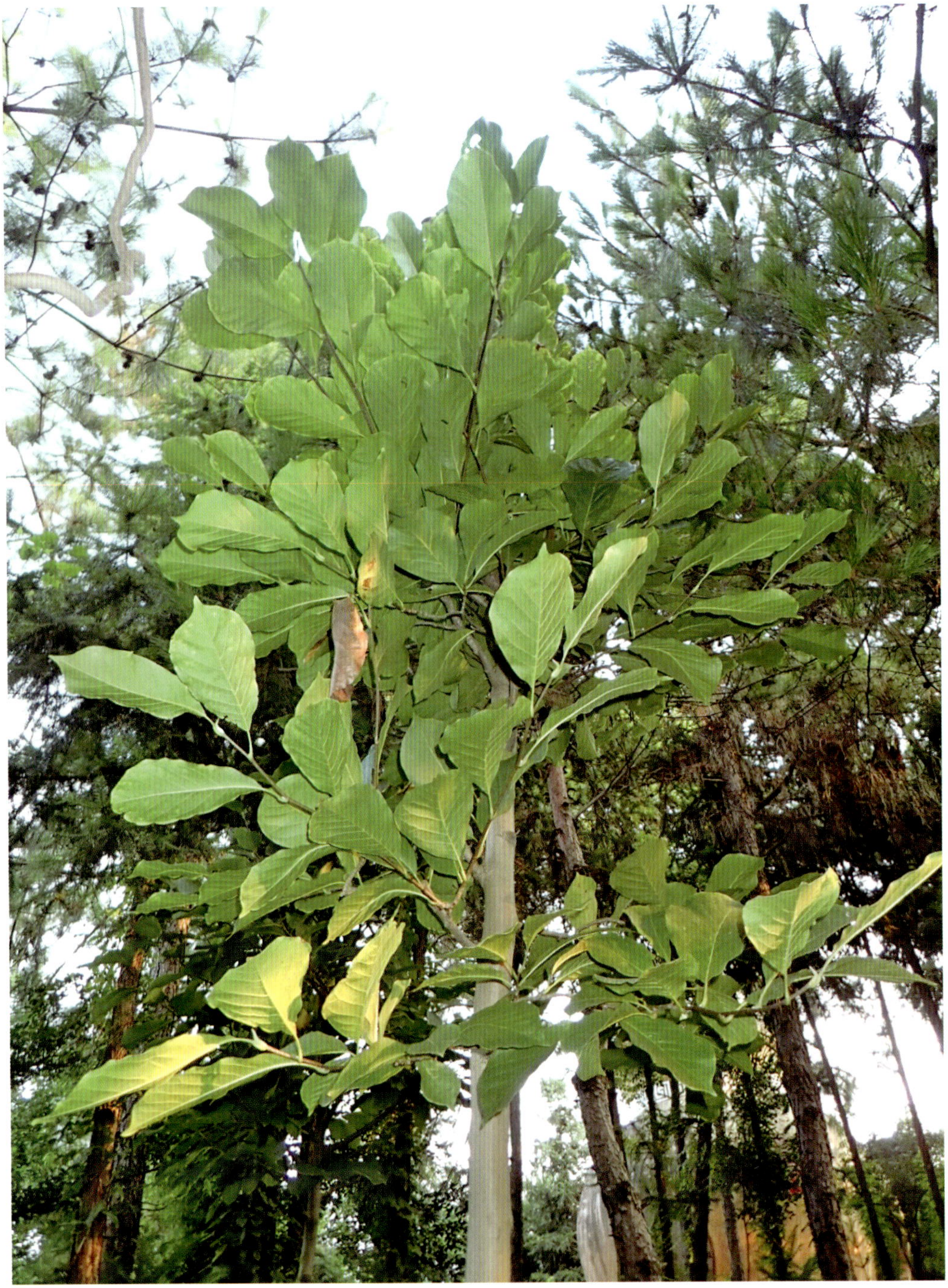

玉兰植株

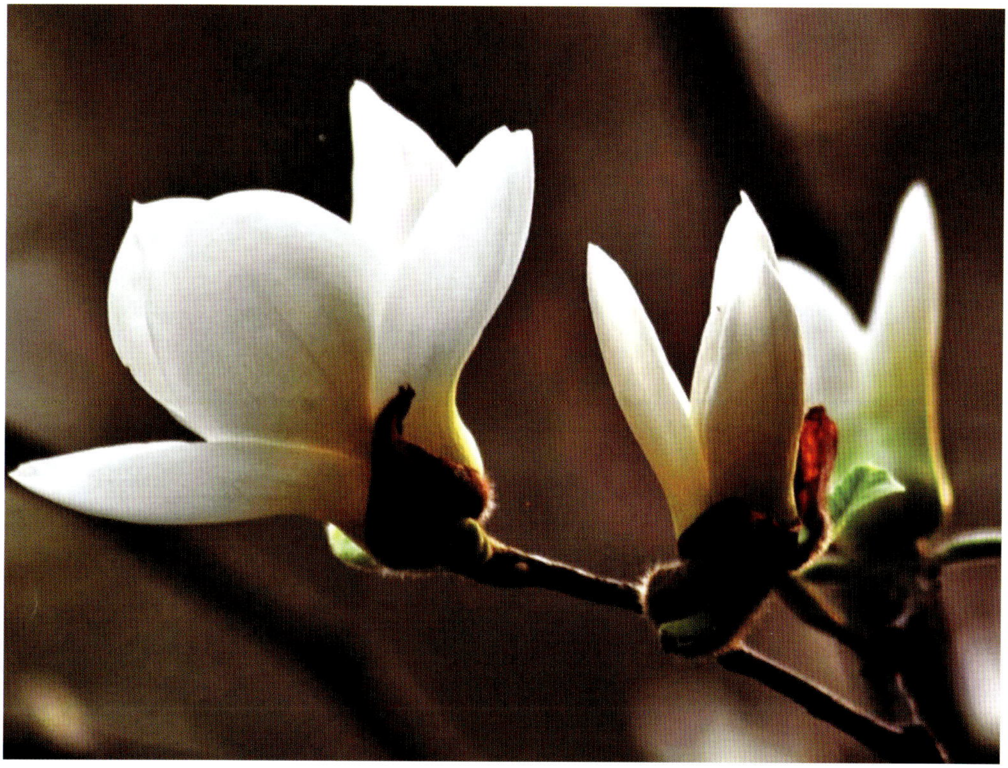

玉兰花冠

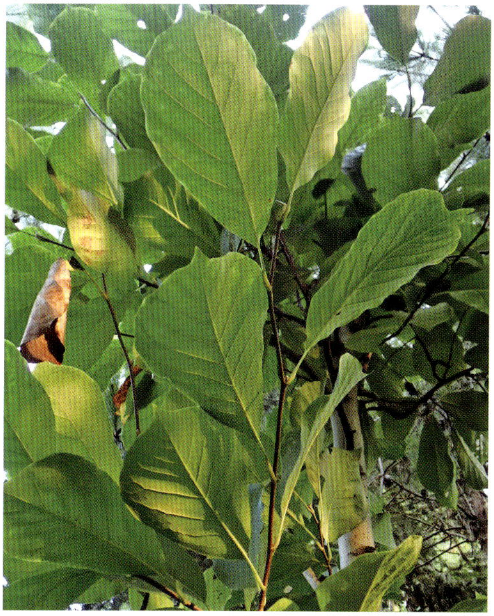

玉兰叶片

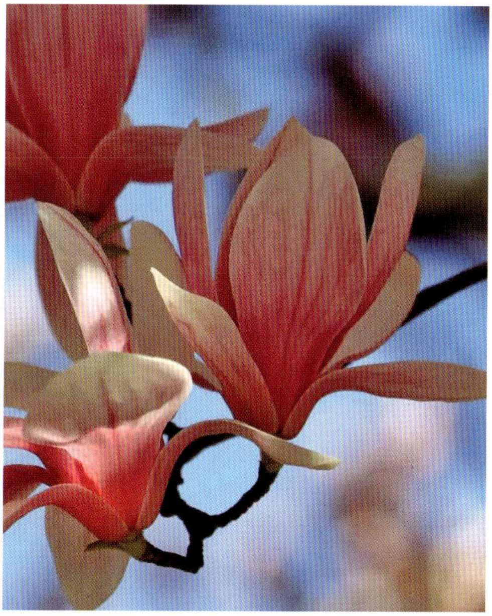

武当玉兰花冠

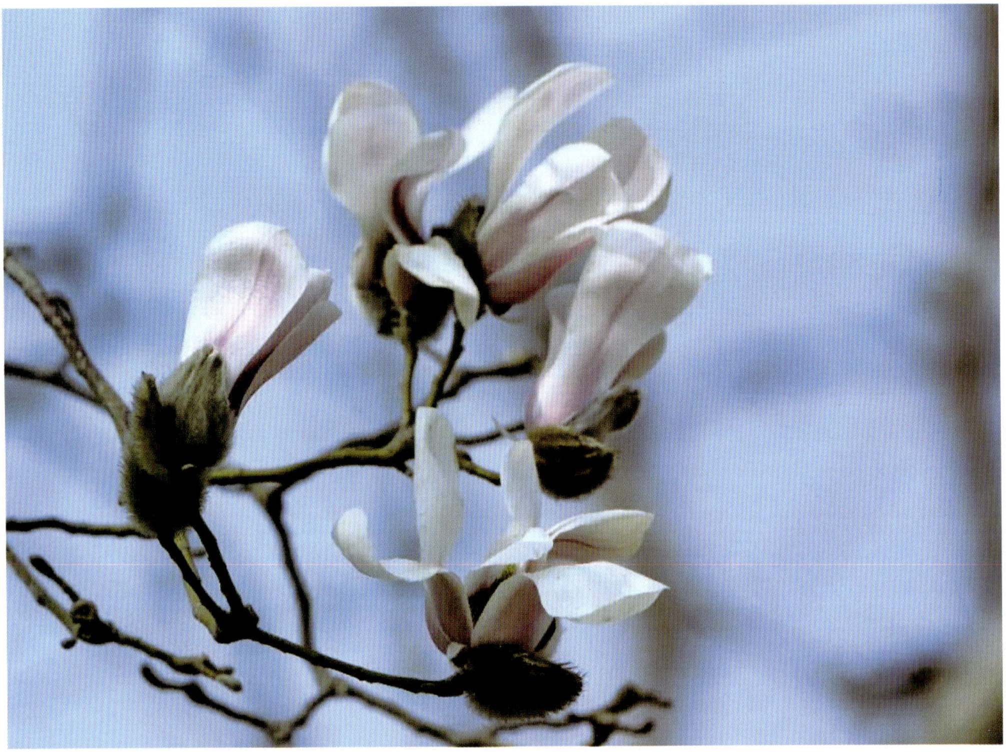

望春花花冠

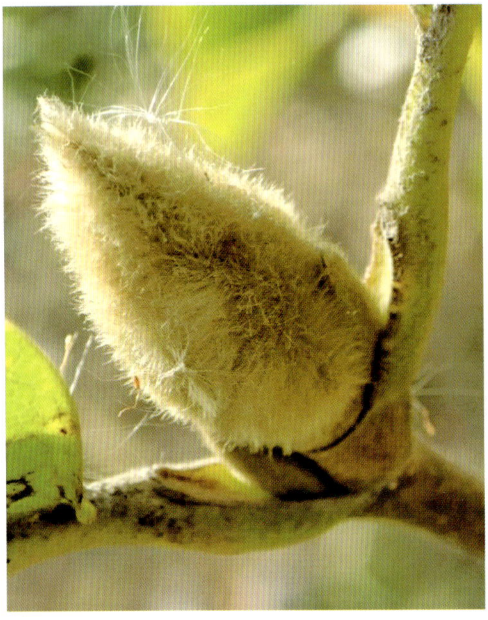

玉兰花蕾

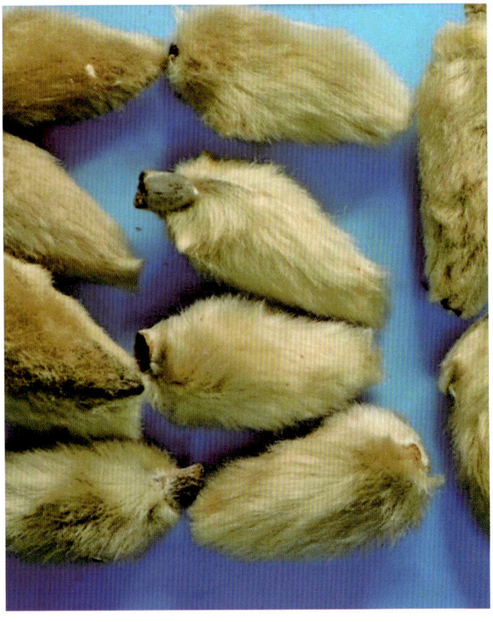

辛夷饮片

豆科

63. 槐花 Sophorae Flos

【药用来源】

本品为豆科植物槐 *Sophora japonica* L. 的干燥花及花蕾。

【植物形态】

落叶乔木。树冠球形或阔卵形，树皮粗糙，纵裂，暗灰色，内皮鲜黄色，具臭味。一年生小枝暗褐绿色，有短线毛，并有黄褐色皮孔。奇数羽状复叶互生，叶柄基部膨大，叶轴有毛；托叶镰刀状；小叶片卵状披针形或卵状长圆形，先端具细突尖，全缘，基部圆形或宽楔形，上面深绿色，平滑，下面白绿色，伏生白毛，主脉显著，侧脉不明显。顶生大型圆锥花序，花梗及小花梗均有毛；萼钟状，先端 5 浅裂；花冠蝶形，黄白色；雄蕊 10，离生或基部稍连合，花丝不等长；子房筒状，有细长毛，花柱弯曲。荚果串珠状，无毛，绿色，肉质不裂，下垂，果先端有细尖喙状物，种子间明显缢缩呈念珠状。种子 1 ～ 6 颗，棕黑色，特形。花期 7 ～ 8 月，果期 9 ～ 10 月，果经冬不落。

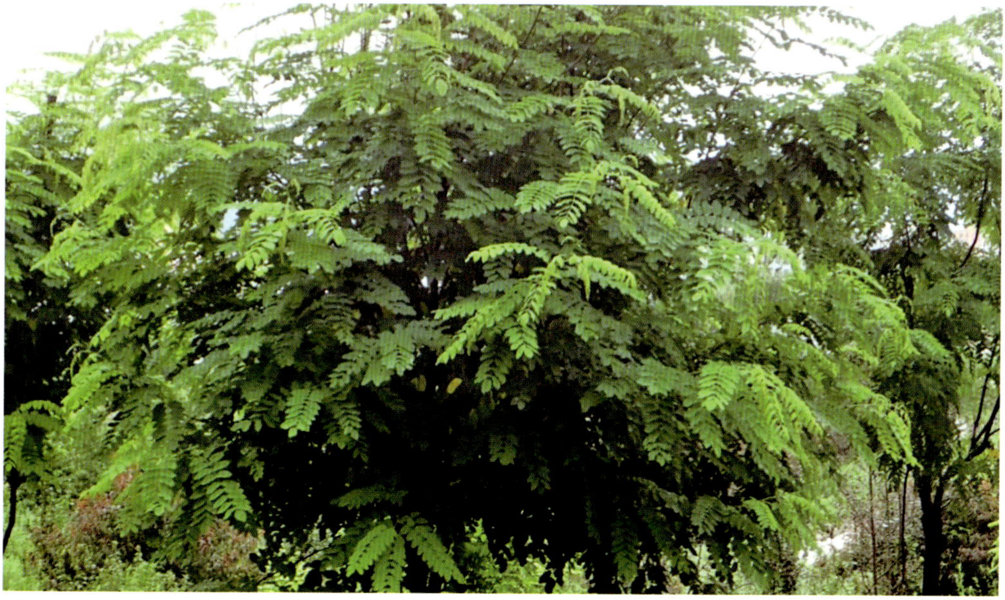

槐的植株

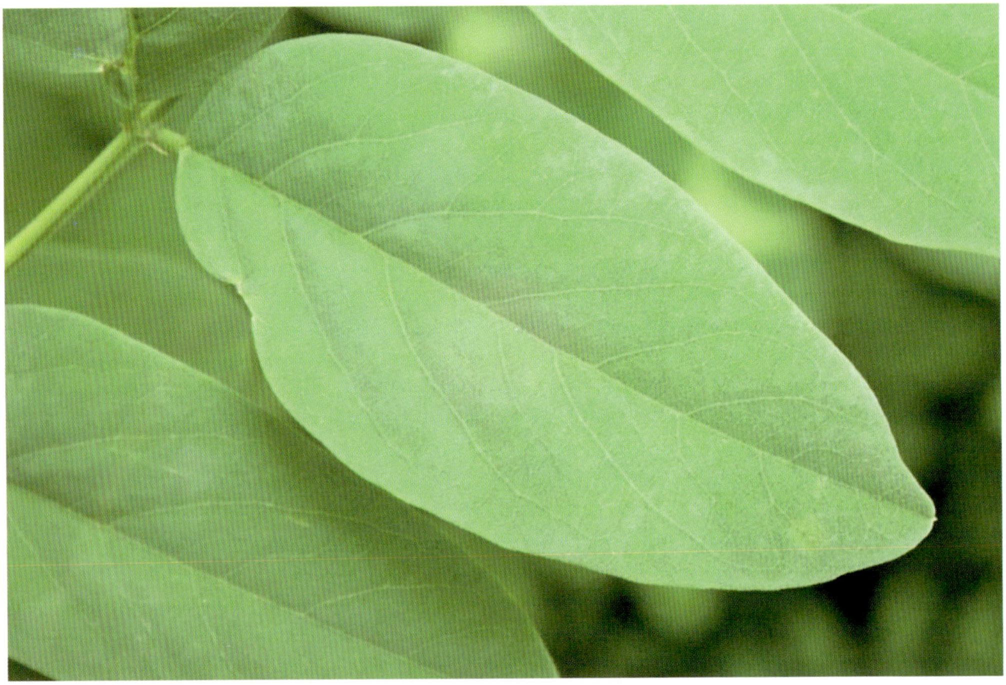

槐的叶片

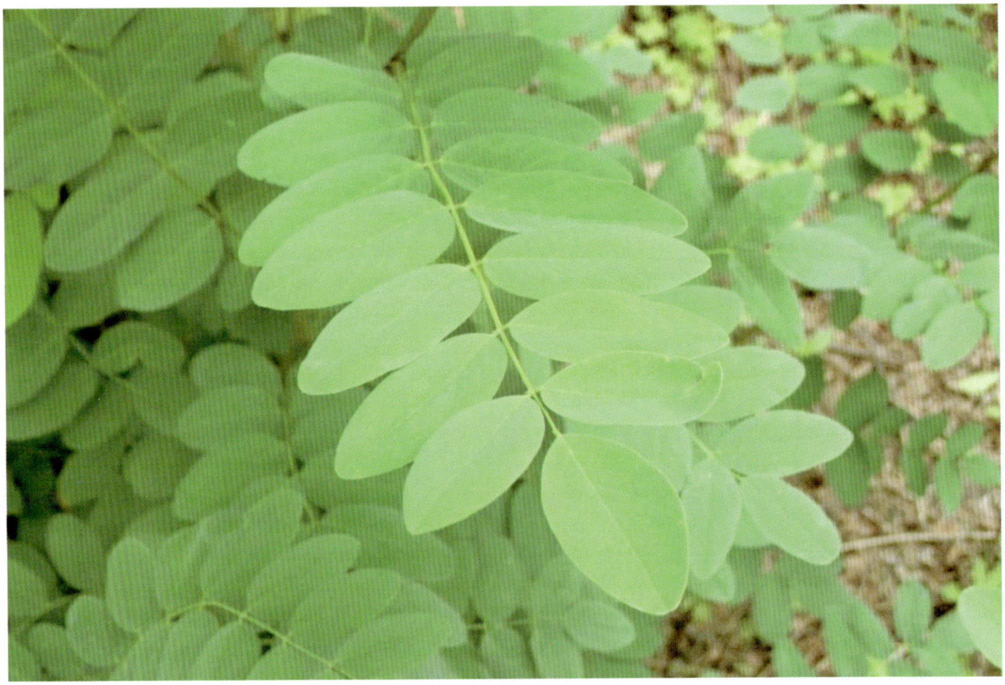

槐的叶序

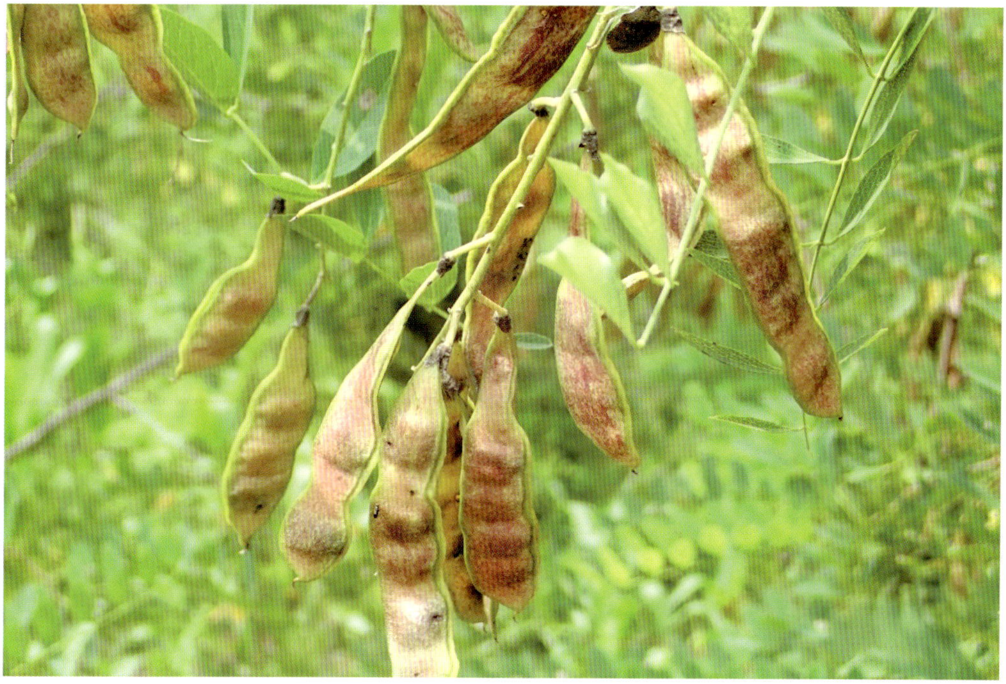

槐的果实

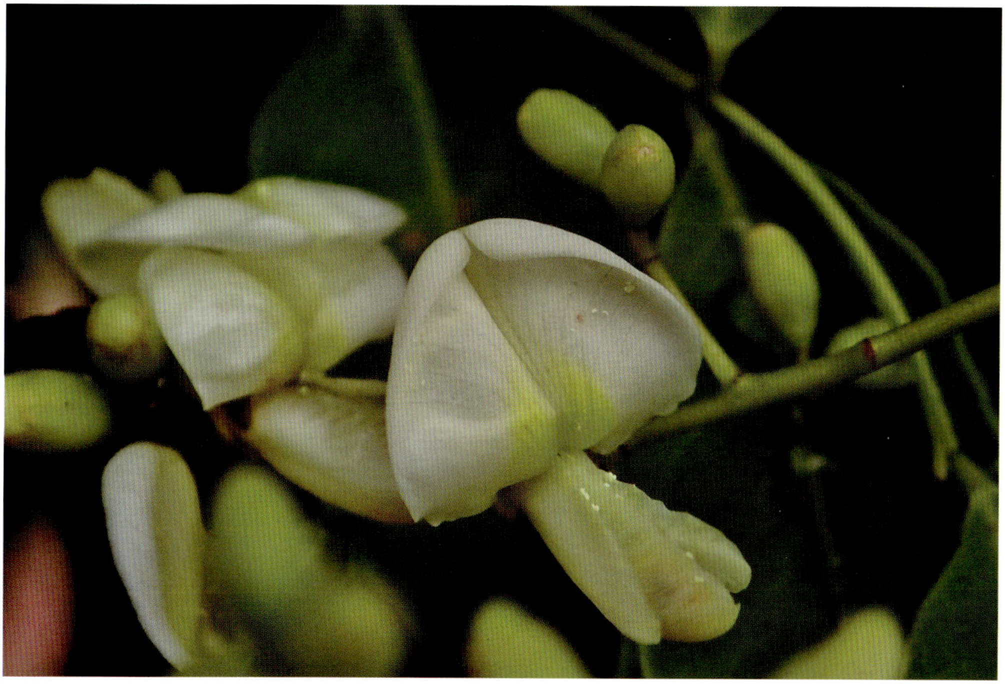

槐花

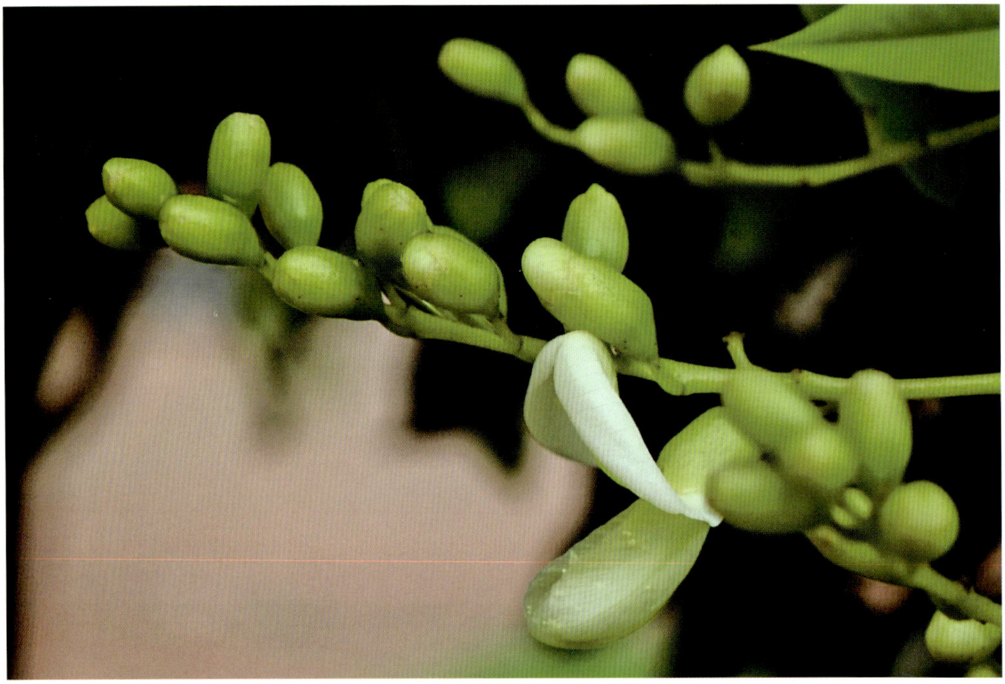

槐的花蕾

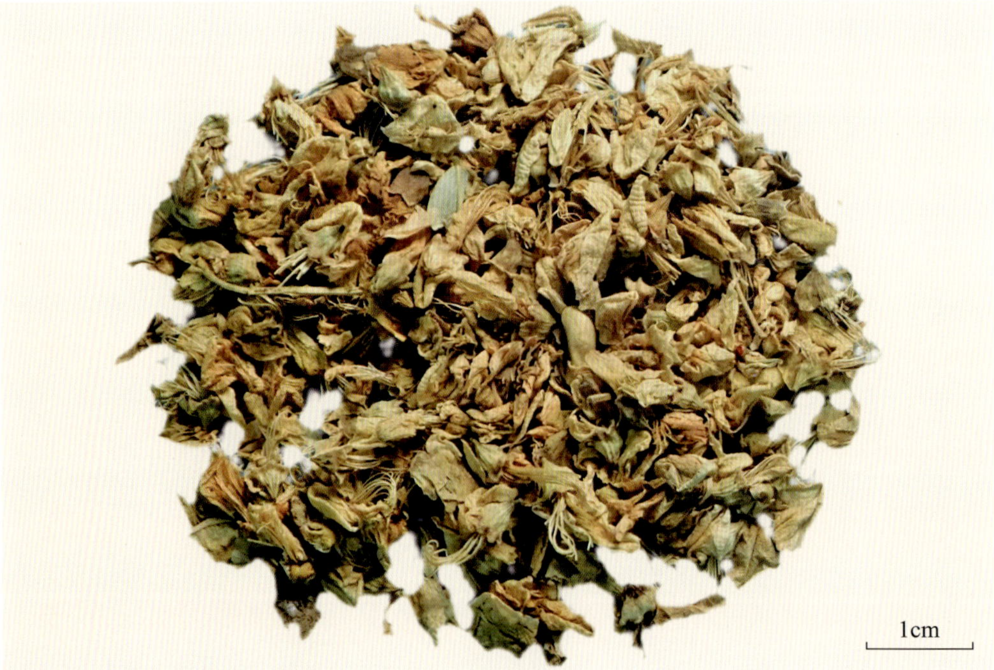

槐花饮片

茄科

64. 洋金花 Daturae Flos

【药用来源】

本品为茄科植物白花曼陀罗 *Datura metel* L. 的干燥花。习称南洋金花。

【植物形态】

一年生草本，全体近于无毛。茎基部木质化，幼枝略带紫色。单叶互生，上部常近对生状，叶片卵形至广卵形，先端尖，基部两侧不对称，全缘或微波状。花单生于枝的分叉处或叶腋间；花萼筒状，黄绿色，先端5裂，花冠喇叭状，白色，有5角棱；雄蕊5枚，雌蕊1个，柱头棒状。蒴果斜上着生，成熟时由顶端裂开，种子宽三角形，扁平，淡褐色。花期5～9月；果期6～10月。

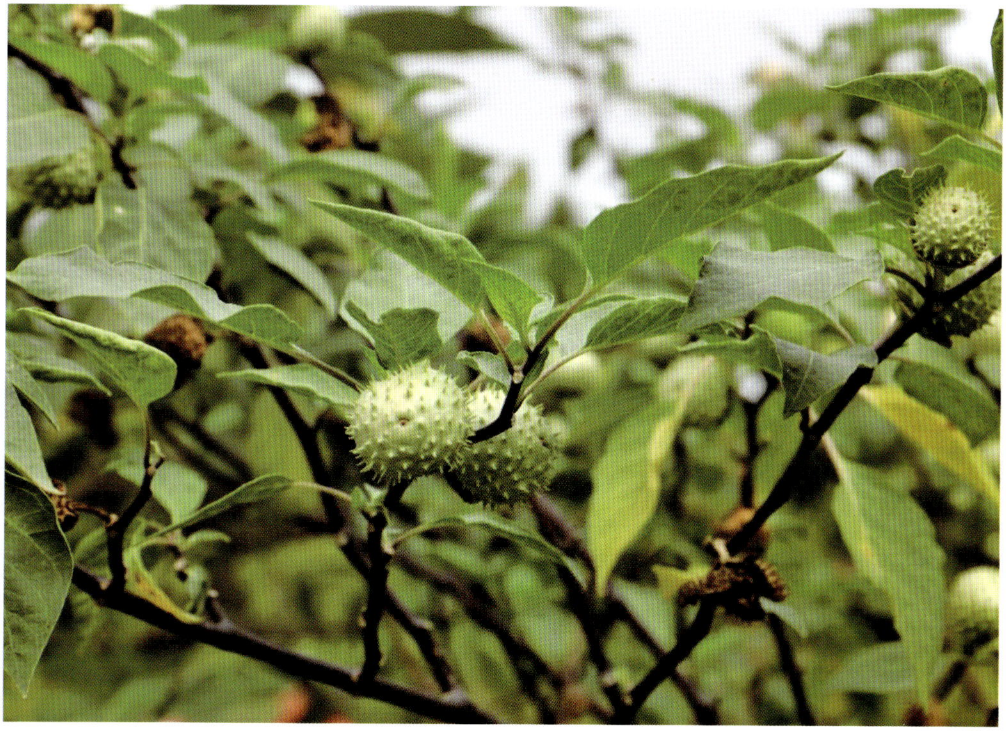

白花曼陀罗植株

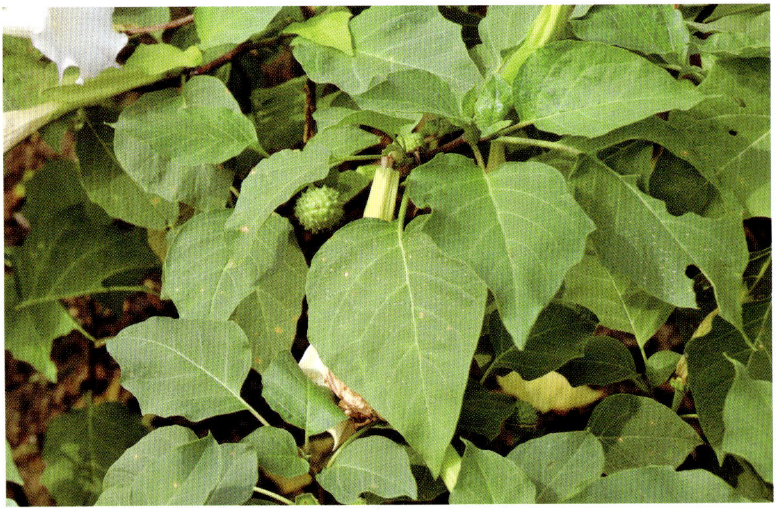

白花曼陀罗叶片

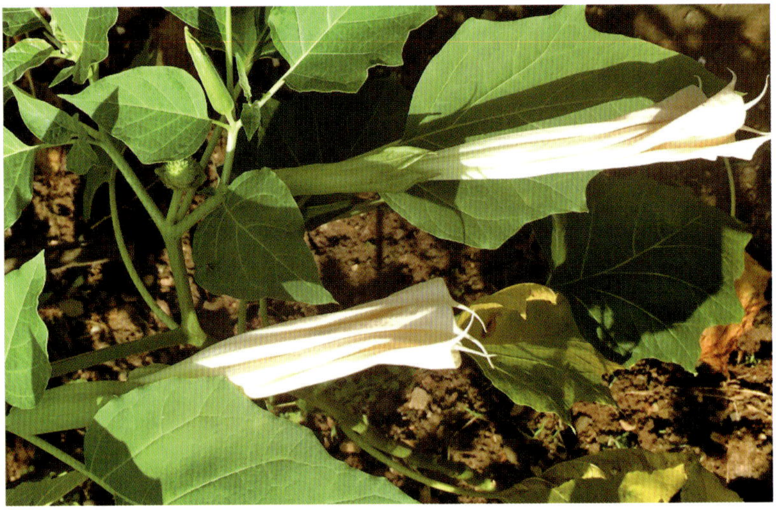

白花曼陀罗花冠筒

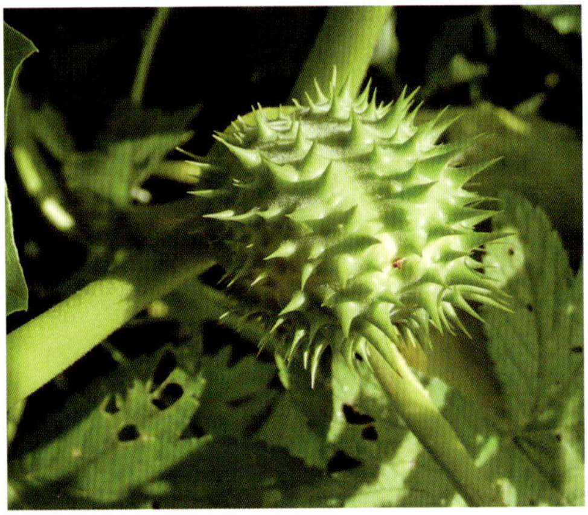

白花曼陀罗果实

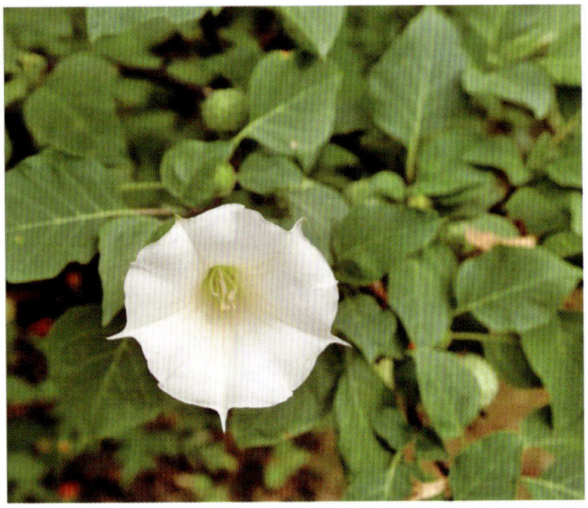

白花曼陀罗花冠

忍冬科

65. 金银花 Lonicerae Japonicae Flos

【药用来源】

本品为忍冬科植物忍冬 *Lonicera japonica* Thunb. 的干燥花蕾或带初开的花。

【植物形态】

多年生半常绿木质藤本。茎中空，多分枝，老枝外表棕褐色，栓皮常呈条状剥离；幼枝绿色，密生短柔毛。叶对生，卵圆形至长卵圆形，全缘，嫩叶两面有柔毛，老叶上面无毛。花成对腋生，苞片叶状，卵形，2 枚；萼筒短小，顶端 5 齿裂；花冠初开时白色，有时稍带紫色，后渐变黄色，外被柔毛和腺毛，花冠筒细长，上唇 4 浅裂，下唇不裂，稍反转；雄蕊 5；雌蕊 1，花柱棒状，与雄蕊同伸出花冠外，子房下位。浆果球形，黑色。花期 5 ～ 7 月，果期 7 ～ 10 月。

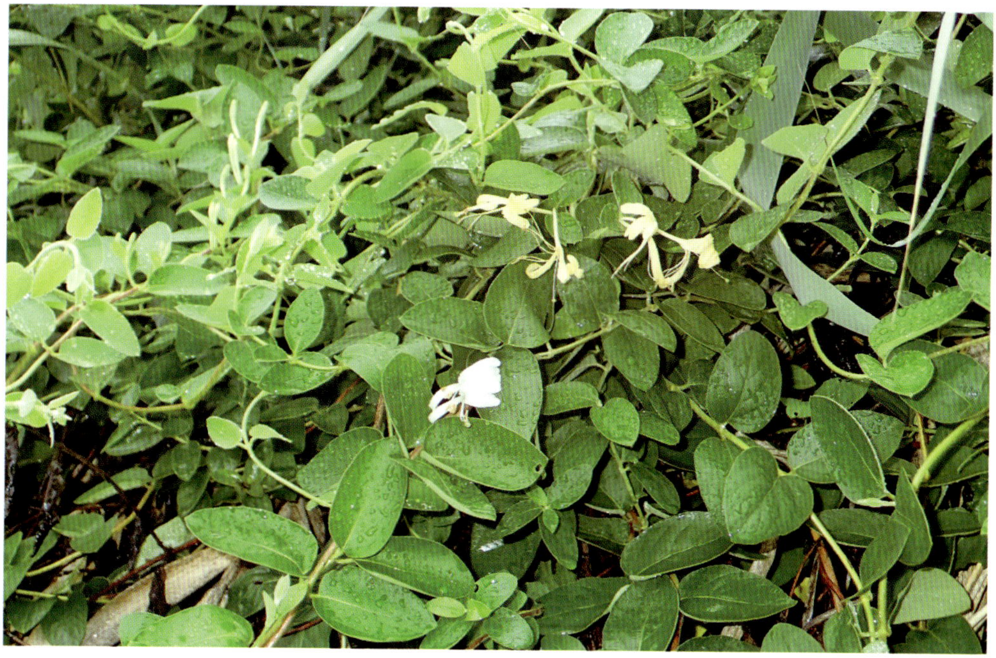

忍冬植株

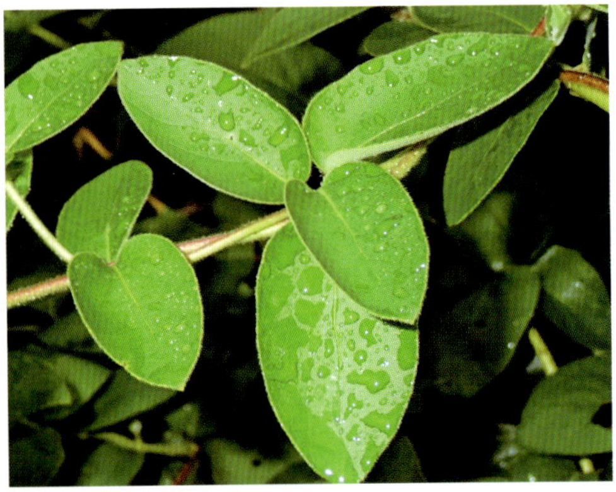

忍冬叶片

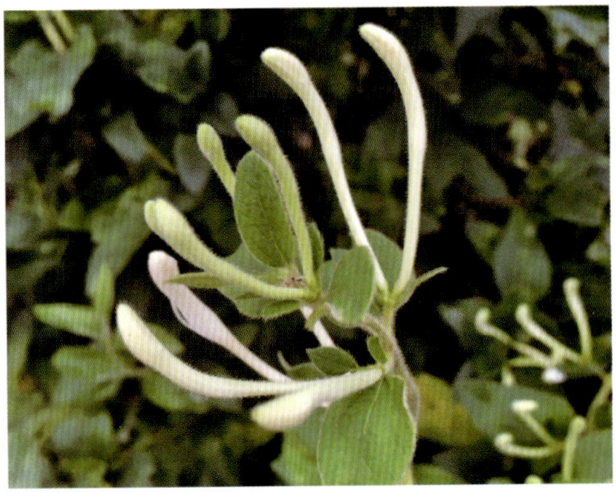

忍冬花蕾

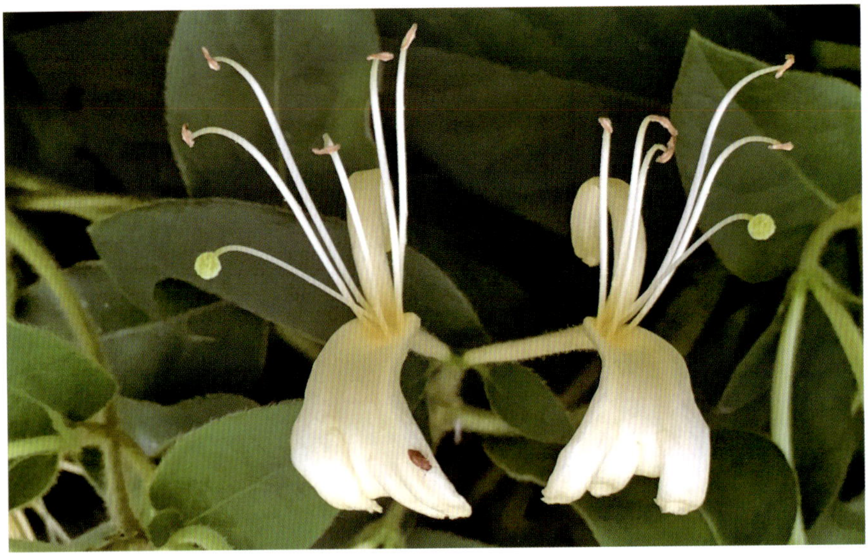

忍冬花冠

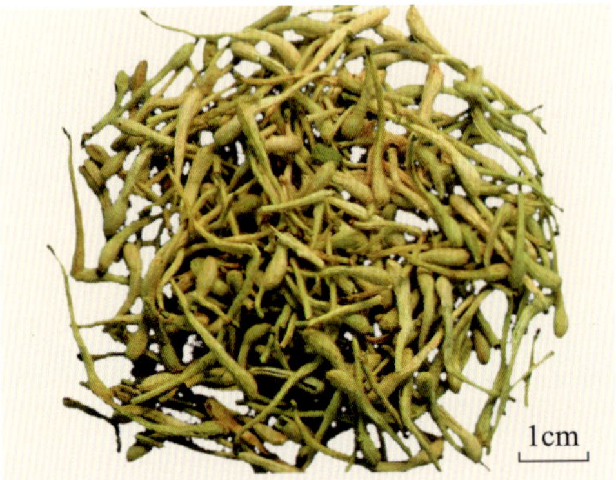

金银花药材

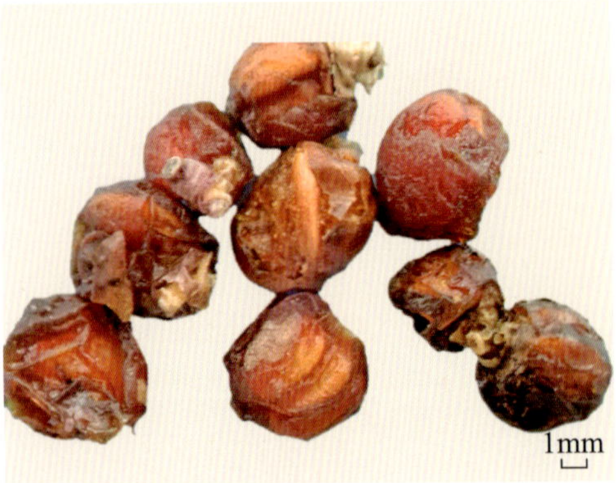

忍冬种子

香蒲科

66. 蒲黄 Typhae Pollen

【药用来源】

本品为香蒲科植物东方香蒲 *Typha orientalis* Presl 的干燥花粉。

【植物形态】

多年生沼生草本，直立，高 1 ～ 2m。根茎粗壮，横走。叶线形，宽 5 ～ 10mm，基部鞘状，抱茎。雌雄同株，穗状花序圆柱形，雄花序与雌花序彼此连接；雄花序在上，雄花有雄蕊 2 ～ 4，花粉粒单生；雌花无小苞片，有多数基生的白色长毛，毛等于或稍长于柱头，柱头匙形，不育雌蕊棍棒状。小坚果有一纵沟。花期 6 ～ 7 月，果期 7 ～ 8 月。

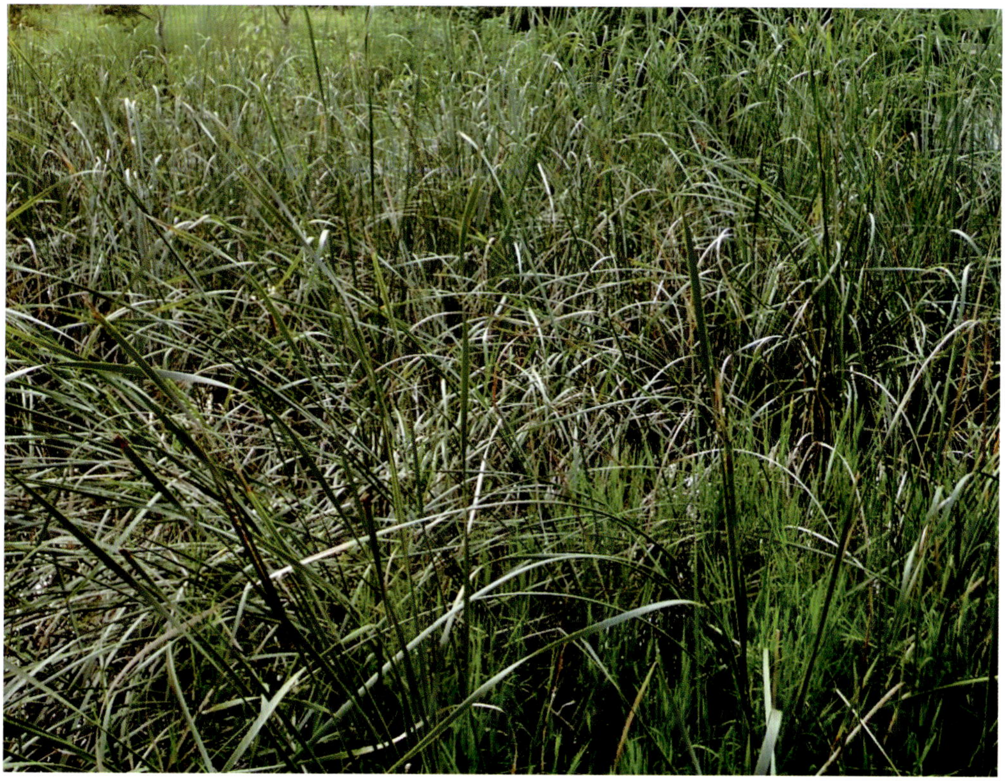

东方香蒲植株

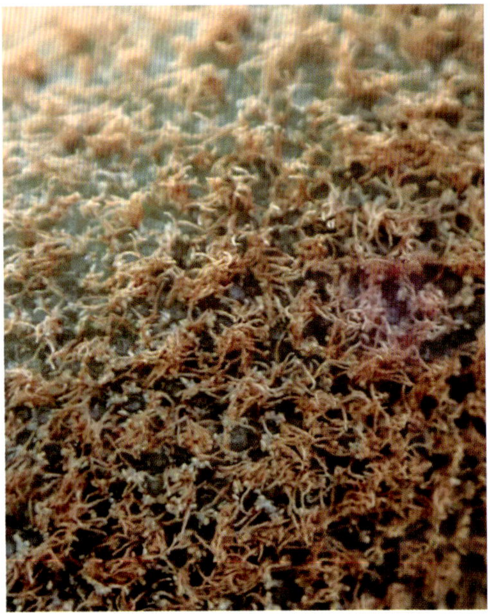

东方香蒲轴花序表面

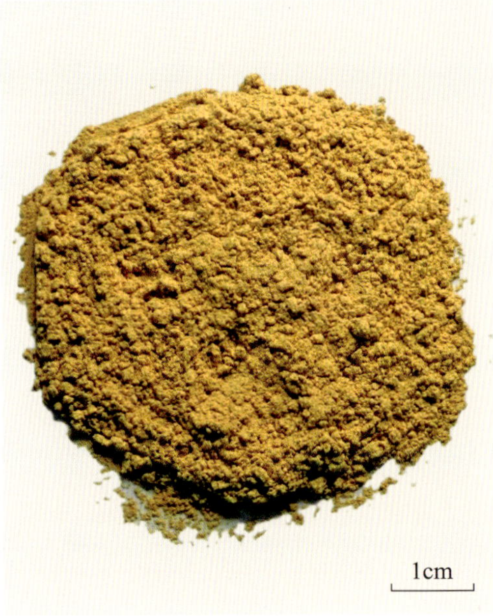

蒲黄药材

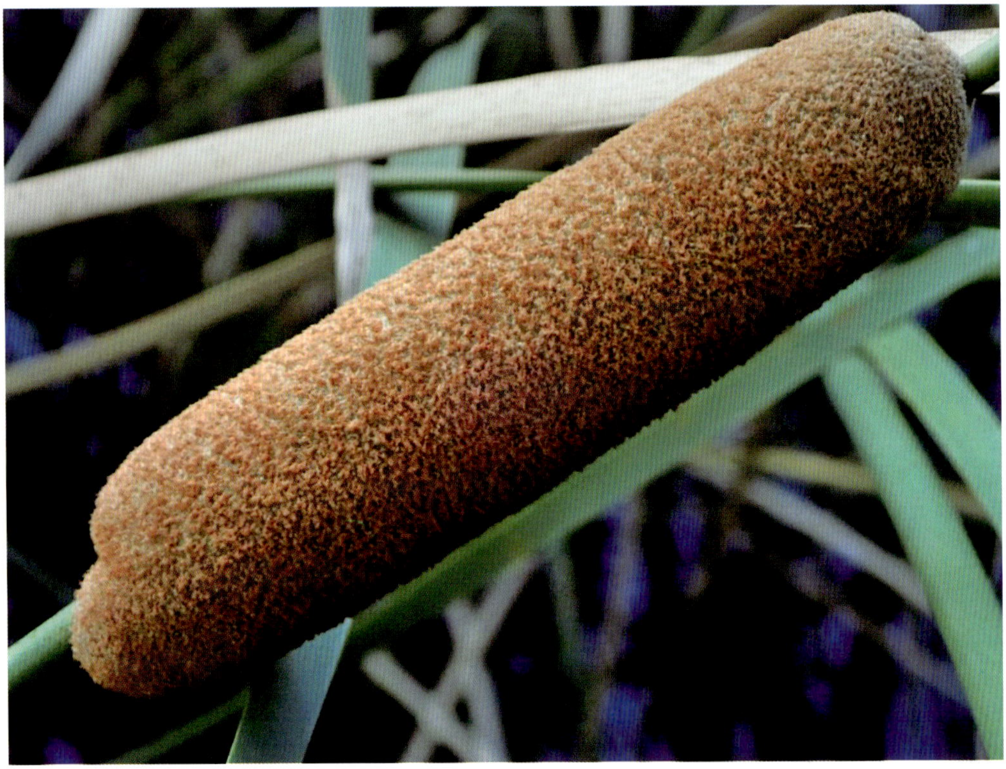

东方香蒲穗状花序

毛茛科

67. 金莲花 Tropceolum Majus L

【药用来源】

本品为毛茛科金莲花植物金莲花 *Trollius chinensis* Bunge 和短瓣金莲花 *T. ledebouri* Reichb.，以花入药。

【植物形态】

一年生或多年生草本。株高 30 ～ 100cm。茎柔软攀附。叶圆形似荷叶，花形近似喇叭，萼筒细长，常见黄、橙、红色。有变种矮金莲，株形紧密低矮，枝叶密生，花期 2 ～ 5 月。蓇葖果，具稍明显的脉网；种子近倒卵球形，黑色，光滑，具 4 ～ 5 棱角。6 ～ 7 月开花，8 ～ 9 月结果。

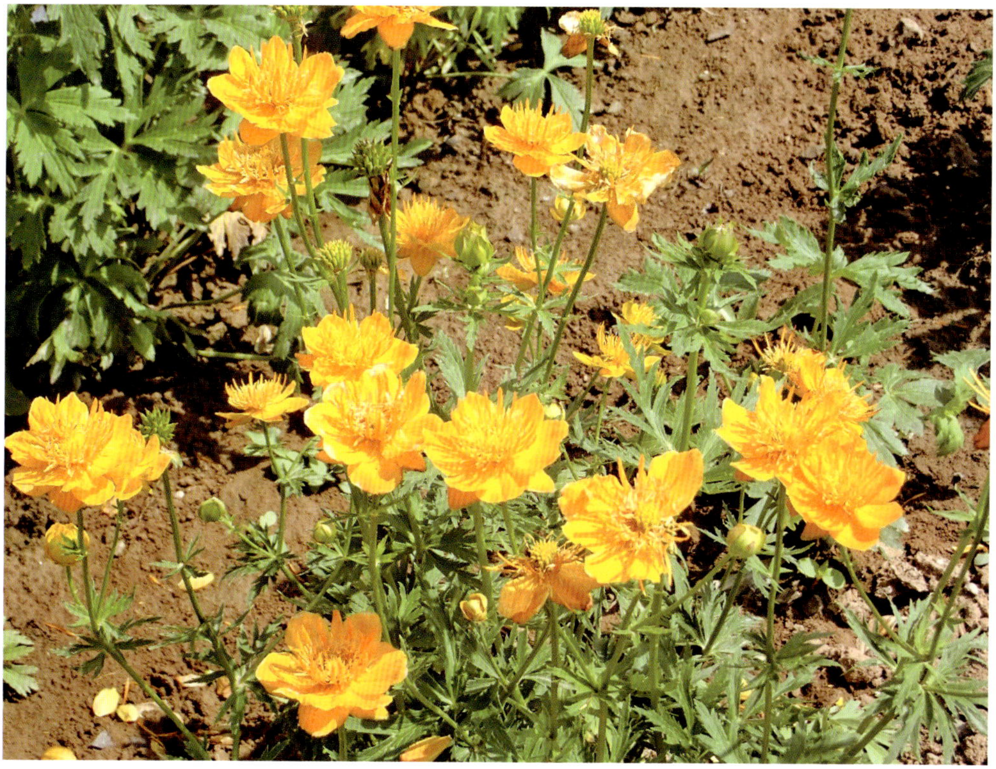

金莲花植株

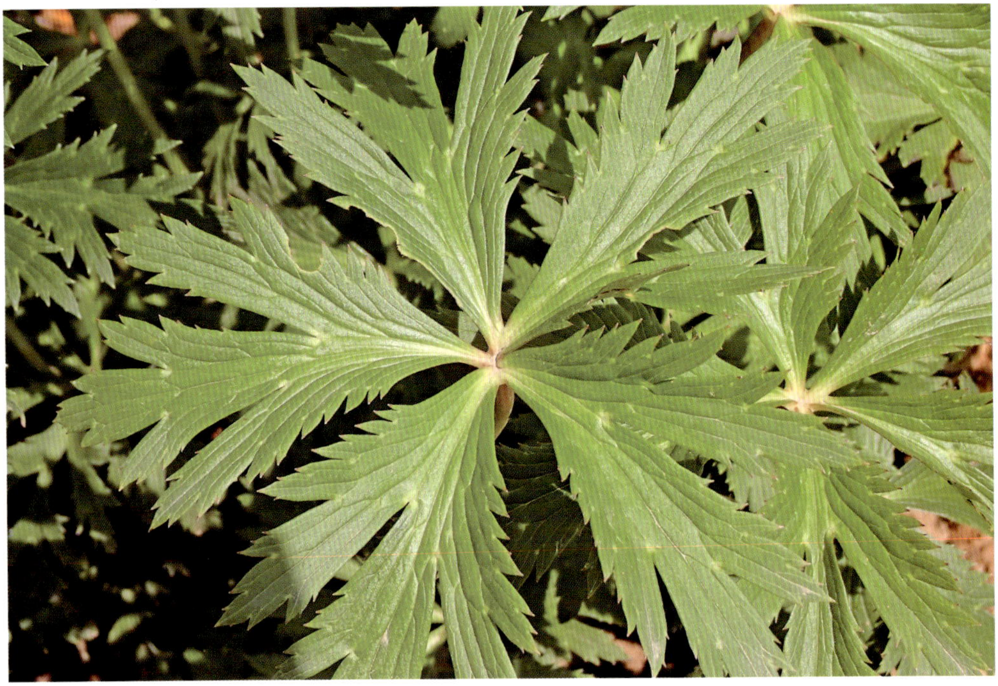

金莲花叶序

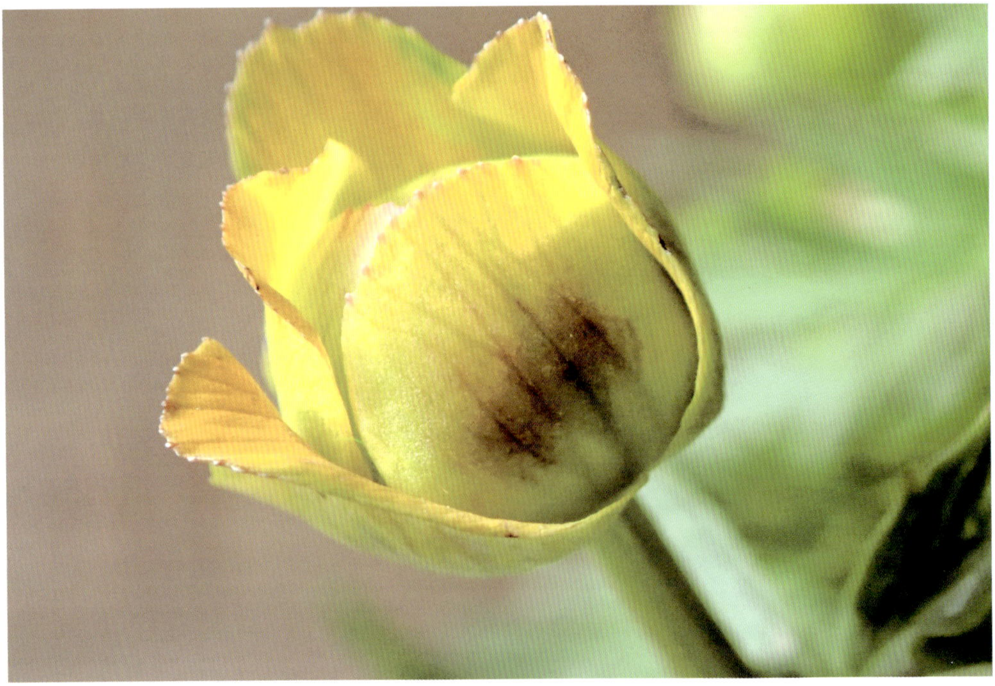

金莲花花蕾

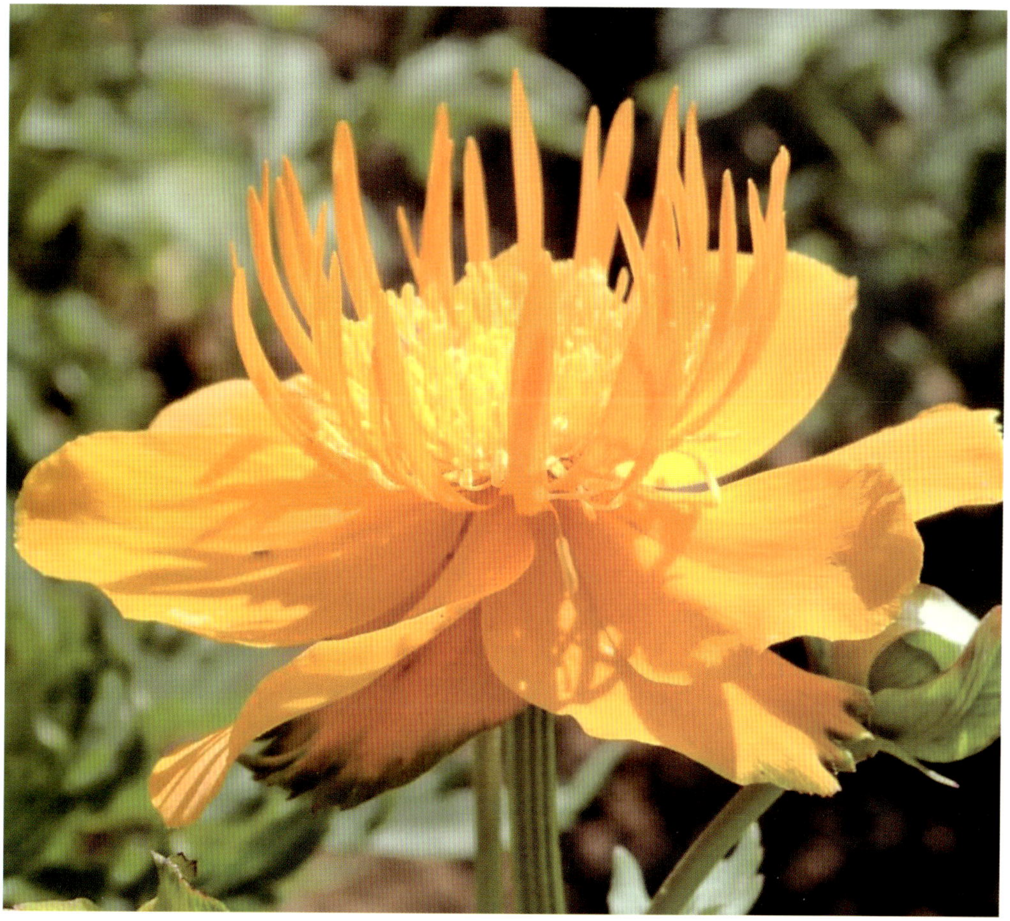

金莲花花冠

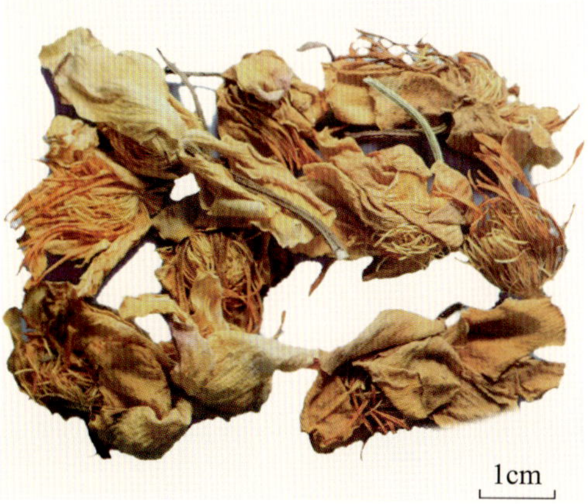

金莲花饮片

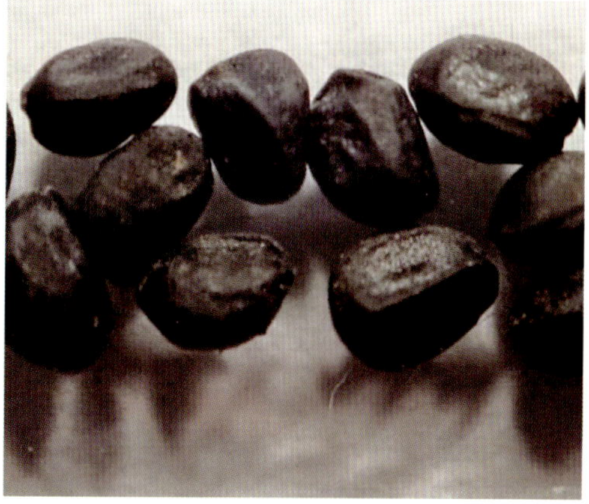

金莲花种子

第三章　果实种子类药材

蔷薇科

68. 覆盆子 Rubi Fructus

【药用来源】

本品为蔷薇科植物华东覆盆子 *Rubus chingii* Hu 的干燥果实。

【植物形态】

覆盆子系灌木，幼时被绒毛状短柔毛，疏生皮刺。小叶长卵形或椭圆形，顶生小叶常卵形，基部近心形，上面无毛或疏生柔毛，下面密被灰白色绒毛，边缘有不规则粗锯齿或重锯齿；叶柄被绒毛状短柔毛和稀疏小刺；托叶线形，具短柔毛。花生于侧枝顶端成短总状花序或少花腋生，总花梗和花梗均密被绒毛状短柔毛和疏密不等的针刺；苞片线形，具短柔毛；花萼外面密被绒毛状短柔毛和疏密不等的针刺；萼片卵状披针形，顶端尾尖，外面边缘具灰白色绒毛；花瓣匙形，被短柔毛或无毛，白色，基部有宽爪。果实近球形，多汁液，红色或橙黄色，密被短绒毛；核具明显洼孔。花期 5 ～ 6 月，果期 8 ～ 9 月。

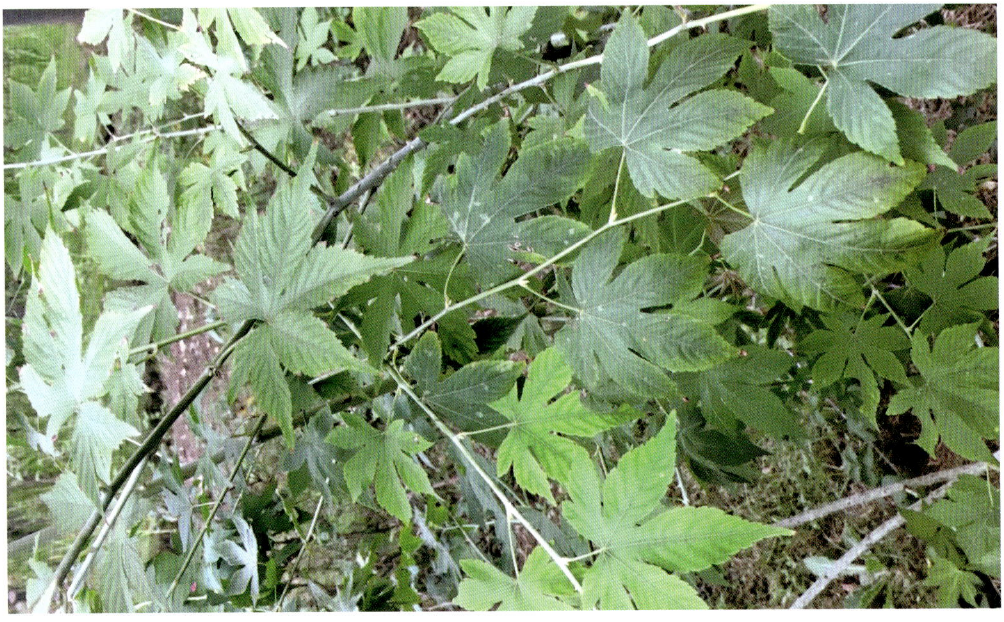

华东覆盆子植株

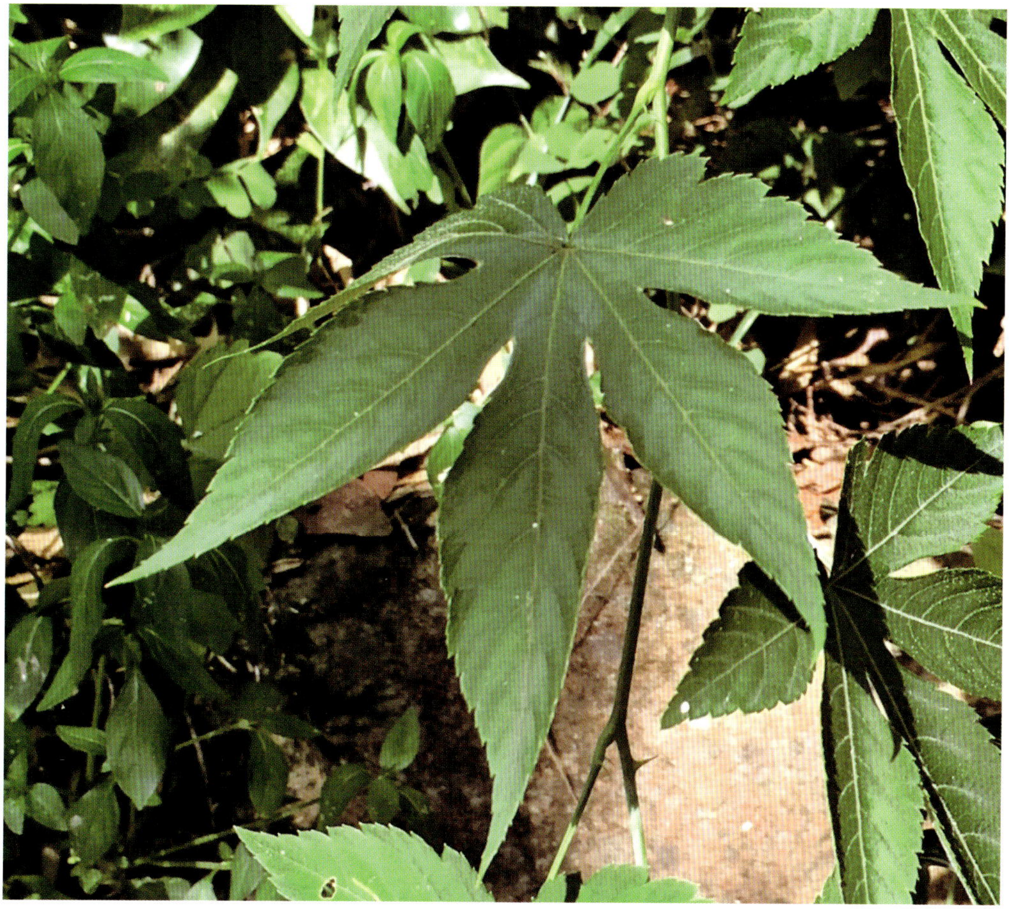

华东覆盆子叶片

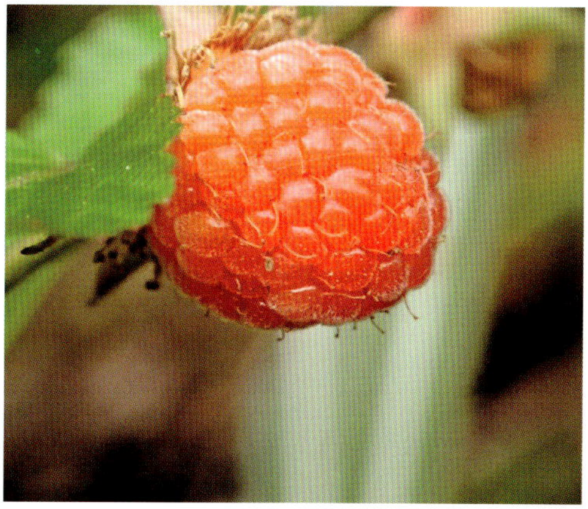

华东覆盆子果实

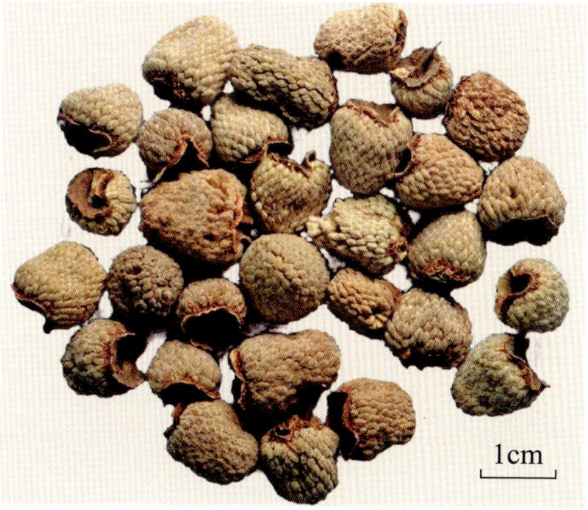

覆盆子饮片

69. 山楂 Crataegi Fructus

【药用来源】

本品为蔷薇科植物山里红 *Crataegus pinnatifida* Bge. var. *major* N. E. Br. 或山楂 *Crataegus pinnatifida* Bge. 的干燥成熟果实。

【植物形态】

山里红落叶乔木。树皮暗棕色。茎多分枝，具刺或无刺。叶互生，阔卵形或三角状卵形，稀近菱状卵形。伞房花序，有柔毛，花白色；萼筒钟状，萼片5齿裂；花瓣5，倒卵形或近圆形；雄蕊约20枚，花药粉红色；子房下位，5室，花柱5。梨果近球形，深红色，有黄白色小斑点，萼片脱落很迟，先端留下一圆形深洼；小核3～5，向外的一面稍具棱，向内面侧面平滑。花期5～6月，果期8～10月。

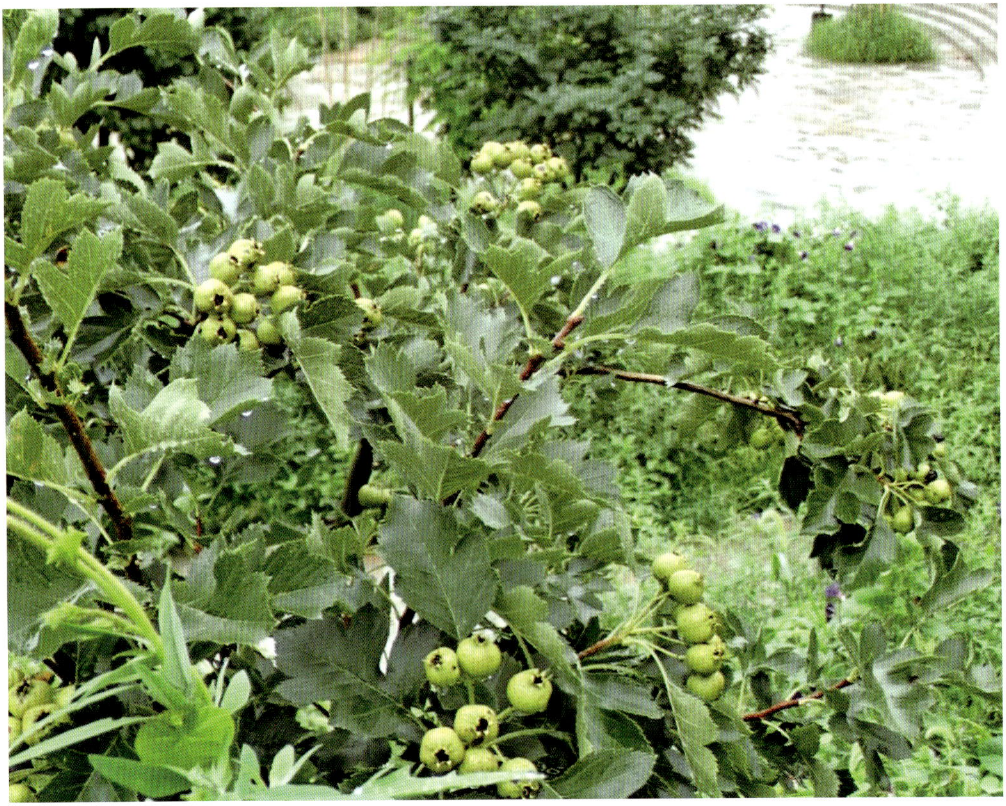

山里红植株

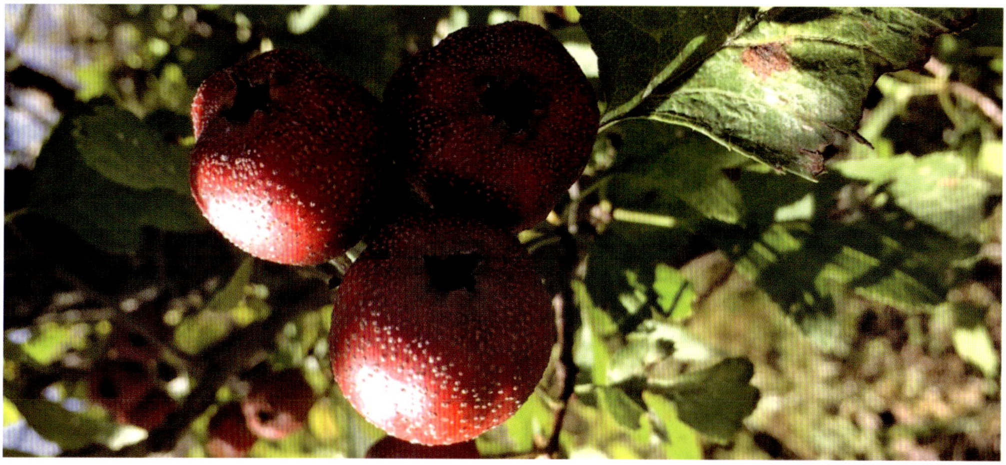

山里红果实

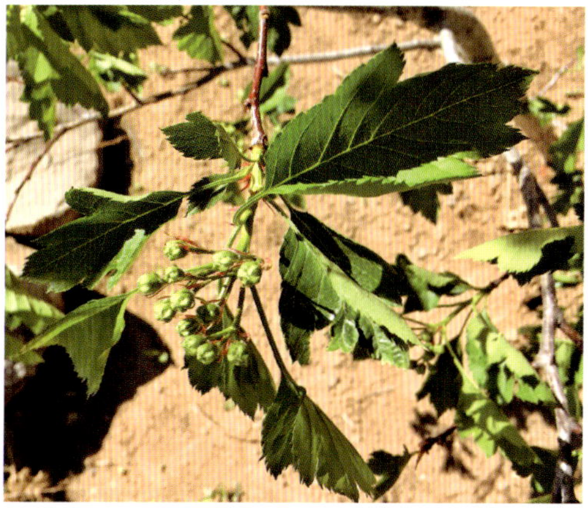

山里红叶片

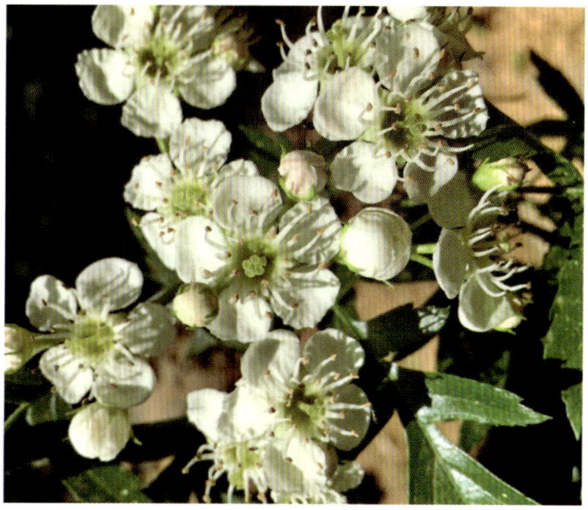

山里红花序

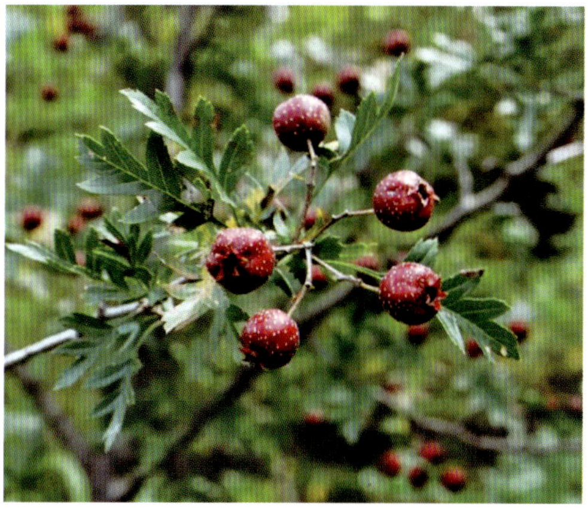

山楂植株

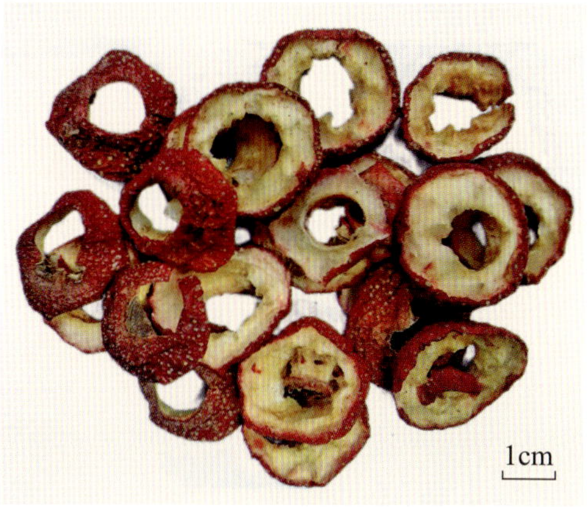

山楂饮片

70. 苦杏仁 Armeniacae Semen Amarum

【药用来源】

本品为蔷薇科植物山杏 *Prunus armeniaca* L. var. ansu Maxim.、西伯利亚杏 *Prunus sibirica* L.、东北杏 *Prunus mandshurica*（Maxim.）Koehne 或杏 *Prunus armeniaca* L. 的干燥成熟种子。

【植物形态】

山杏：乔木，高达 10m。叶互生，宽卵形或近圆形，先端渐尖，基部阔楔形或截形，叶缘有细锯齿；先叶开花，花单生于短枝顶，无柄；萼筒钟形，带暗红色，5 裂，裂片比萼筒稍短，花后反折；花瓣 5，白色或淡粉红色；雄蕊多数比花瓣略短；子房 1 室，密被短柔毛。核果近球形，果肉薄，种子味苦。花期 3 ～ 4 月，果期 4 ～ 6 月。

西伯利亚杏：小乔木或灌木，叶卵形或近圆形；小花；果肉薄，质较干，种子味苦。

东北杏：乔木；叶椭圆形或卵形，先端尾尖，基部圆形，很少近心形，边缘具粗而深的重锯齿，锯齿狭而向上弯曲；花梗长于萼筒，长 1cm，无毛；核边缘圆钝，种子味苦。

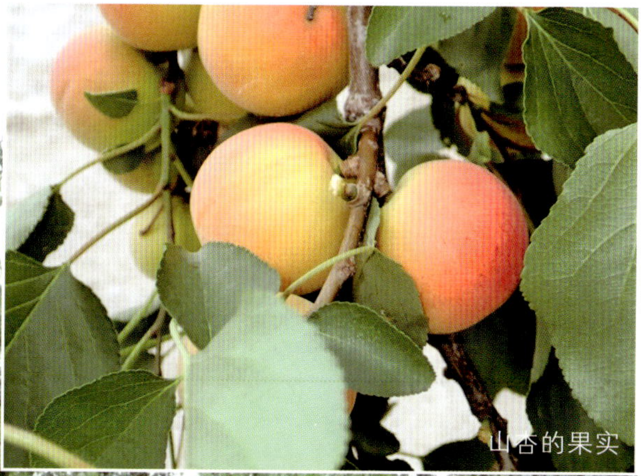

山杏的果实

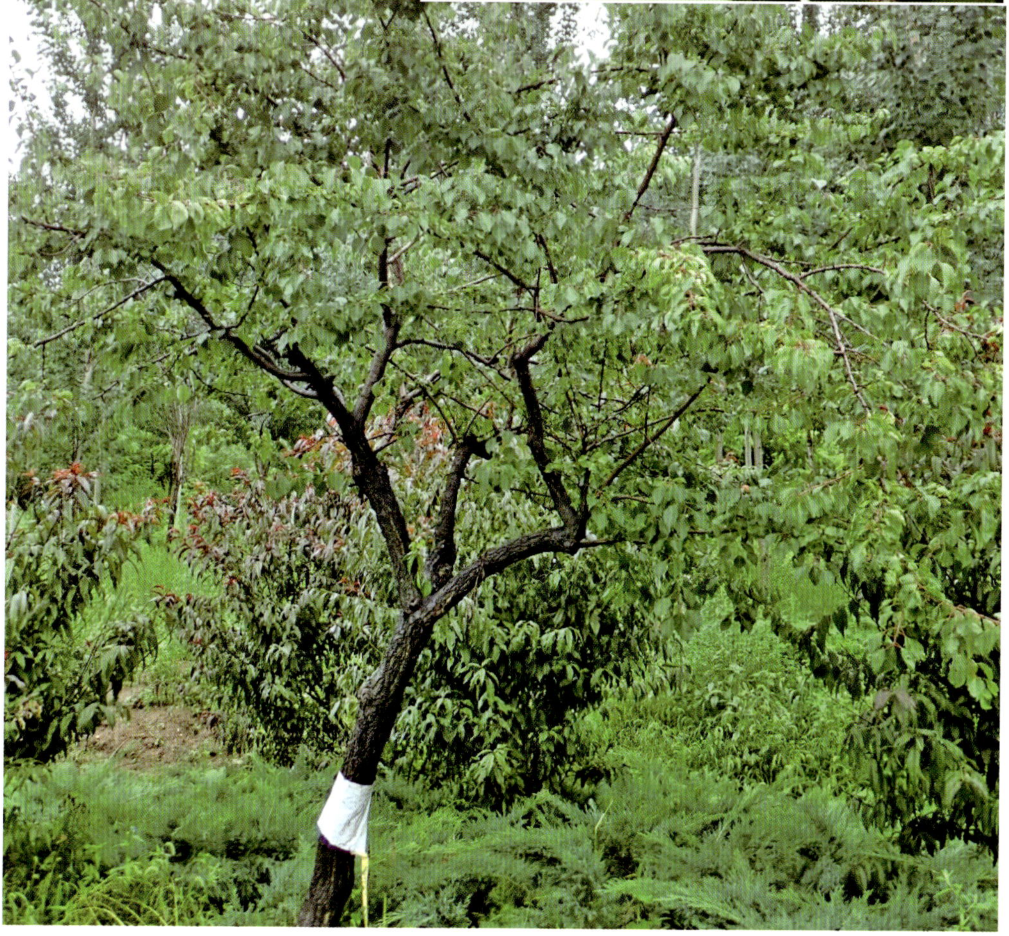

山杏植株

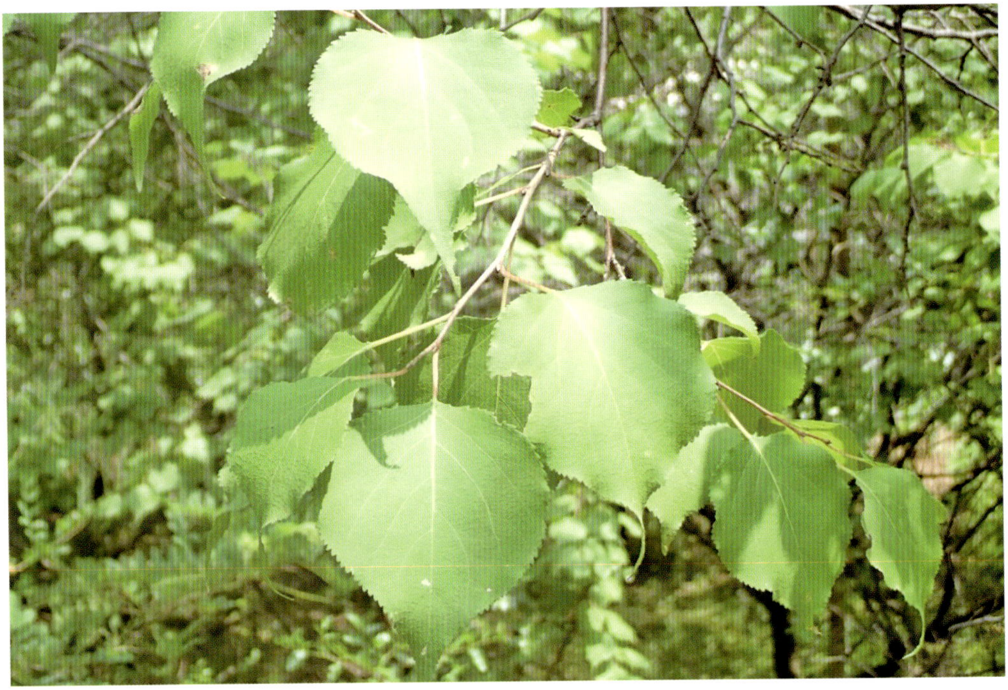

山杏叶序

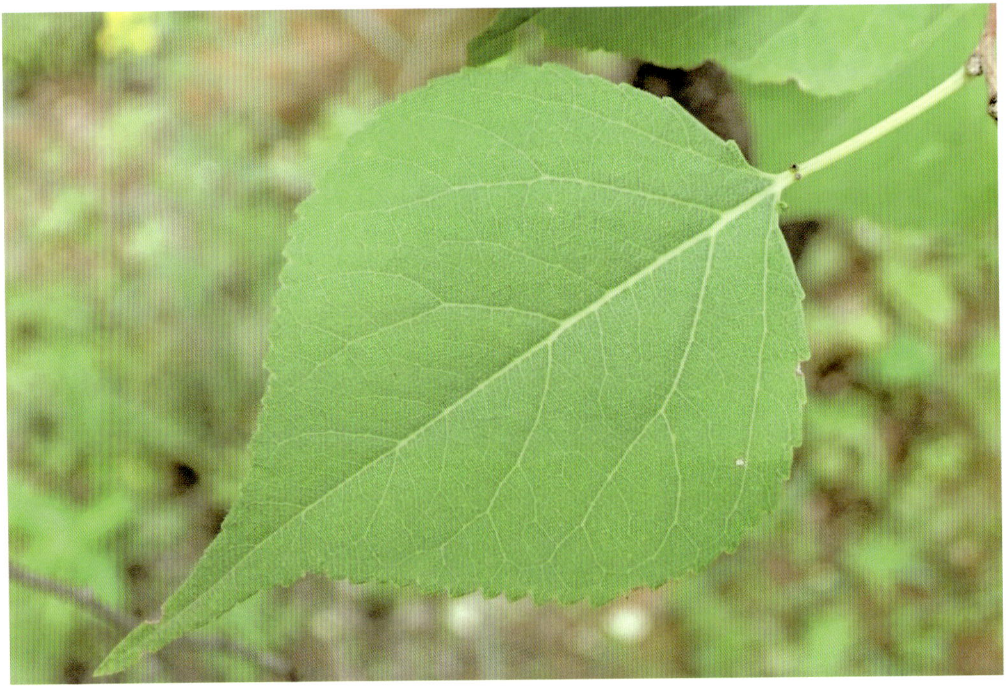

山杏叶片

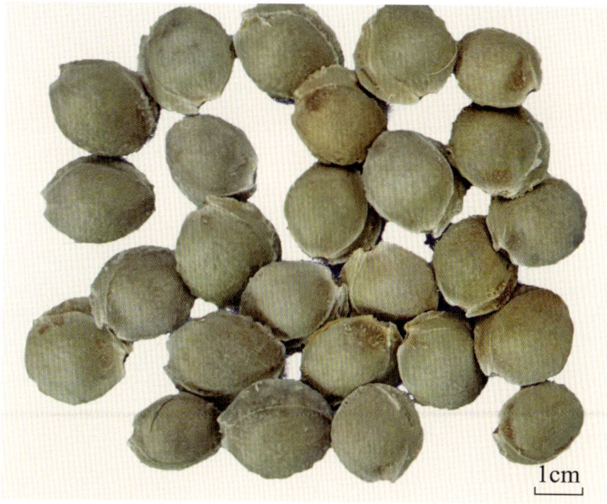

山杏种子

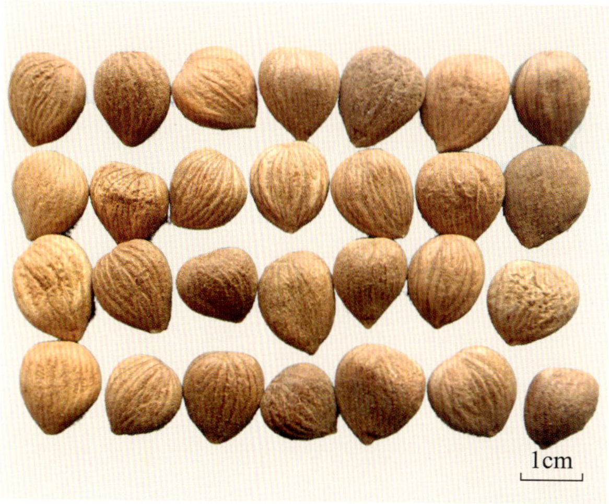

苦杏仁药材

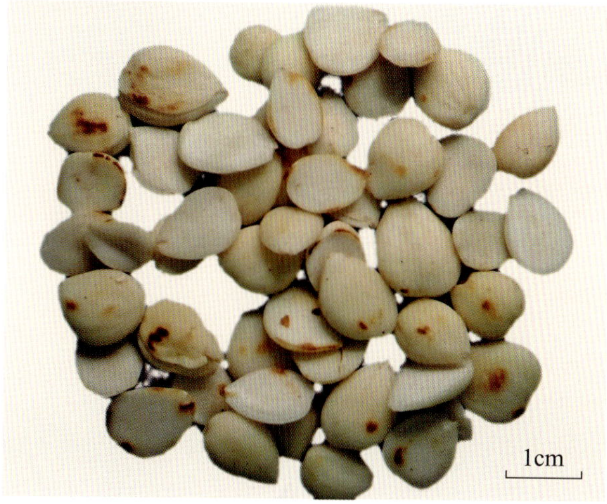

苦杏仁（炒）饮片

71. 桃仁 Persicae Semen

【药用来源】

本品为蔷薇科植物桃 *Prunus persica*（L.）Batsch 或山桃 *Prunus davidiana*（Carr.）Franch. 的干燥成熟种子。

【植物形态】

落叶小乔木，高 3 ～ 8m。叶互生，先端渐尖，基部阔楔形，边缘有锯齿。花单生，先叶开放；萼片 5，外面被毛；花瓣 5，淡红色，稀白色；雄蕊多数，短于花瓣；心皮 1，稀 2，有毛。核果肉质，多汁，心状卵形至椭圆形，一侧有纵沟，表面具短柔毛；果核坚硬，木质，扁卵圆形，顶端渐尖，表面具不规则的深槽及窝孔。种子 1 粒。花期 4 月，果期 5 ～ 9 月。

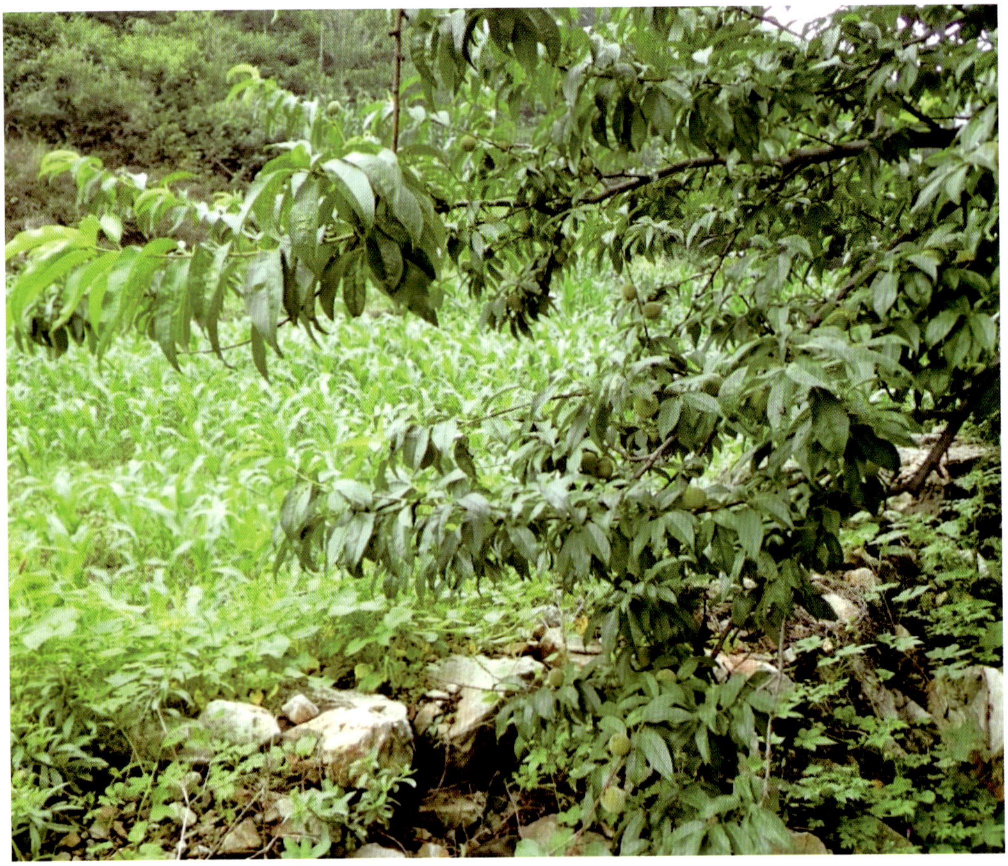

山桃植株

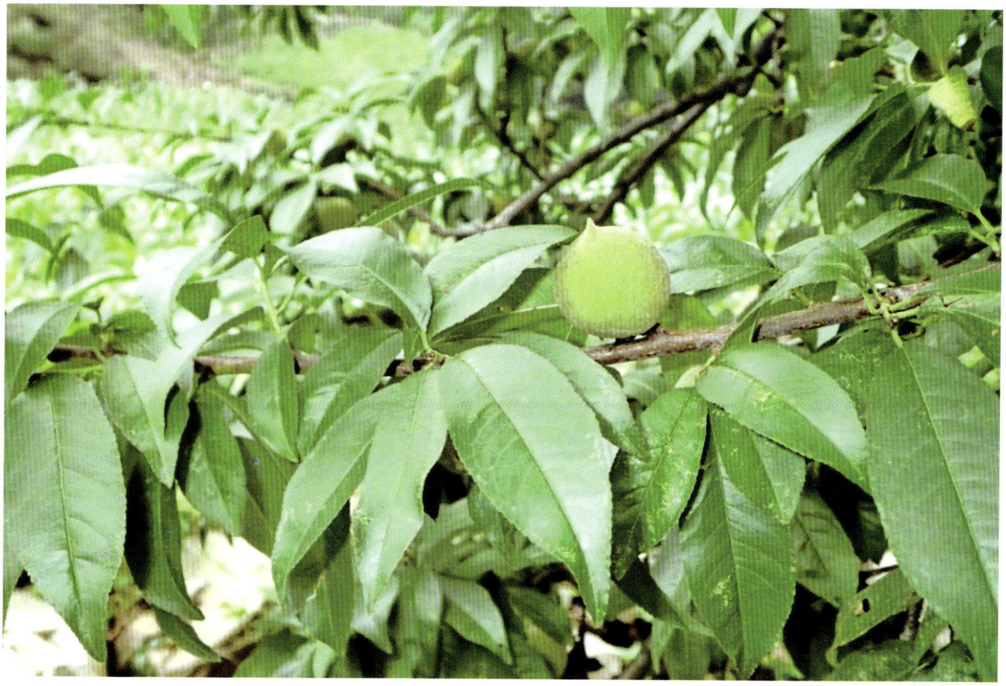

山桃叶序

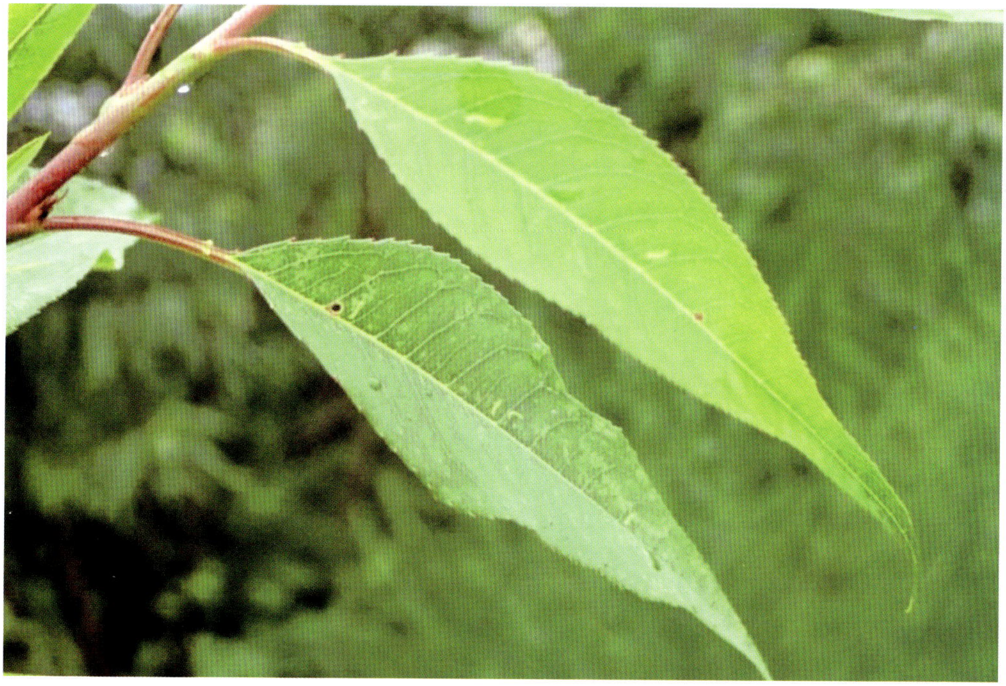

山桃叶片

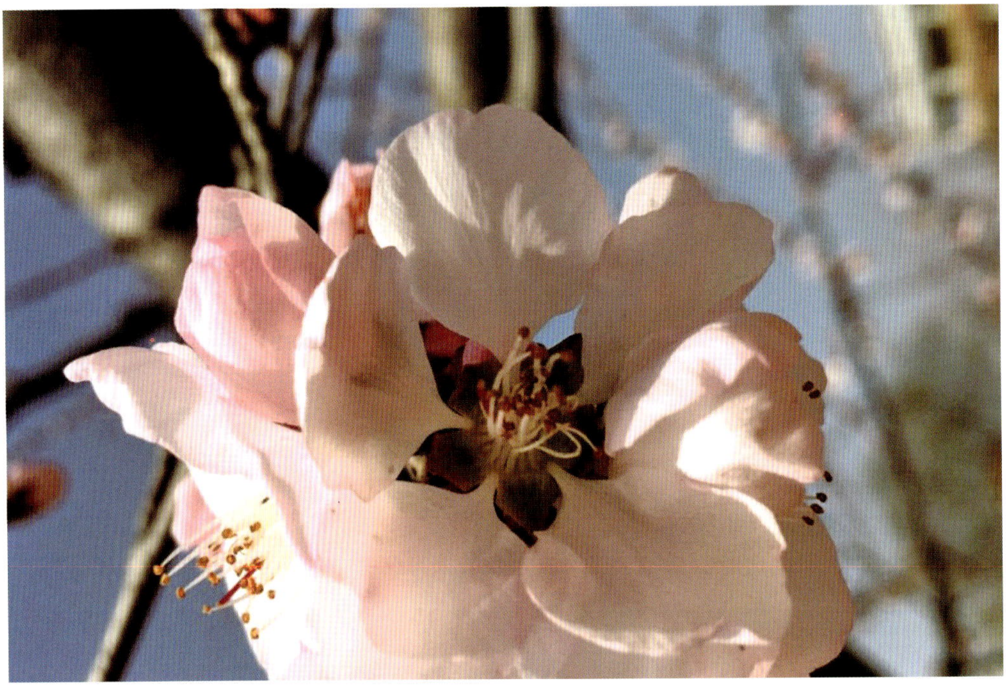

山桃花冠

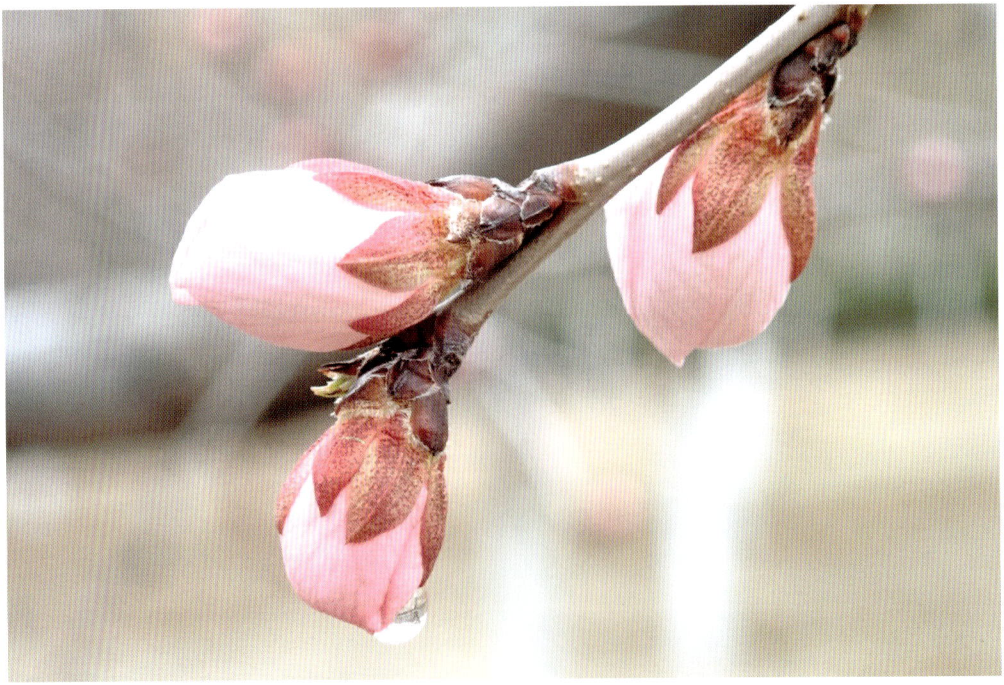

山桃花序

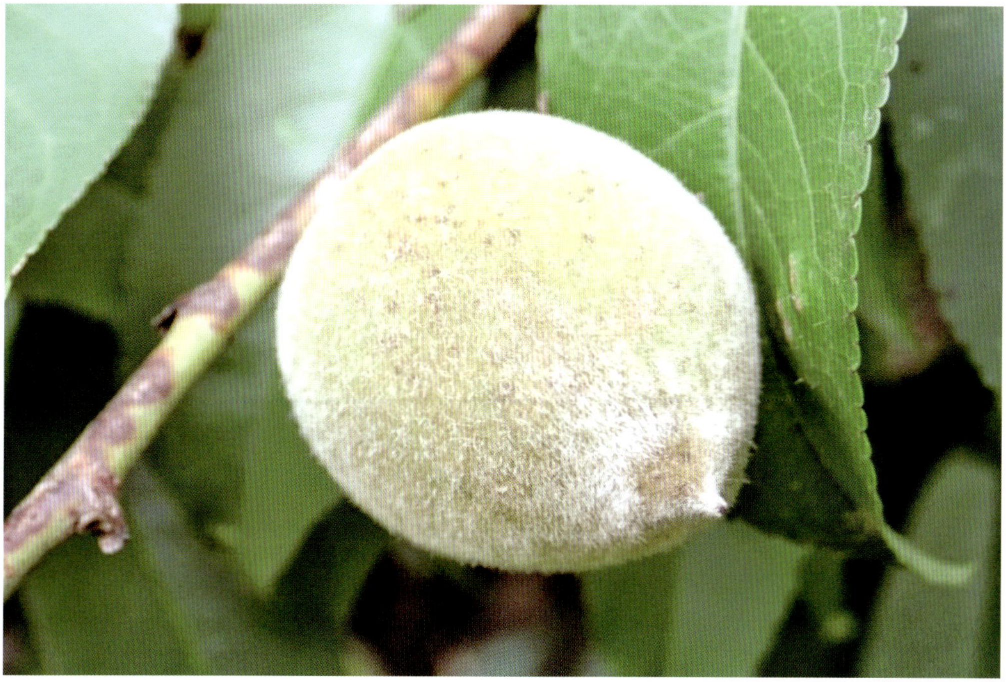

山桃果实

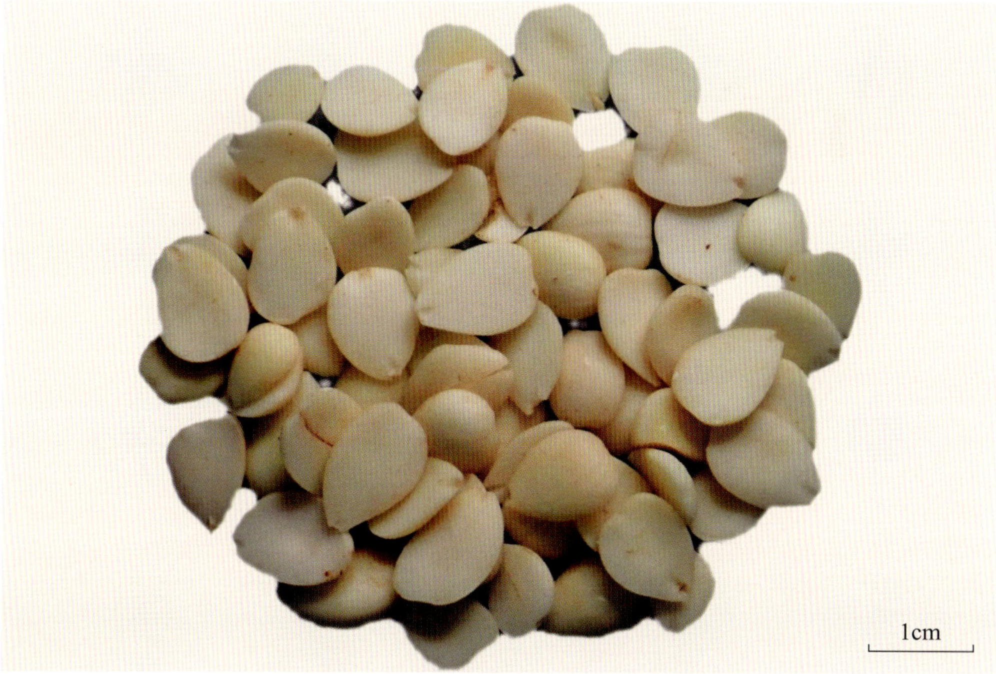

桃仁饮片

72. 郁李仁 Pruni Semen

【药用来源】

本品为蔷薇科植物欧李 *Prunus humilis* Bge. 的干燥成熟种子。

【植物形态】

落叶灌木，直立，高 1 ～ 1.5m。树皮灰褐色，多分枝，小枝被短柔毛，冬芽 3 个并生，两侧为花芽，中间为叶芽。叶互生，叶柄短，托叶 2，线形，呈篦状分裂；叶片长圆形或椭圆形，少有椭圆披针形，先端急尖或短渐尖，基部楔形，边缘具细锯齿，上面绿色，无毛，下面浅绿色，无毛或在脉间被微毛。花先叶开放或与叶同时开放，单生或 2 朵并生，具花柄，无毛；花萼钟状，萼片 5，反折，边缘具浅乳突状锯齿；花瓣 5，白色或近粉红色，倒卵形或长倒卵形；雄蕊多数，花丝线形，不等长；雌蕊 1，子房长圆形或近圆形，无毛或具少数柔毛，1 室，花柱无毛。核果近球形，成熟时鲜红色，有光泽，核近球形或倒卵形，顶端微尖，表面有 1 ～ 3 沟。种子卵形，稍扁，上端尖，下端钝圆，种皮浅棕色或黄白色。花期 4 ～ 5 月，果期 7 月。

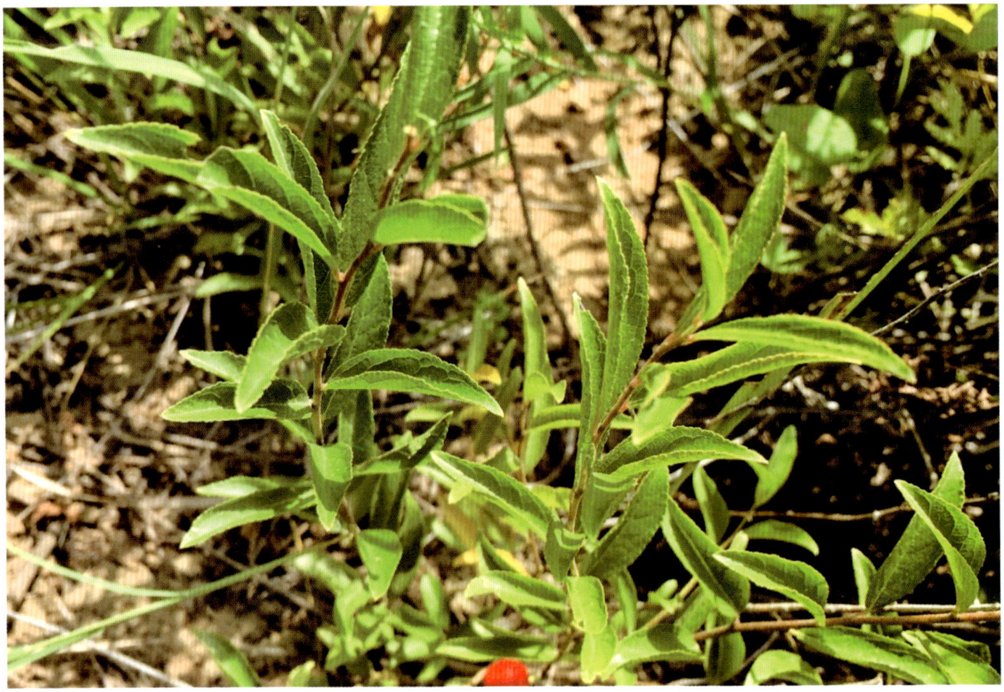

欧李植株

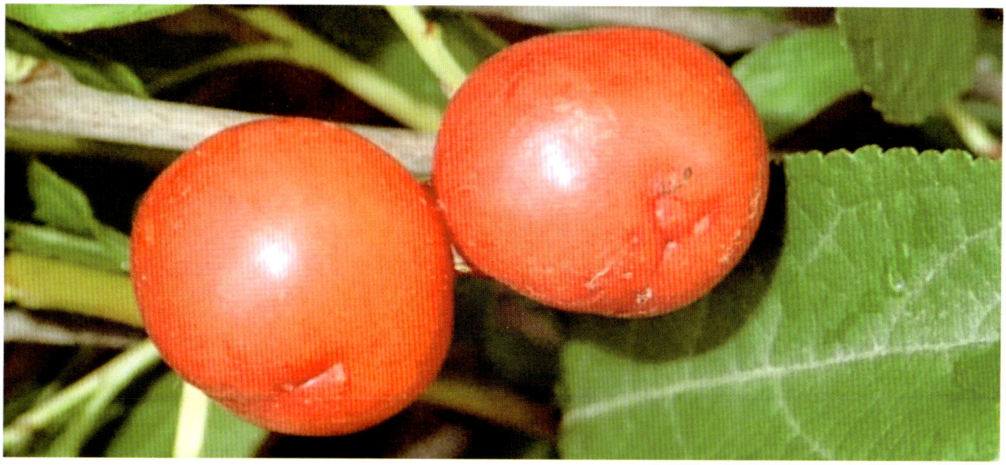

欧李果实

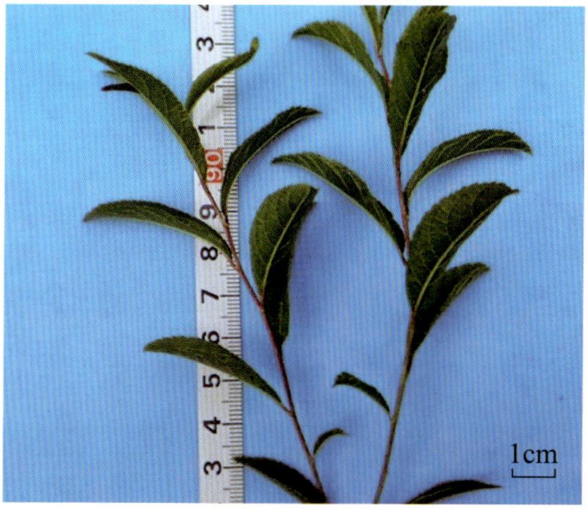

欧李叶序

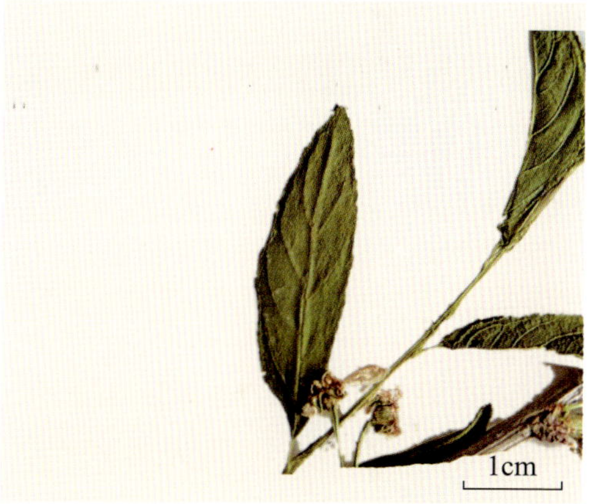

欧李叶片

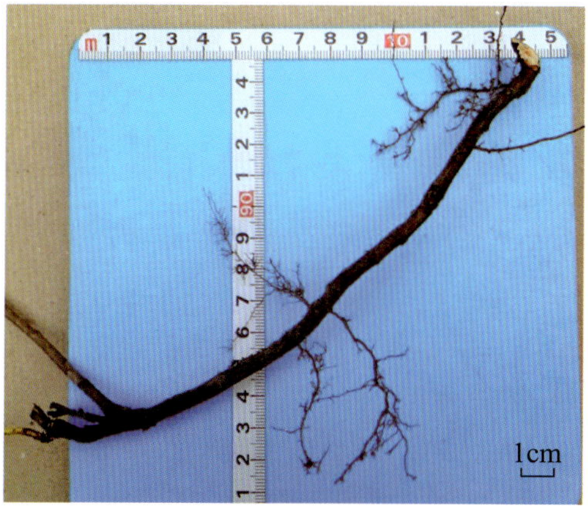

欧李根

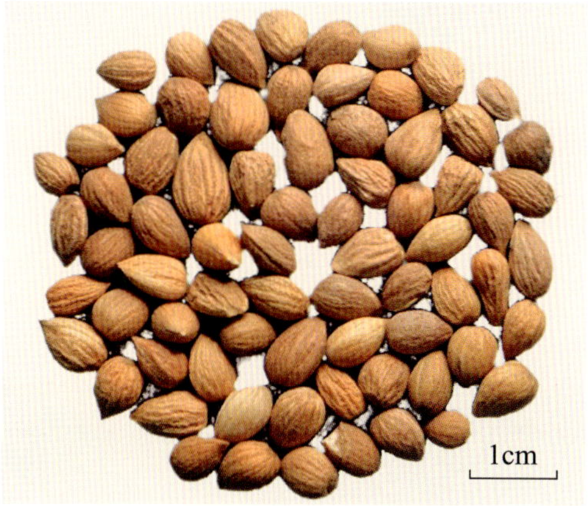

郁李仁药材

旋花科

73. 菟丝子 Cuscutae Semen

【药用来源】

本品为旋花科植物南方菟丝子 *Cuscuta australis* R.Br. 或菟丝子 *C. chinensis* Lam. 的干燥成熟种子。

【植物形态】

一年生寄生缠绕性草本，全株无毛。茎细，多分枝，黄色。无绿叶，而有三角状卵形的鳞片叶。花两性，多数簇生成近球状的短总状花序，总花梗粗短，具苞片 2，每苞片内有 2 朵花；花萼杯状，5 裂；花冠白色，钟状，顶端 5 裂，裂片先端反曲；雄蕊 5，花丝短，与花冠裂片互生，鳞片 5，近矩圆形，边缘流苏状；子房 2 室，花柱 2，柱头头状宿存。蒴果近球形，稍扁，成熟时被花冠全部包住，盖裂。种子 2 ～ 4 粒，花期 7 ～ 9 月，果期 8 ～ 10 月。

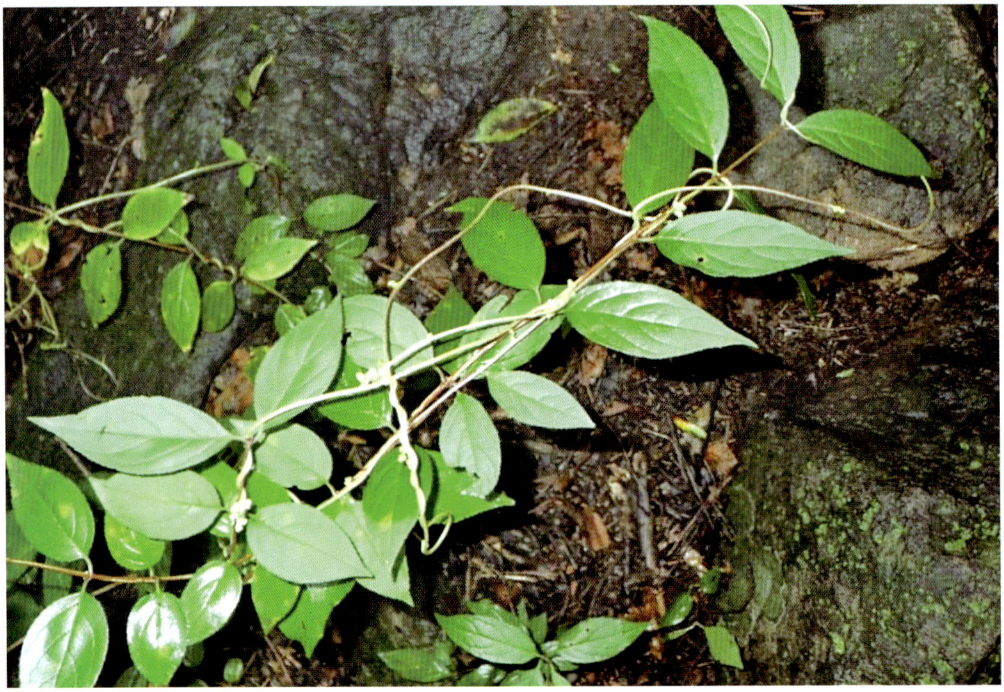

菟丝子植株

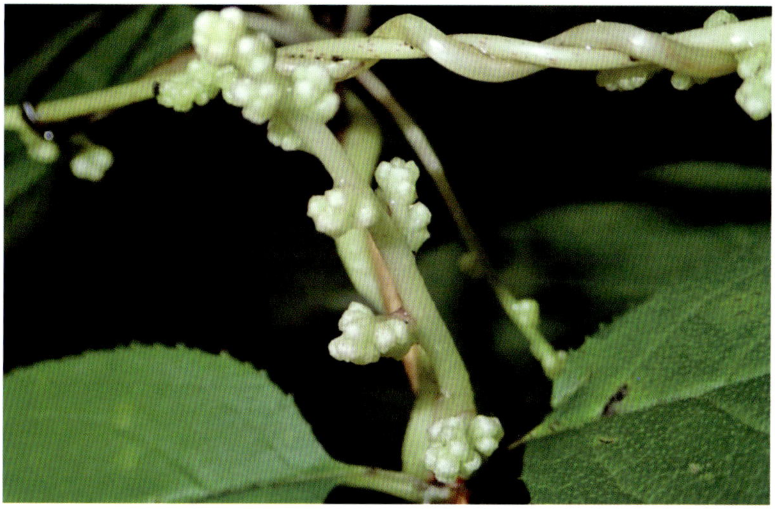
菟丝子缠绕方式

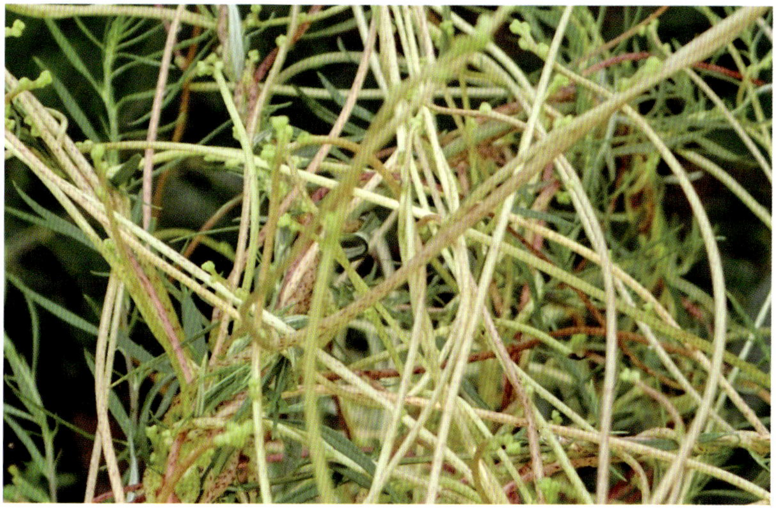
菟丝子植株群落

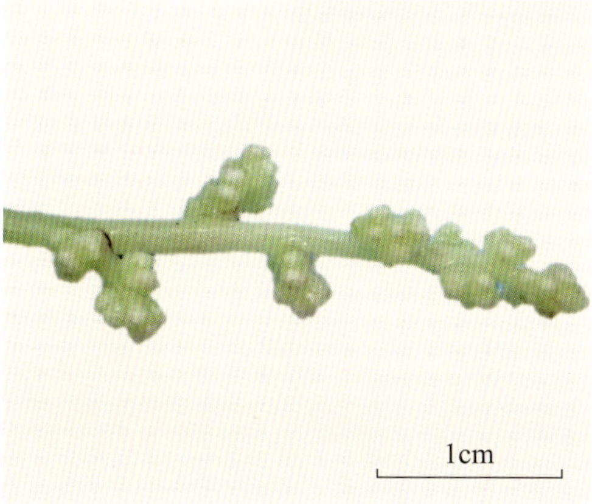

菟丝子枝条

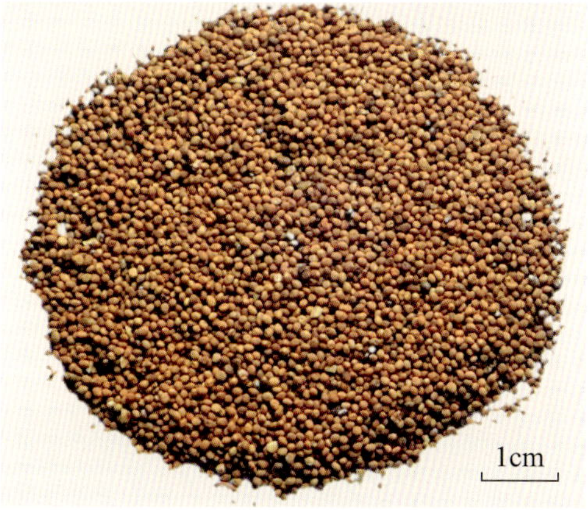

菟丝子药材

74. 牵牛子 Pharbitidis Semen

【药用来源】

本品为旋花科植物裂叶牵牛 *Pharbitis nil*（L.）Choisy 或圆叶牵牛 P. *purpurea*（L）Voigt 的干燥成熟种子。

【植物形态】

裂叶牵牛：一年生缠绕性草本。茎左旋，被倒向短毛。叶互生，有长柄，叶柄常比总花梗长；叶片广卵形，通常 3 裂，基部心形，中裂片较长，长卵形，先端长尖，基部不收缩，侧裂片底部阔圆，两面均被毛。花 1 ～ 3 朵腋生；苞叶 2；萼 5 深裂，裂片线状披针形，先端尾状长尖，基部被长毛，花冠漏斗状，紫色或淡红色、淡蓝色、蓝紫色，上部色较深、下部色浅或为白色；雄蕊 5，贴生于花冠基部，长不及花冠之半，花丝基部有毛；雌蕊 1，比雄蕊稍长，无毛，柱头头状，3 裂。蒴果球形，为宿存花萼所包被，3 室，每室有种子 2；种子卵状，3 棱形，黑色或黄白色，表面平滑。花期 6 ～ 9 月，果期 7 ～ 10 月。

圆叶牵牛与裂叶牵牛的主要区别为全株密被白色长毛。叶通常为阔心形，全缘；叶柄与总花梗近等长。花萼裂片卵状披针形。

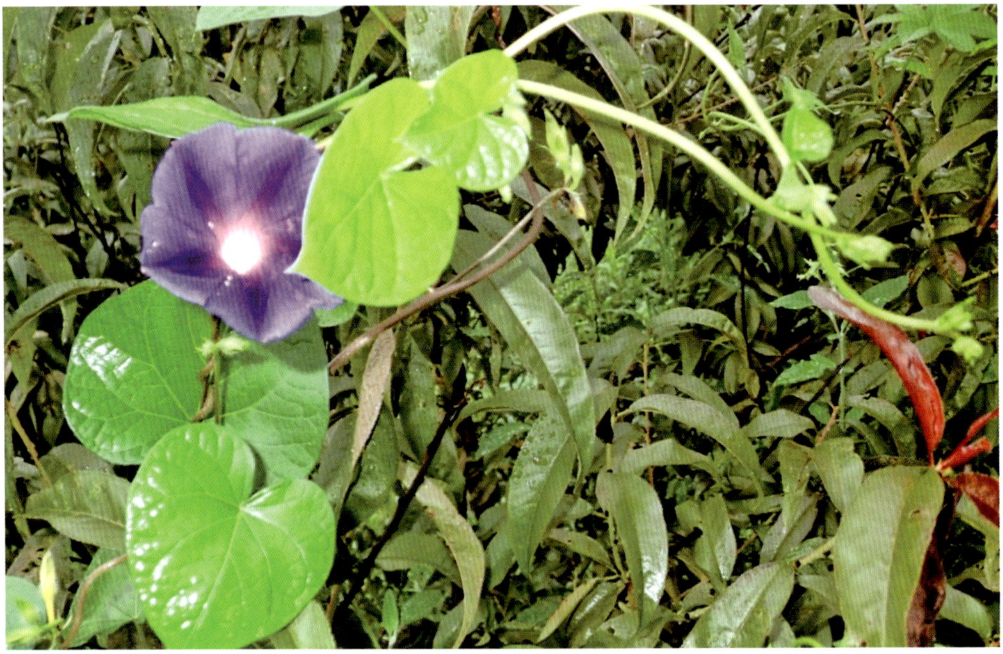

圆叶牵牛植株

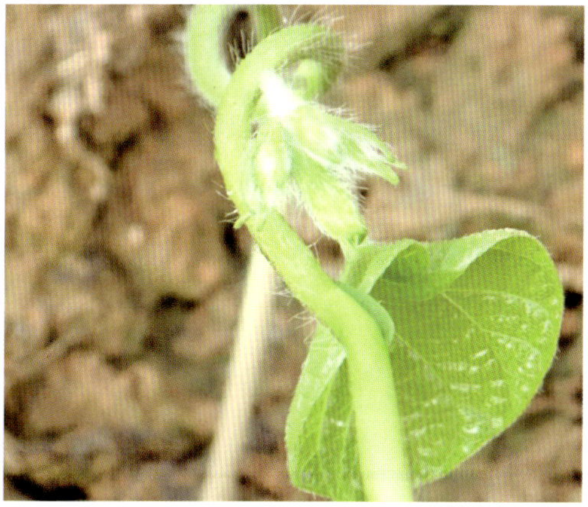

圆叶牵牛株顶

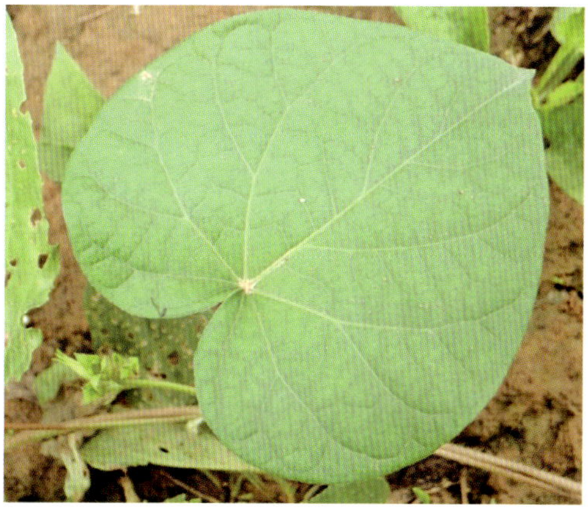

圆叶牵牛叶片

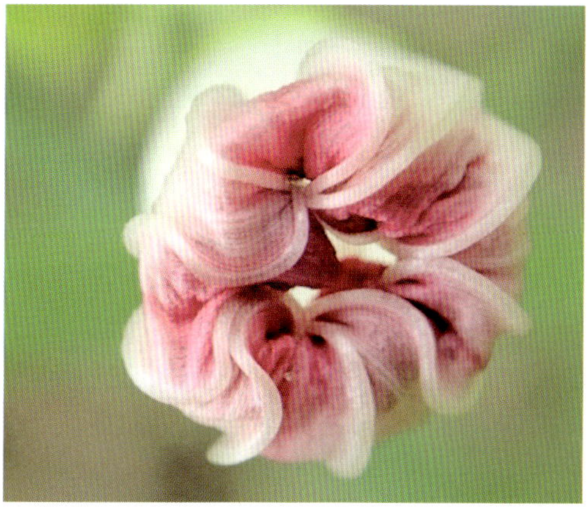

圆叶牵牛花蕾

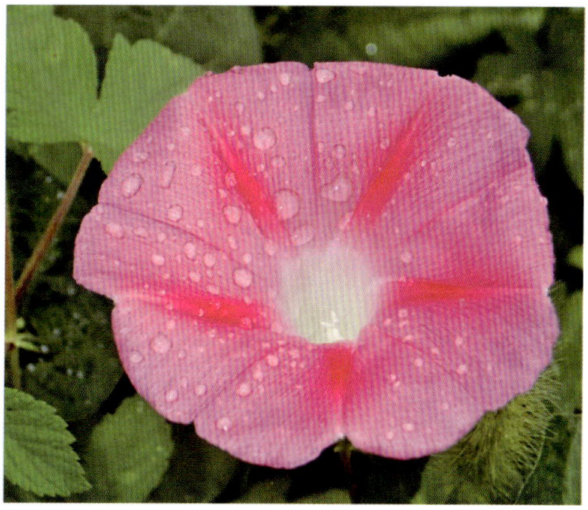

圆叶牵牛花冠

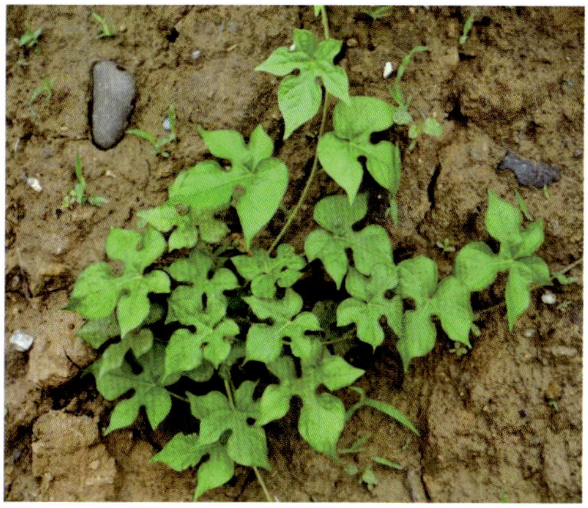

裂叶牵牛植株

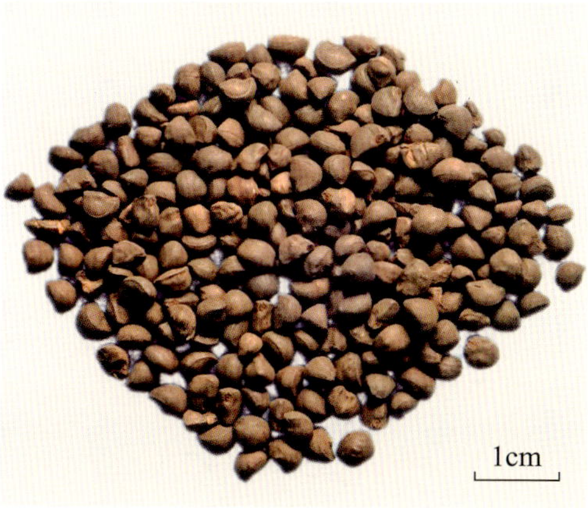

牵牛子饮片

木兰科

75. 五味子 Schisandrae Chinensis Fructus

【药用来源】

本品为木兰科植物五味子 *Schisandra chinensis*（Turcz.）Baill. 的干燥成熟果实。习称“北五味子”。

【植物形态】

落叶木质藤本，长可达 8m，老枝褐色。单叶互生，叶卵形、宽倒卵形至宽椭圆形，边缘疏生腺状细齿，上面光滑，无毛。花单性，雌雄异株；单生或簇生于叶腋；花被片 6 ～ 9，乳白色或粉红色；雄花具 5 雄蕊，花丝合生成短柱；雌花心皮 17 ～ 40，花后花托逐渐伸长，结果时呈长穗状。浆果球形，肉质，熟时红色。花期 5 ～ 7 月，果期 6 ～ 9 月。

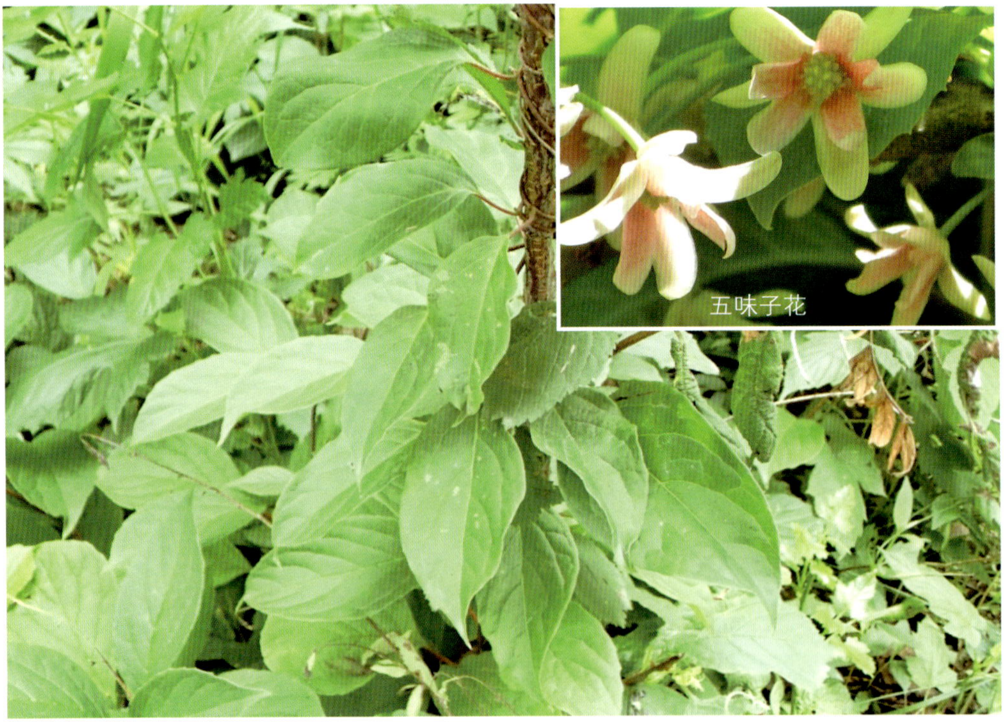

五味子花

五味子植株

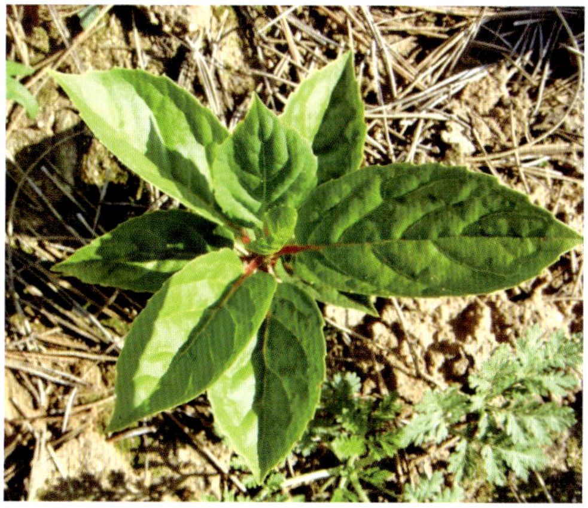

五味子幼苗

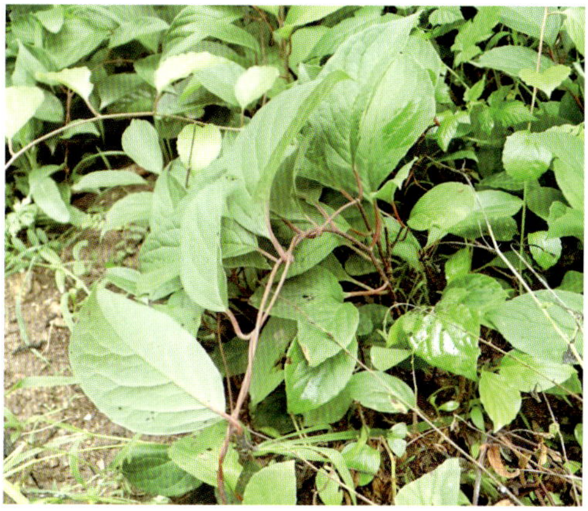

五味子叶序

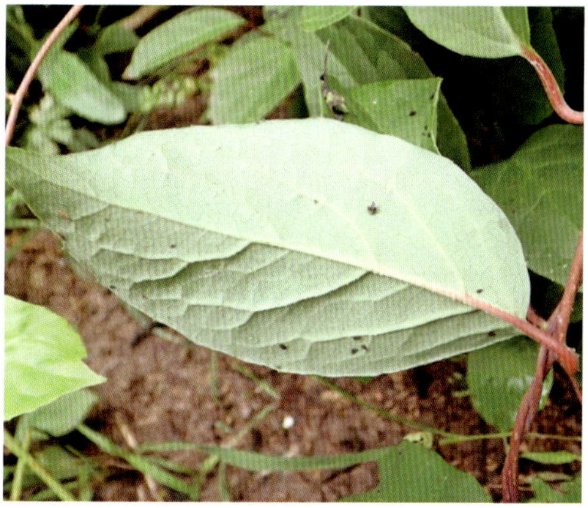

五味子叶片

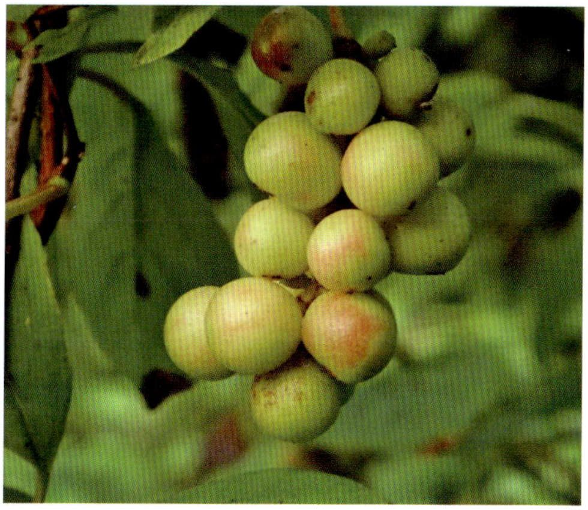

五味子果实

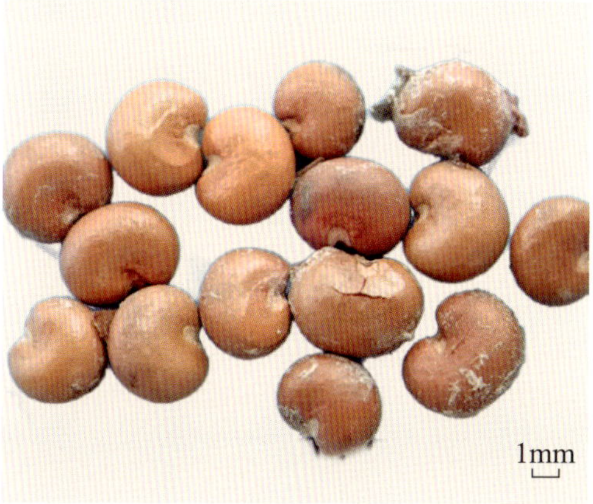

五味子种子

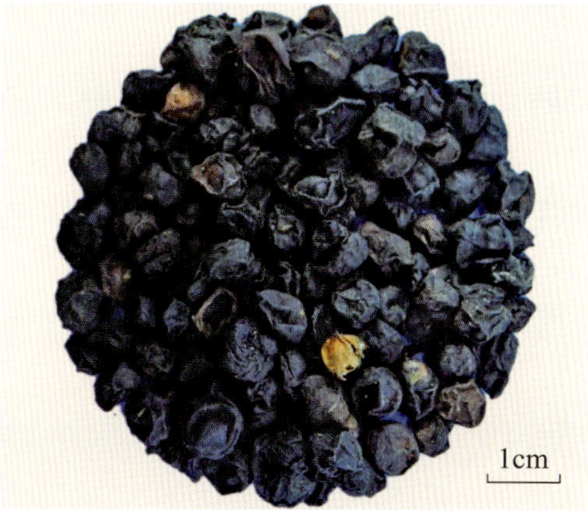

五味子饮片

十字花科

76. 葶苈子 Descurainiae Semen

【药用来源】

本品为十字花科植物播娘蒿 *Descurainia sophia*（L.）Webb. ex Prantl. 或独行菜 *Lepidium apetalum* Willd. 的干燥成熟种子。前者习称“南葶苈子”，后者习称“北葶苈子”。

【植物形态】

独行菜：一年生或二年生矮小草本，高 5 ～ 30cm。叶不分裂，基部有耳，边缘有稀疏齿状缺裂。总状花序长；花小；花瓣呈退化状；雄蕊 2 或 4，蜜腺 4。短角果卵状椭圆形，扁平，假隔膜薄膜质，每室含种子 1 枚。花期 5 ～ 6 月，果期 6 ～ 7 月。

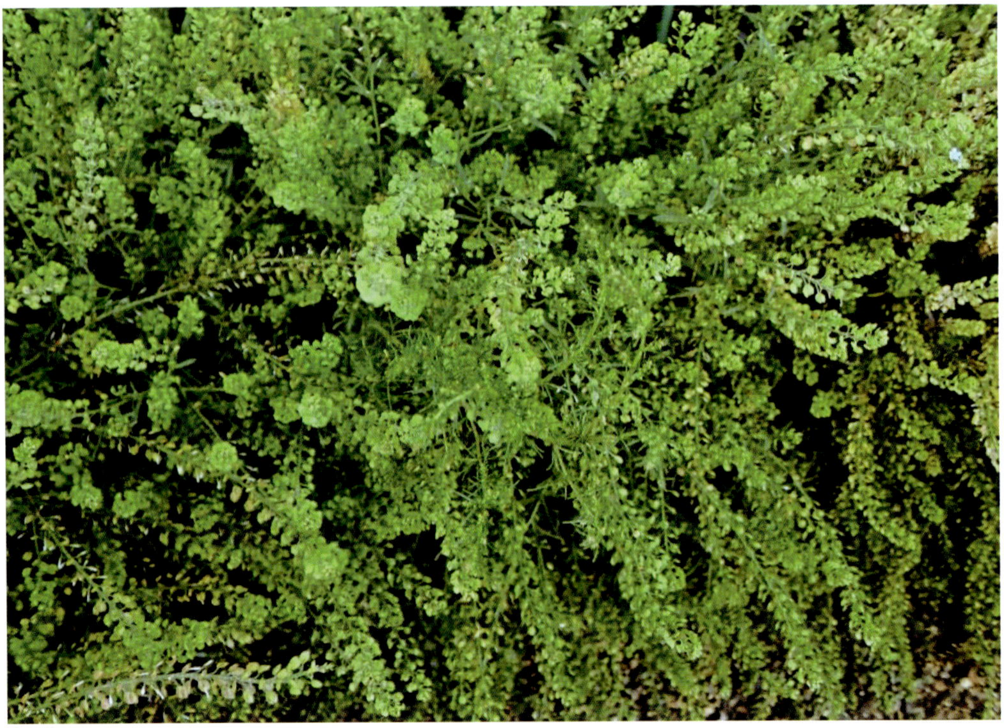

独行菜植株

播娘蒿：一年生或二年生直立草本。叶互生，二回羽状分裂，裂片线形，先端钝。总状花序顶生，果序延长；花小，花瓣黄色，匙形，雄蕊6。长角果线形，2室，每室有种子1列。花期4～6月，果期5～7月。

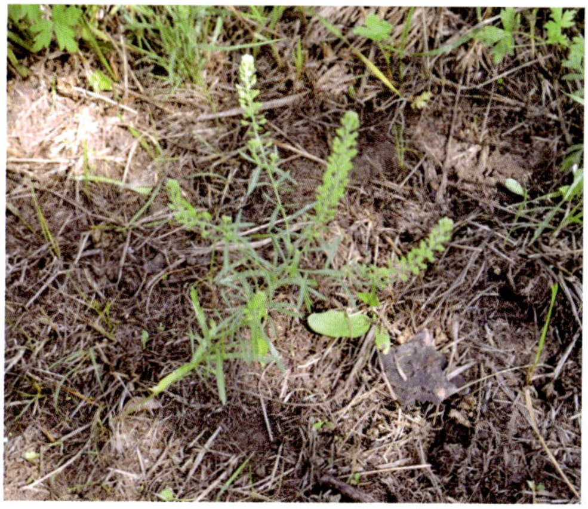

播娘蒿植株

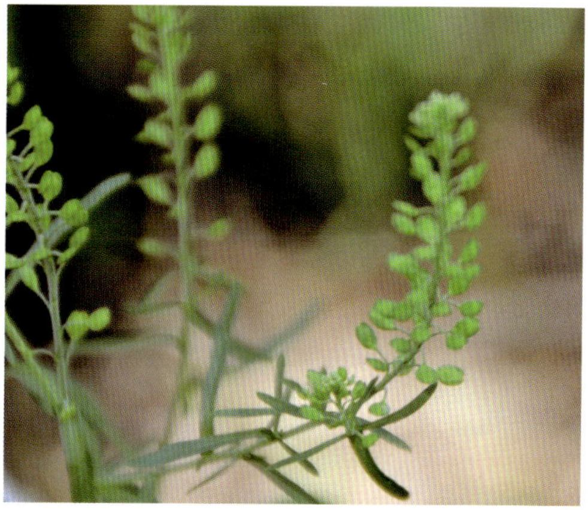

播娘蒿叶序

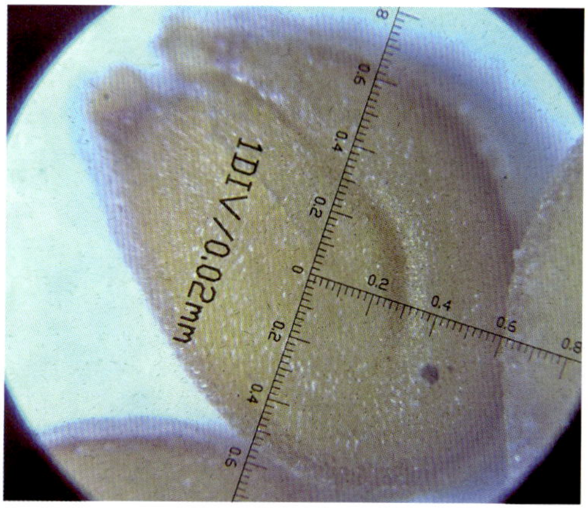

播娘蒿种子

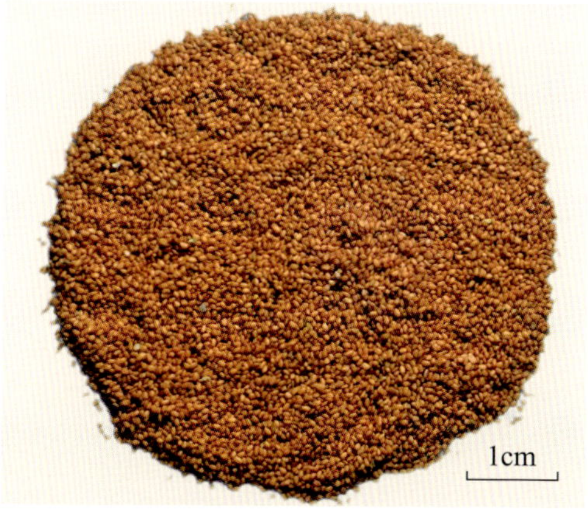

葶苈子饮片

豆科

77. 沙苑子 Astragali Complanati Semen

【药用来源】

本品为豆科植物扁茎黄芪 *Astragalus complanatus* R. Br. 的干燥成熟种子。

【植物形态】

多年生草本，高 30 ～ 100cm。根粗壮，根皮暗褐色，坚韧。茎多分枝，倾斜上升，疏被短柔毛。羽状复叶；托叶狭披针形，有毛；小叶柄极短；小叶 9 ～ 21，椭圆形，先端钝或微缺，有小尖；基部圆形，上面无毛，下面密生白色短柔毛。总状花序腋生，有花 3 ～ 7 朵；花萼钟状，萼齿 5，披针形，与萼筒等长，密被白色短柔毛；花冠蝶形，黄色，旗瓣近圆形，先端凹，基部有短爪，翼瓣稍短，龙骨瓣和翼瓣等长；雄蕊 10，其中 9 枚花丝连合，1 枚分离，花药细小；雌蕊超出雄蕊之外；子房上位，密被白色柔毛；花柱无毛，柱头有髯毛，有子房柄。荚果纺锤形，微膨胀，先端有喙，背腹稍扁，疏被短柔毛。种子 20 ～ 30，圆肾形。花期 8 ～ 9 月，果期 9 ～ 10 月。

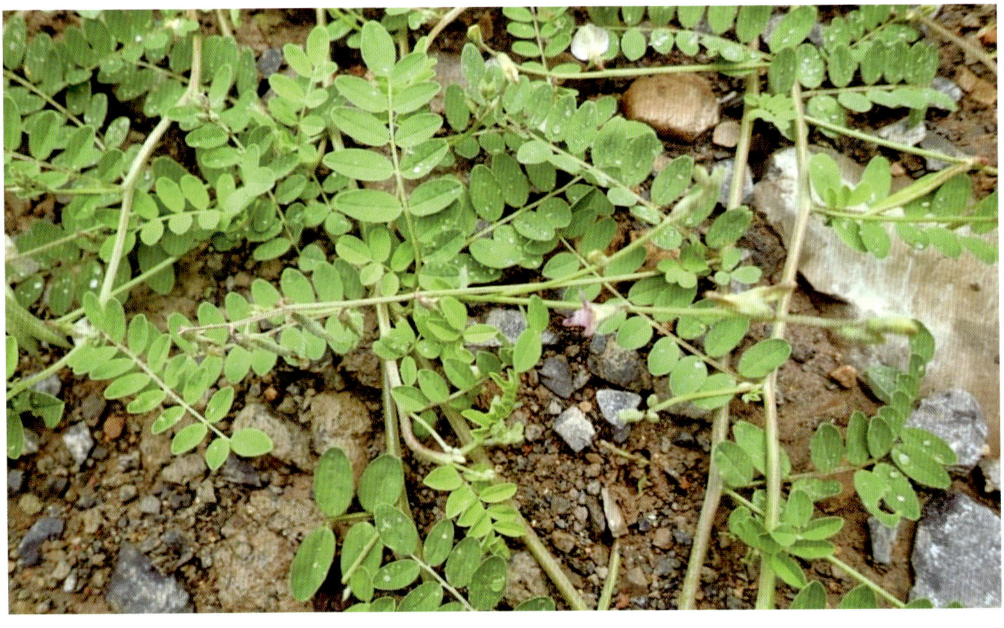

扁茎黄芪植株

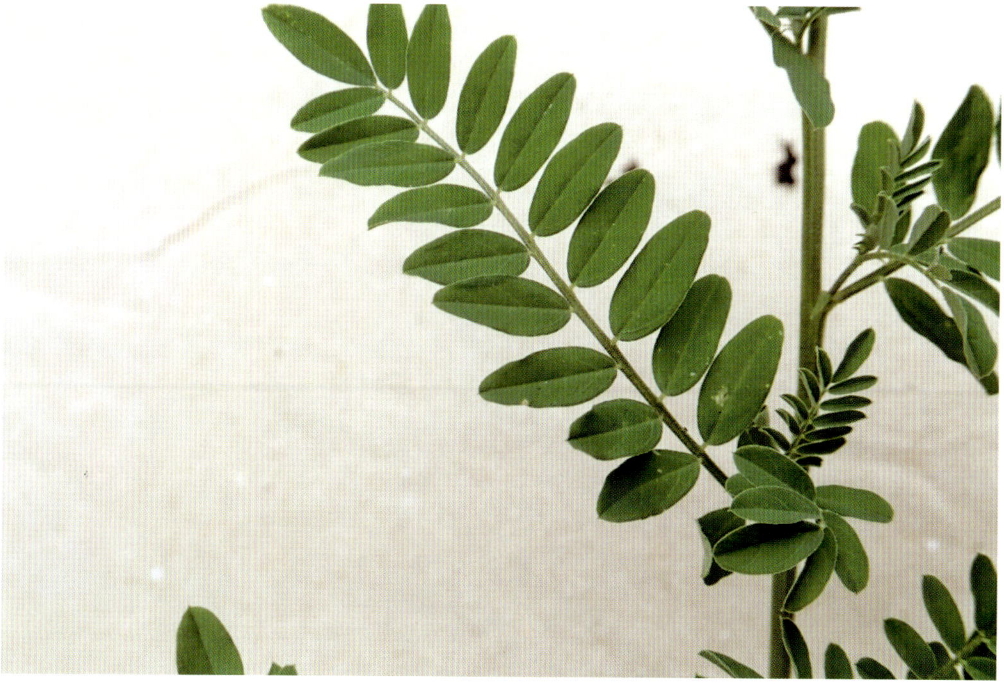

扁茎黄芪叶序

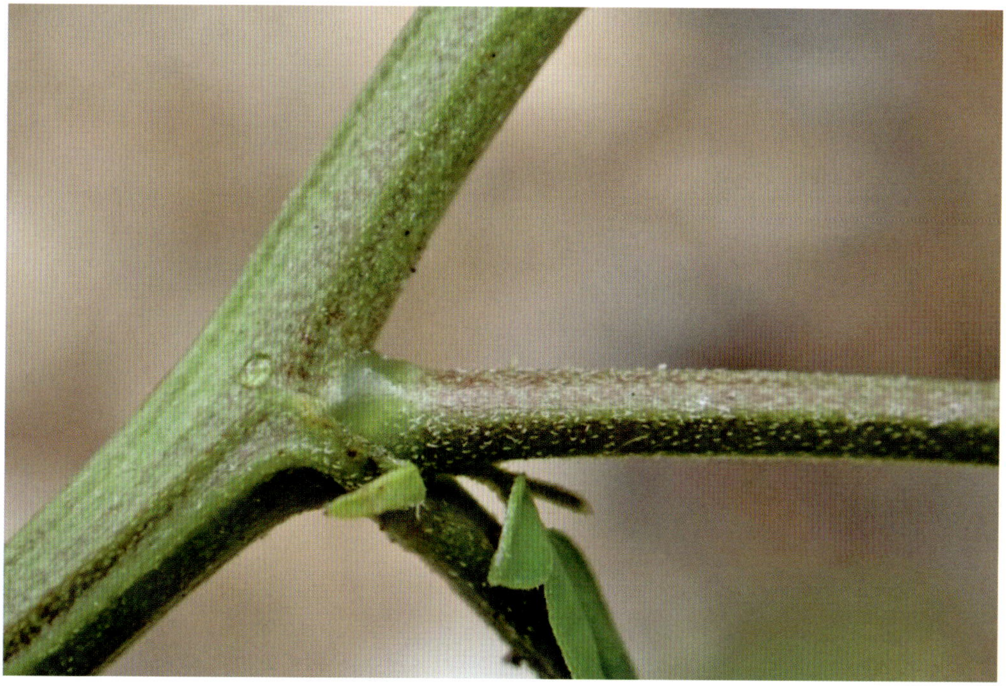

扁茎黄芪茎

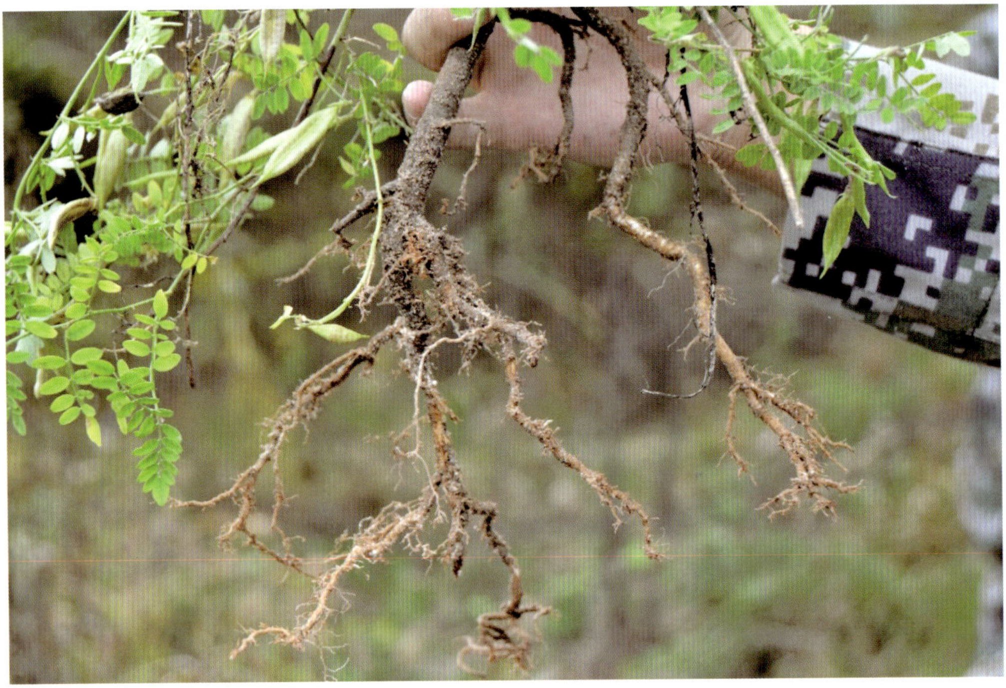

扁茎黄芪根

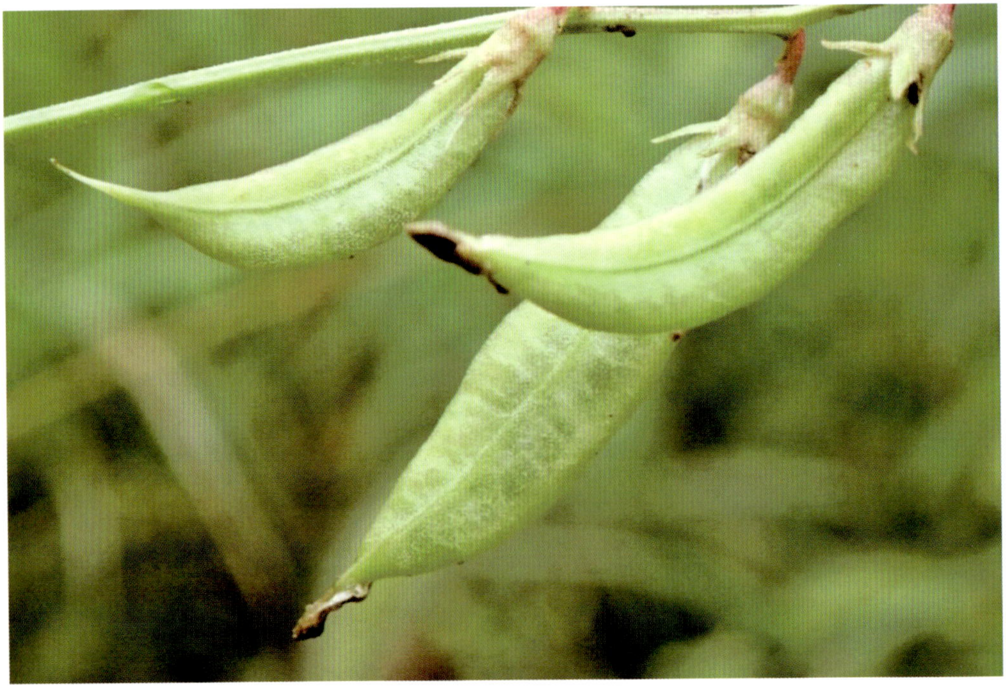

扁茎黄芪果实

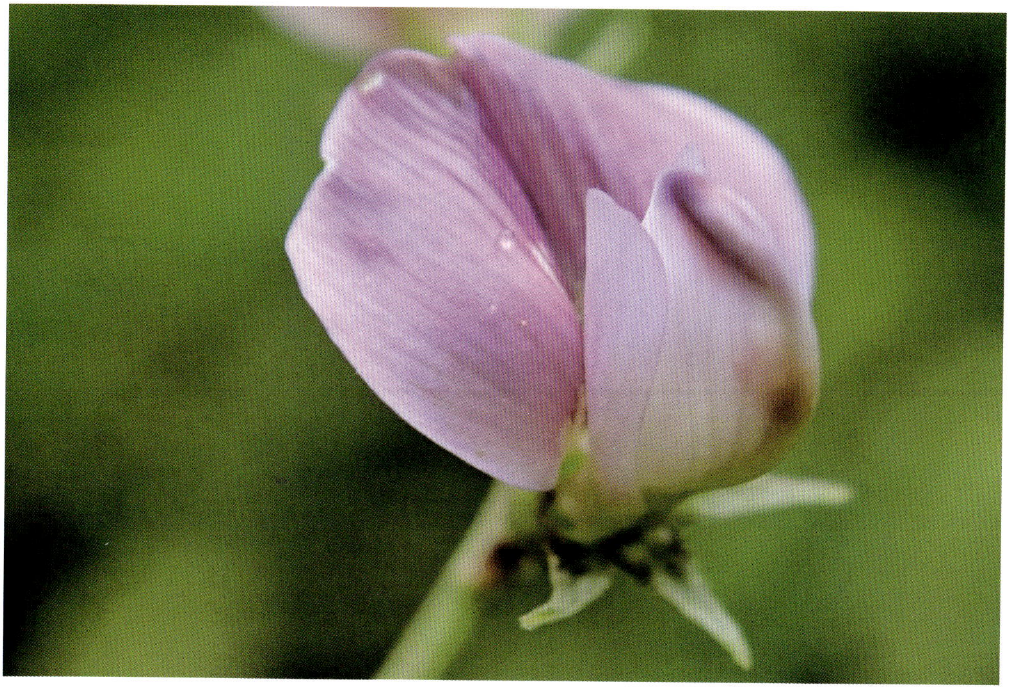

扁茎黄芪花

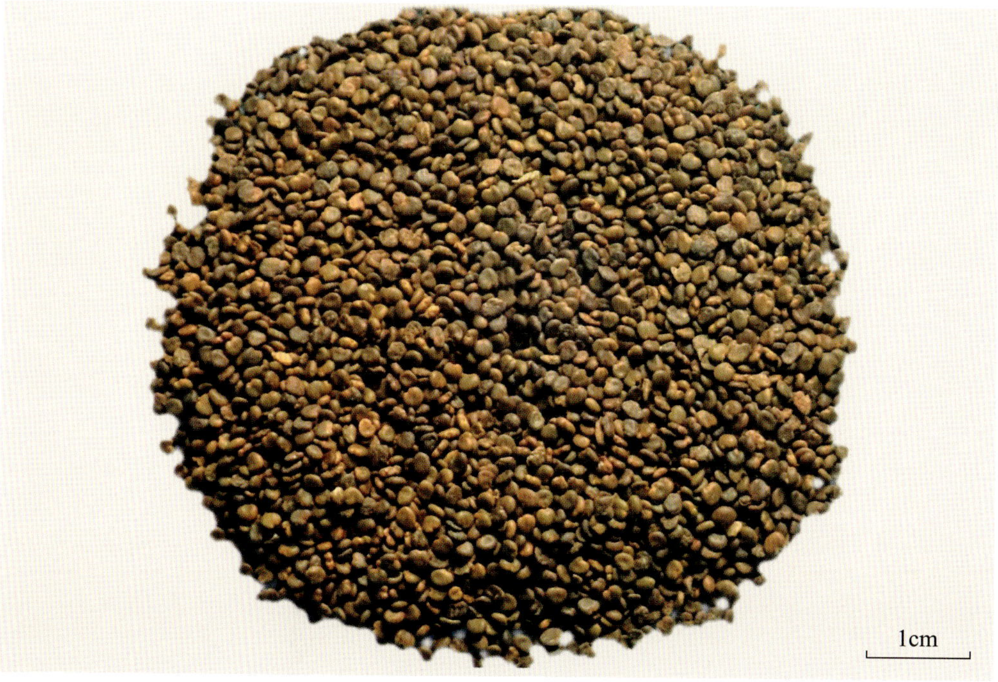

沙苑子饮片

鼠李科

78. 酸枣仁 Ziziphi Spinosae Semen

【药用来源】

本品为鼠李科植物酸枣 *Ziziphus jujuba* Mill. var. *spinosa*（Bunge）Hu ex H. F. Chou 的干燥成熟种子。

【植物形态】

酸枣树属落叶灌木或小乔木，高 1 ～ 3m，鼠李科枣属植物。老枝褐色，幼枝绿色。枝上有针形刺与反曲刺两种刺。叶互生，叶柄极短；托叶细长，针状；叶片椭圆形至卵状披针形，先端短尖而钝，基部偏斜，边缘有细锯齿，主脉 3 条。花 2 ～ 3 朵簇生叶腋，小形，黄绿色；花梗极短 1，萼片 5，卵状三角形；花瓣小，5 片，与萼互生；雄蕊 5，与花瓣对生，比花瓣稍长；花盘 10 浅裂；子房椭圆形，2 室，埋于花盘中，花柱短，柱头 2 裂。核果近球形，先端钝，熟时暗红色，有酸味。花期 4 ～ 5 月。果期 9 ～ 10 月。

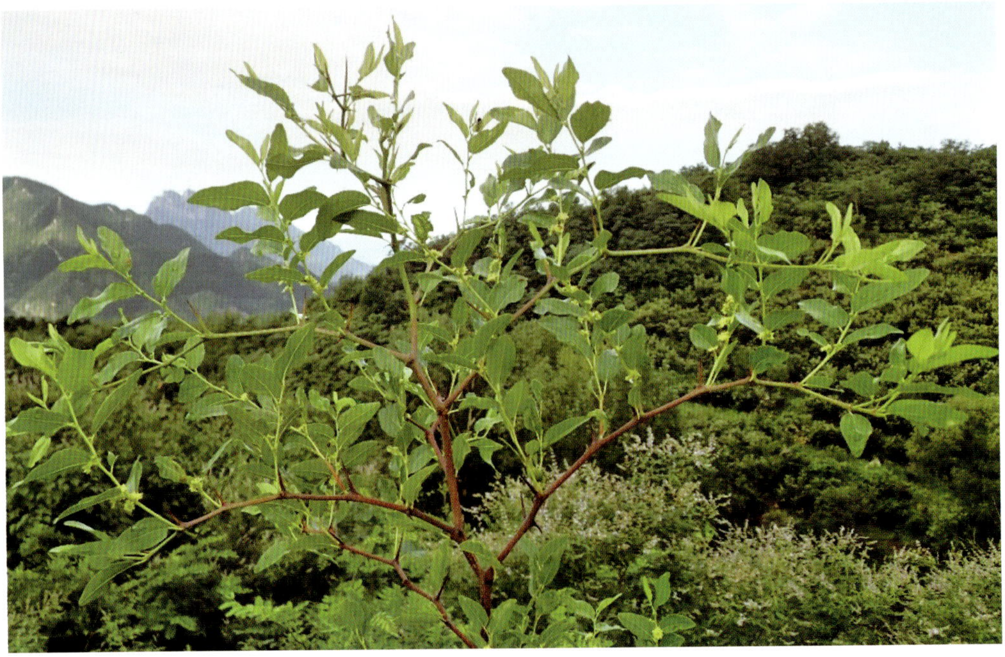

酸枣植株

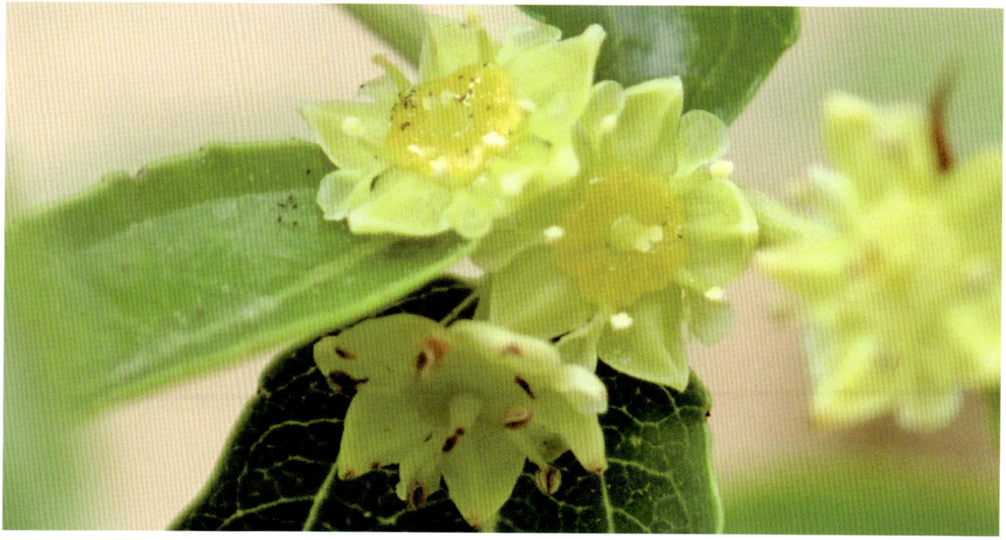

酸枣花序

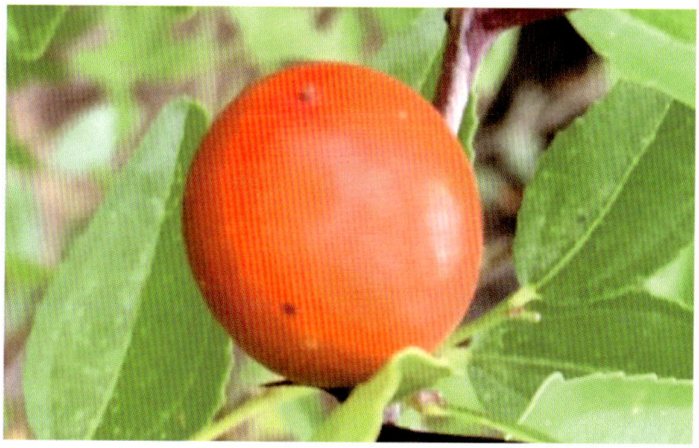

酸枣果实

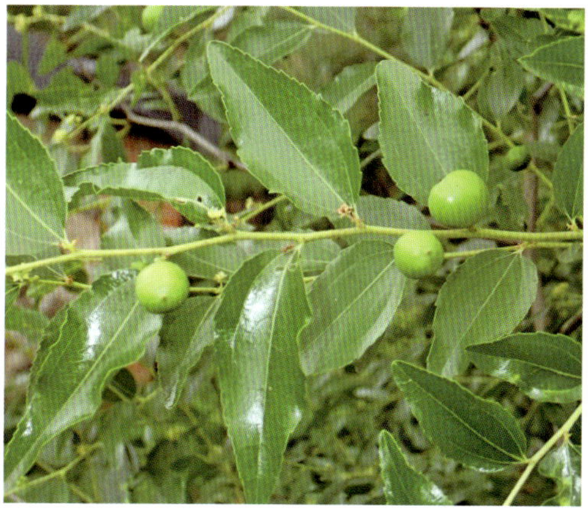

酸枣枝条

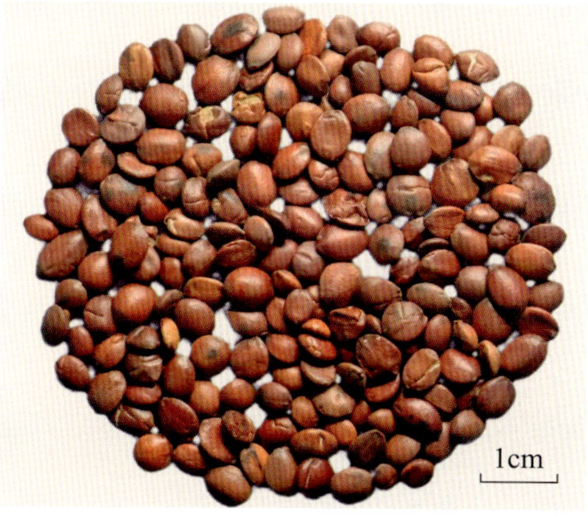

酸枣仁饮片

伞形科

79. 小茴香 Foeniculi Fructus

【药用来源】

本品为伞形科植物茴香 *Foeniculum vulgare* Mill. 的干燥成熟果实。

【植物形态】

多年生草本，有强烈香气。茎直立，有棱，上部分枝。茎生叶互生，叶片 3 ～ 4 回羽状分裂，最终裂片线形至丝状，叶柄基部呈鞘状，抱茎。复伞形花序顶生或侧生；无总苞及小总苞；花序梗长 4 ～ 25cm，伞辐 8 ～ 30；花小，黄色，萼齿不明显，花瓣 5，先端内折；雄蕊 5，子房下位，2 室。双悬果卵状长椭圆形，黄绿色，每分果有 5 条隆起的纵棱。花期 6 ～ 8 月，果期 8 ～ 10 月。

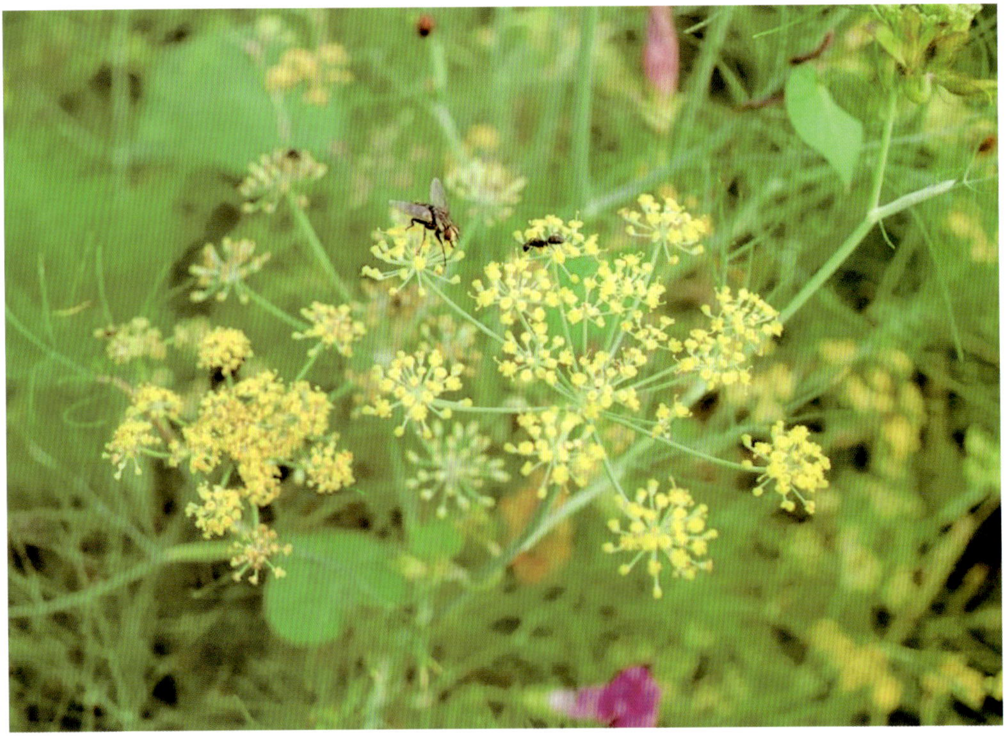

小茴香植株

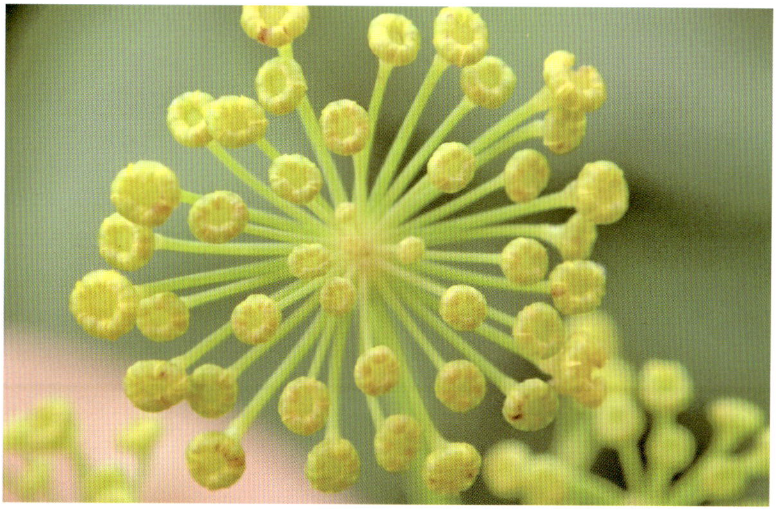
小茴香花序

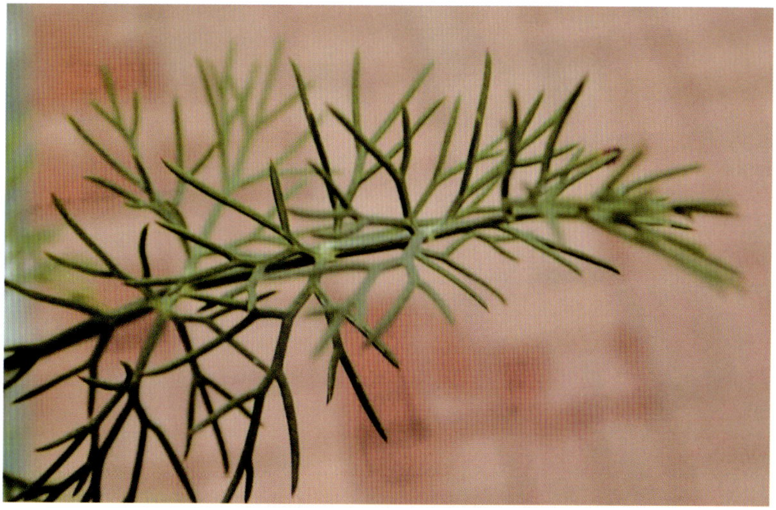
小茴香叶

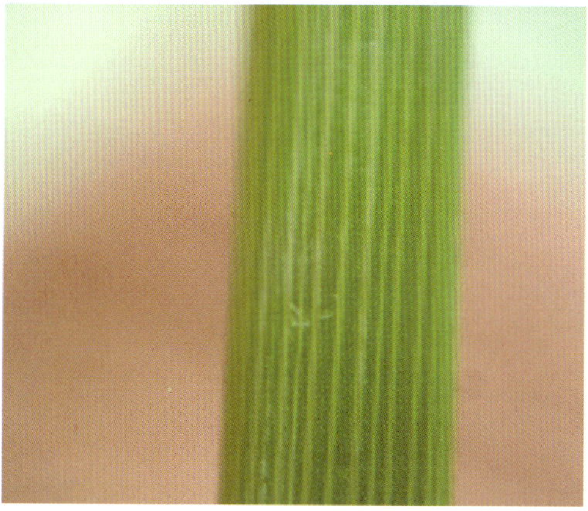
小茴香茎

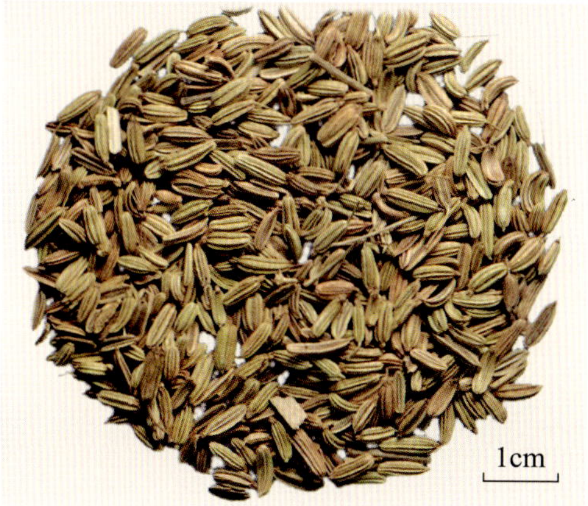

小茴香饮片

山茱萸科

80. 山茱萸 Corni Fructus

【药用来源】

本品为山茱萸科植物山茱萸 *Corus officinalis* Sieb. et Zucc. 的干燥成熟果肉。

【植物形态】

落叶小乔木，高约 4m。单叶对生，叶片卵形或椭圆形，长 5 ～ 7cm，宽 3 ～ 4.5cm，先端渐尖，全缘，叶背具白色伏毛，脉腋有黄褐色毛丛，侧脉 5 ～ 7 对，弧形平行排列。伞形花序，具卵形苞片，着生于小枝顶端，花先叶开放；花萼 4，不显著，花瓣 4，黄色；雄蕊 4，子房下位。核果长椭圆形，熟后樱红色。花期 5 ～ 6 月，果期 8 ～ 10 月。

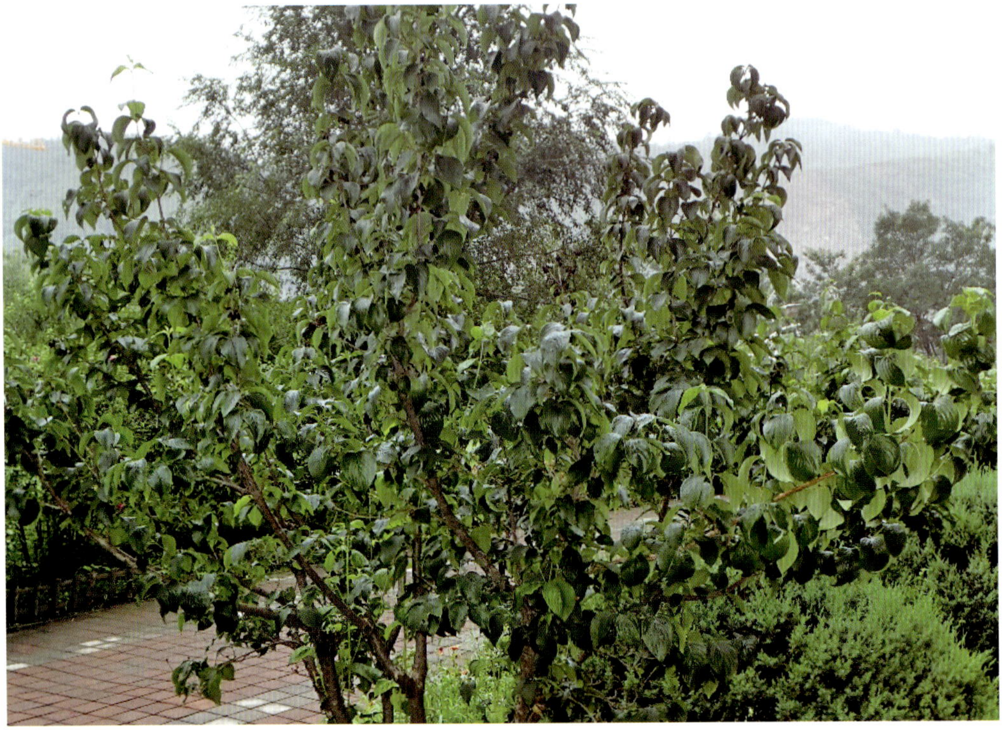

山茱萸植株

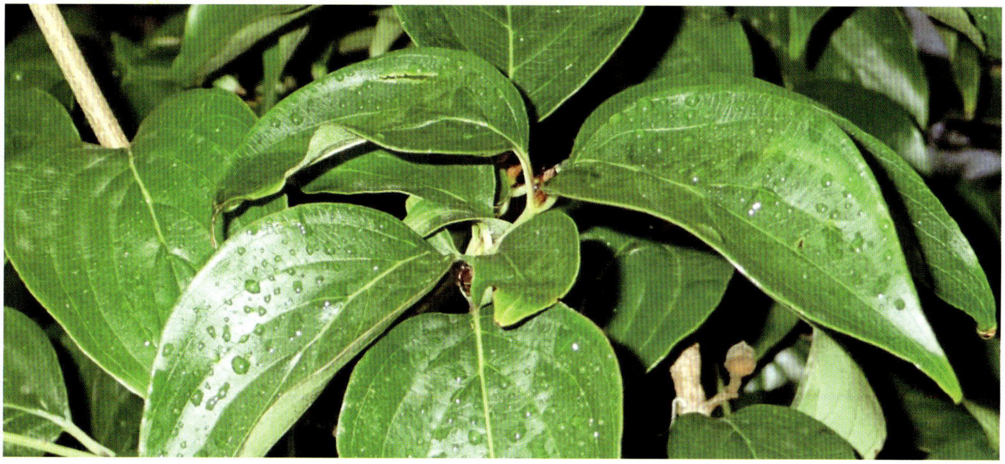

山茱萸叶片

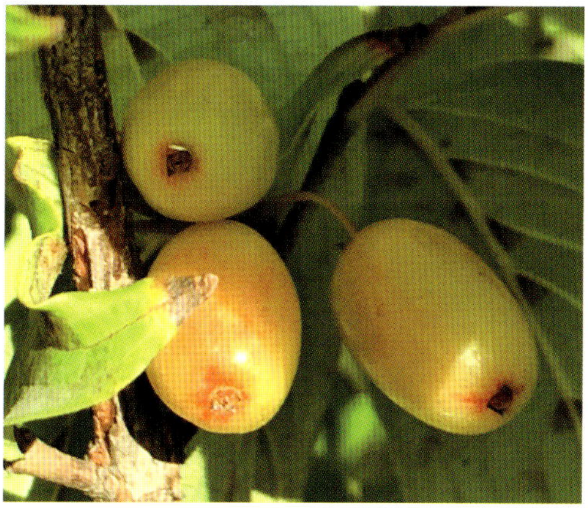

山茱萸果实

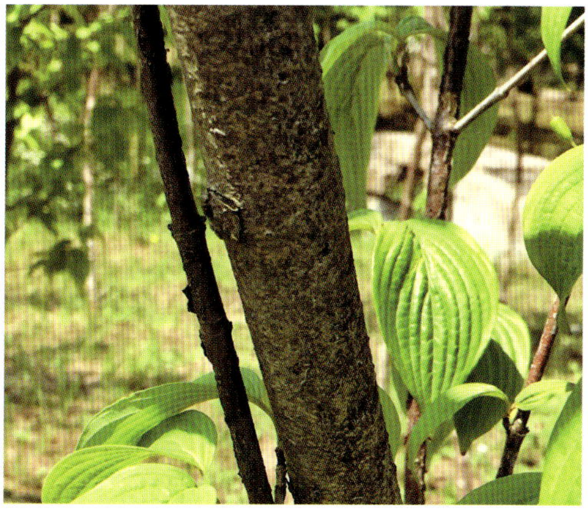

山茱萸树干

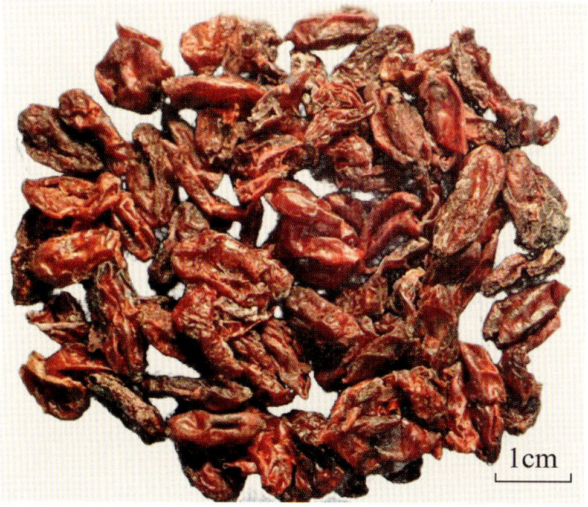

山茱萸饮片

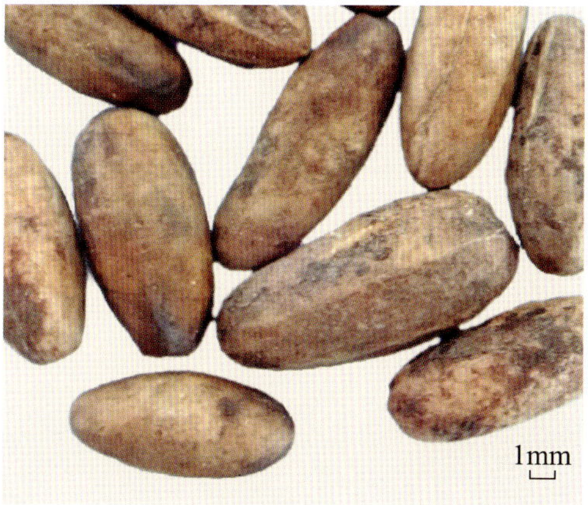

山茱萸种子

木犀科

81. 连翘 Forsythiae Fructus

【药用来源】

本品为木犀科植物连翘 *Forsythia suspensa*（Thunb.）Vahl 的干燥果实。

【植物形态】

落叶灌木，高 2 ～ 4m，枝条常下垂，略呈四棱形，髓中空。单叶对生，卵形至长椭圆状卵形，边缘有不规则锯齿。花先于叶开放，1 至数朵，腋生，金黄色；花萼 4 裂，裂片与花冠筒约等长，花冠钟状，上部 4 裂；雄蕊 2，着生花冠筒基部；子房 2 心皮合生，柱头 2 裂；蒴果卵球形，2 瓣裂，表面散生瘤点。种子多数，棕色。花期 3 ～ 5 月，果期 7 ～ 8 月。

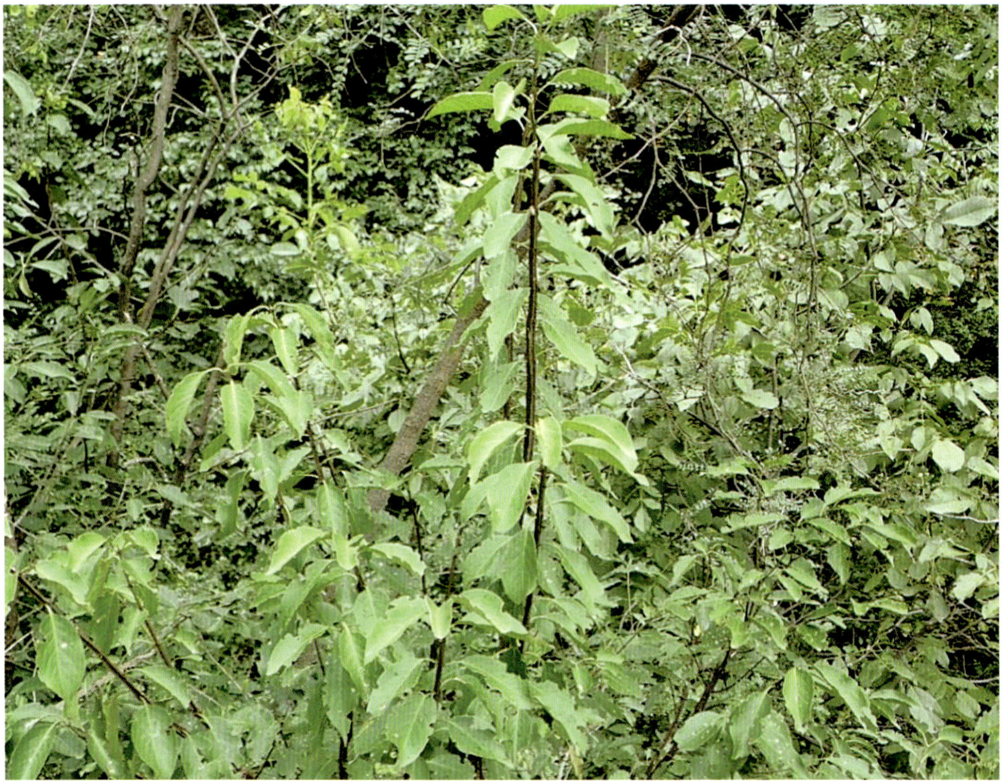

连翘植株

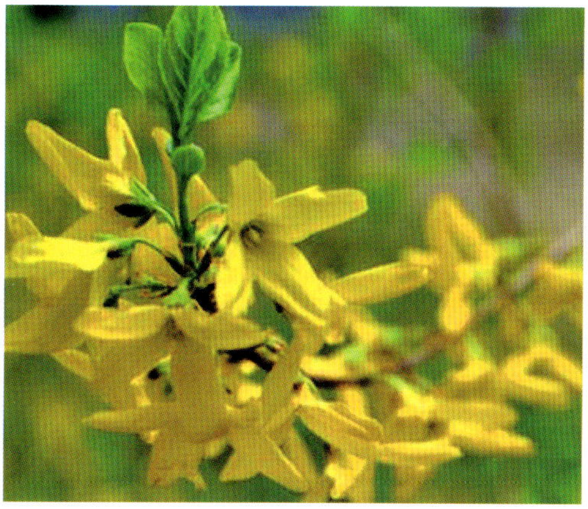

连翘花序

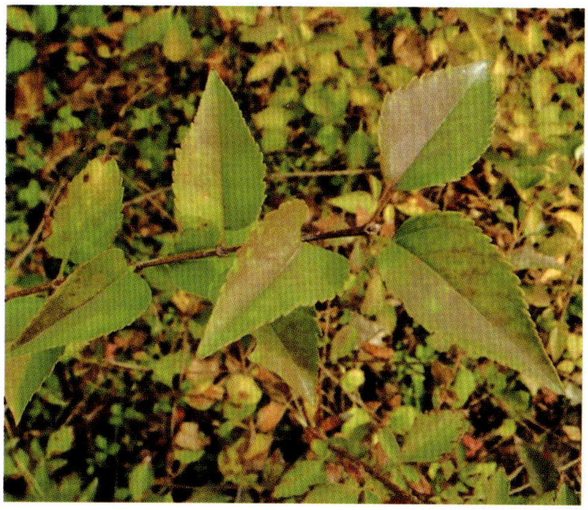

连翘叶片及叶序

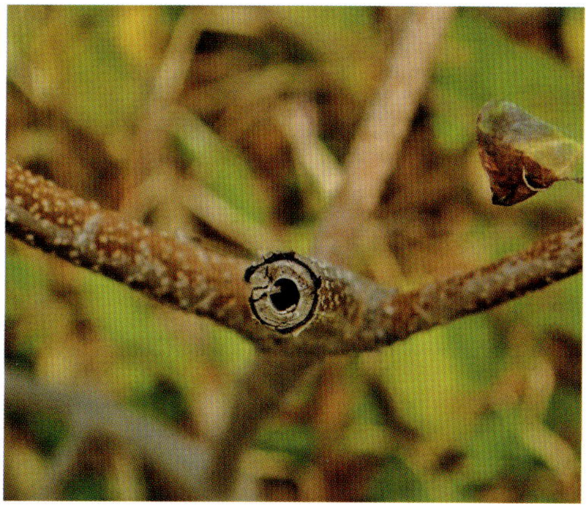

连翘枝条

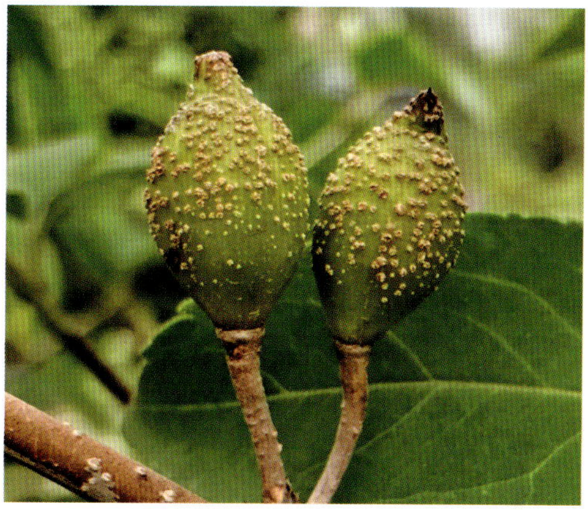

连翘果实

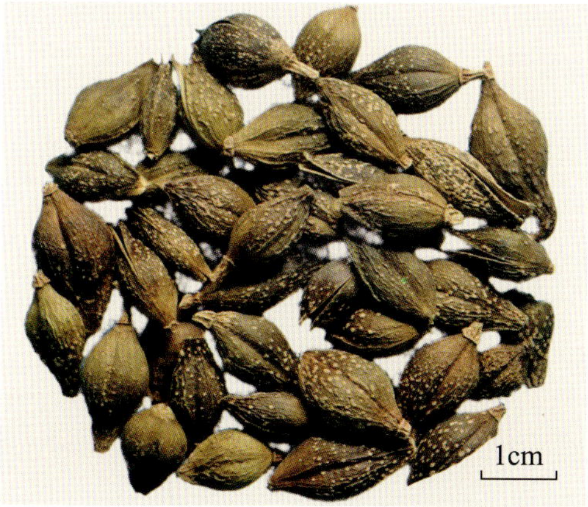

连翘药材（饮片）

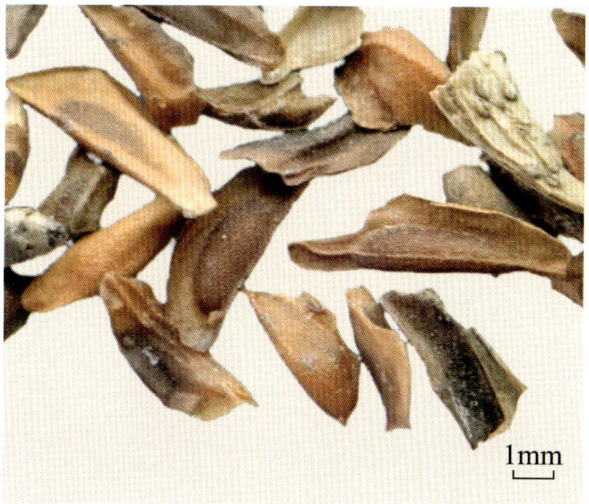

连翘种子

茄科

82. 枸杞子 Lycii Fructus

【药用来源】

本品为茄科植物枸杞 *Lycium chinense* Mill. 或宁夏枸杞 *Lycium barbarum* L. 的干燥成熟果实。

【植物形态】

灌木或小乔木状。主枝数条，粗壮，果枝细长，先端通常弯曲下垂，外皮淡灰黄色，刺状枝短而细，生于叶腋。叶互生或丛生于短枝上；叶片披针形或卵状长圆形。花腋生，2 ～ 6 朵簇生于短枝上；花冠漏斗状，5 裂；花冠管部较裂片稍长，粉红色或深紫红色，具暗紫色脉纹；雄蕊 5，着生于花冠管中部；雌蕊 1，子房长圆形。浆果倒卵形，熟时鲜红色，种子多数。花期 5 ～ 10 月，果期 6 ～ 10 月。

（枸杞植物形态见地骨皮）。

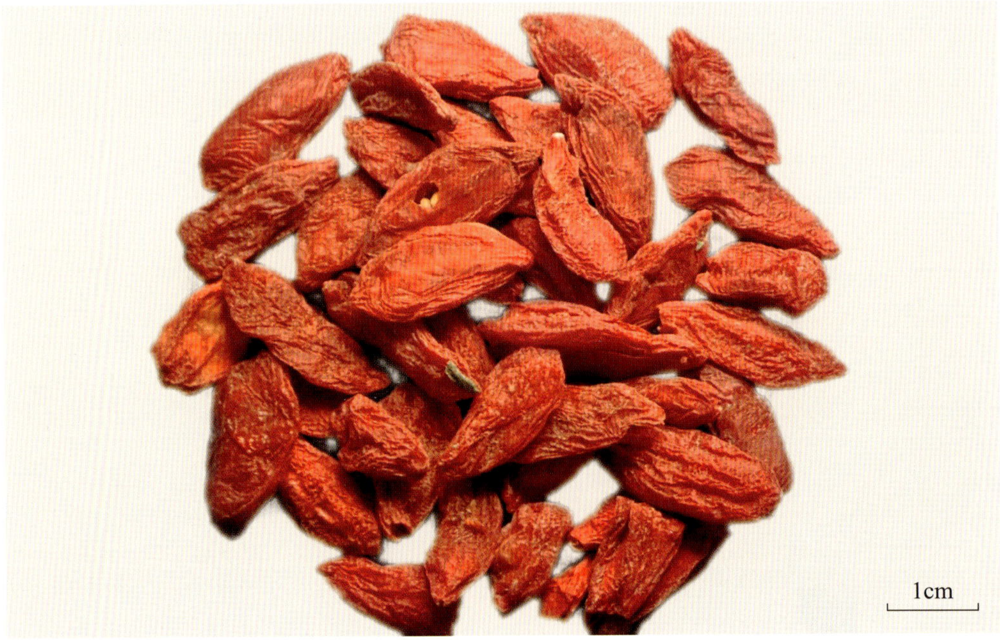

枸杞子饮片

车前科

84. 车前子 Plantaginis Semen

【药用来源】

本品为车前科植物车前 *Plantago asiatica* L. 或平车前 *Plantago depressa* Willd. 的干燥成熟种子。

【植物形态】

多年生草本，连花茎高达 50cm，具须根。叶根生，具长柄，几与叶片等长或长于叶片，基部扩大；叶片卵形或椭圆形，先端尖或钝，基部狭窄成长柄，全缘或呈不规则波状浅齿，通常有 5 ～ 7 条弧形脉。花茎数个，具棱角，有疏毛；穗状花序；花淡绿色，每花有宿存苞片 1 枚，三角形；花萼 4，基部稍合生，椭四形或卵圆形，宿存；花冠小，胶质，花冠管卵形，先端 4 裂，裂片三角形，向外反卷；雄蕊 4，着生在花冠筒近基部处，与花冠裂片互生，花药长圆形，2 室，先端有三角形突出物，花丝线形；雌蕊 1，子房上位，卵圆形，2 室（假 4 室），花柱 1，线形，有毛。蒴果卵状圆锥形，成熟后约在下方 2/5 处周裂，下方 2/5 宿存。种子 4 ～ 8 枚或 9 枚，近椭圆形，黑褐色。花期 6 ～ 9 月。果期 7 ～ 10 月。

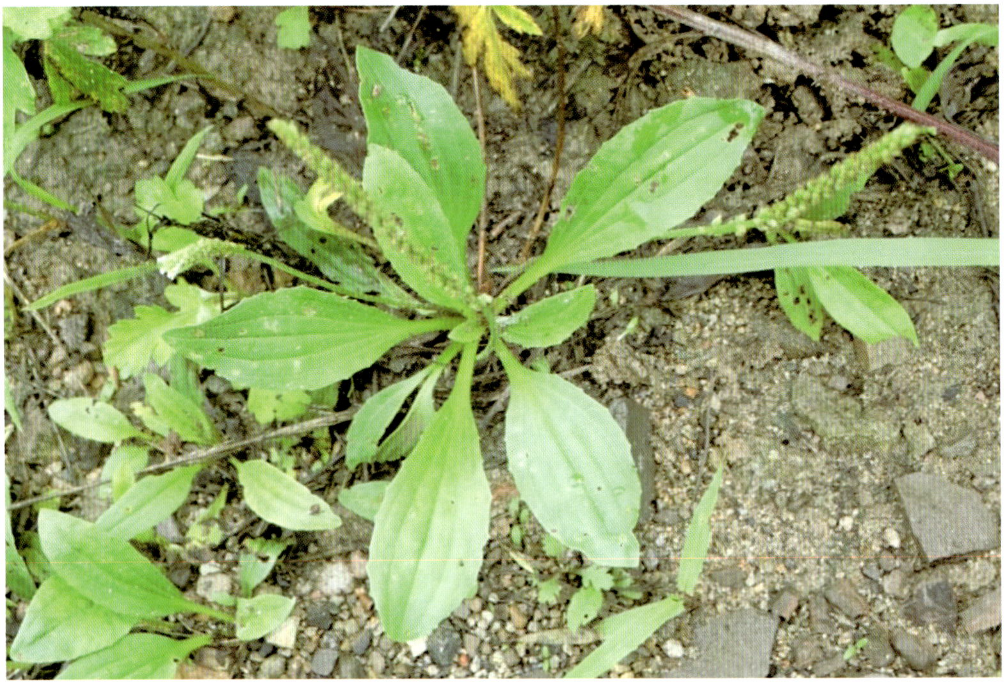

平车前植株

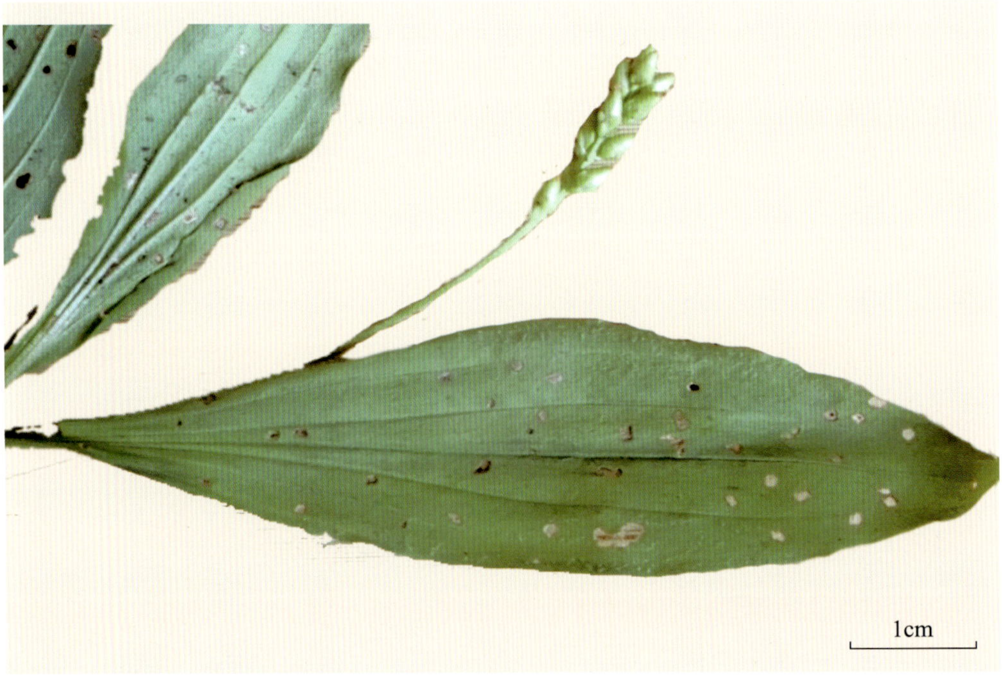

平车前叶片

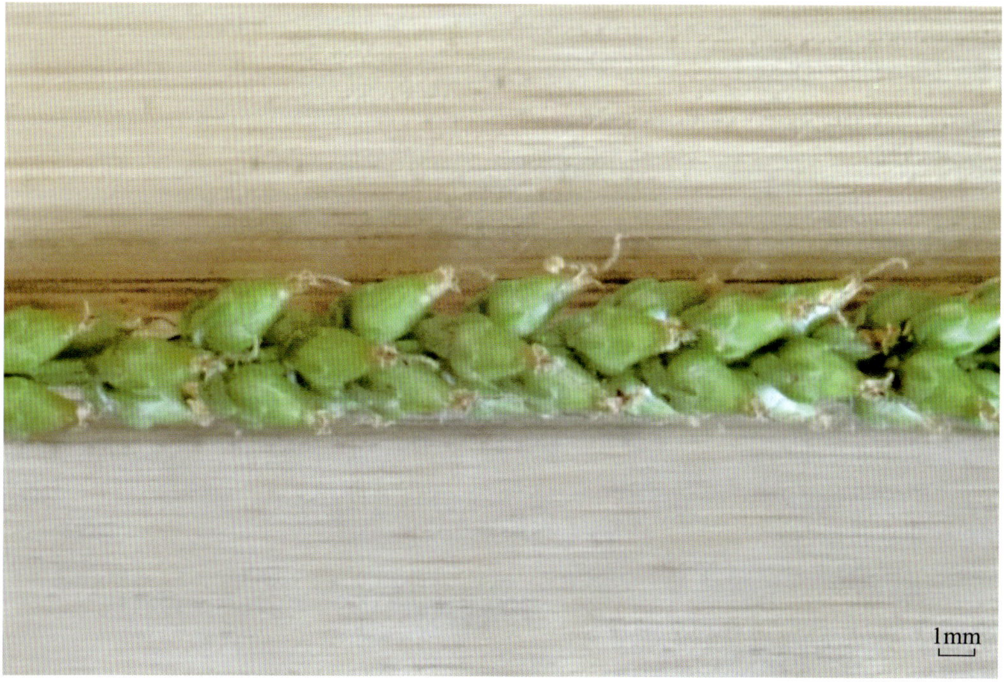

平车前果序

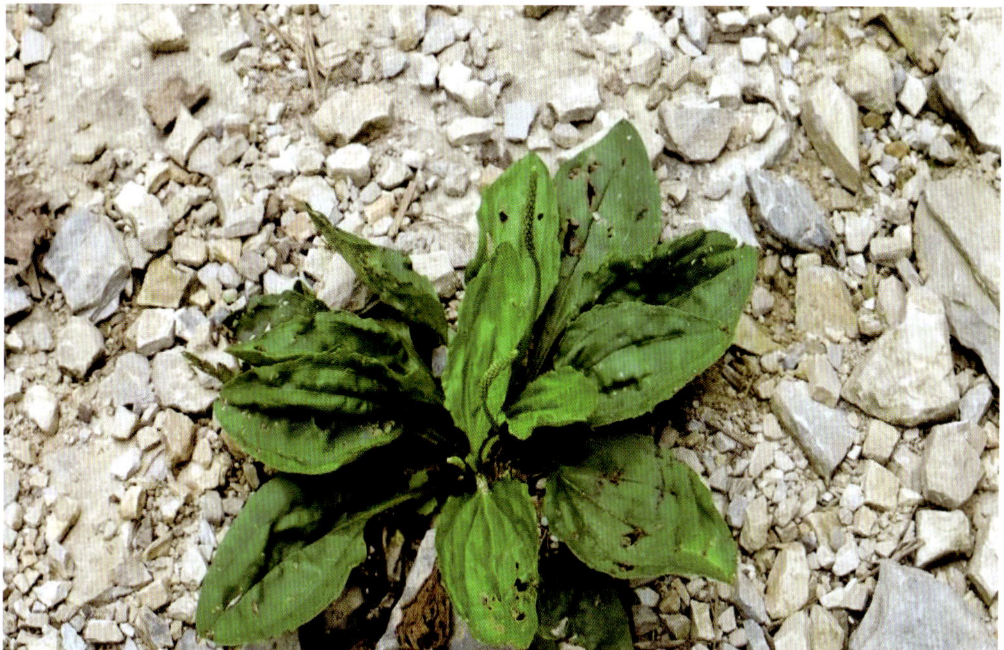

车前植株

藜科

84. 地肤子 Kochiae Fructus

【药用来源】

本品为藜科植物地肤 *Kochia scoparia*（L.）Schrad. 的干燥成熟果实。

【植物形态】

一年生草本，高 50 ～ 150cm。茎直立，多分枝，秋天常变为红紫色，幼时具白色柔毛，后变光滑。单叶互生，稠密；几无柄；叶片狭长圆形或长圆状披针形，长 1 ～ 7cm，宽 0.1 ～ 0.7cm，先端渐尖，基部楔形，全缘，无毛或具短柔毛；幼叶边缘有白色长柔毛，其后逐渐脱落。花小，杂性，黄绿色，无梗，1 朵或数朵生于叶腋；花被基部连合，先端 5 裂，裂片三角形，向内弯曲，包被子房，中肋突起，在花被背部弯曲处有绿色突出物，果时发达为横生的翅；雄蕊 5，与花被裂片对生，伸出花外；子房上位，扁圆形，花柱短，柱头 2，线形。胞果扁球形，基部有 5 枚带翅的宿存花被。种子 1 枚，棕色。花期 7 ～ 9 月，果期 9 ～ 10 月。

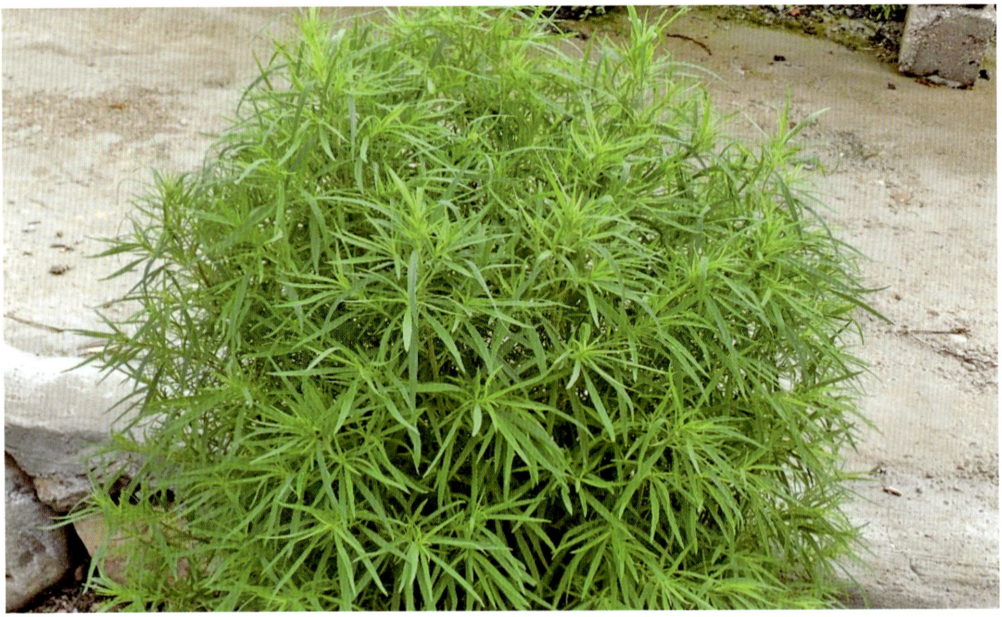

地肤植株

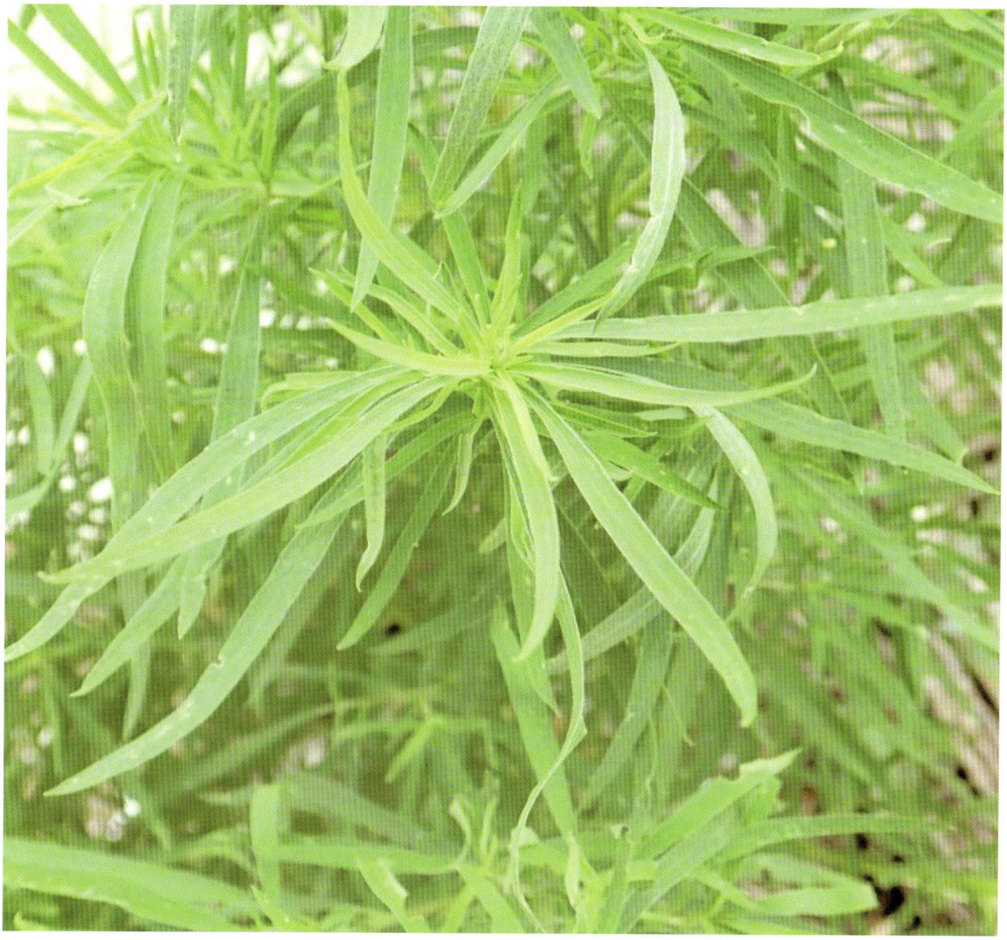

地肤叶片

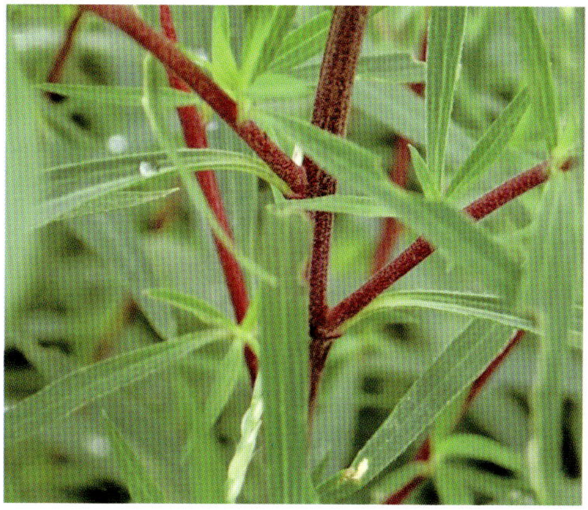

地肤茎秆

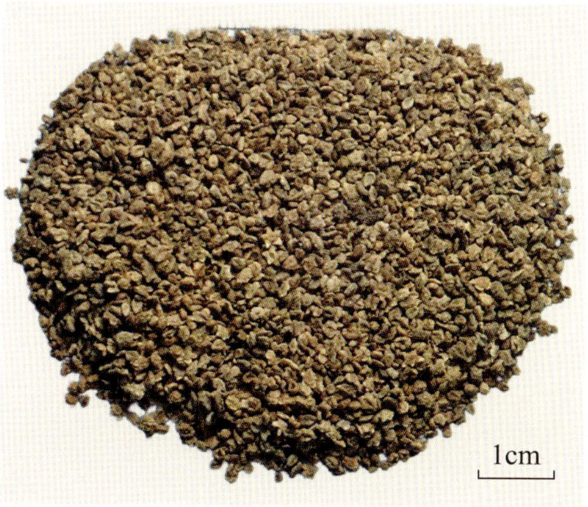

地肤子饮片

第四章　全草类药材

唇形科

85. 半枝莲 Scutellariae Barbatae Herba

【药用来源】

本品为唇形科植物半枝莲 *Scutellaria barbata* D. Don 的干燥全草。

【植物形态】

根茎短粗，生出簇生的须状根。茎直立，高 12 ～ 35（55）cm，四棱形，基部组 1 ～ 2mm，无毛或在序轴上部疏被紧贴的小毛，不分枝或具或多或少的分枝。叶具短柄或近无柄，腹凹背凸，疏被小毛；叶片三角状卵圆形或卵圆状披针形，有时卵圆形，先端急尖，基部宽楔形或近截形，边缘生有疏而钝的浅牙齿，上面橄榄绿色，下面淡绿有时带紫色，两面沿脉上疏被紧贴的小毛或几无毛，侧脉 2 ～ 3 对，与中脉在上面凹陷下面凸起。花单生于茎或分枝上部叶腋内；苞叶下部者似叶，但较小，上部者更变小，椭圆形至长椭圆形，全缘，上面散布下面沿脉疏被小毛；花梗被微柔毛，中部有一对针状小苞片。花萼开花时长约 2mm，外面沿脉被微柔毛，边缘具短缘毛。花冠紫蓝色，外被短柔毛，内在喉部疏被柔毛；冠筒基部囊大，向上渐宽；冠檐 2 唇形，上唇盔状，半圆形，先端圆，下唇中裂片梯形，全缘，2 侧裂片三角状卵圆形，先端急尖。雄蕊 4，前对较长，微露出，具能育半药，退化半药不明显，后对较短，内藏，具全药，药室裂口具髯毛；花丝扁平，前对内侧后对两侧下部被小疏柔毛。花柱细长，先端锐尖，微裂。花盘盘状，前方隆起，后方延伸成短子房柄。子房 4 裂，裂片等大。小坚果褐色，扁球形，具小疣状突起。花果期 4 ～ 7 月。

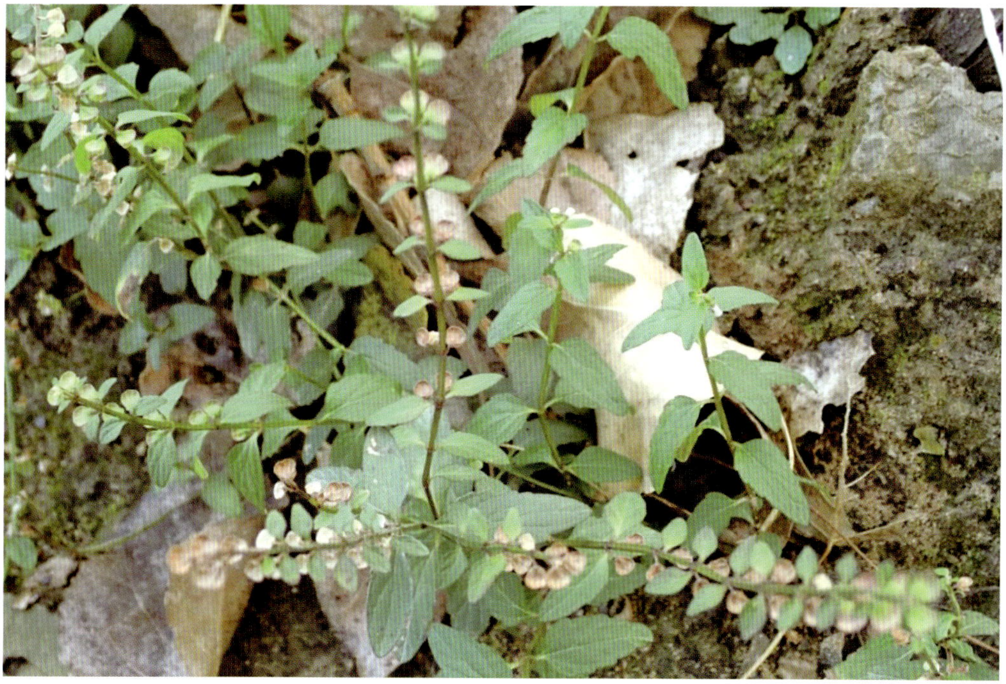

半枝莲植株

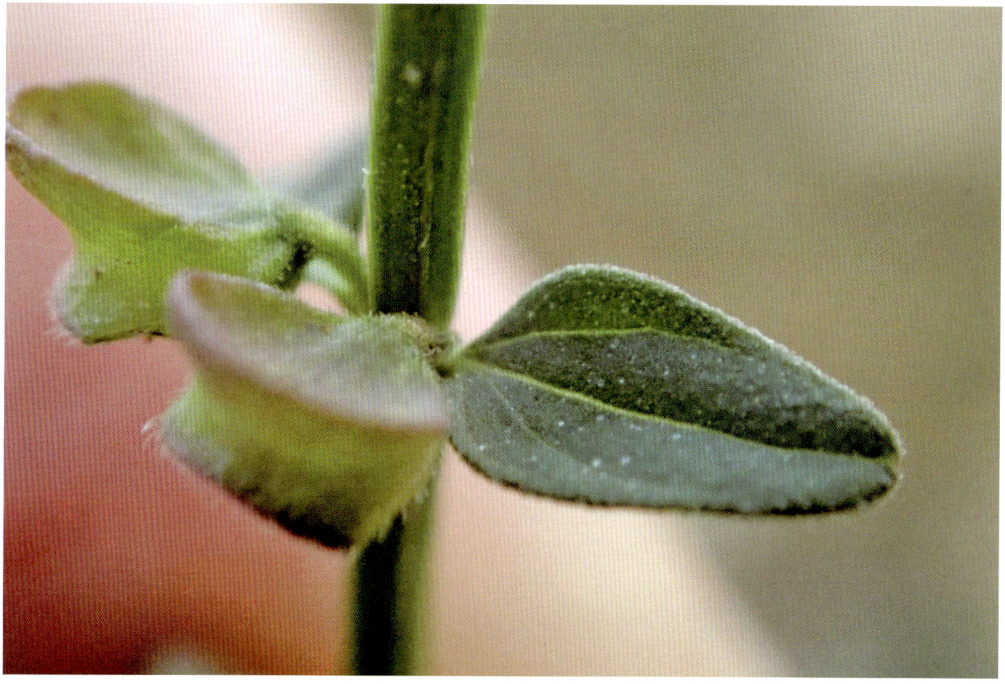

半枝莲茎叶

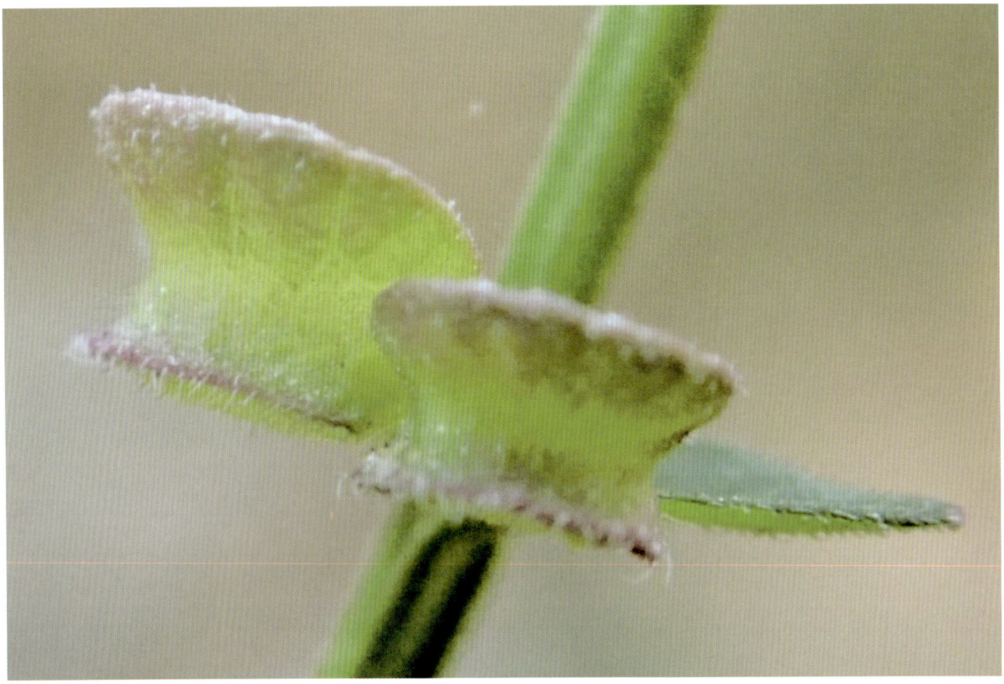

半枝莲果

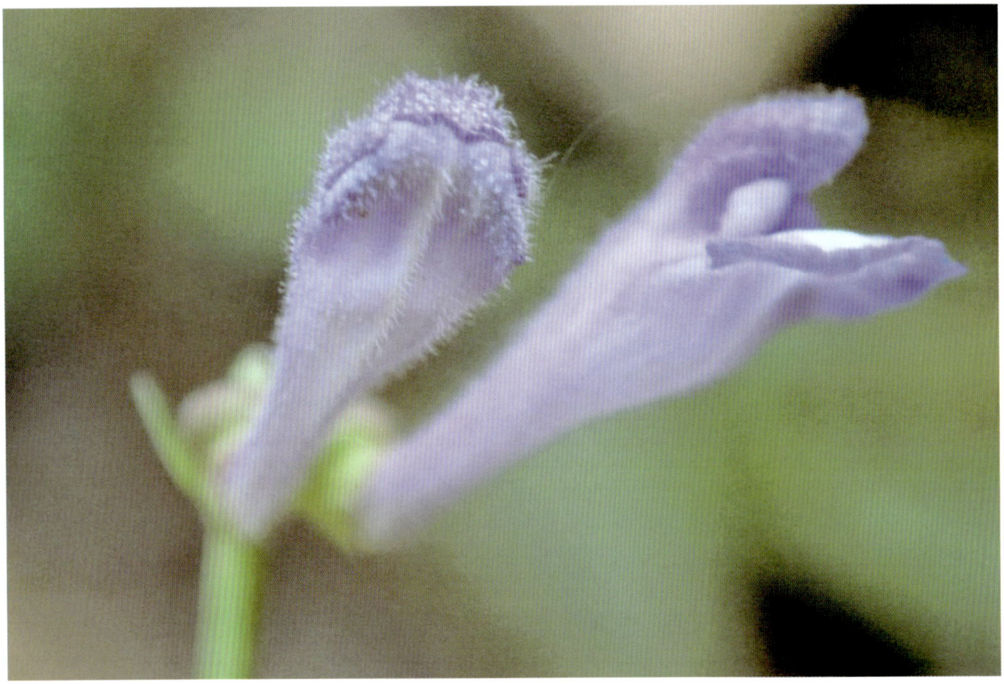

半枝莲花冠

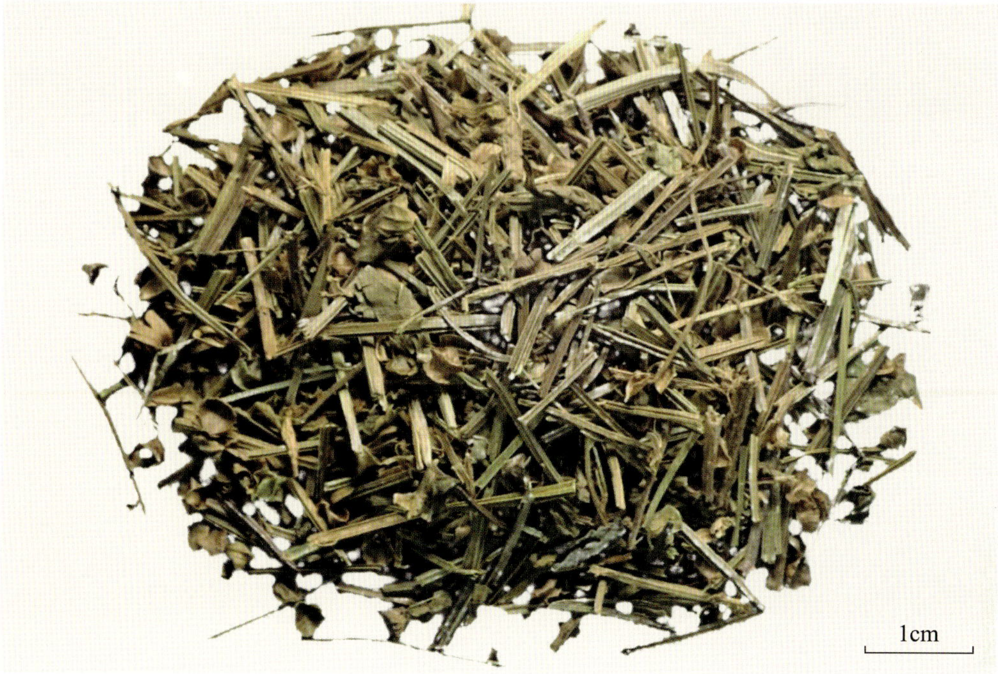

半枝莲饮片

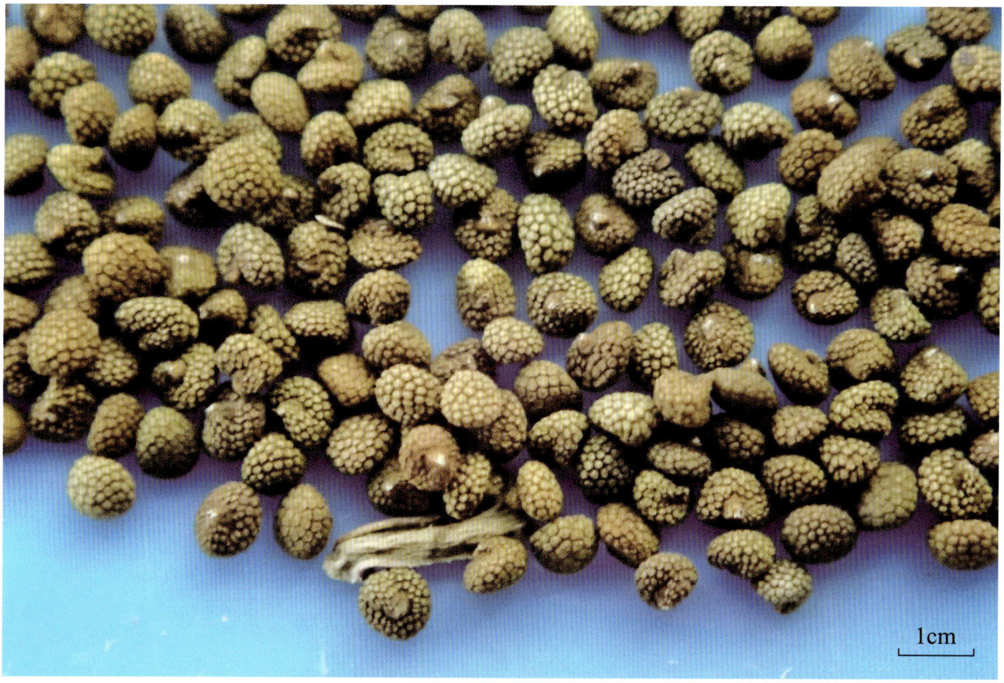

半枝莲种子

86. 荆芥 Schizonepetae Herba

【药用来源】

本品为唇形科植物荆芥 *Schizonepeta tenuifolia* Briq. 的干燥地上部分。

【植物形态】

一年生草本。茎高 0.3 ～ 1m，四棱形，多分枝，被灰白色疏短柔毛，茎下部的节及小枝基部通常微红色。叶常为指状三裂，大小不等，先端锐尖，基部楔状渐狭并下延至叶柄，裂片披针形，中间的较大，两侧的较小，全缘，草质，上面暗橄榄绿色，被微柔毛，下面带灰绿色，被短柔毛，脉上及边缘较密，有腺点。花序为多数轮伞花序组成的顶生穗状花序，常生于主茎上的较大而多花，生于侧枝上的较小而疏花，但均为间断的；苞片叶状，下部的较大，与叶同形，上部的渐变小，乃至与花等长，小苞片线形，极小。花萼管状钟形，被灰色疏柔毛，具 15 脉，齿 5，三角状披针形或披针形，先端渐尖，后面的较前面的为长。花冠青紫色，外被疏柔毛，内面无毛，冠筒向上扩展，冠檐二唇形，上唇先端 2 浅裂，下唇 3 裂，中裂片最大。雄蕊 4，后对较长，均内藏，花药蓝色。花柱先端近相等 2 裂。小坚果长圆状三棱形，褐色，有小点。花期 7 ～ 9 月，果期在 9 月以后。

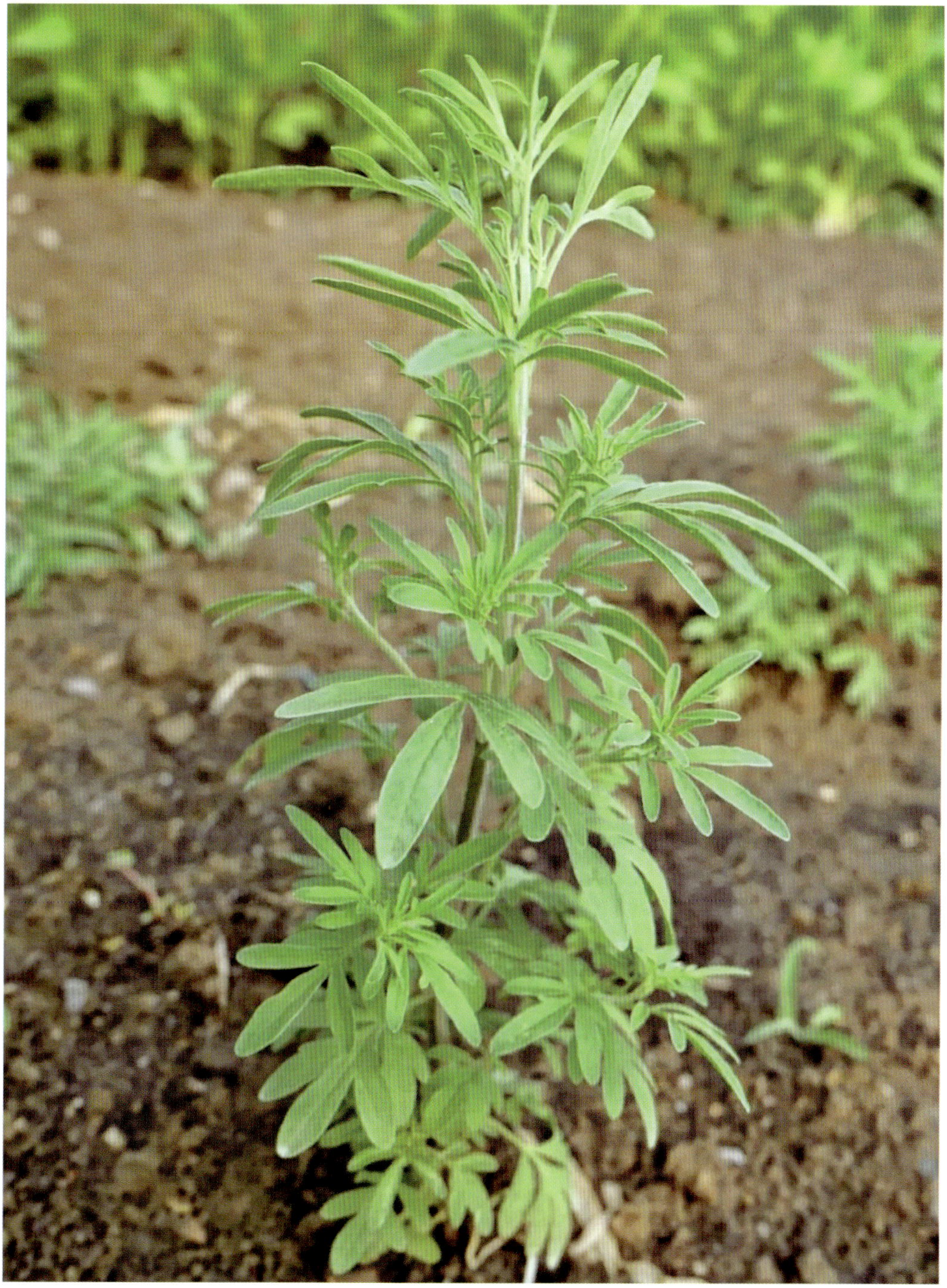

荆芥植株

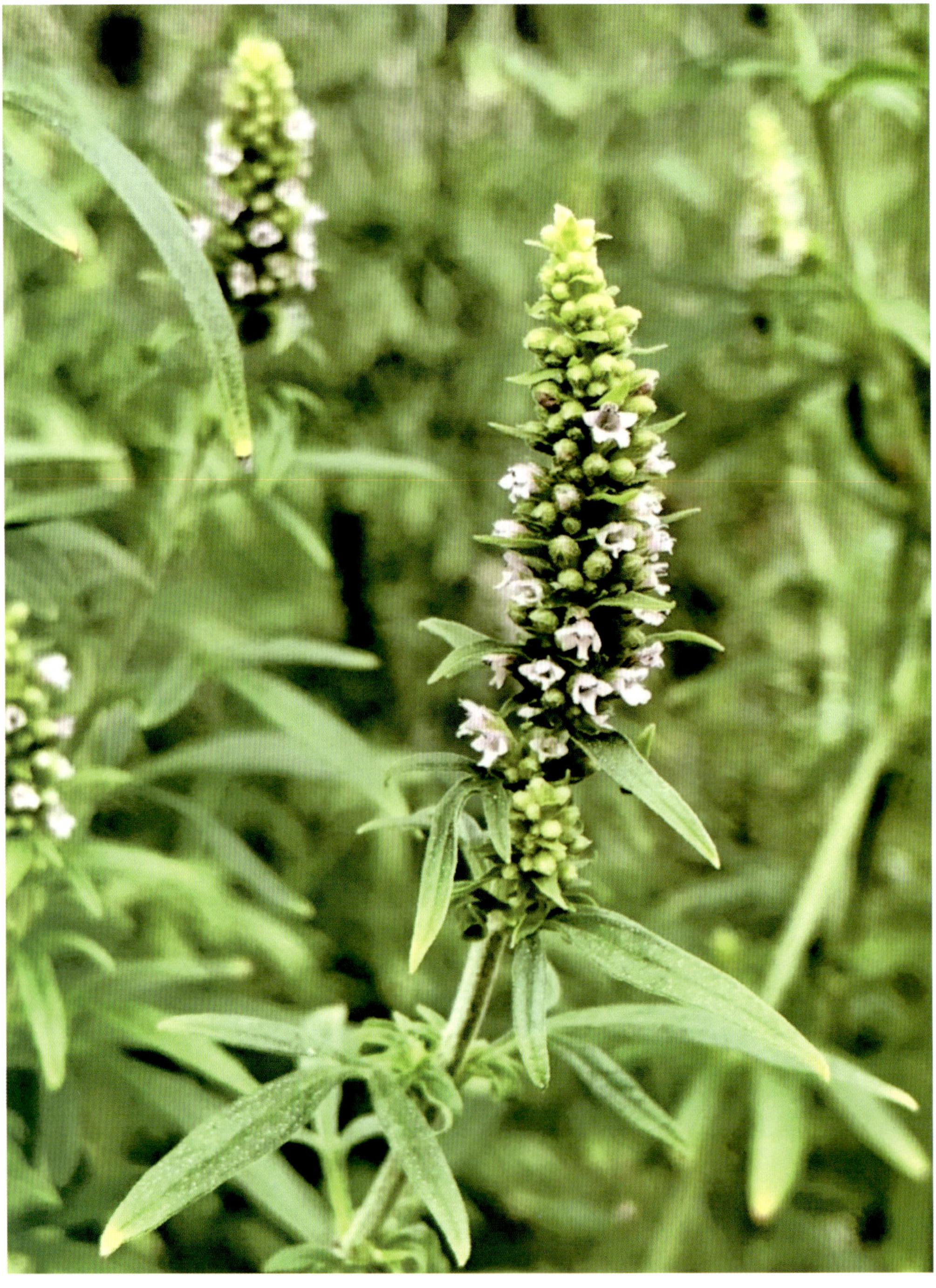

荆芥穗

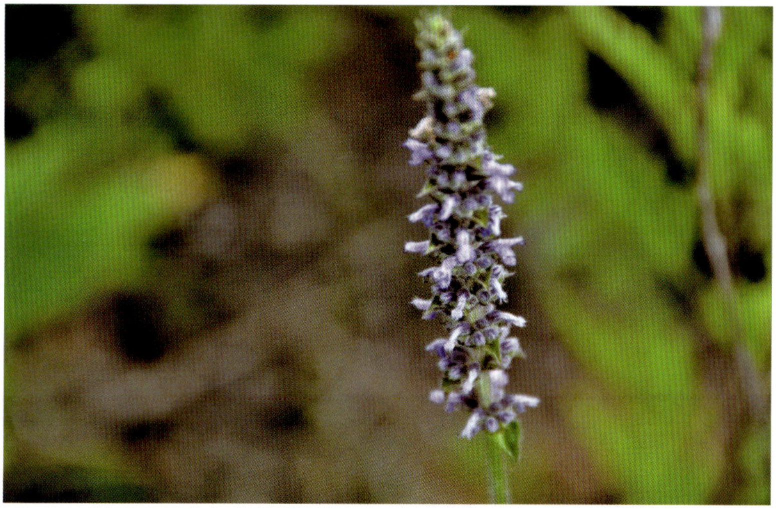

荆芥花序

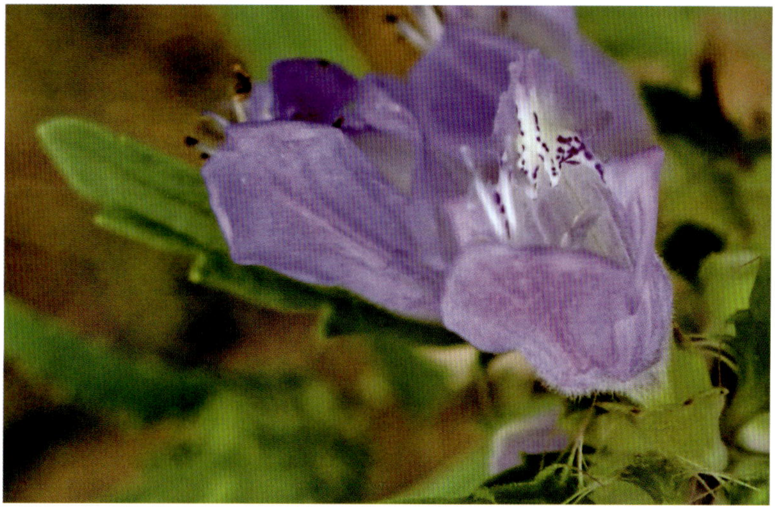

荆芥花冠

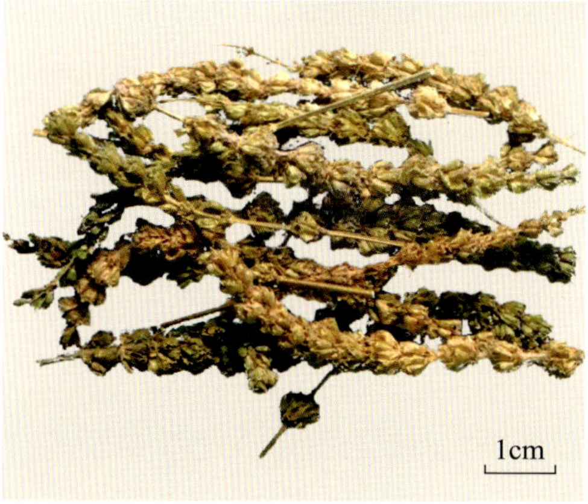

荆芥药材（饮片）

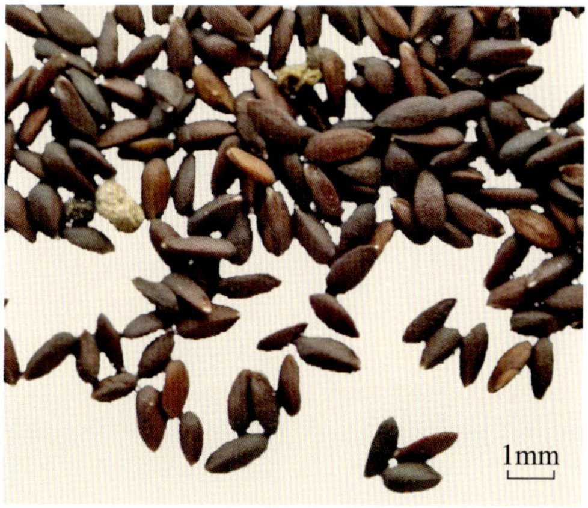

荆芥种子

87. 益母草 Leonuri Herba

【药用来源】

本品为唇形科植物益母草 *Leonurus japonicus* Houtt. 的干燥地上部分。

【植物形态】

一年生或二年生草本。茎直立，高 60 ～ 120cm，钝四棱形，微具槽，有倒向糙状毛，多分枝。叶对生，叶柄纤细，上部的柄较短；茎下部叶轮廓为卵形，基部宽楔形稍下延，掌状 3 裂，裂片呈长圆状菱形至卵圆形，裂片再分裂，上面被糙伏毛，下面被疏柔毛及腺点；茎中部叶轮廓为菱形，较小，通常分裂成 3 个或偶有多个长圆状线形的裂片；花序最上部的苞叶近于无柄，线形或线状披针形，全缘或具疏齿。轮伞花序腋生，具 8 ～ 15 朵花，多数远离而组成长穗状花序；小苞片刺状，比萼筒短；无花梗；花萼管状钟形，外面贴生微柔毛，内面上部被柔毛，具宽三角形萼齿 5，先端刺尖，前 2 齿靠合，后 3 齿较短；花冠粉红至淡紫红色，冠筒外被柔毛，冠檐二唇形，下唇与上唇约等长，3 裂，中裂片倒心形，先端微缺；雄蕊 4，2 强，花丝疏被鳞状毛；花柱略超出于雄蕊，先端 2 浅裂；花盘平顶。小坚果长圆状三棱形，淡褐色，光滑。花期 6 ～ 9 月，果期 9 ～ 10 月。

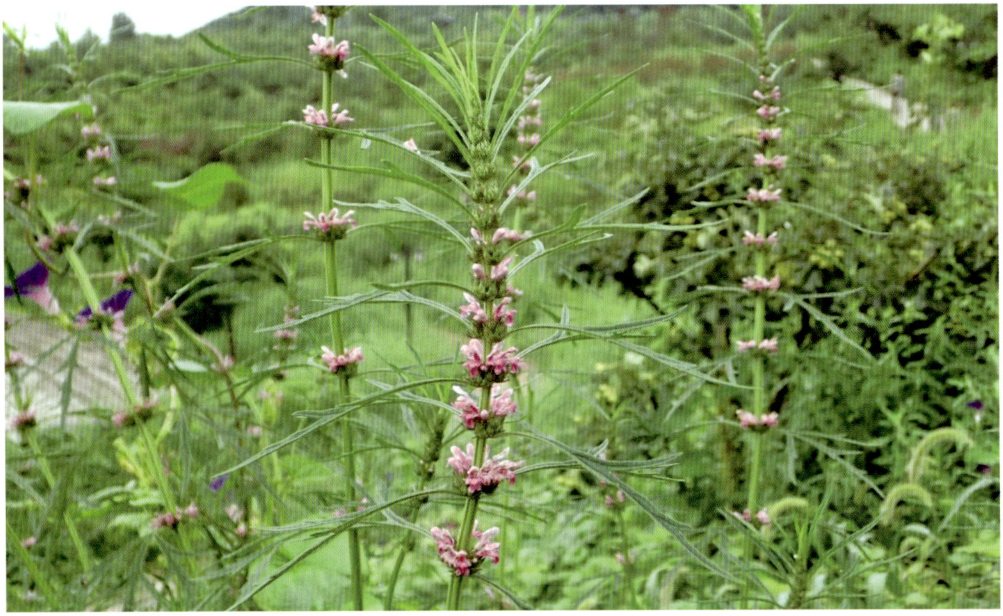

益母草植株

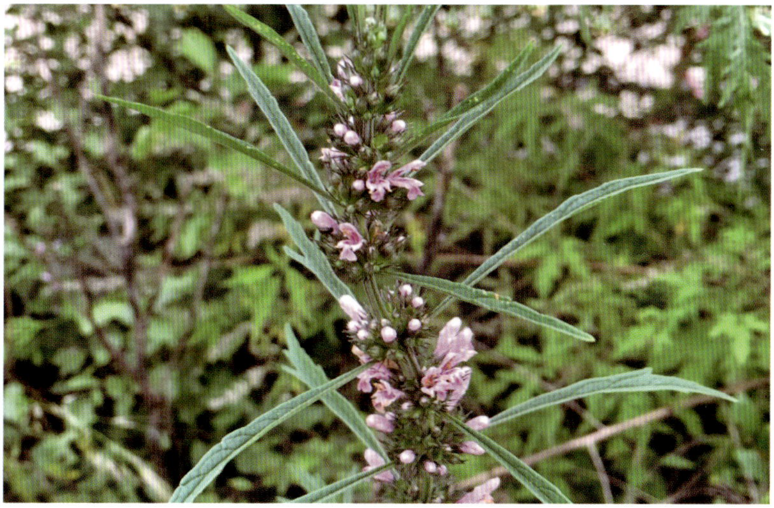

益母草花序轴

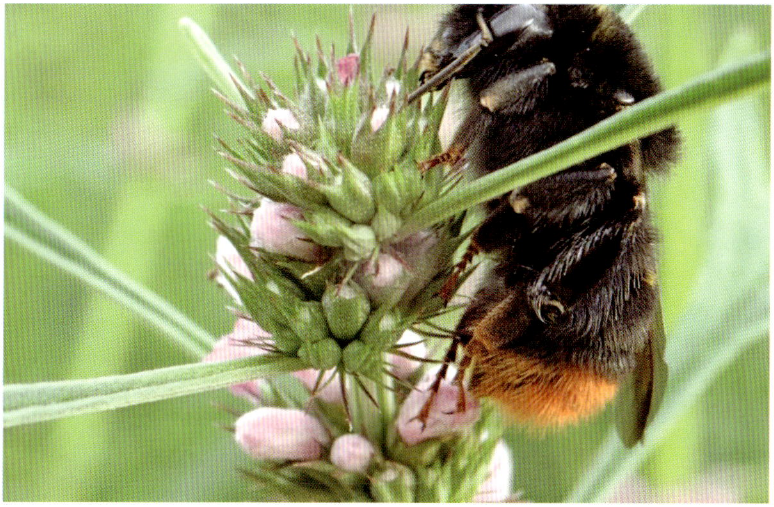

益母草顶端

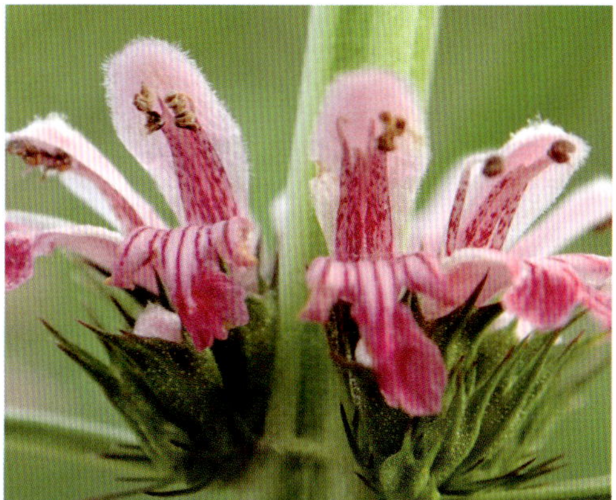

益母草花冠

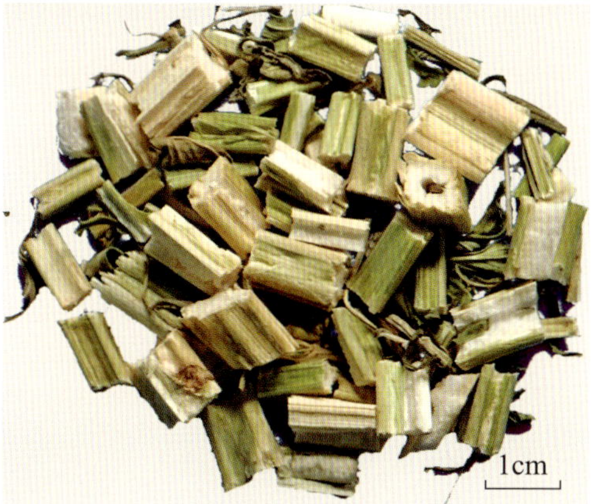

益母草饮片

88. 薄荷 Menthae Haplocalycis Herba

【药用来源】

本品为唇形科植物薄荷 *Mentha haplocalyx* Briq. 的干燥地上部分。

【植物形态】

多年生草本，高 10 ～ 80cm。茎方形，被逆生的长柔毛及腺点，单叶对生，叶片短圆状披针形或披针形，两面有疏柔毛及黄色腺点。轮伞花序腋生；萼钟形，5 齿，外被白色柔毛及腺点；花冠淡紫色，4 裂，上裂片顶端微 2 裂；雄蕊 4，前对较长，均伸出花冠外。小坚果卵圆形，黄褐色。花期 7 ～ 9 月，果期 10 月。

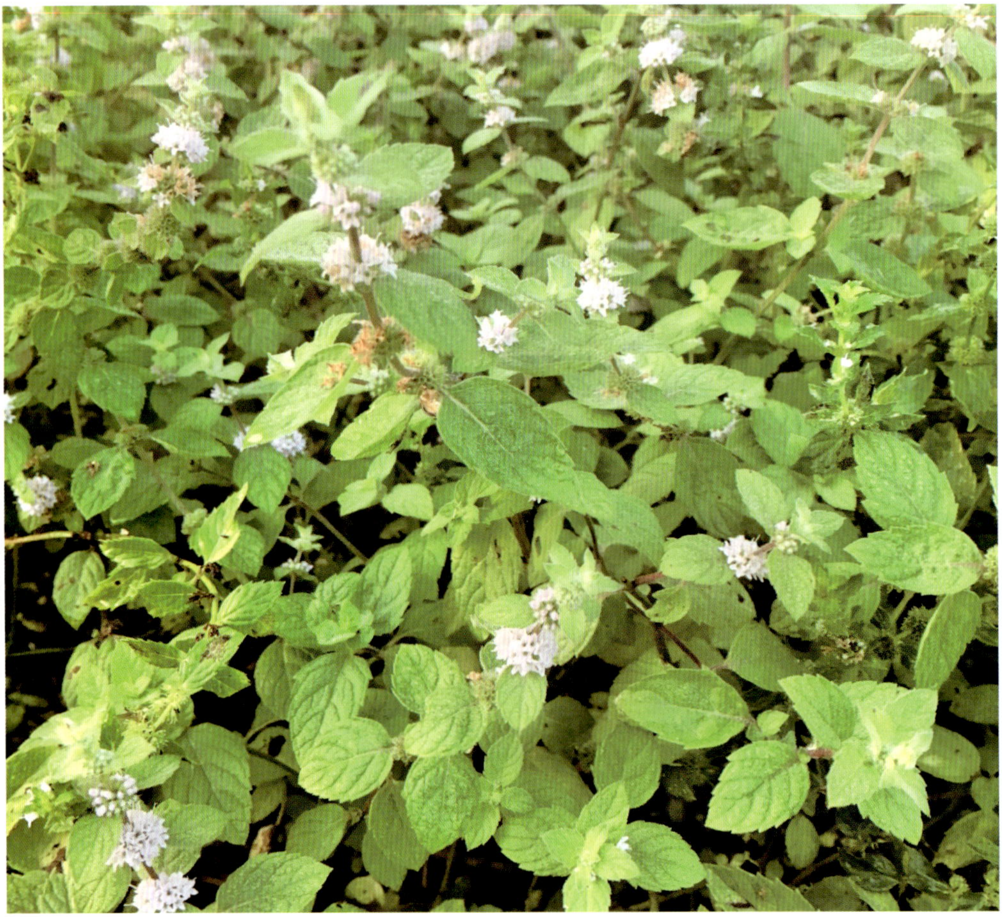

薄荷植株

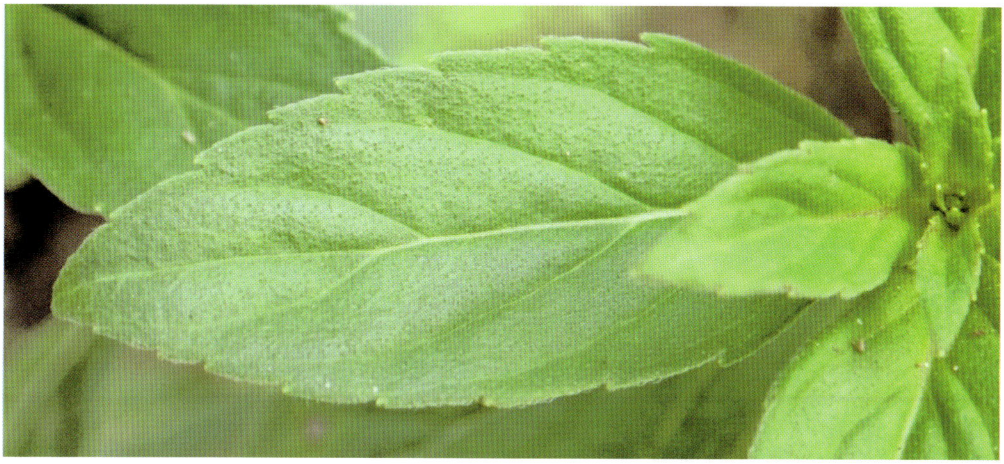

薄荷叶片

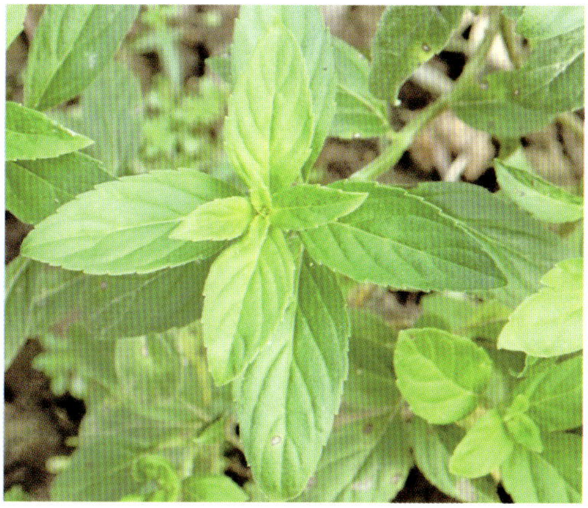

薄荷叶序

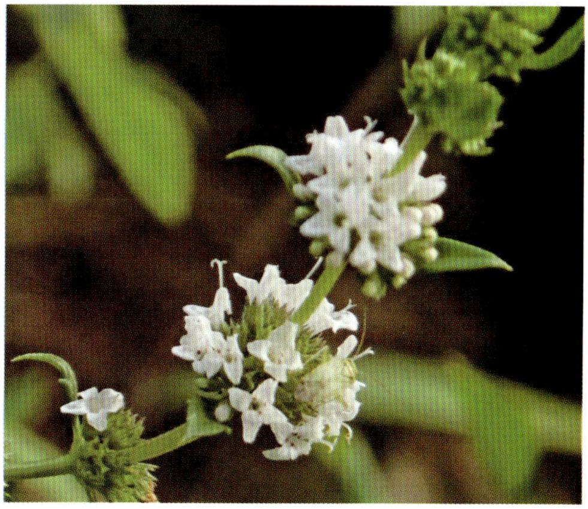

薄荷花序

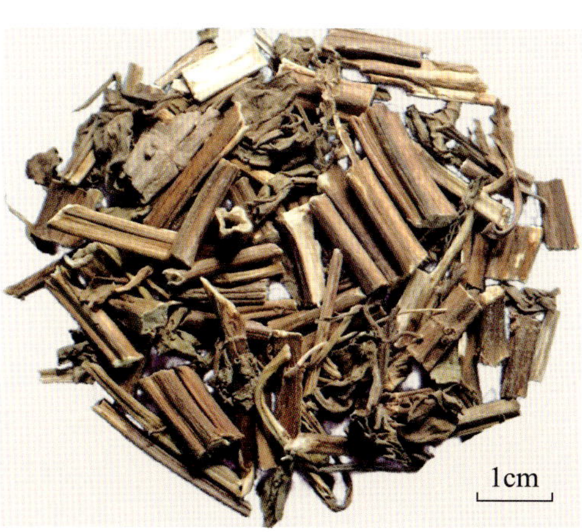

薄荷饮片

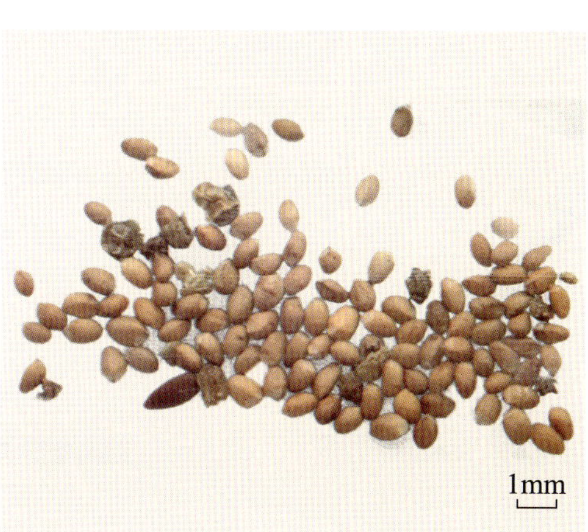

薄荷种子

89. 香薷 Moslae Herba

【药用来源】

本品为唇形科植物石香薷 *Mosla chinensis* Maxim. 的干燥地上部分。

【植物形态】

直立草本。茎高 9 ～ 40cm，纤细，自基部多分枝，或植株矮小不分枝，被白色疏柔毛。叶线状长圆形至线状披针形，先端渐尖或急尖，基部渐狭或楔形，边缘具疏而不明显的浅锯齿，上面榄绿色，下面较淡，两面均被疏短柔毛及棕色凹陷腺点；叶柄被疏短柔毛。总状花序头状；苞片覆瓦状排列，偶见稀疏排列，圆倒卵形，先端短尾尖，全缘，两面被疏柔毛，下面具凹陷腺点，边缘具睫毛，5 脉，自基部掌状生出；花梗短，被疏短柔毛。花萼钟形，外面被白色绵毛及腺体，内面在喉部以上被白色绵毛，下部无毛，萼齿 5，钻形，长约为花萼长之 2/3，果时花萼增大。花冠紫红、淡红至白色，略伸出于苞片，外面被微柔毛，内面在下唇之下方冠筒上略被微柔毛，余部无毛。雄蕊及雌蕊内藏。花盘前方呈指状膨大。小坚果球形，直径约 1.2mm，灰褐色，具深雕纹，无毛。花期 6 ～ 9 月，果期 7 ～ 11 月。

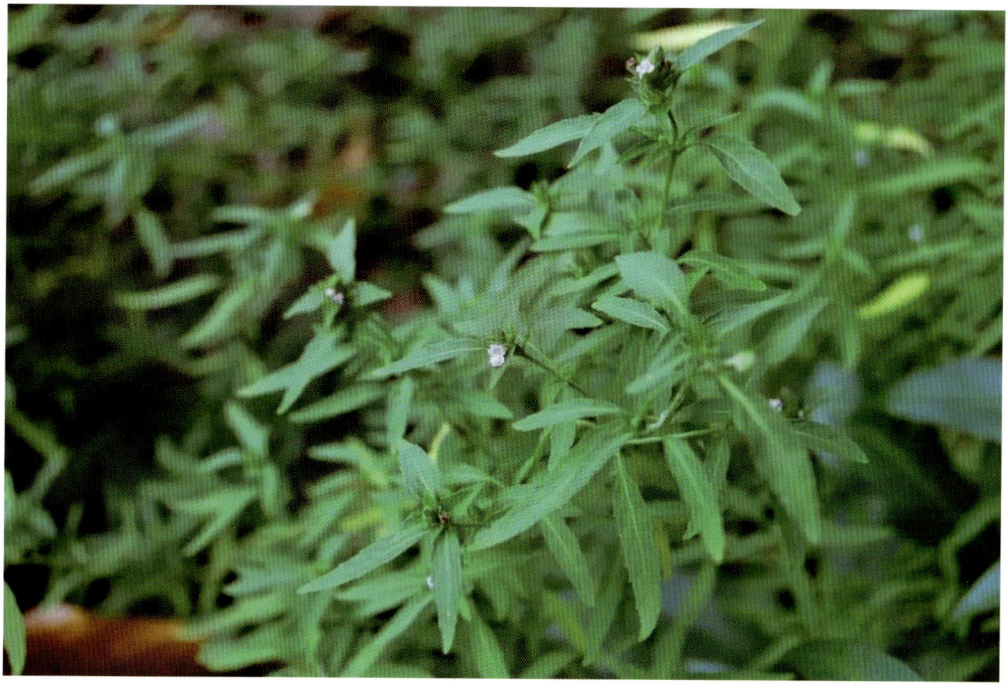

石香薷植株

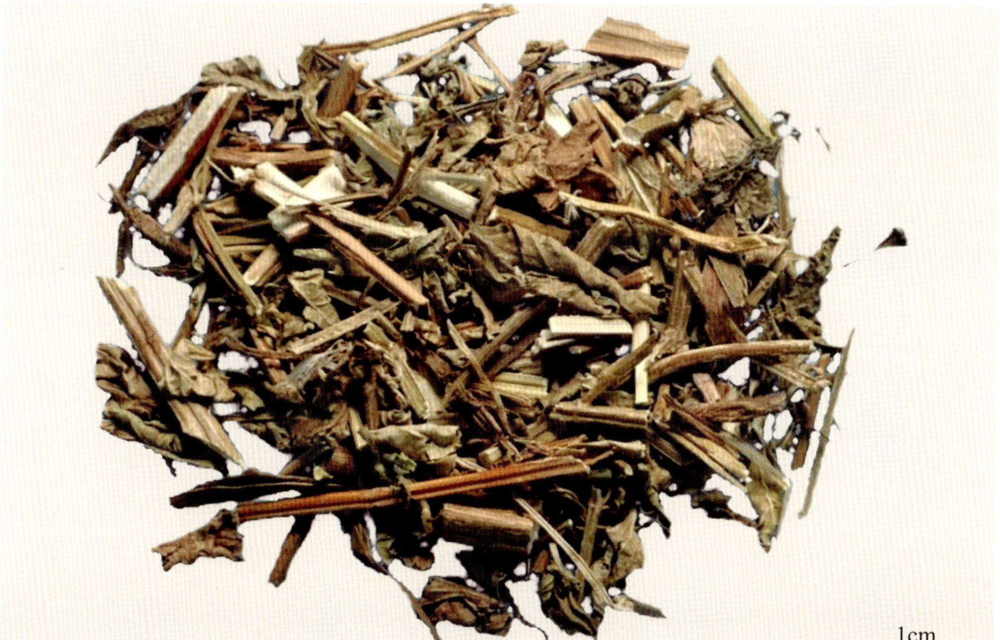

香薷饮片

菊科

90. 豨莶草 Siegesbeckiae Herba

【药用来源】

本品为菊科植物腺梗豨莶 *Siegesbeckia pubescens* Makino、豨莶 *Siegesbeckia orientalis* L. 及毛梗豨莶 *Siegesbeckia glabrescens* Makino 的干燥地上部分。

【植物形态】

腺梗豨莶：一年生草本。茎直立，粗壮，高 30 ～ 110cm，上部多分枝，被开展的灰白色长柔毛和糙毛。基部叶卵状披针形；中部叶卵圆形或卵形，基部宽楔形，下延成具翼而长 1 ～ 3cm 的柄，先端渐尖，边缘有尖头状规则或不规则的粗齿；上部叶渐小，披针形或卵状披针形；全部叶上面深绿色，下面淡绿色，基出 3 脉，侧脉和网脉明显，两面被平伏短柔毛，沿脉有长柔毛。头状花序，多数生于枝端，排列成松散的圆锥花序；花梗较长，密生紫褐色头状具柄腺毛和长柔毛；总苞宽钟状；总苞片 2 层，叶质，背面密生紫褐色头状具柄腺毛，外层线状匙形或宽线形，内层卵状长圆形。舌状花，舌片先端 2 ～ 3 齿裂，有时 5 齿裂；两性管状花，冠檐钟状，先端 4 ～ 5 裂。瘦果，倒卵圆形，4 棱，顶端有灰褐色环状突起。花期 5 ～ 8 月，果期 6 ～ 10 月。

豨莶：一年生草本。茎直立，高约 30 ～ 100cm，分枝斜升，上部的分枝常成复二歧状；全部分枝被灰白色短柔毛；中部叶三角状卵圆形或卵状披针形，基部阔楔形，下延成具翼的柄，顶端渐尖，边缘有规则的浅裂或粗齿，纸质，上面绿色，下面淡绿，具腺点，两面被毛，三出基脉，侧脉及网脉明显；上部叶渐小，卵状长圆形，边缘浅波状或全缘，近无柄。头状花序，多数聚生于枝端，排列成具叶的圆锥花序；花梗密生短柔毛；总苞阔钟状；总苞片 2 层，叶质，背面被紫褐色头状具柄的腺毛；外层苞片 5 ～ 6 枚，线状匙形或匙形；内层苞片卵状长圆形或卵圆形。外层托片长圆形，内弯，内层托片倒卵状长圆形。花黄色，两性管状花上部钟状，上端有 4 ～ 5 卵圆形裂片。瘦果倒卵圆形，有 4 棱，顶端有灰褐色环状突起。花期 4 ～ 9 月，果期 6 ～ 11 月。

毛梗豨莶：一年生草本。茎直立，较细弱，高 30 ～ 80cm，通常上部分枝，被平伏短柔毛，有时上部毛较密；中部叶卵圆形、三角状卵圆形或卵状披针形，基部宽楔形或钝圆形，顶端渐尖，边缘有规则的齿；上部叶渐小，卵状披针形，边缘有疏齿或全缘，有短柄或无柄；全部叶两面被柔毛，基出三脉，叶脉在叶下面稍突起。头状花序，多数头状花序在枝端，排列成疏散的圆锥花序；花梗纤细，疏生平伏短柔毛。总苞钟状，总苞片2层，叶质，背面密被紫褐色头状有柄的腺毛；外层苞片5枚，线状匙形，内层苞片倒卵状长圆形。托片倒卵状长圆形，背面疏被头状具柄腺毛。两性花花冠上部钟状，顶端4～5齿裂。瘦果倒卵形，4棱，有灰褐色环状突起。花期4～9月，果期6～11月。

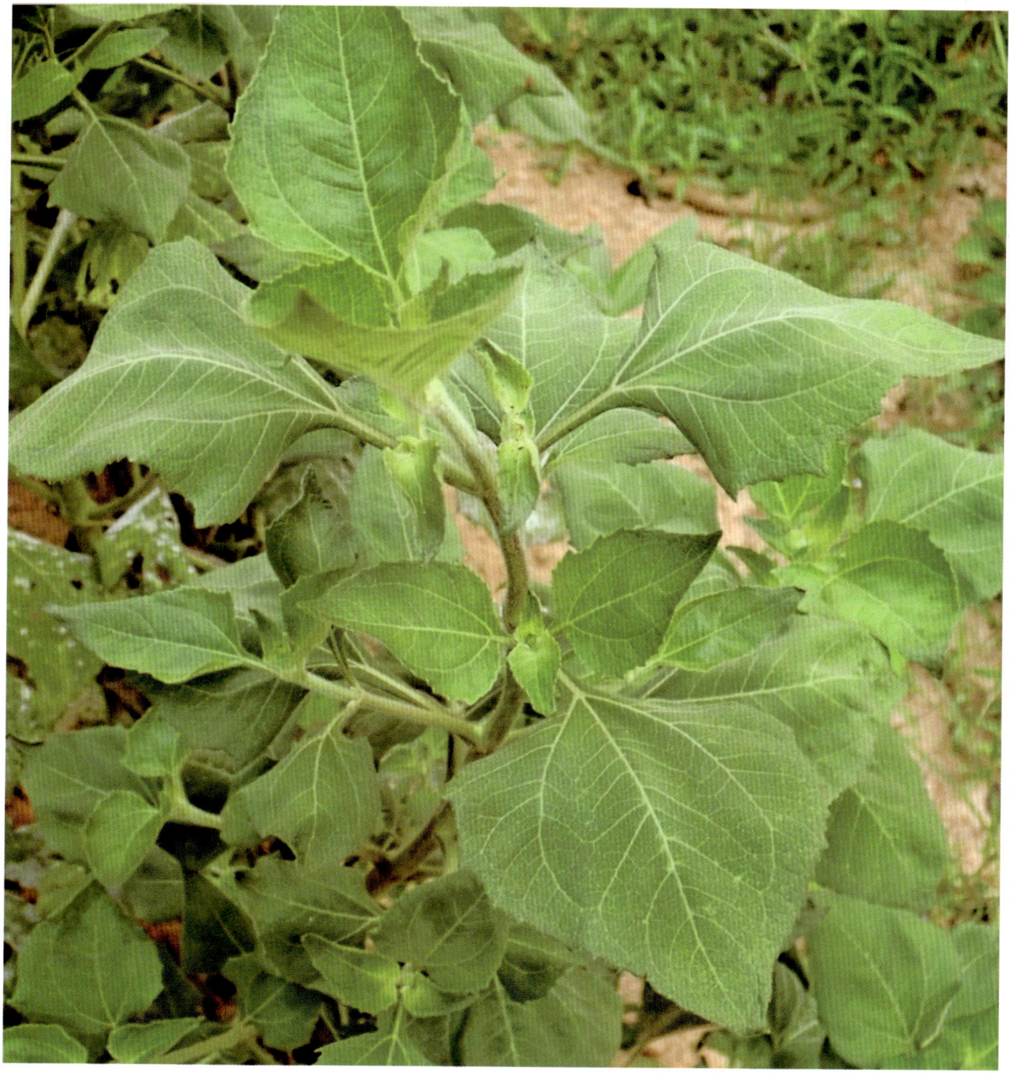

毛梗豨莶植株

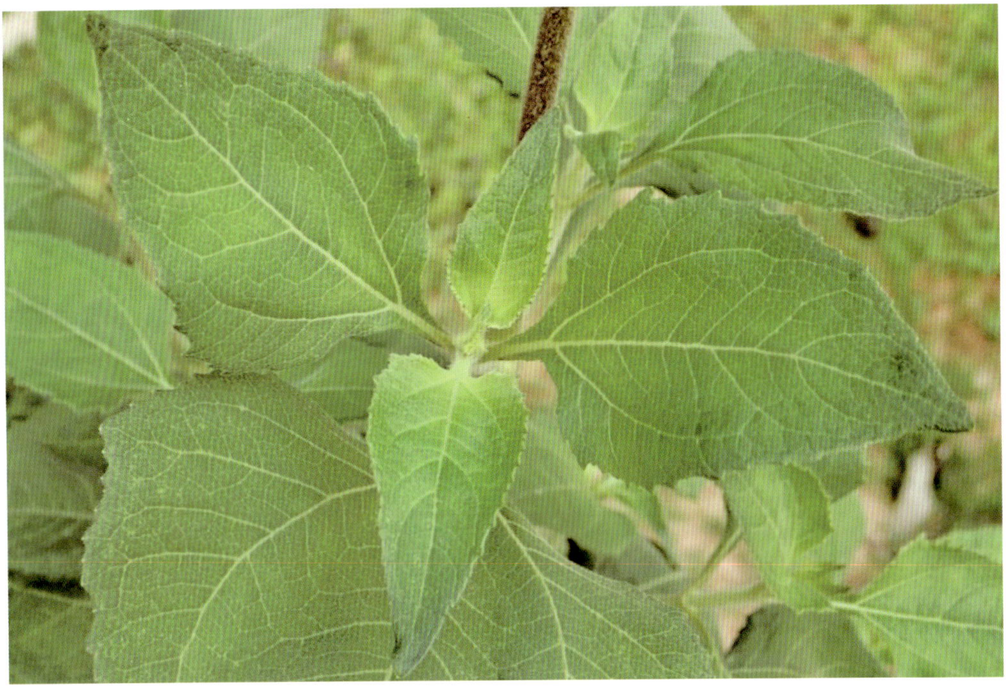

毛梗豨莶叶序

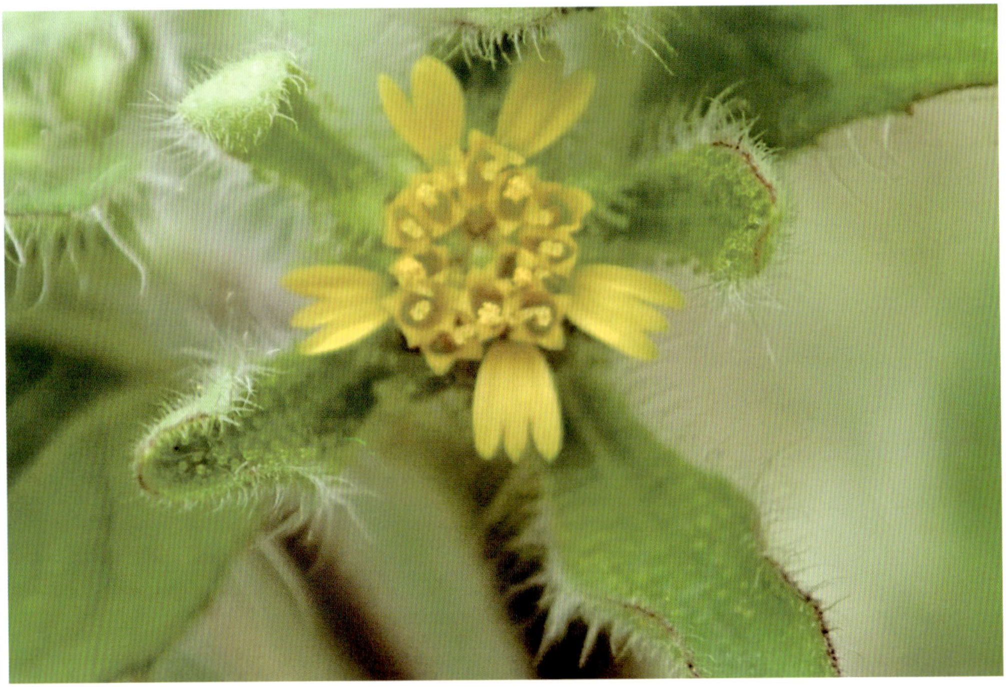

毛梗豨莶花冠

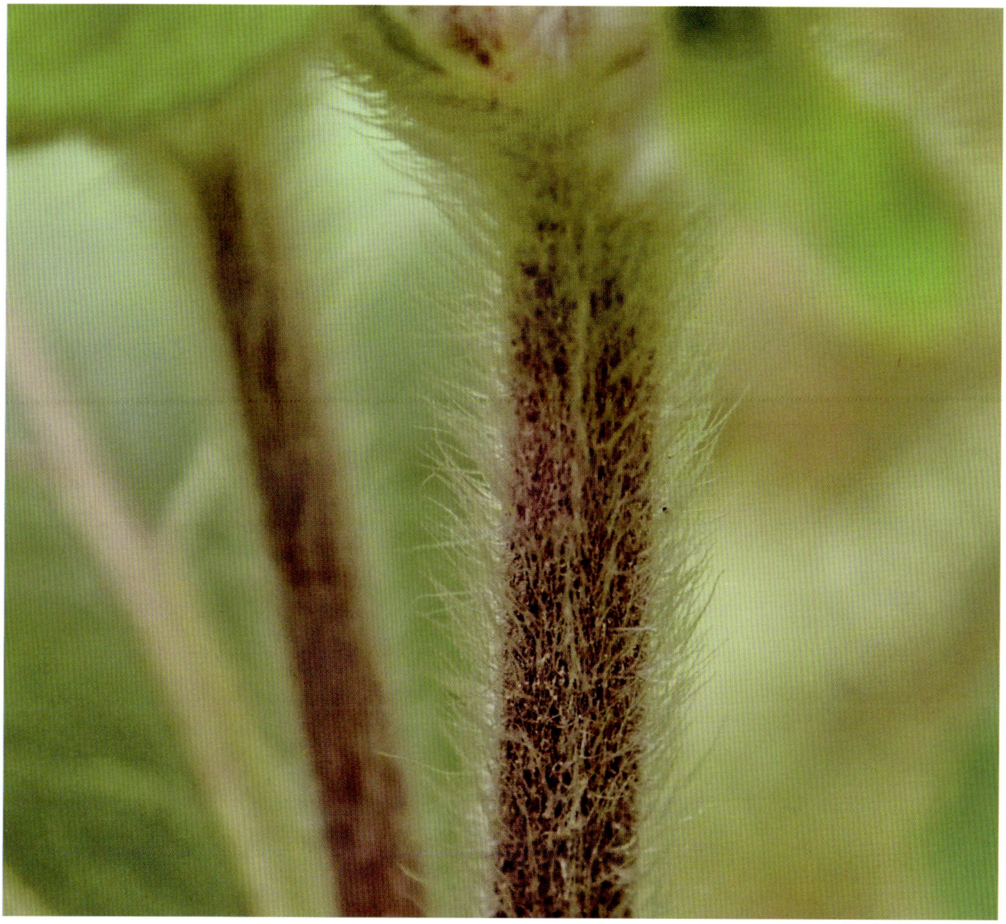

毛梗豨莶茎秆

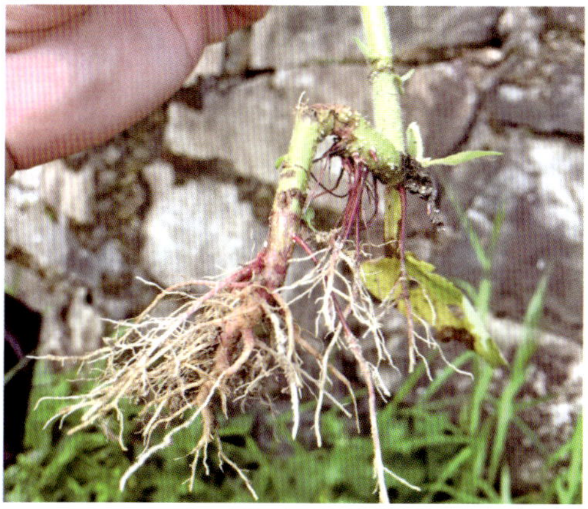

毛梗豨莶根

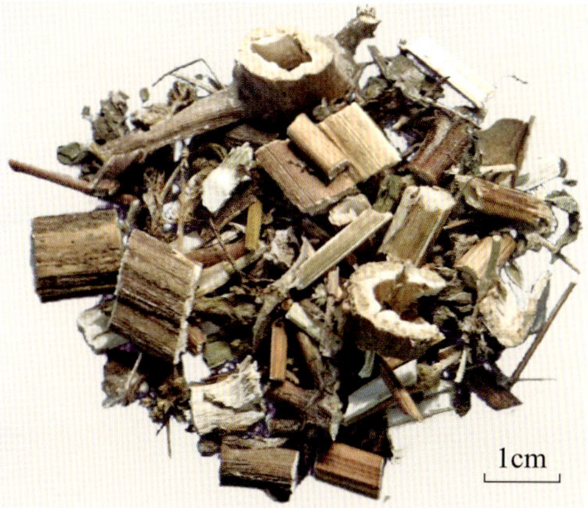

豨莶草饮片

91. 茵陈 Artemisiae Scopariae Herba

【药用来源】

本品为菊科植物茵陈蒿 *Artemisia capillaris* Thunb. 或滨蒿 *Artemisia scoparia* Waldst. et Kit. 的干燥地上部分。

【植物形态】

茵陈蒿：半灌木状草本，植株有浓烈的香气。主根明显木质，垂直或斜向下伸长；根茎直立，稀少斜上展或横卧，有细的营养枝。茎单生或少数，红褐色或褐色，有不明显的纵棱，基部木质，上部分枝多，向上斜伸展；茎、枝初时密生灰白色或灰黄色绢质柔毛，后渐稀疏或脱落无毛。营养枝端有密集叶丛，基生叶密集着生，常成莲座状；基生叶、茎下部叶与营养枝叶两面均被棕黄色或灰黄色绢质柔毛，后期茎下部叶被毛脱落，叶卵圆形或卵状椭圆形，二至三回羽状全裂，每侧有裂片 2 ～ 4 枚，每裂片再 3 ～ 5 全裂，小裂片狭线形或狭线状披针形，通常细直，不弧曲；中部叶宽卵形、近圆形或卵圆形，一至二回羽状全裂，小裂片狭线形或丝线形，通常细直、不弧曲，近无毛，顶端微尖，基部裂片常半抱茎，近无叶柄；上部叶与苞片叶羽状 5 全裂或 3 全裂，基部裂片半抱茎。头状花序卵球形或稀近球形，多数，有短梗及线形的小苞叶，在分枝的上端或小枝端偏向外侧生长，排成复总状花序，并在茎上端组成大型、开展的圆锥花序；总苞片 3 ～ 4 层，外层总苞片草质，卵形或椭圆形，背面淡黄色，有绿色中肋，无毛，边膜质，中、内层总苞片椭圆形，近膜质或膜质；花序托小，凸起；雌花 6 ～ 10 朵，花冠狭管状或狭圆锥状，檐部具 2 ～ 3 裂齿，花柱细长，伸出花冠外，先端 2 叉，叉端尖锐；两性花 3 ～ 7 朵，不孕育，花冠管状，花药线形，先端附属物尖，长三角形，基部圆钝，花柱短，上端棒状，2 裂，不叉开，退化子房极小。瘦果长圆形或长卵形。花果期 7 ～ 10 月。

滨蒿：多年生草本或近一、二年生草本；植株有浓烈的香气。主根单一，狭纺锤形、垂直，半木质或木质化；根状茎粗短，直立，半木质或木质，常有细的营养枝，枝上密生叶。茎通常单生，稀 2 ～ 3 枚，红褐色或褐色，有纵纹；常自下部开始分枝，下部分枝开展，上部枝多斜上展；茎、枝幼时被灰白色或灰黄色绢质柔毛，以后脱落。基生叶与营养枝叶两面被灰白色绢质柔毛。叶近圆形、长卵形，二至三回羽状全裂，具长柄，花期叶凋谢；茎下部叶初时两面密被灰白色或灰黄色略带绢质的短柔毛，后毛脱落，叶长卵形或椭圆形，二至三回羽状全裂，每侧有裂片 3 ～ 4 枚，再次羽状全裂，每侧具小裂片 1 ～ 2 枚，小裂片狭线形，不再分裂或具 1 ～ 2 枚小裂齿；中部叶初时两面被短柔毛，后脱落，叶长圆形或长卵形，一至二回羽状全裂，每侧具裂片 2 ～ 3 枚，不分裂或再 3 全裂，小裂片丝线形或为毛发状，多少弯曲；茎上部叶与分枝上叶及苞片叶 3 ～ 5 全裂或不分裂。头状花序近球形，稀近卵球形，极多数，具极短梗或无梗，基部有线形的小苞叶，在分枝上偏向外侧生长，并排成复总状或复穗状花序，而在茎上再组成大型、开展的圆锥花序；总苞片 3 ～ 4 层，外层总苞片草质、卵形，背面绿色、无毛，边缘膜质，中、内层总苞片长卵形或椭圆形，半膜质；花序托小，凸起；雌花 5 ～ 7 朵，花冠狭圆锥状或狭管状，冠檐具 2 裂齿，花柱线形，伸出花冠外，先端 2 叉，叉端尖；两性花 4 ～ 10 朵，不孕育，花冠管状，花药线形，先端附属物尖，长三角形，花柱短，先端膨大，2 裂，不叉开，退化子房不明显。瘦果倒卵形或长圆形，褐色。花果期 7 ～ 10 月。

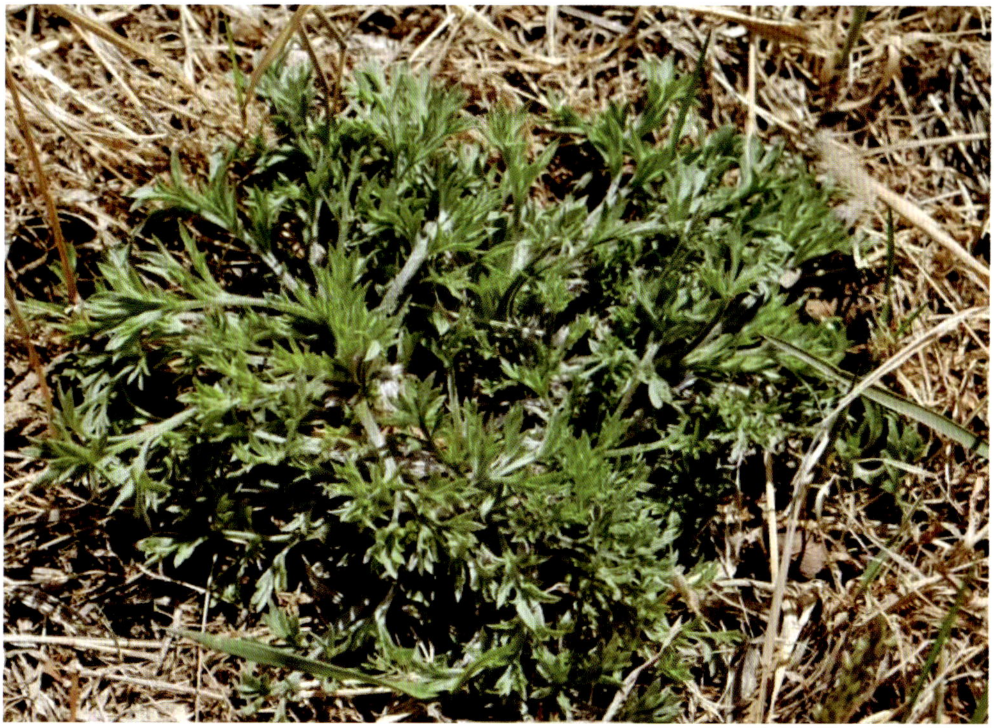

茵陈蒿幼苗

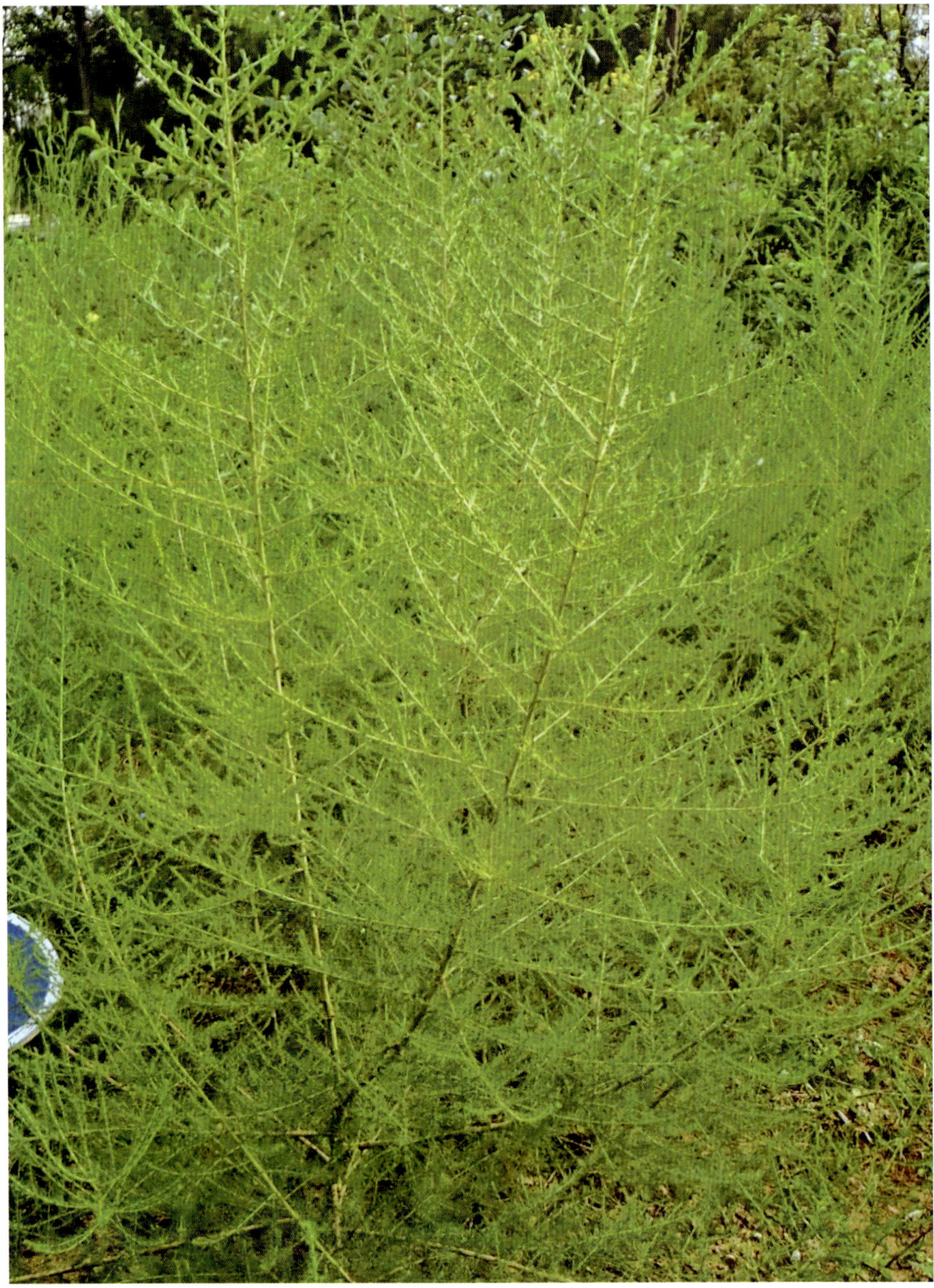

茵陈蒿植株

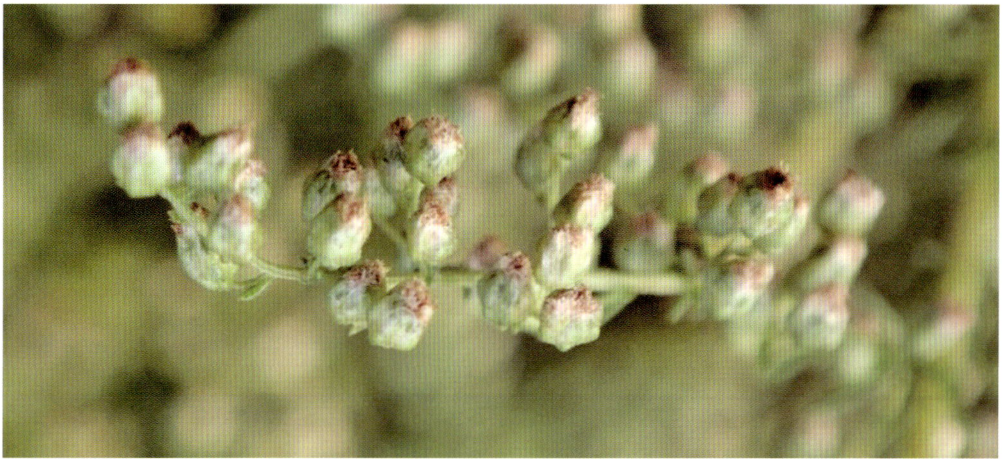

茵陈蒿花序

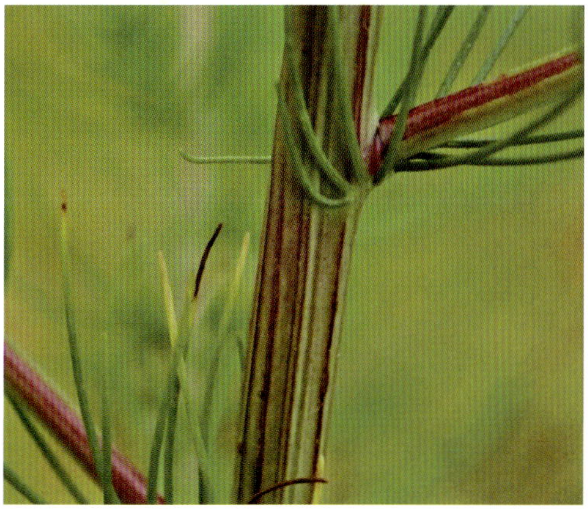

茵陈蒿茎秆

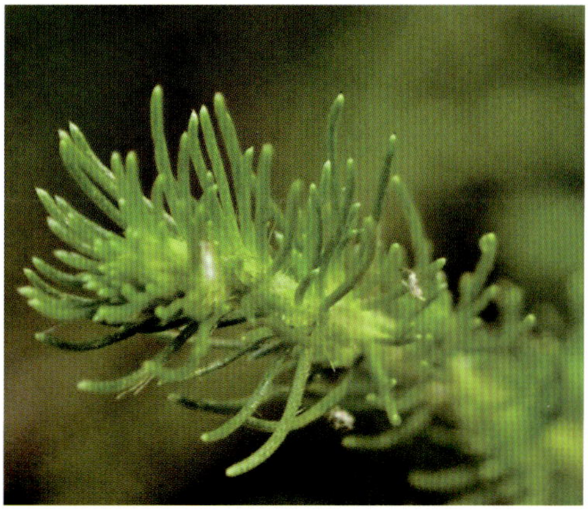

茵陈蒿叶片

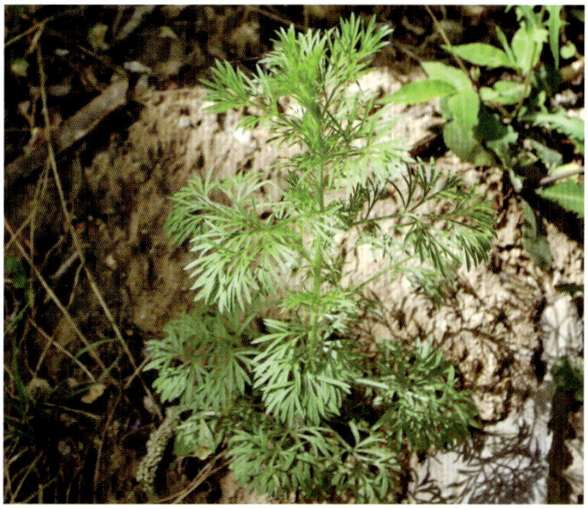

滨蒿（猪毛蒿）植株

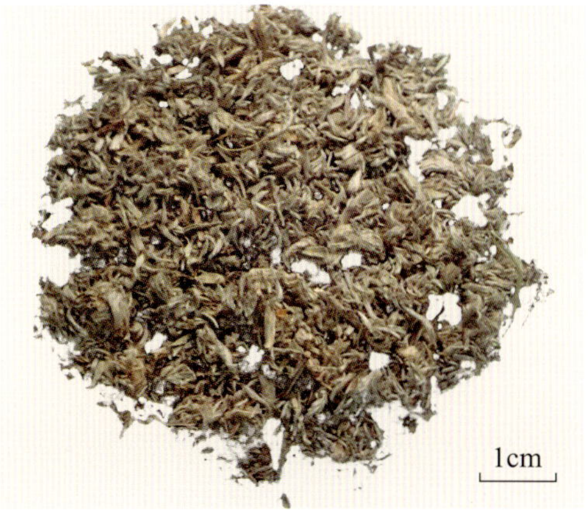

茵陈饮片

92. 青蒿 Artemisiae Annuae Herba

【药用来源】

本品为菊科植物黄花蒿 *Artemisia annua* L. 的干燥地上部分。

【植物形态】

一年生草本。高达 1.5m，全株黄绿色，有臭气。茎直立，多分枝。茎基部及下部的叶在花期枯萎，中部叶卵形，二至三回羽状深裂，上面绿色，下面色较浅，两面被短微毛；上部叶小，常一次羽状细裂。头状花序极多数，球形，有短梗，下垂，总苞球形，苞片 2 ～ 3 层，无毛，小花均为管状，黄色，边缘雌性，中央两性，均能结实。瘦果椭圆形，无毛。花期 7 ～ 10 月，果期 9 ～ 11 月。

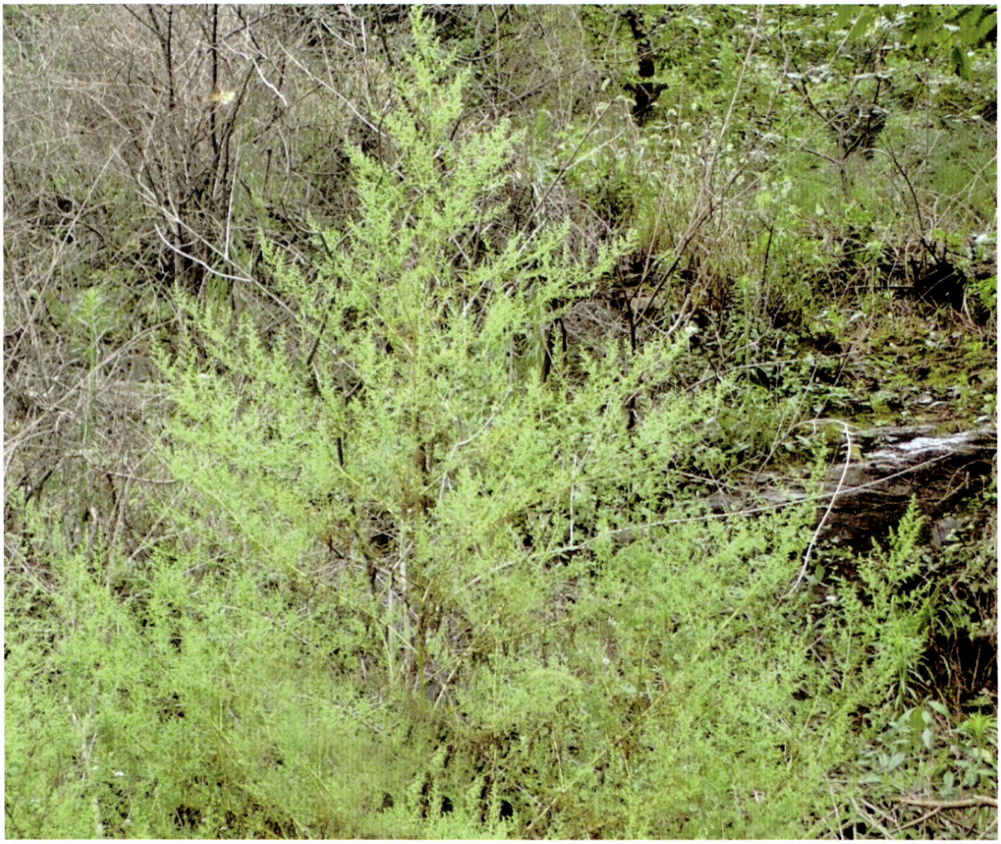

黄花蒿植株

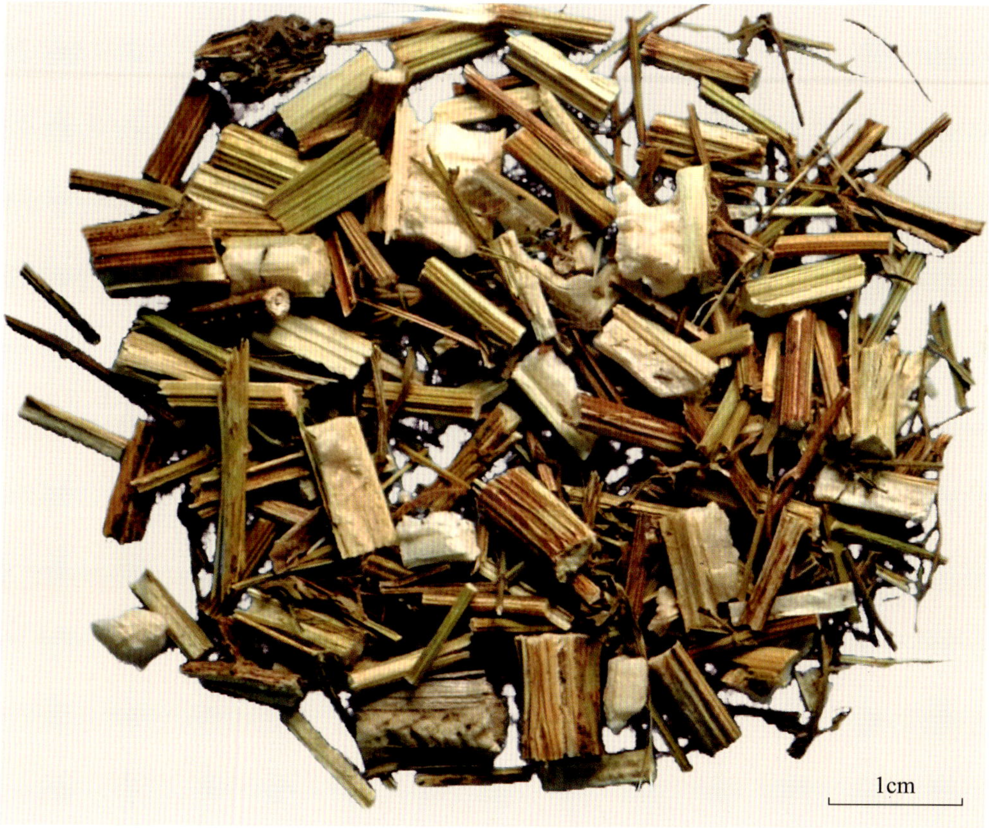

青蒿饮片

93. 大蓟 Cirsii Japonici Herba

【药用来源】

本品为菊科植物蓟 *Cirsium japonicum* Fisch.ex DC. 的干燥地上部分或根。

【植物形态】

多年生草本，块根纺锤状或萝卜状，直径达 7mm。茎直立，分枝或不分枝，全部茎枝有条棱，被稠密或稀疏的多细胞长节毛，接头状花序下部灰白色，被稠密绒毛及多细胞节毛。基生叶较大，全形卵形、长倒卵形、椭圆形或长椭圆形，羽状深裂或几全裂，基部渐狭成短或长翼柄，柄翼边缘有针刺及刺齿；侧裂片 6 ～ 12 对，中部侧裂片较大，向上及向下的侧裂片渐小，全部侧裂片排列稀疏或紧密，卵状披针形、半椭圆形、斜三角形、长三角形或三角状披针形，边缘有稀疏大小不等的小锯齿，或锯齿较大而使整个叶片呈现较为明显的二回状分裂状态，齿顶针刺长可达 6mm，短可至 2mm，齿缘针刺小而密或几无针刺；顶裂片披针形或长三角形。自基部向上的叶渐小，与基生叶同形并等样分裂，但无柄，基部扩大半抱茎。全部茎叶两面同色，绿色，两面沿脉有稀疏的多细胞长或短节毛或几无毛。头状花序直立，少有下垂的，少数生茎端而花序极短，不呈明显的花序式排列，少有头状花序单生茎端的总苞钟状。总苞片约 6 层，覆瓦状排列，向内层渐长，外层与中层卵状三角形至长三角形，顶端长渐尖；内层披针形或线状披针形，顶端渐尖呈软针刺状。全部苞片外面有微糙毛并沿中肋有粘腺。瘦果压扁，偏斜楔状倒披针状，顶端斜截形。小花红色或紫色，不等 5 浅裂。冠毛浅褐色，多层，基部联合成环；冠毛刚毛长羽毛状，内层向顶端纺锤状扩大或渐细。花果期 4 ～ 11 月。

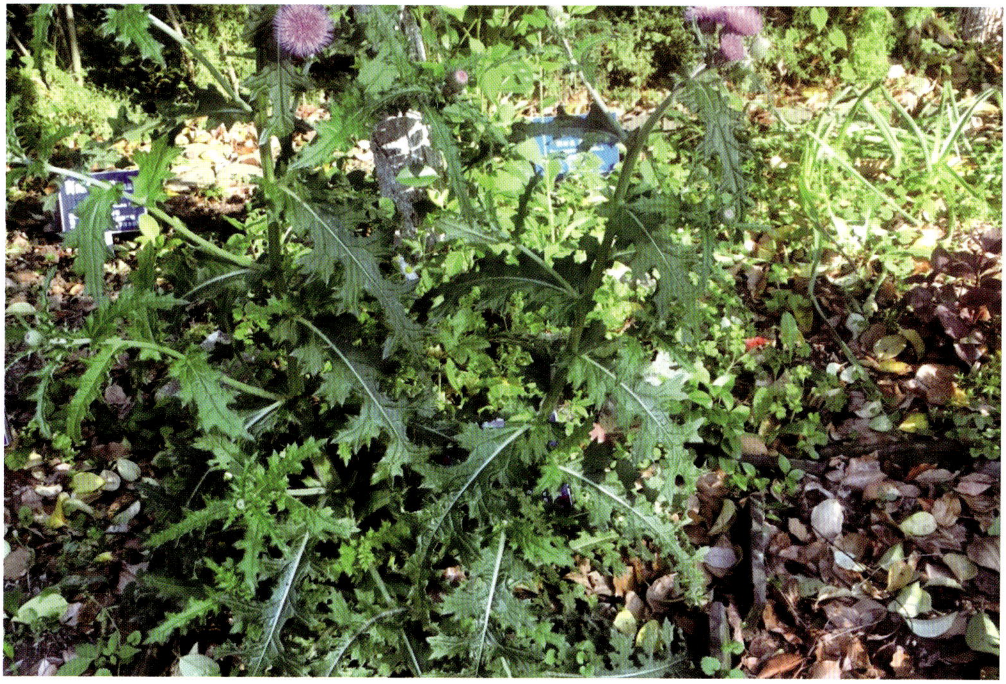

大蓟植株

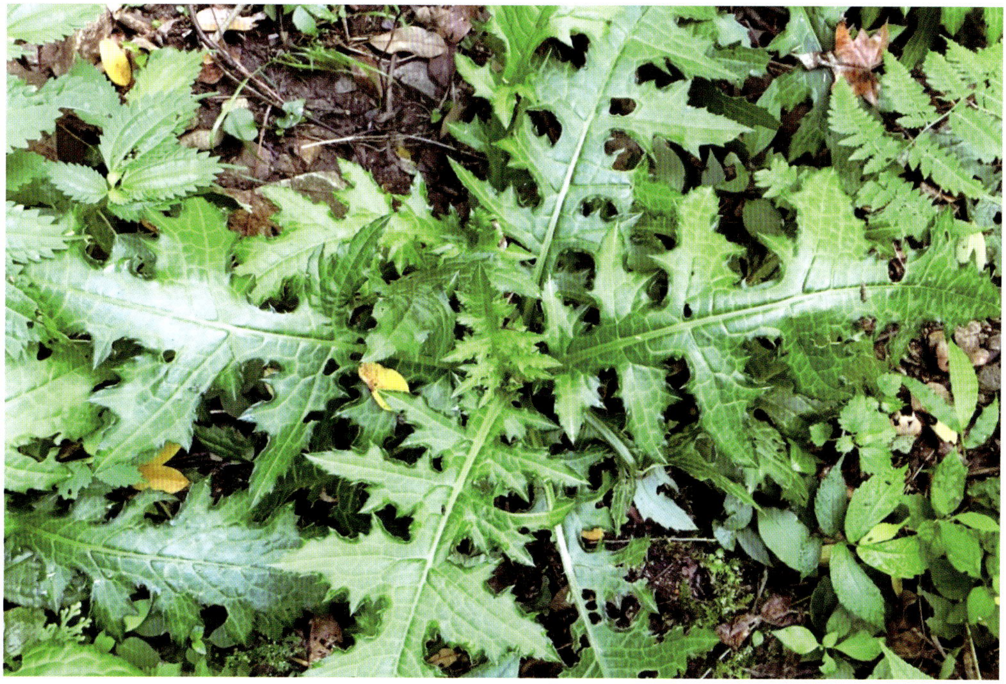

大蓟叶片

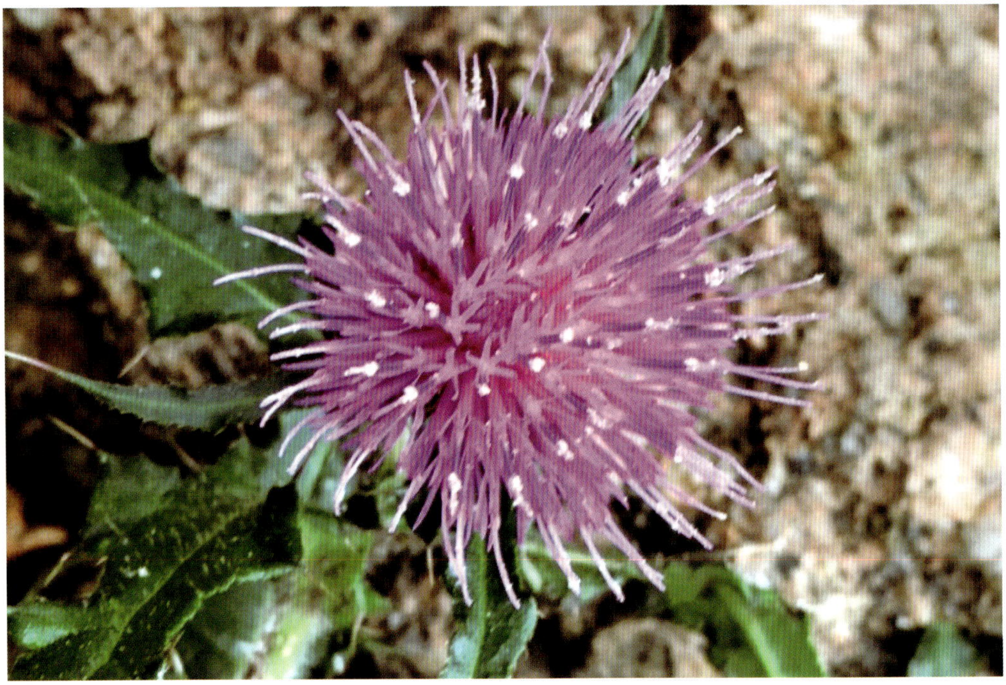

大蓟花序

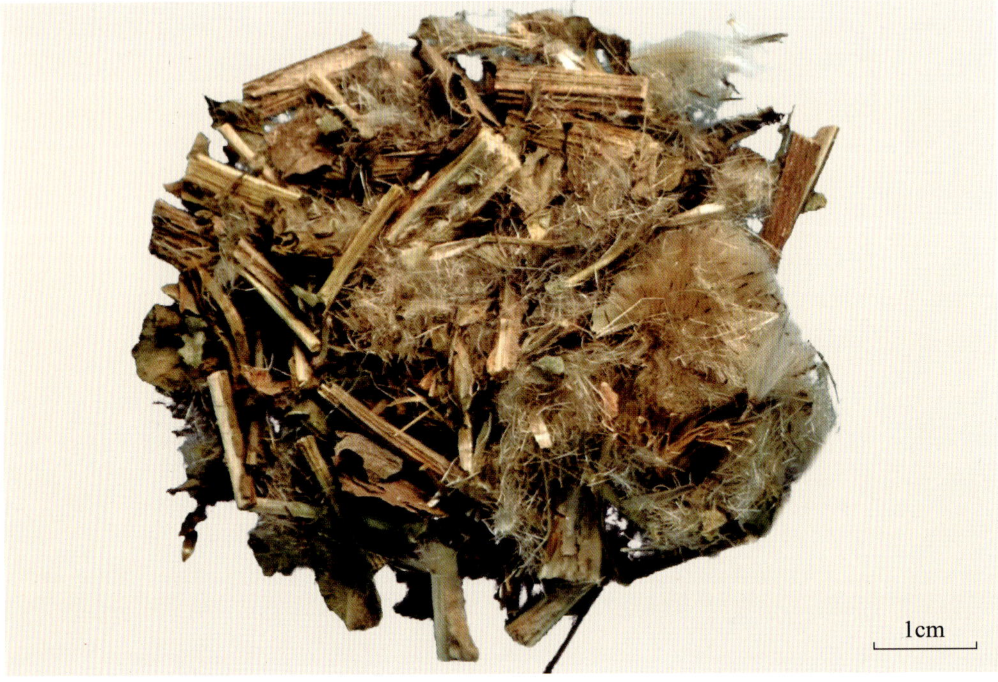

大蓟饮片

94. 小蓟 Cirsii Herba

【药用来源】

本品为菊科植物刺儿菜 *Cirsium setosum*（Willd.）MB. 的干燥地上部分。

【植物形态】

多年生草本。茎直立，高 30 ～ 80（100 ～ 120）cm，上部有分枝，花序分枝无毛或有薄绒毛。基生叶和中部茎叶椭圆形、长椭圆形或椭圆状倒披针形，顶端钝或圆形，基部楔形，有时有极短的叶柄，通常无叶柄，上部茎叶渐小，椭圆形或披针形或线状披针形，或全部茎叶不分裂，叶缘有细密的针刺，针刺紧贴叶缘。或叶缘有刺齿，齿顶针刺大小不等，或大部茎叶羽状浅裂或半裂或边缘粗大圆锯齿，裂片或锯齿斜三角形，顶端钝，齿顶及裂片顶端有较长的针刺，齿缘及裂片边缘的针刺较短且贴伏。全部茎叶两面同色，绿色或下面色淡，两面无毛；极少两面异色，上面绿色，无毛，下面被稀疏或稠密的绒毛而呈现灰色；亦极少两面同色，灰绿色，两面被薄绒毛。头状花序单生茎端，或植株含少数或多数头状花序在茎枝顶端排成伞房花序。总苞卵形、长卵形或卵圆形。总苞片约 6 层，覆瓦状排列，向内层渐长；内层及最内层长椭圆形至线形；中外层苞片顶端有短针刺，内层及最内层渐尖，膜质，短针刺。小花紫红色或白色，雌花花冠细管部细丝状，两性花花冠细管部细丝状。瘦果淡黄色，椭圆形或偏斜椭圆形，压扁，顶端斜截形。冠毛污白色，多层，整体脱落；冠毛刚毛长羽毛状，顶端渐细。花果期 5 ～ 9 月。

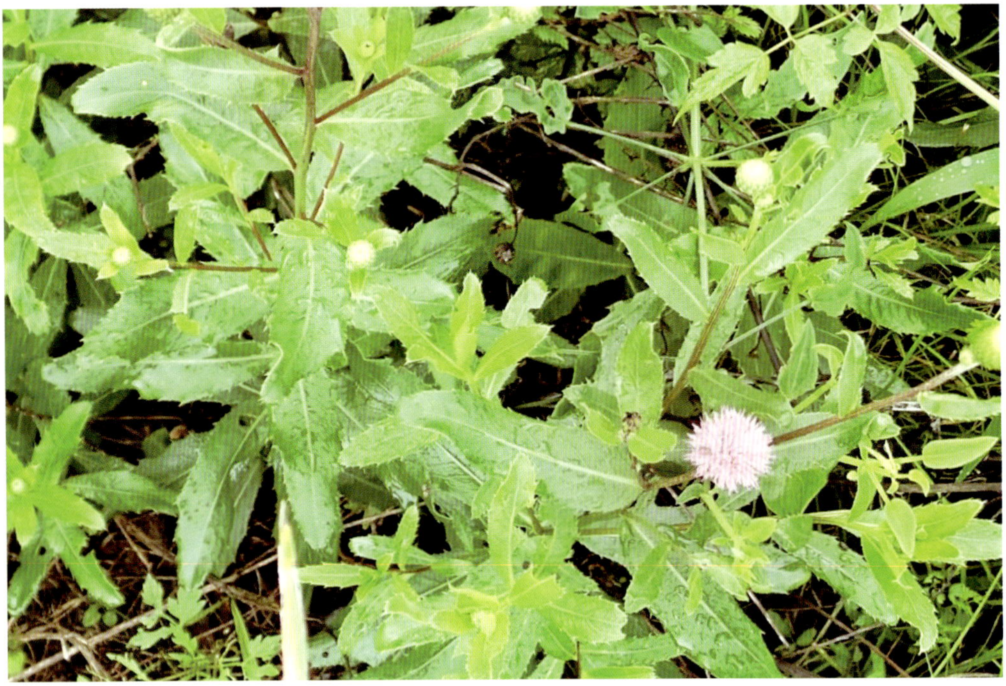

小蓟植株

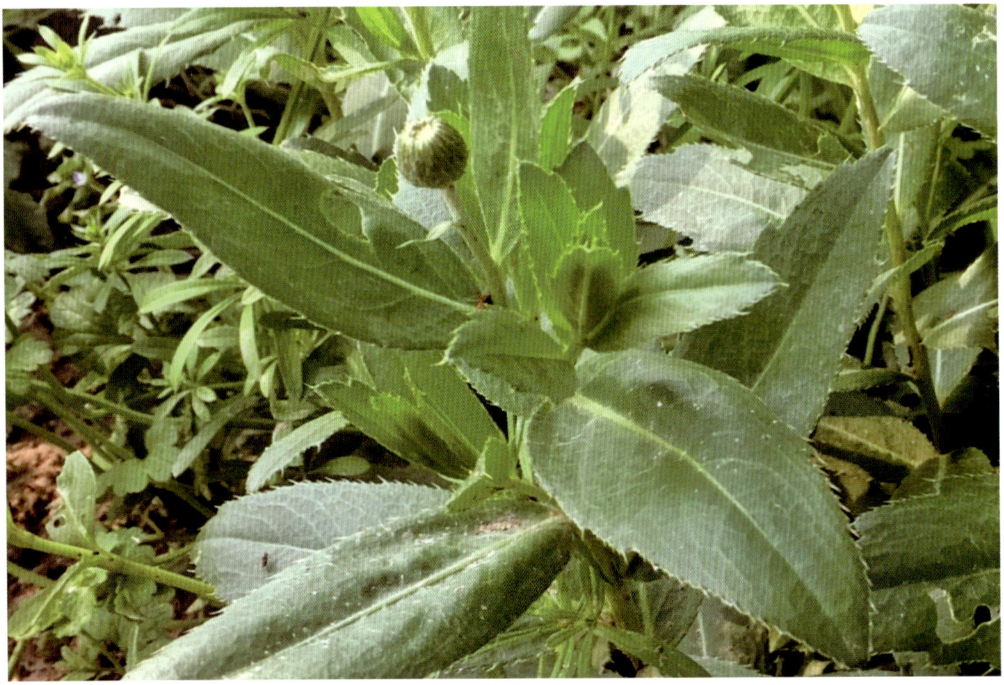

小蓟叶片

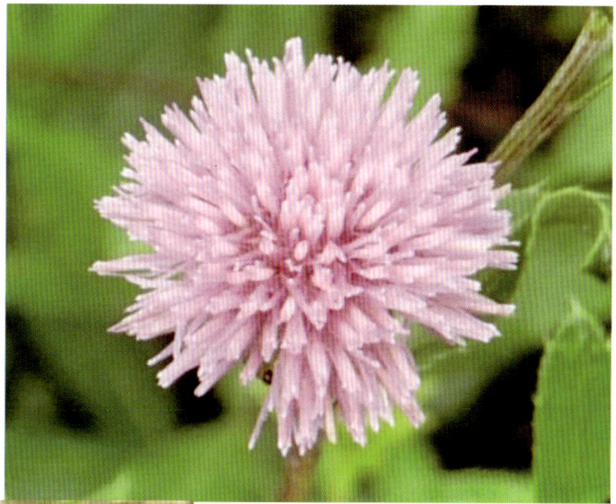

小蓟花序

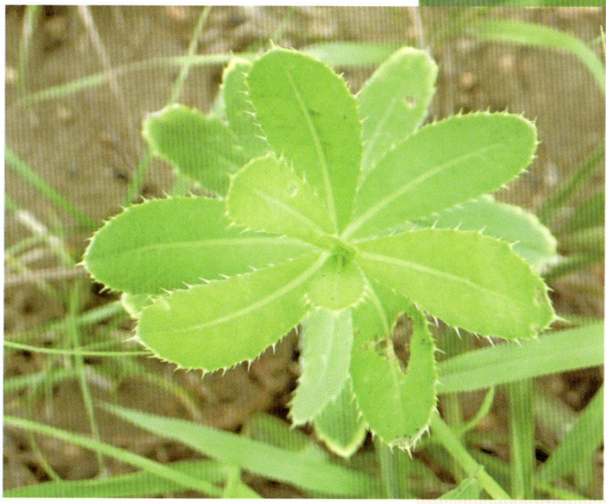

小蓟幼苗

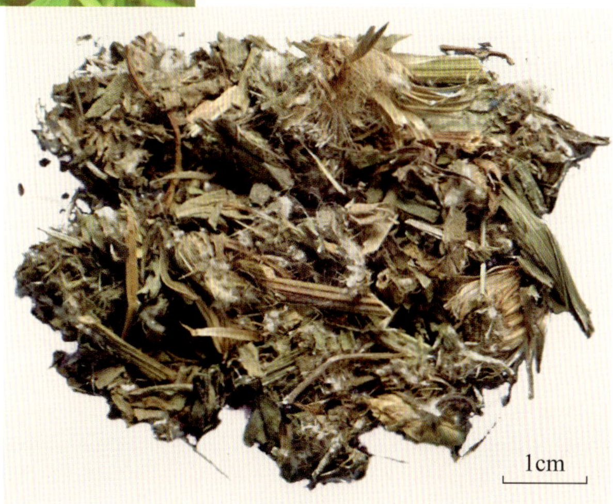

小蓟饮片

95. 蒲公英 Taraxaci Herba

【药用来源】

本品为菊科植物蒲公英 *Taraxacum mongolicum* Hand.-Mazz.、碱地蒲公英 *Taraxacum borealisinense* Kitam. 及同属多种植物的干燥带根全草。

【植物形态】

蒲公英：多年生草本。根圆柱状，黑褐色，粗壮。叶倒卵状披针形、倒披针形或长圆状披针形，先端钝或急尖，边缘有时具波状齿或羽状深裂，有时倒向羽状深裂或大头羽状深裂，顶端裂片较大，三角形或三角状戟形，全缘或具齿，每侧裂片 3 ～ 5 片，裂片三角形或三角状披针形，通常具齿，平展或倒向，裂片间常夹生小齿，基部渐狭成叶柄，叶柄及主脉常带红紫色，疏被蛛丝状白色柔毛或几无毛。花葶 1 至数个，与叶等长或稍长，上部紫红色，密被蛛丝状白色长柔毛；头状花序；总苞钟状，淡绿色；总苞片 2 ～ 3 层，外层总苞片卵状披针形或披针形，边缘宽膜质，基部淡绿色，上部紫红色，先端增厚或具小到中等的角状突起；内层总苞片线状披针形，先端紫红色，具小角状突起；舌状花黄色，边缘花舌片背面具紫红色条纹，花药和柱头暗绿色。瘦果倒卵状披针形，暗褐色，上部具小刺，下部具成行排列的小瘤，顶端逐渐收缩为长约 1mm 的圆锥形至圆柱形喙基，纤细；冠毛白色，长约 6mm。花期 4 ～ 9 月，果期 5 ～ 10 月。

碱地蒲公英：多年生草本。根颈部有褐色残存叶基。叶倒卵状披针形或狭披针形，稀线状披针形，边缘叶羽状浅裂或全缘，具波状齿，内层叶倒向羽状深裂，顶裂片较大，长三角形或戟状三角形，每侧裂片 3 ～ 7 片，狭披针形或线状披针形，全缘或具小齿，平展或倒向，两面无毛，叶柄和下面叶脉常紫色。花葶 1 至数个，长于叶，顶端被蛛丝状毛或近无毛；头状花序；总苞小，淡绿色；总苞片 3 层，先端淡紫色，无增厚，亦无角状突起，或有时有轻微增厚；外层总苞片卵状披针形，有窄或宽的白色膜质边缘；内层总苞片披针形，长于外层总苞片的 2 倍；舌状花黄色，稀白色，边缘花舌片背面有紫色条纹。瘦果倒卵状披针形，淡褐色，上部有刺状突起，下部有稀疏的钝小瘤，顶端逐渐收缩为长约 1mm 的圆锥至圆柱形喙基；冠毛白色，长 5 ～ 6mm。花果期 6 ～ 8 月。

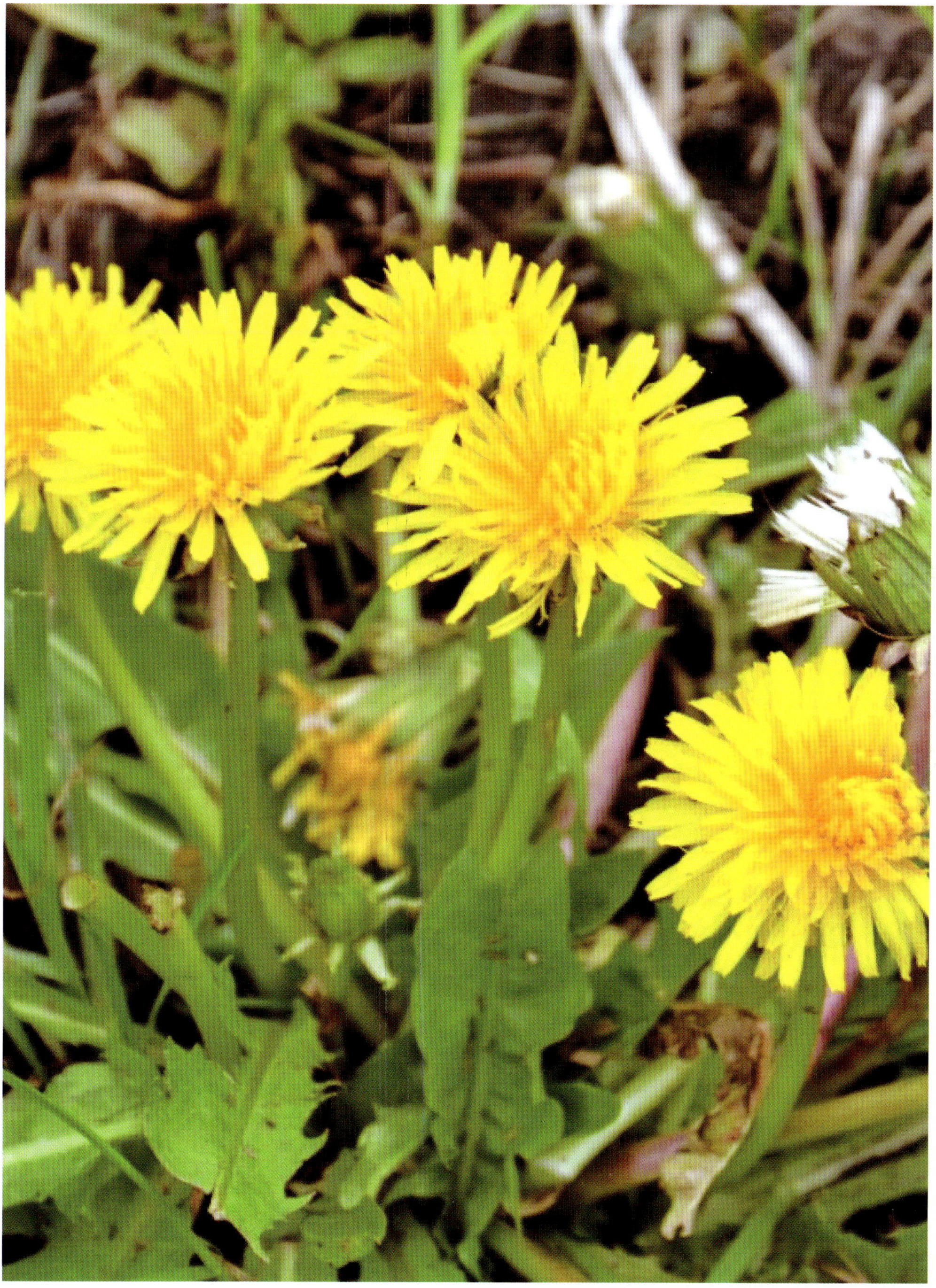

蒲公英全株

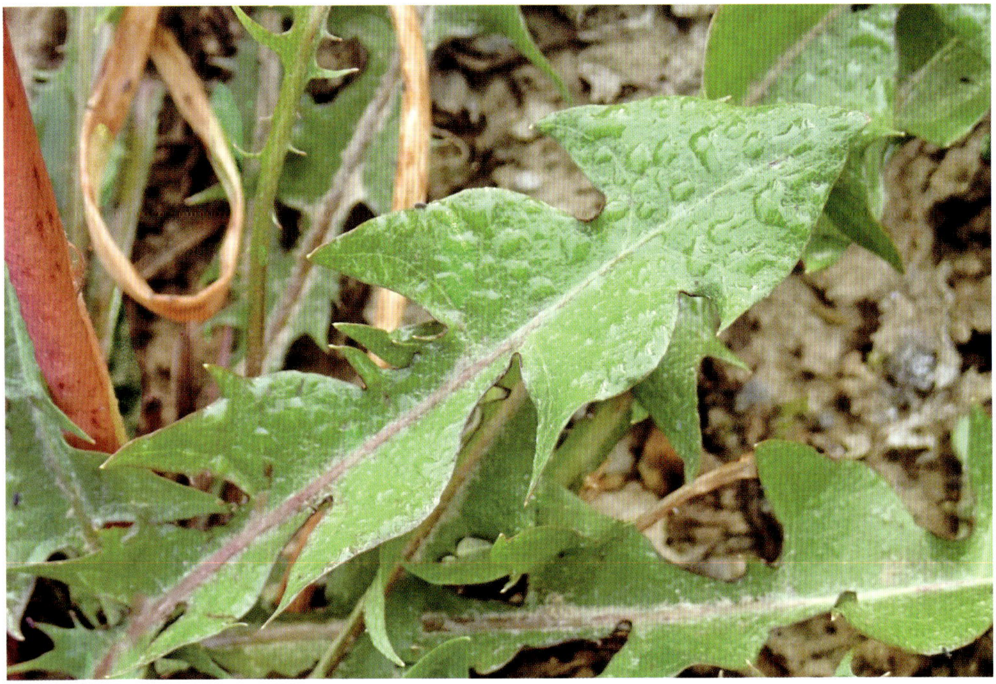

蒲公英叶片

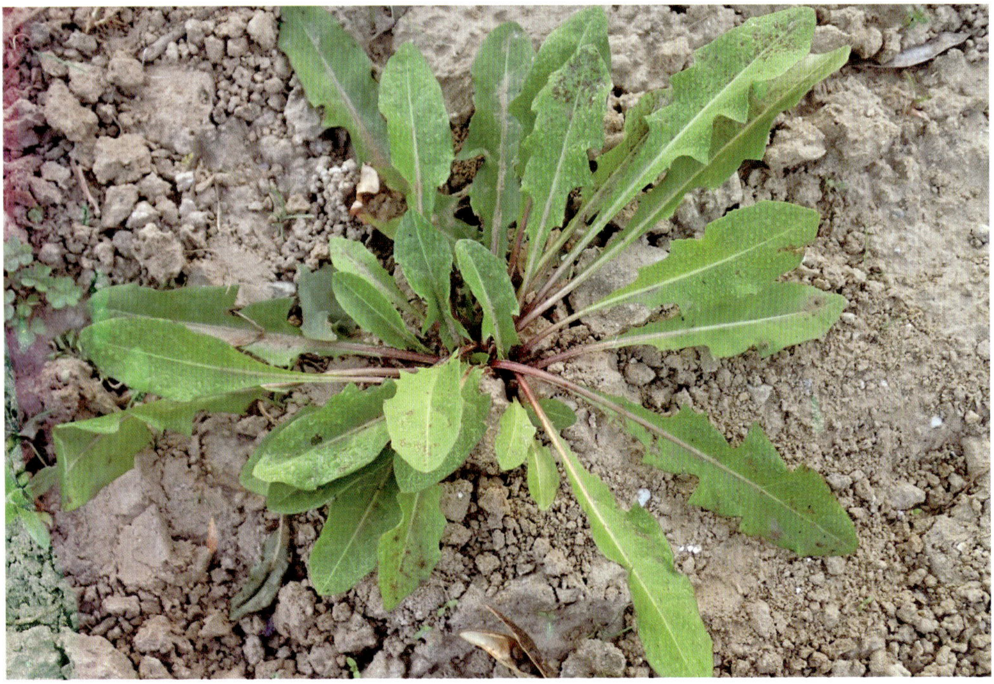

蒲公英叶序

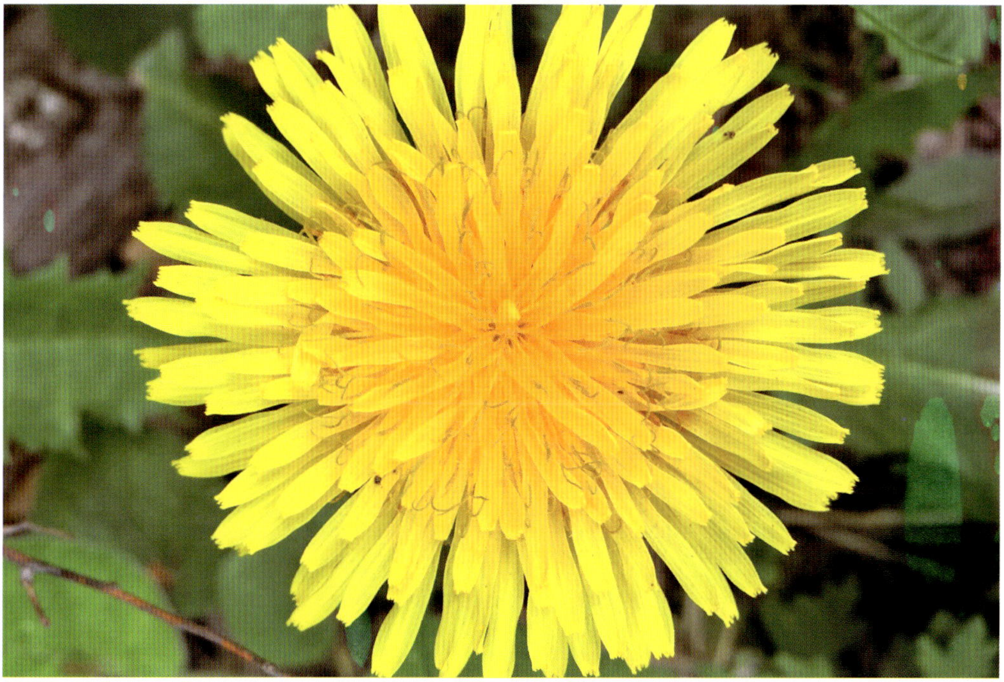

蒲公英花序

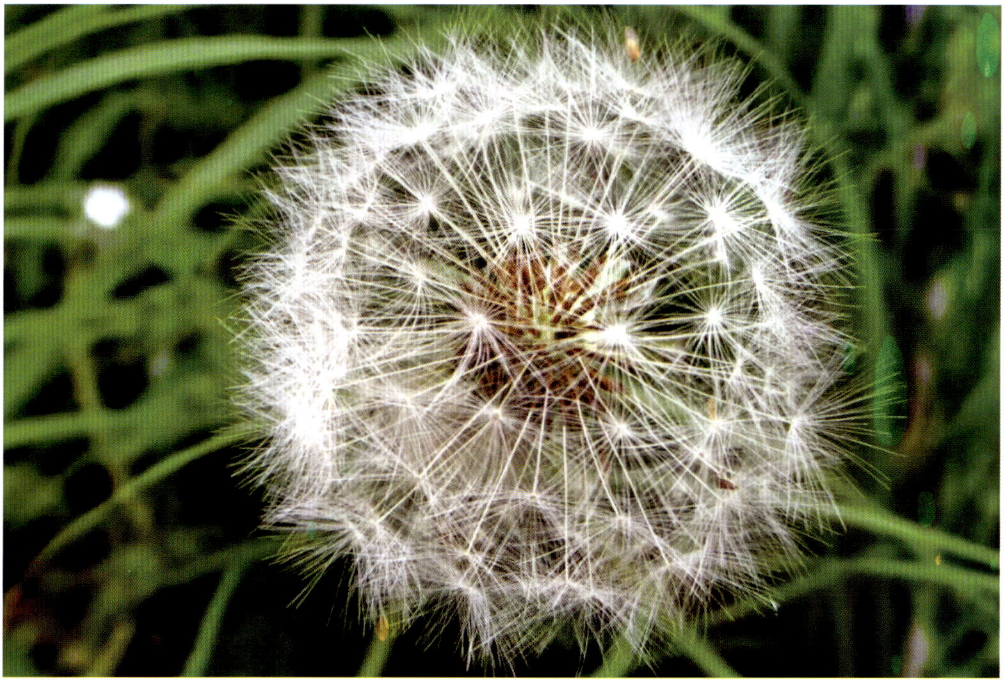

蒲公英果序

麻黄科

96. 麻黄 Ephedrae Herba

【药用来源】

本品为麻黄科植物草麻黄 *Ephedra sinica* Stapf、木贼麻黄 *Ephedra equisetina* Bunge. 或中麻黄 *Ephedra intermedia* Schrenk et C. A. Mey. 的干燥草质茎。

【植物形态】

草麻黄：为草本状小灌木，茎高 20 ～ 40cm ，分枝较少，木质茎短小，匍匐状；小枝圆，对生或轮生。叶膜质鞘状，上部 2 裂（稀 3），裂片锐三角形，反曲。雌雄异株；雄球花有多数密集的雄花，苞片通常 4 对，雄花有 7 ～ 8 枚雄蕊。雌球花单生枝顶，有苞片 4 ～ 5 对，上面一对苞片内有雌花 2 朵，雌球花成熟时苞片红色肉质；种子通常 2 粒，花期 5 月；种子成熟期 7 月。

木贼麻黄：为直立灌木，高达 1m，茎分枝较多，黄绿色，节间短而纤细。叶膜质鞘状，上部仅 1/4 分离，裂片 2，呈三角形，不反曲。雌花序常着生于节上成对，苞片内有雌花 1 朵，种子通常 1 粒。

中麻黄：直立灌木，高达 1m 以上。茎分枝多。叶膜质鞘状，上部 1/3 分裂，裂片 3（稀 2），钝三角形或三角形。雄球花常数个密集于节上，呈团状；雌球花 2 ～ 3 朵生于茎节上，仅先端一轮苞片生有 2 ～ 3 朵雌花。种子通常 3 粒（稀 2）。

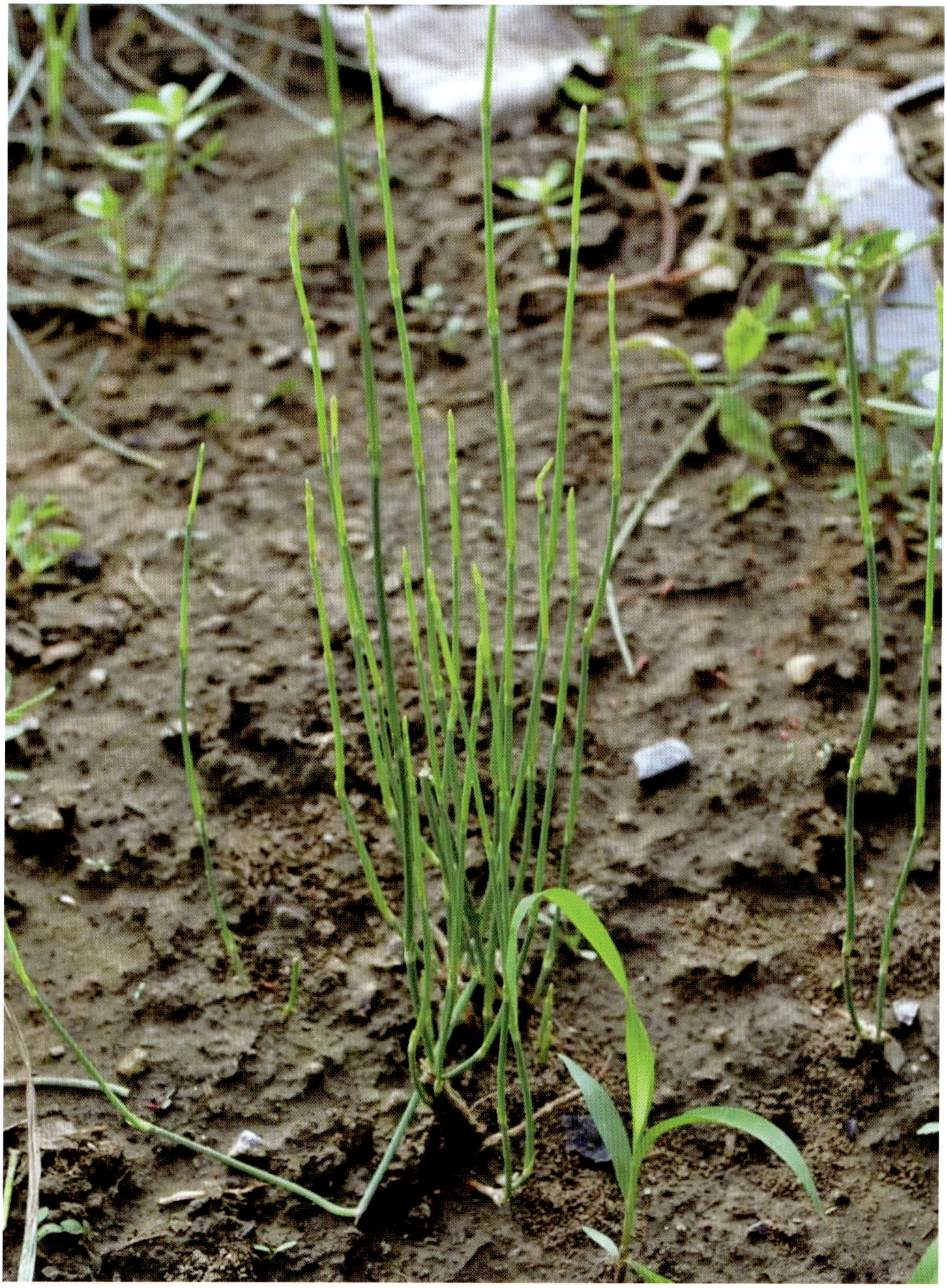

草麻黄植株

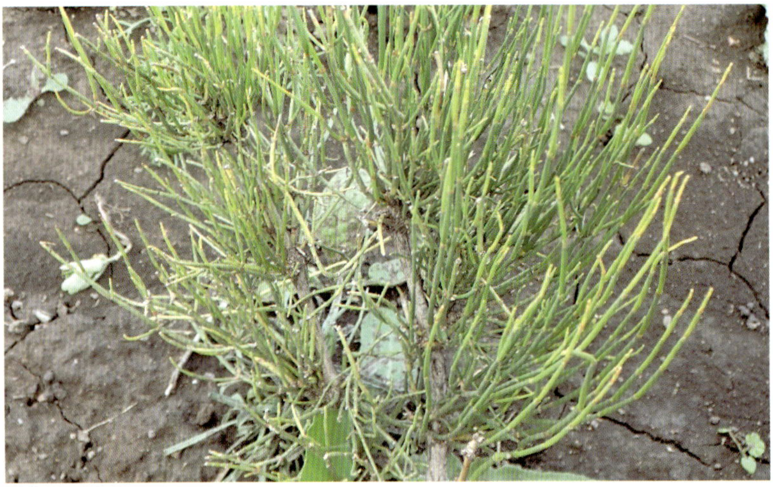

中麻黄植株

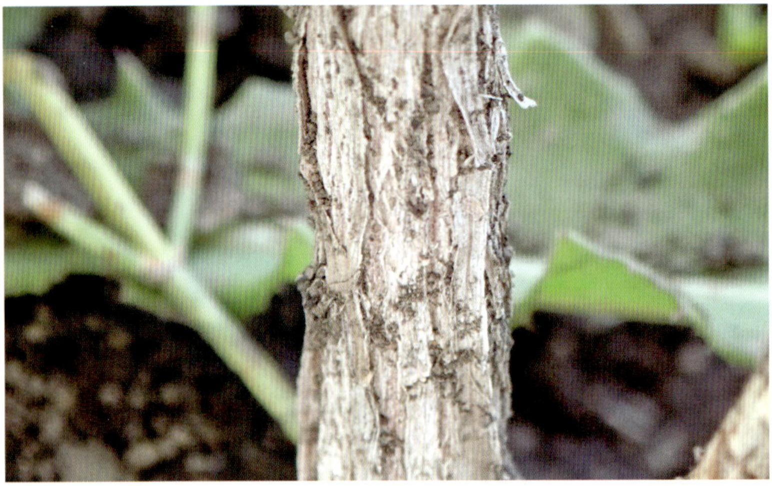

中麻黄木质茎

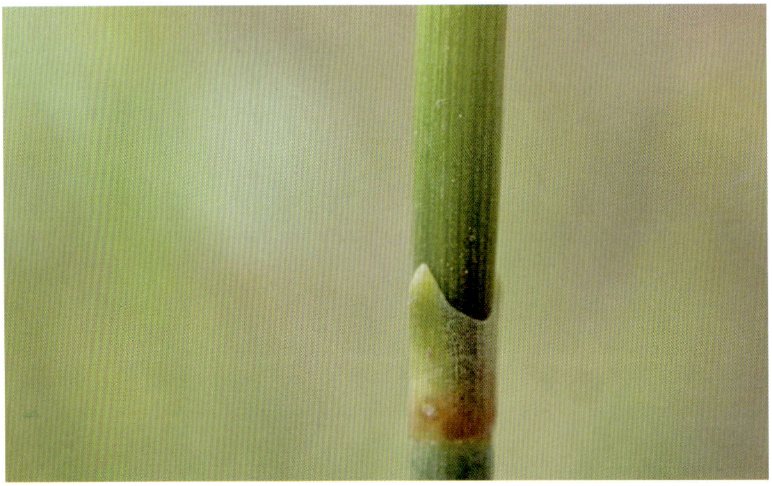

中麻黄草质茎

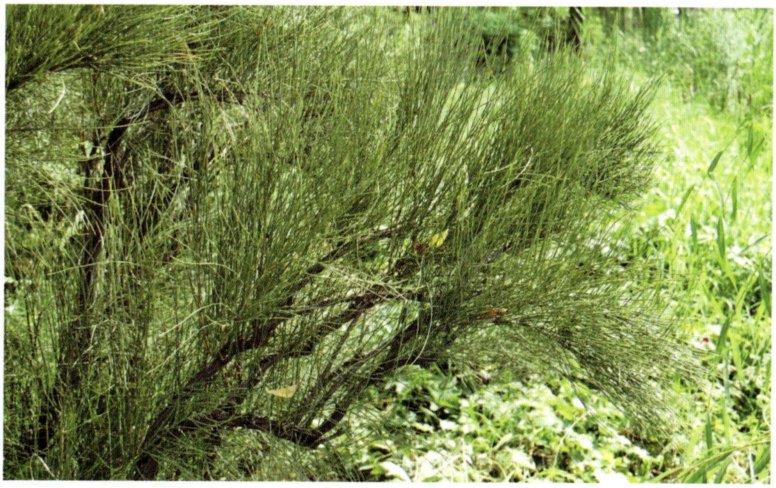
木贼麻黄植株

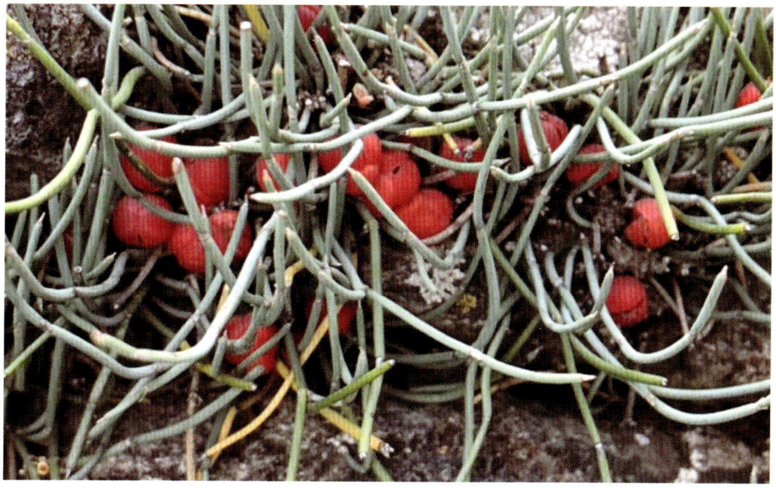
中麻黄果

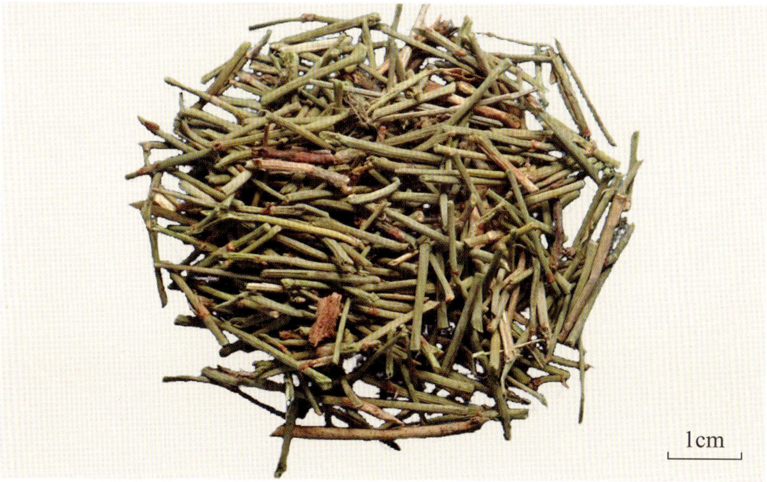

麻黄饮片

桑寄生科

97. 槲寄生 Visci Herba

【药用来源】

本品为桑寄生科植物槲寄生 *Viscum coloratum*（Komar.）Nakai 的干燥带叶茎枝。

【植物形态】

灌木，高 0.3 ～ 0.8m；茎、枝均圆柱状，二歧或三歧、稀多歧分枝，节稍膨大，干后具不规则皱纹。叶对生，稀 3 枚轮生，厚革质或革质，长椭圆形至椭圆状披针形，顶端圆形或圆钝，基部渐狭；基出脉 3 ～ 5 条；叶柄短。雌雄异株；花序顶生或腋生于茎叉状分枝处；雄花序聚伞状，总苞舟形，通常具花 3 朵，中央的花具 2 枚苞片或无；雄花：花蕾时卵球形，萼片 4 枚，卵形；花药椭圆形。雌花序聚伞式穗状，具花 3 ～ 5 朵，顶生的花具 2 枚苞片或无，交叉对生的花各具 1 枚苞片；苞片阔三角形，初具细缘毛，稍后变全缘。雌花：花蕾时长卵球形，长约 2mm；花托卵球形，萼片 4，三角形；柱头乳头状。果球形，具宿存花柱，成熟时淡黄色或橙红色，果皮平滑。花期 4 ～ 5 月，果期 9 ～ 11 月。

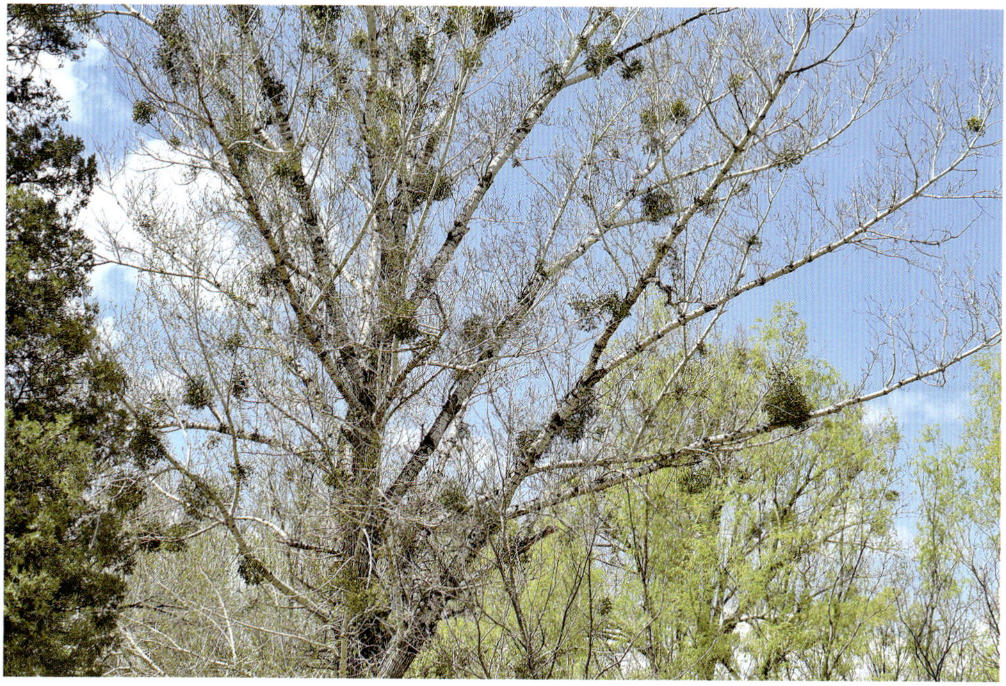

槲寄生植株 1

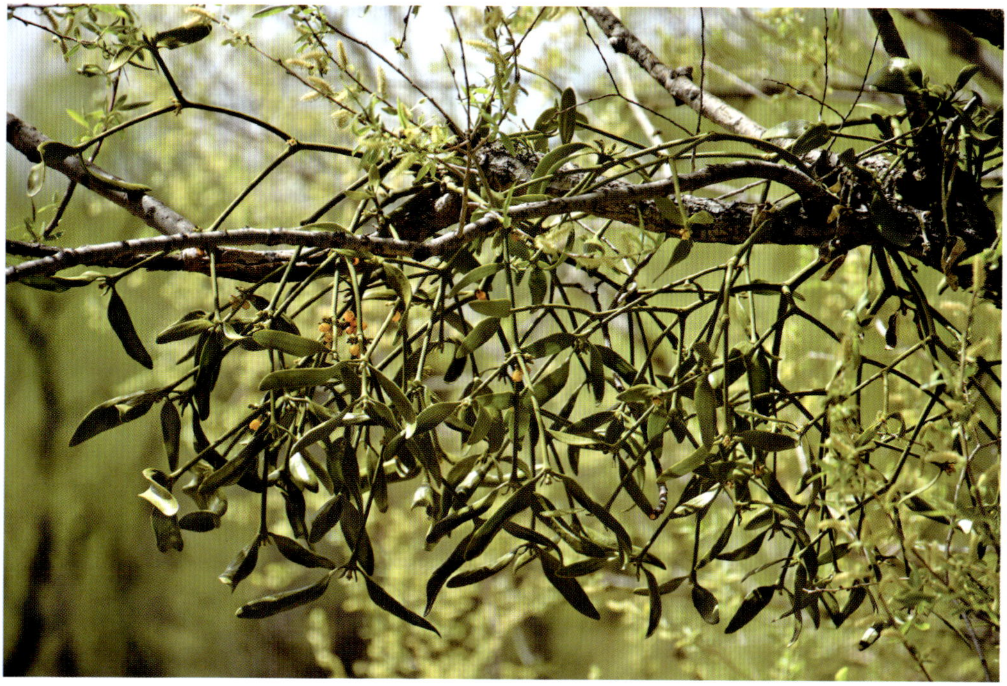

槲寄生植株 2

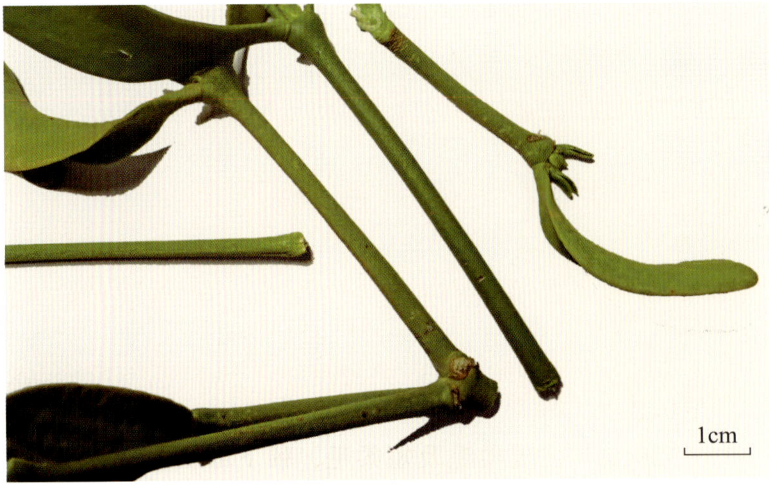

槲寄生茎

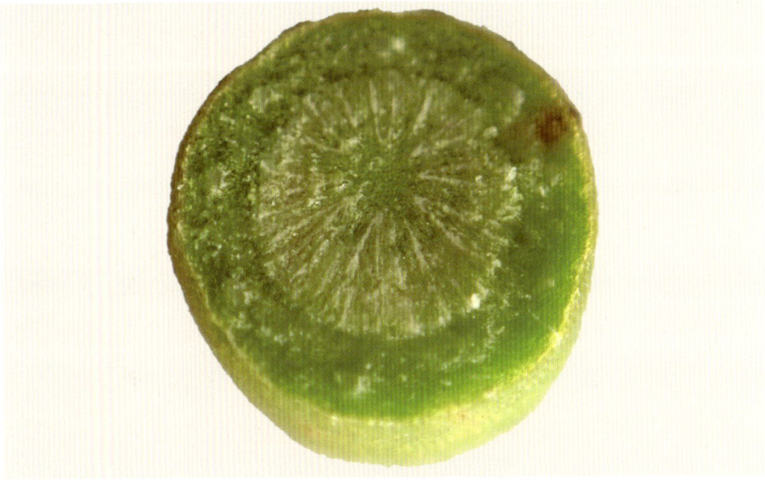
槲寄生茎横切面

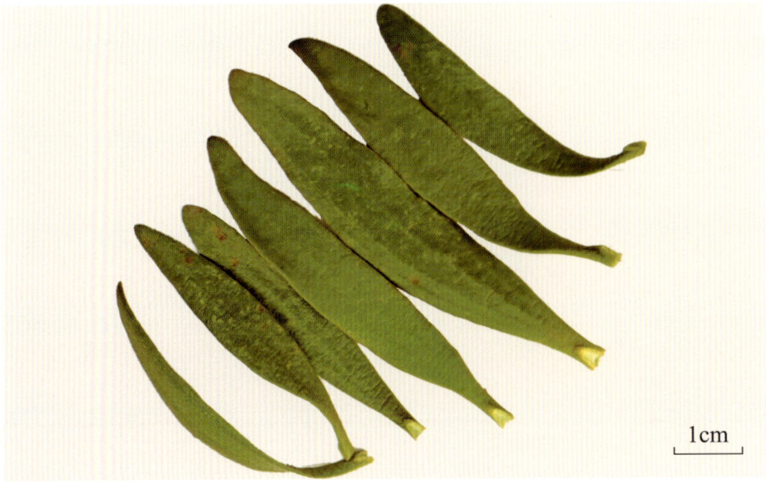

槲寄生叶片

蔷薇科

98. 仙鹤草 Agrimoniae Herba

【药用来源】

本品为蔷薇科植物龙牙草 *Agrimonia pilosa* Ledeb. 的干燥地上部分。

【植物形态】

多年生草本。根多呈块茎状，周围长出若干侧根，根茎短，基部常有 1 至数个地下芽。茎高 30 ～ 120cm，被疏柔毛及短柔毛，稀下部被稀疏长硬毛。叶为间断奇数羽状复叶，通常有小叶 3 ～ 4 对，稀 2 对，向上减少至 3 小叶，叶柄被稀疏柔毛或短柔毛；小叶片无柄或有短柄，倒卵形，倒卵椭圆形或倒卵披针形，顶端急尖至圆钝，稀渐尖，基部楔形至宽楔形，边缘有急尖到圆钝锯齿，上面被疏柔毛，稀脱落几无毛，下面通常脉上伏生疏柔毛，稀脱落几无毛，有显著腺点；托叶草质，绿色，镰形，稀卵形，顶端急尖或渐尖，边缘有尖锐锯齿或裂片，稀全缘，茎下部托叶有时卵状披针形，常全缘。花序穗状总状顶生，分枝或不分枝，花序轴被柔毛，花梗被柔毛；苞片通常深 3 裂，裂片带形，小苞片对生，卵形，全缘或边缘分裂；萼片 5，三角卵形；花瓣黄色，长圆形；雄蕊 5 ～ 8 ～ 15 枚；花柱 2，丝状，柱头头状。果实倒卵圆锥形，外面有 10 条肋，被疏柔毛，顶端有数层钩刺，幼时直立，成熟时靠合。花果期 5 ～ 12 月。

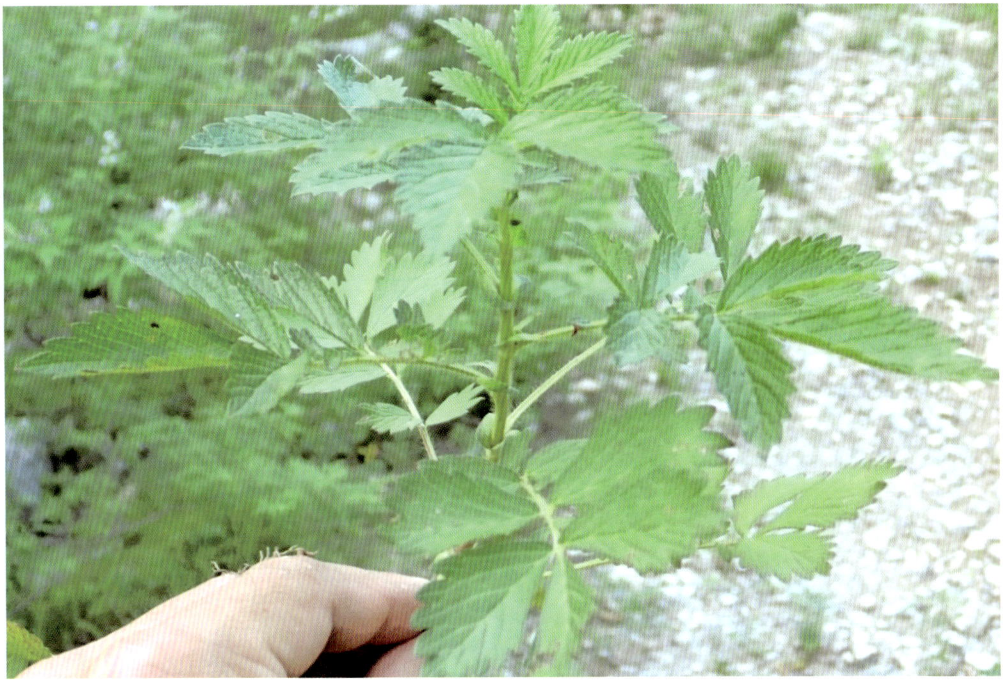

龙牙草植株

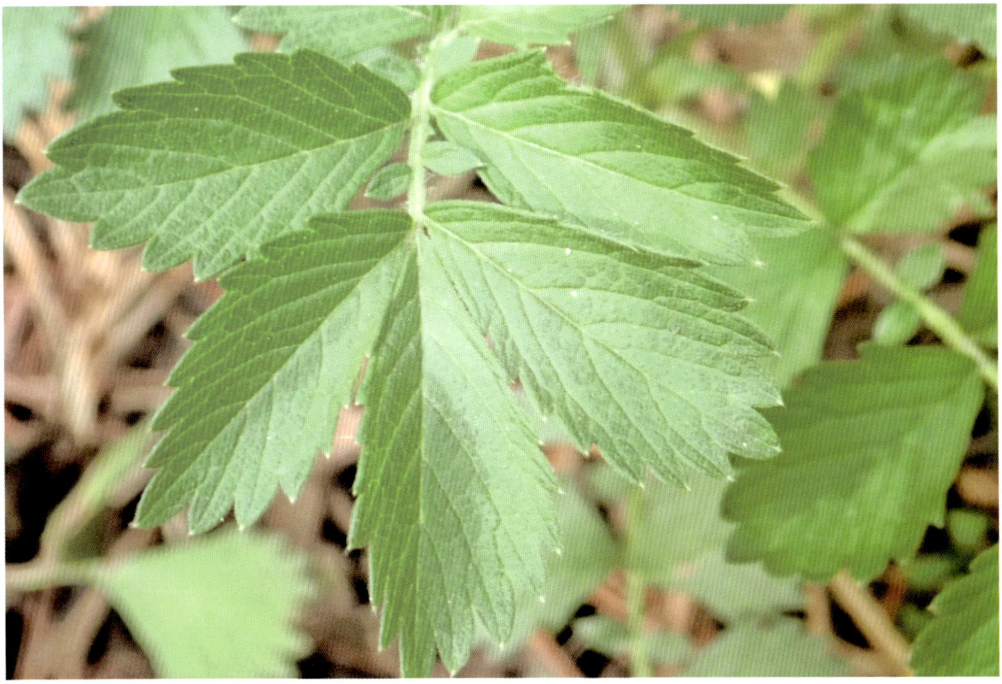

龙牙草叶片

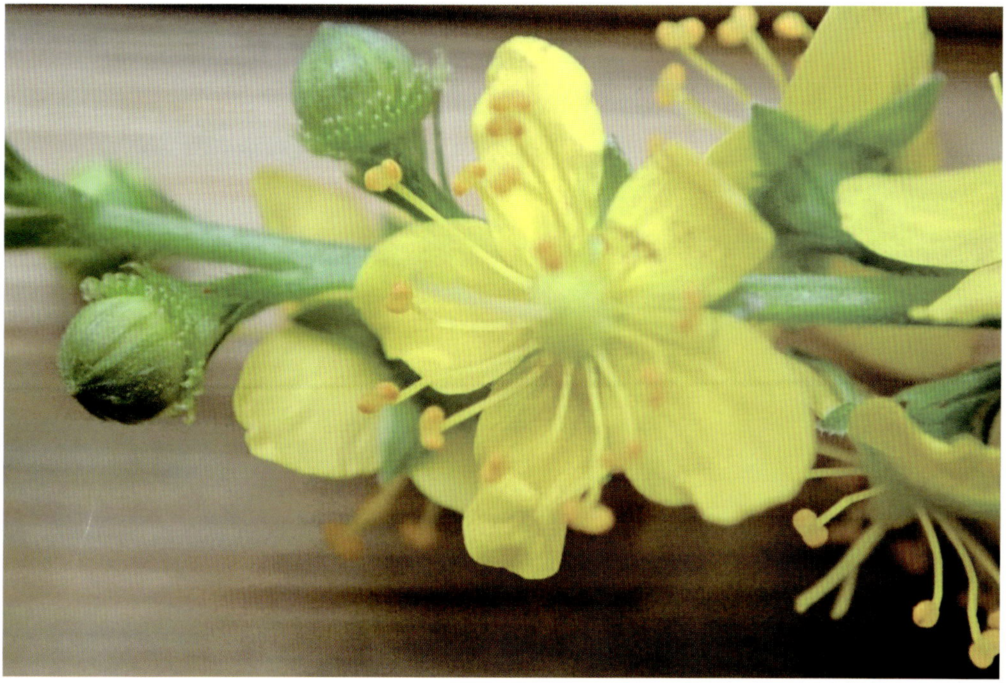

龙牙草花冠

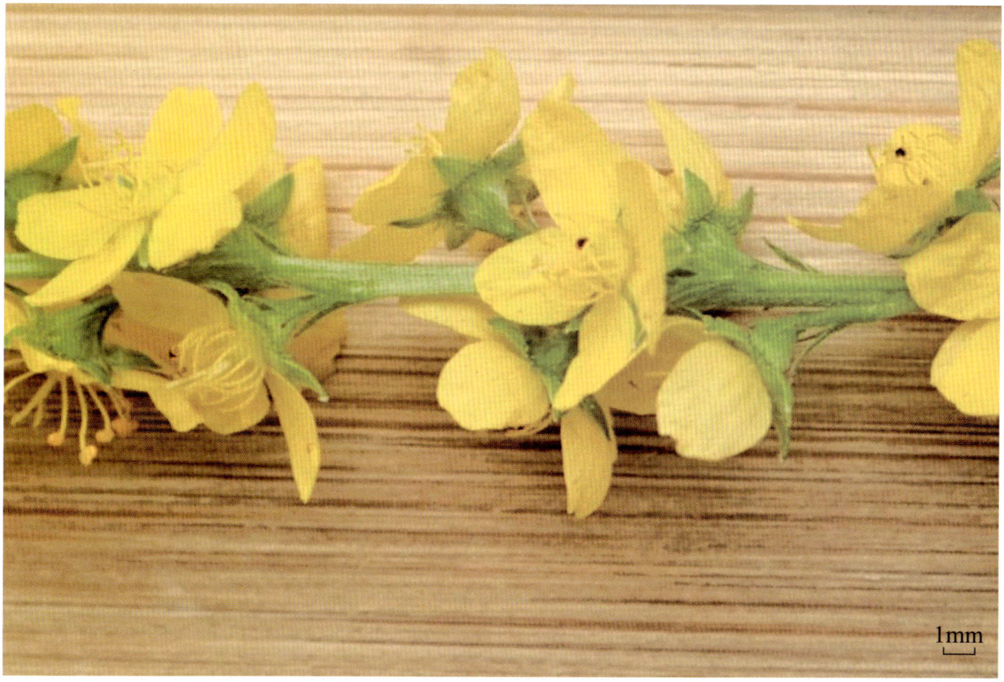

龙牙草花序轴

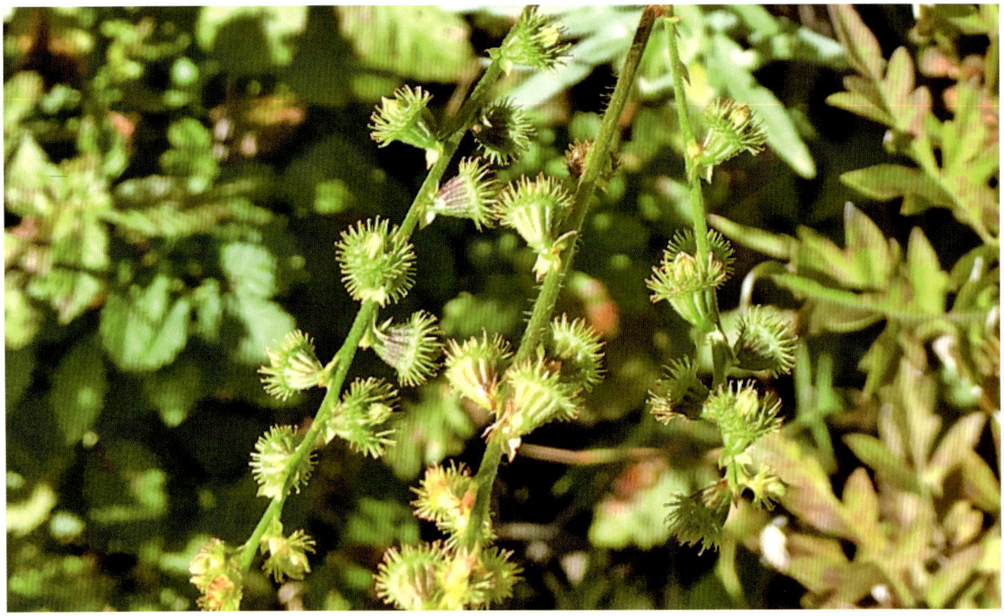

龙牙草果实

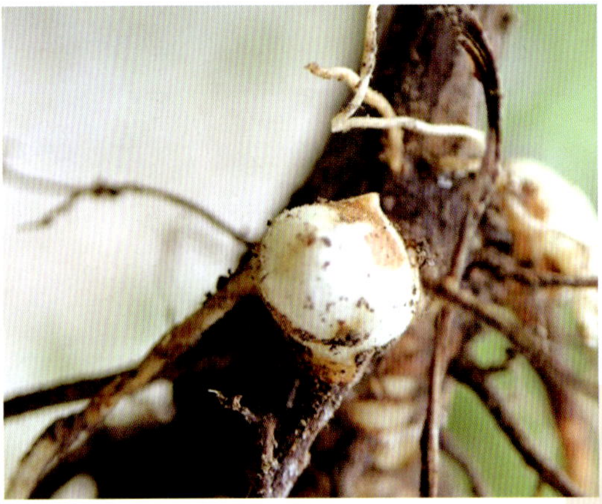

龙牙草根头

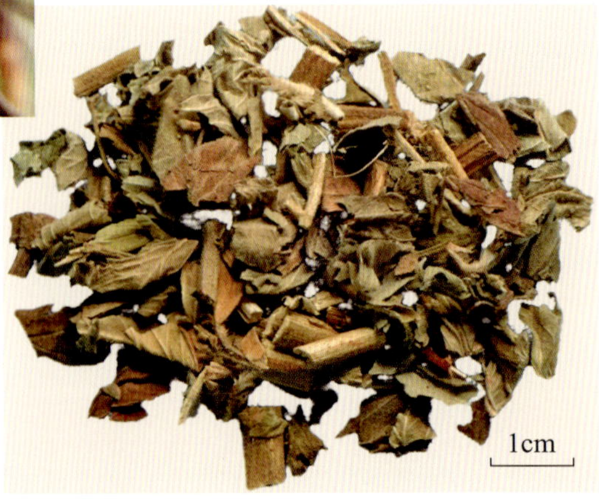

仙鹤草饮片

堇菜科

99. 紫花地丁 Violae Herba

【药用来源】

本品为堇菜科植物紫花地丁 *Viola yedoensis* Makino 的干燥全草。

【植物形态】

多年生草本，无地上茎，高 4 ～ 14cm，果期高可超过 20cm。根状茎短，垂直，淡褐色，节密生，有数条淡褐色或近白色的细根。叶多数，基生，莲座状；叶片下部者通常较小，呈三角状卵形或狭卵形，上部者较长，呈长圆形、狭卵状披针形或长圆状卵形，先端圆钝，基部截形或楔形，稀微心形，边缘具较平的圆齿，两面无毛或被细短毛，有时仅下面沿叶脉被短毛；叶柄在花期通常长于叶片 1 ～ 2 倍，上部具极狭的翅，无毛或被细短毛；托叶膜质，苍白色或淡绿色，2/3 ～ 4/5 与叶柄合生，离生部分线状披针形，边缘疏生具腺体的流苏状细齿或近全缘。花中等大，紫堇色或淡紫色，稀呈白色，喉部色较淡并带有紫色条纹；花梗通常多数细弱，与叶片等长或高出于叶片，无毛或有短毛，中部附近有 2 枚线形小苞片；萼片卵状披针形或披针形，先端渐尖，基部附属物短，末端圆或截形，边缘具膜质白边，无毛或有短毛；花瓣倒卵形或长圆状倒卵形，侧方花瓣长，里面无毛或有须毛，下方花瓣里面有紫色脉纹；距细管状，末端圆；花药长约 2mm，药隔顶部的附属物长约 1.5mm，下方 2 枚雄蕊背部的距细管状，末端稍细；子房卵形，无毛，花柱棍棒状，比子房稍长，基部稍膝曲，柱头三角形，两侧及后方稍增厚成微隆起的缘边，顶部略平，前方具短喙。蒴果长圆形，无毛；种子卵球形，淡黄色。花果期 4 月中下旬至 9 月。

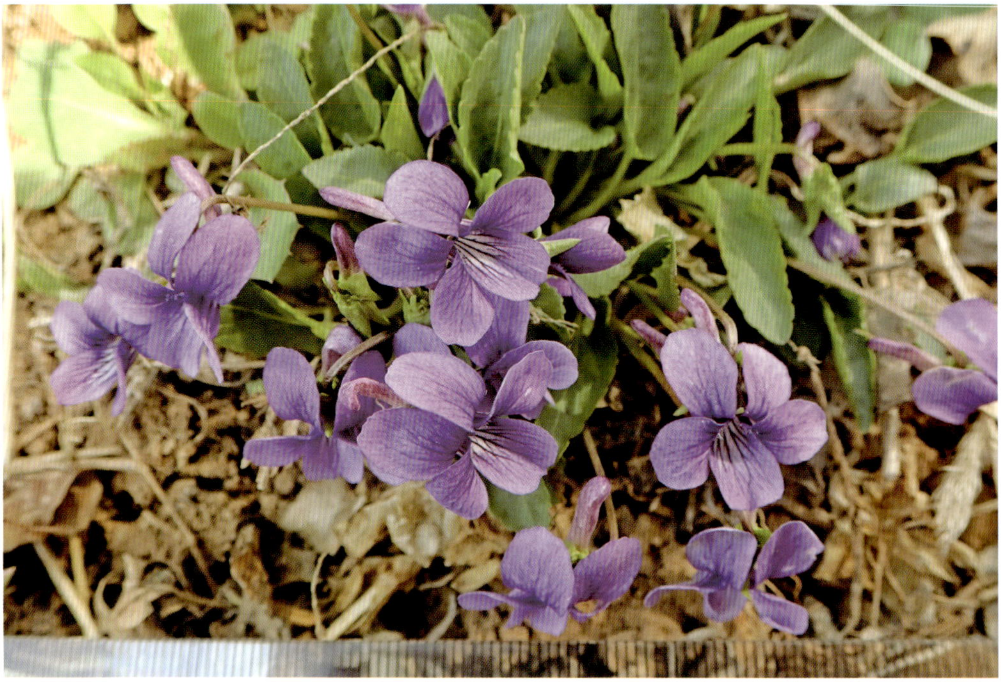

紫花地丁植株

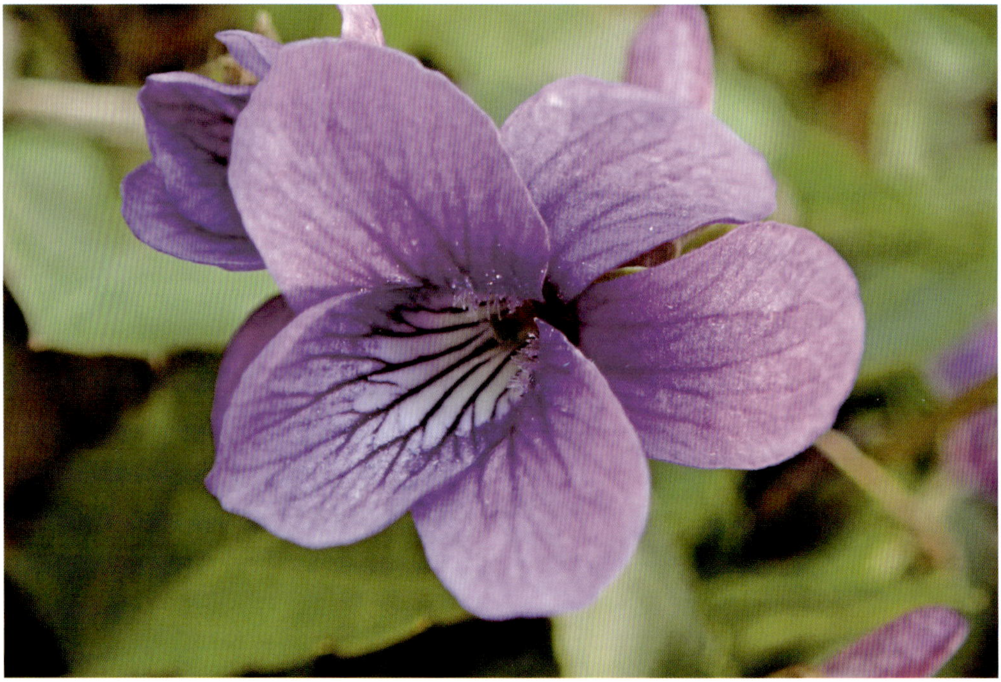

紫花地丁花冠

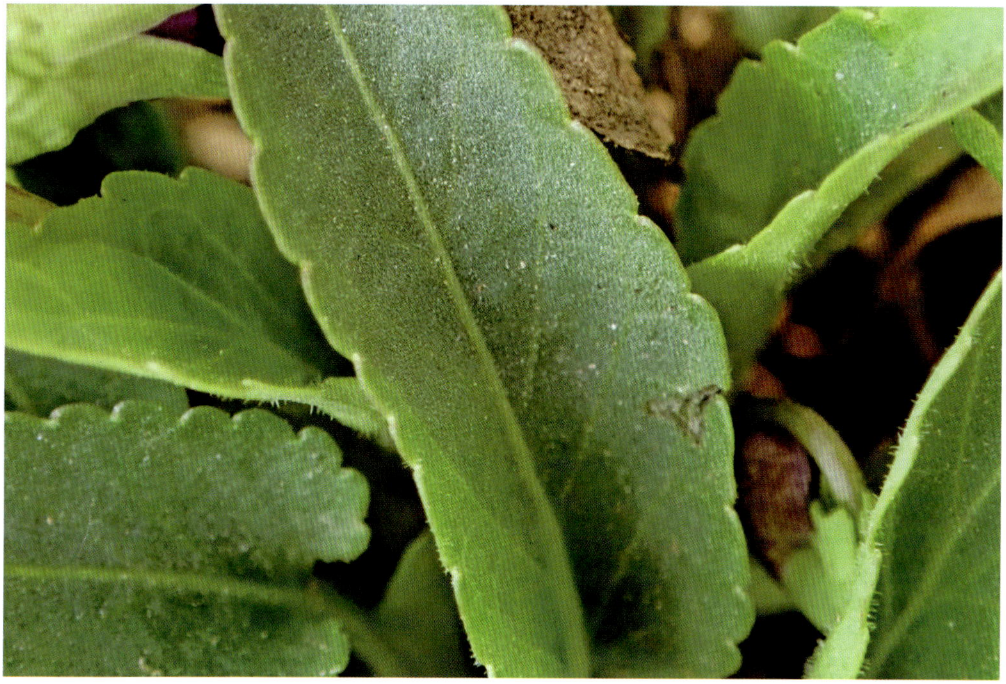

紫花地丁叶片

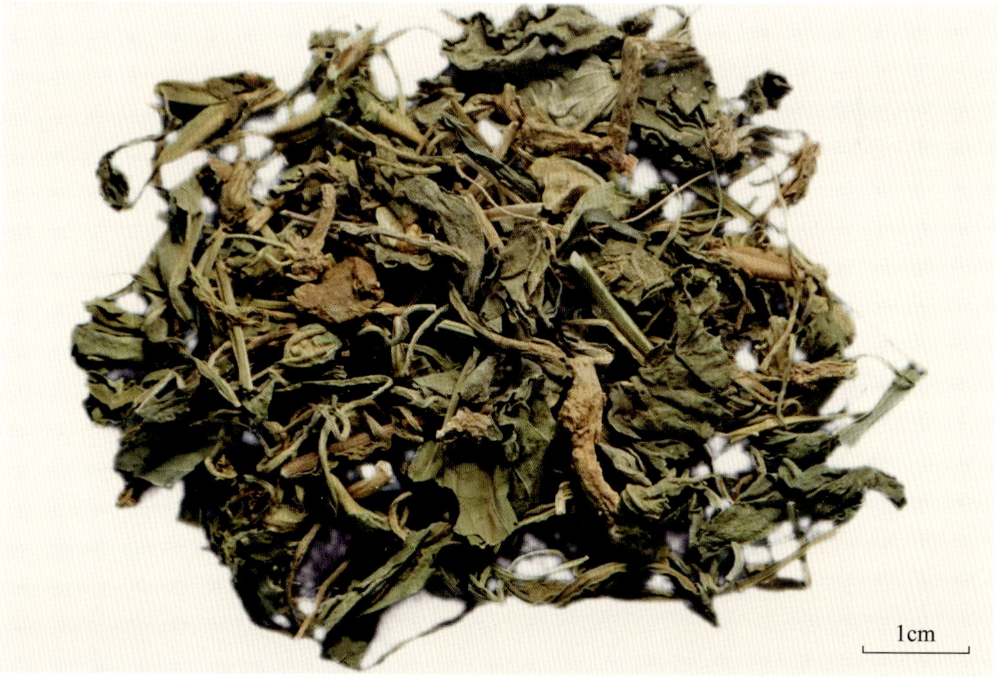

紫花地丁饮片

石竹科

100. 瞿麦 Dianthi Herba

【药用来源】

本品为石竹科植物瞿麦 *Dianthus superbus* L. 或石竹 t*Dianthus chinensis* L. 的干燥地上部分。

【植物形态】

多年生草本，高 30 ～ 50cm，全株无毛，带粉绿色。茎由根颈生出，疏丛生，直立，上部分枝。叶片线状披针形，顶端渐尖，基部稍狭，全缘或有细小齿，中脉较显。花单生枝端或数花集成聚伞花序；苞片 4，卵形，顶端长渐尖，长达花萼 1/2 以上，边缘膜质，有缘毛；花萼圆筒形，有纵条纹，萼齿披针形，直伸，顶端尖，有缘毛；花瓣倒卵状三角形，紫红色、粉红色、鲜红色或白色，顶缘不整齐齿裂，喉部有斑纹，疏生髯毛；雄蕊露出喉部外，花药蓝色；子房长圆形，花柱线形。蒴果圆筒形，包于宿存萼内，顶端 4 裂；种子黑色，扁圆形。花期 5 ～ 6 月，果期 7 ～ 9 月。

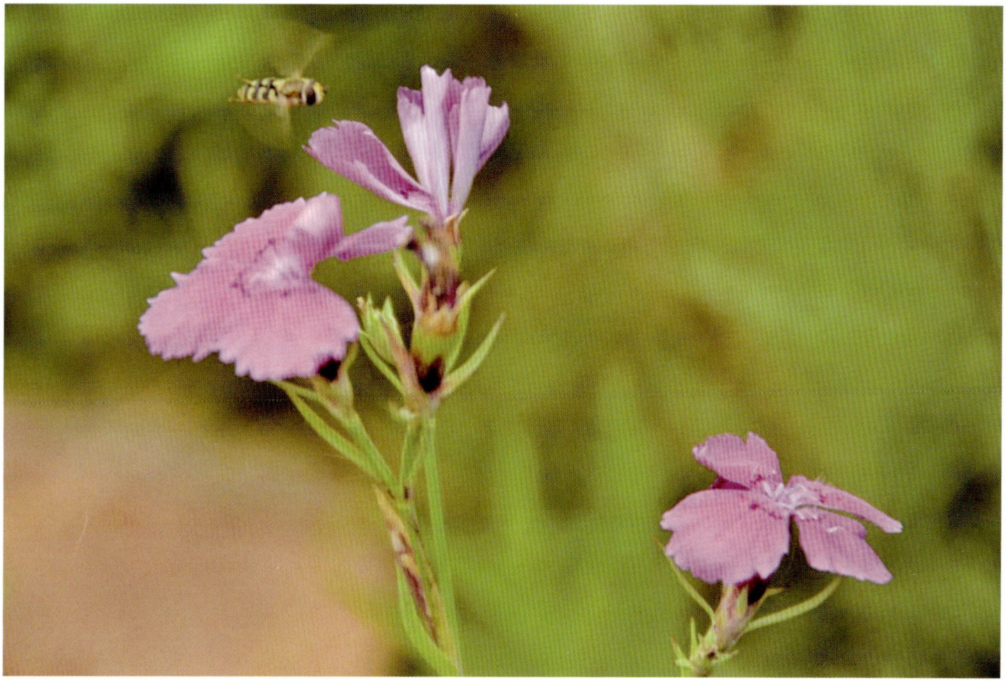

石竹植株

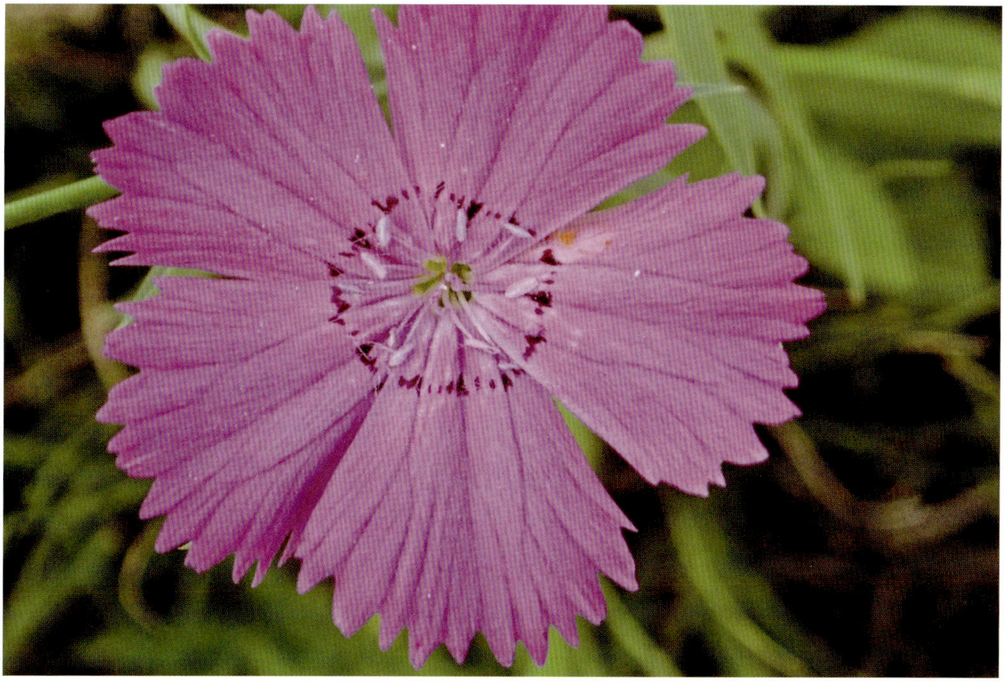

石竹花冠

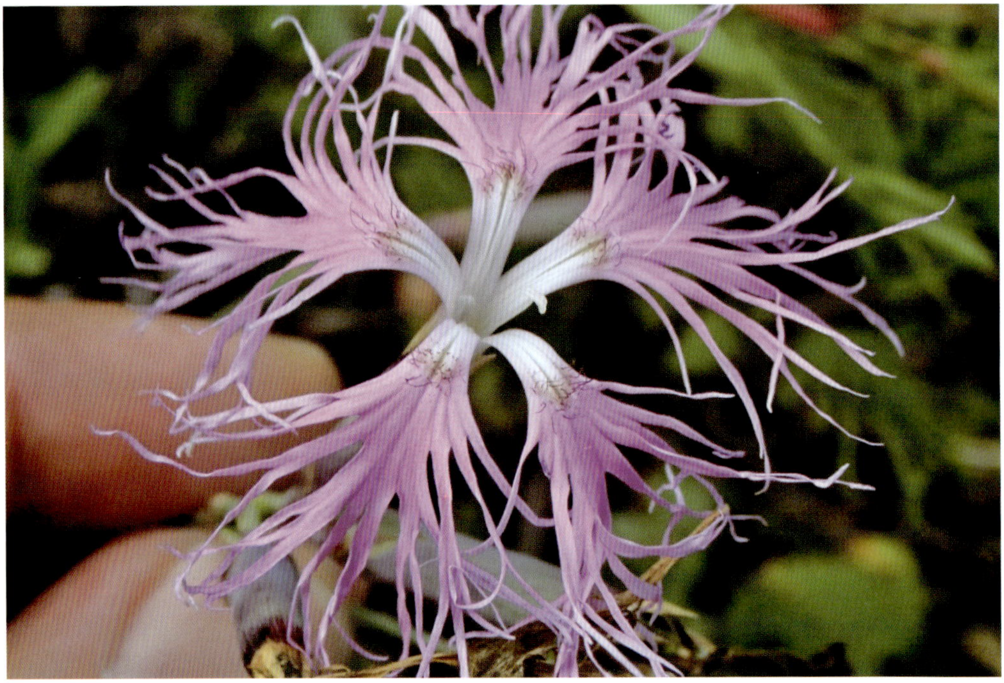

瞿麦花冠

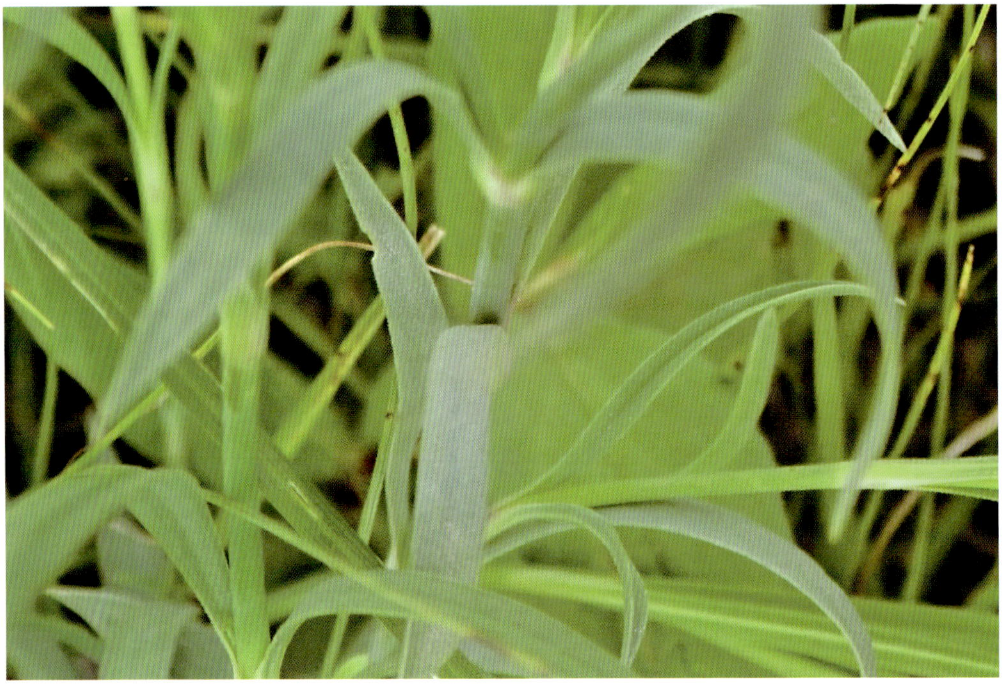

石竹茎叶

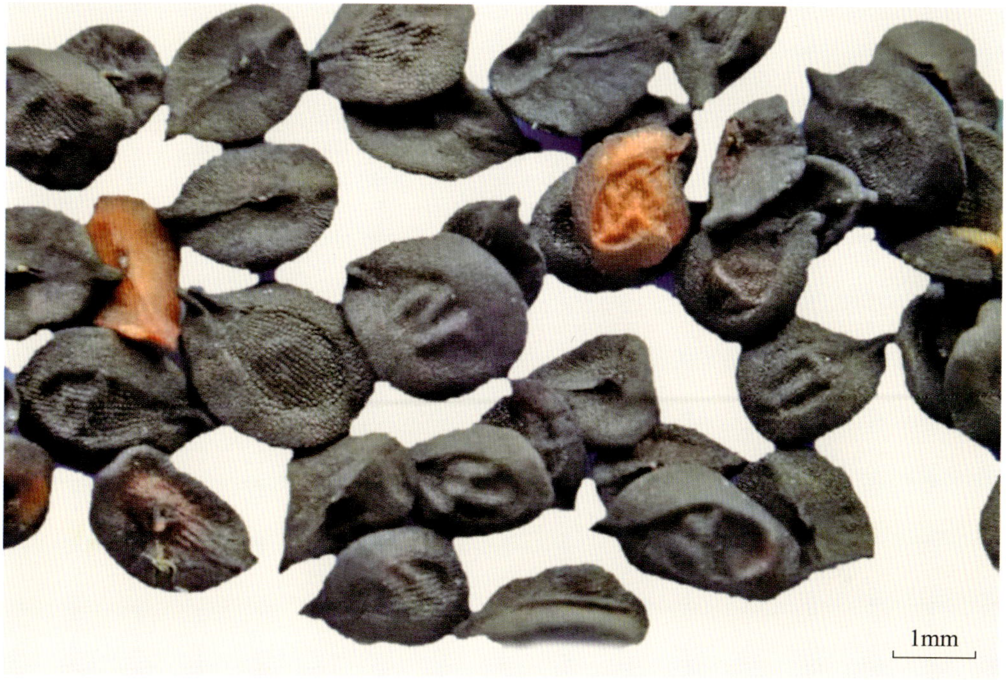

石竹种子

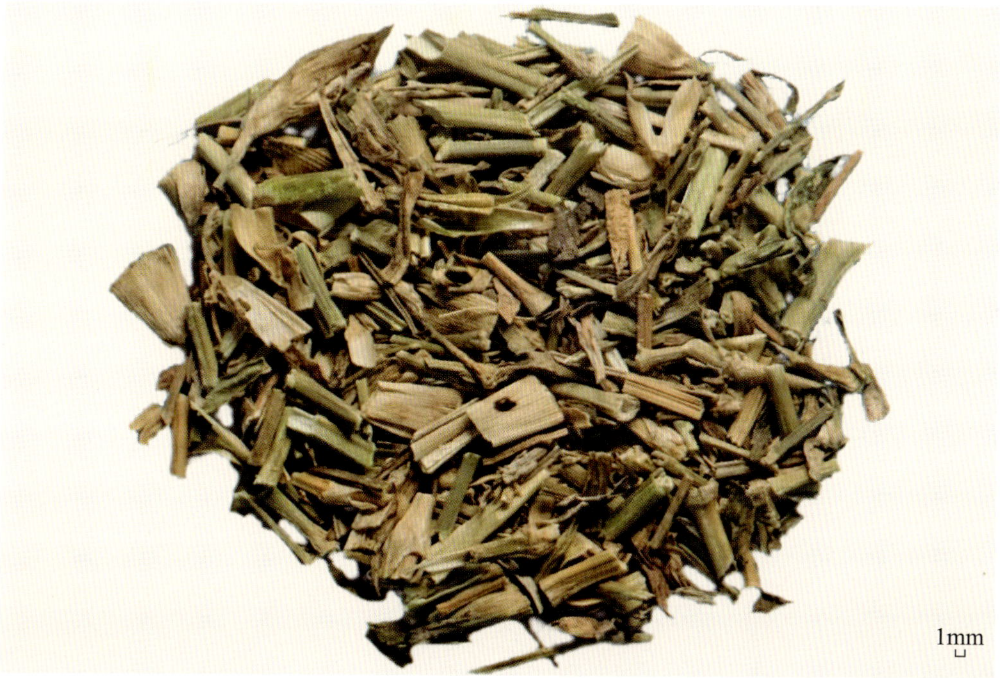

瞿麦饮片

附录　本草名称索引